［新装版］

中医臨床のための
中薬学

神戸中医学研究会編著

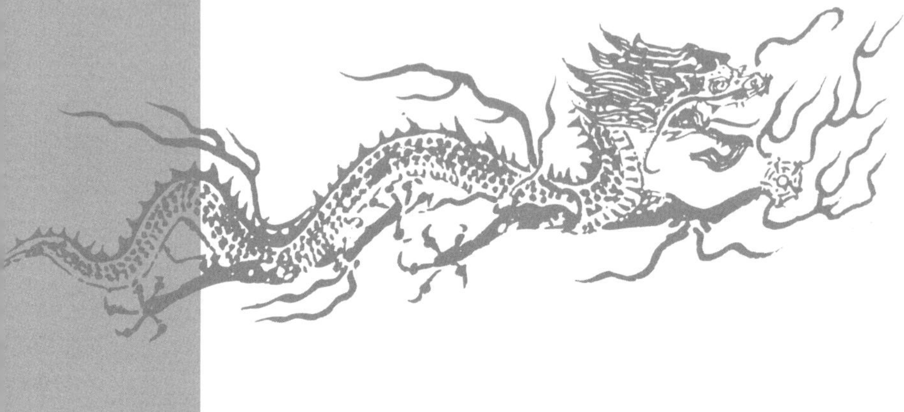

〈神戸中医学研究会〉会員（五十音順）

（現会員）

蘆田 延之（あしだ たかゆき）	芦田内科　医師
池尻 研治（いけじり けんじ）	池尻医院　医師
大矢 和彦（おおや かずひこ）	大矢医院　医師
川口 精司（かわぐち せいし）	川口医院　医師
角谷 真子（すみや なおこ）	鍼灸師
西里 枝久子（にしざと きくこ）	西里医院　医師
長谷川 玄（はせがわ げん）	長谷川医院　医師
平岡 尚子（ひらおか なおこ）	いそだ病院　医師
溝口 精二（みぞぐち せいじ）	溝口医院　医師
陸 希（りく き）	中国・成都市　陸氏中医診療所
林 賢濱（りん けんぴん）	スター薬局㈱　中医師

（旧会員）

蘆田 正毅（あしだ まさき）	医師
伊藤 良（いとう りょう）	医師
岡田 素子（おかだ もとこ）	看護師
竹原 直秀（たけはら なおひで）	医師
田中 実（たなか みのる）	医師
津村 正弘（つむら まさひろ）	通訳
浜田 富三雄（はまだ ふみお）	医師
松田 涇（まつだ いずみ）	医師
森 雄材（もり ゆうざい）	医師
横田 裕昭（よこた ひろあき）	薬剤師

（執筆協力者）

安井廣迪（やすい ひろみち）

御影雅幸（みかげ まさゆき）

橋本竹二郎（はしもと たけじろう）

はじめに

中医学の弁証論治は日常の臨床において不可欠であり，学習を深め経験を重ねるにつれて重要性がよくわかり，認識が深まるとともに治療効果も高まっていくことは，紛れもない事実である。病因・病機を把握したうえで当面の病態を明確に弁明し，弁証にもとづき予後もふまえたうえで的確な論治を行うことが理想であり，確実かつ十分な治療効果をあげるには，適切な薬物を選択して治法に則した適確な処方を組むことがとくに大切である。そのためには，薬性理論を把握したうえで，個々の薬物の効能と適用を十分に知っておく必要がある。

中医学は西洋医学とはまったく系統の異なる医学であり，臨床という具体的な場から抽出され，数千年の歴史的な検証を通じて取捨選択を受け，抽象することにより体系化された「治療医学」とみなすことができる。進歩した現在の西洋医学であっても包括しきれない巨大な内容をもち，実際から出発して抽象を重ねた体系であるために，医学的認識としては西洋医学よりもはるかにすぐれた「将来の医学」といえる姿を備えており，「偉大なる宝庫」と呼ばれるゆえんである。このような中医薬学を，単に西洋医学的に解釈し評価して使用しても，新たな治療手段が加わるだけで，中医学のもつ本来の内容や価値は利用されないままであり，大きな意味は持ち得ない。中医学を真摯に研究し学習して正しく把握し，臨床を通じて十分な成果をあげることが，新たな観点に立脚した医学としての新展開をもたらし，新しい医学の創造につながると考えられる。

1979年に神戸中医学研究会が翻訳上梓した中国・中山医学院編『漢薬の臨床応用』は，その当時の日本においては非常にすぐれた画期的な漢薬（中薬）の解説書であり，熱狂的に迎えられて版を重ねてきた。中医薬学の初学者にとっては現在でも十分に価値があり，当書によって目を開き中医学の研鑽を積んでこられた諸氏も多いと聞く。ただし，中医学の学習がある水準にまで達すると，当書が西洋医学的にかなり咀嚼されているために，かえって日常の中医臨床と結びつけ難く，困惑することに気づく。中医学の理論にのっとった中薬の解説書が望まれるゆえんである。

本書は，『中薬学』（周鳳梧主編，山東科学技術出版社，1981年），『臨床実用中薬学』（顔正華主編，人民衛生出版社，1984年），『中草薬学』（上海中医学院編，商務印書館，1975年），『中医方薬学』（広州中医学院編，広東人民出版社，1976年）の記載を主体に，他の中薬関係の書籍を参考にして編集している。内容は以下のようである。

総論では，中薬の簡潔な歴史から始まり，薬物の治療効果と密接に関わる薬性理論（四気五味・昇降浮沈・帰経・有毒と無毒・配合・禁忌）を述べ，薬材の加工と薬効の改変に関連する炮製・剤型の具体的内容と意義を示し，さらに用量と用法を解説している。

各論では，薬物を主な効能にもとづいて章節に分類し，各章節に概説を付すとともに，それぞれの薬物について，さし絵を付し，［処方用名］［基原］［性味］［帰経］［効能と応用］［用量］［使用上の注意］を述べ，適宜に関連する方剤例を示している。なお，中薬の効能と適用については，経験にもとづいた独特の薬効理論と特殊な中医病名が総括されており，的確な解説や解釈ができなかったり，誤った解説をしたり，応用の記載が欠落している可能性があるので，とくに［臨床使用の要点］の項目を設け，中医学特有の理論を示している。これが本書の特色であり，最も重要な部分であるところから，とくに点線で囲み強調している。

なお，薬物の［基原］については金沢大学薬学部・御影雅幸教授の参加をいただき，現在の日中両国の現況をふまえたうえで，従来には見られない斬新な解説を行っている。さし絵は和漢薬研究所・橋本竹二郎氏の労作である。

本書の主な内容は，1992年の出版以来，幸いにして多くの読者を得て版を重ねており，われわれのめざした方向は正しかったと考えている。しかしながら今なおわれわれの経験や水準に限りがあるために，誤りや未熟な点が混入していると思われる。読者諸氏の御批判・御訂正をいただければ幸甚である。

神戸中医学研究会

本書での「生薬」の記載の方針

≪生薬名の読み方≫

生薬名の日本語読みはこれまで慣習的に言い表わされてきたため，必ずしも本来の漢字の読み方とは一致しないものがあり，またいくつかの読み方がなされている場合もある。本書では最も一般的と思われる読みを記したが，未だ統一性のないものである。

≪生薬について≫

生薬とは本来，薬物として最も薬効的にすぐれた時期に採取し，保存がきくように加工を施したものである。また［基原］とは，生薬の原料となる動・植・鉱物を生薬として利用できる形態に加工した状態を意味する。最も簡単な加工が乾燥であるため，生薬は通常そのまま乾燥されることが多い。しかし，多くの果実や種子ではそのまま乾燥しても発芽能力を有しており，本来の意味の乾燥とは異なる。本書では，とくに記載のないものは，採取後必要に応じて洗浄などを行い，長期間保存してもかびなどが生えない程度に乾燥されたものを意味する。

≪異物同名品の扱い≫

生薬には通常異物同名品が数多く存在する。本書は中医学に用いる薬物を解説したものであり，とくに記載しないかぎり，明らかな誤りを除いては現在中国市場に流通している基原を最初に記した。現在の日本では本書で取り上げた生薬で輸入されていないものもある。さらに，中医学で使用される生薬の中には，古方で使用される同名の生薬とは基原を異にするものが少なくないので注意を要する。とくに金元時代を境に基原が変わった生薬（異物同名品）については，それ以前の処方（古方）に配剤する場合には，現在市場のものではなく，古来の基原（正品）を使用すべきであり，この点にも注意を要する。例：淡竹葉。

≪和名について≫

原植物や原動物の中には，日本に産しないものも多い。そのようなものに関しては和名がないので，同属の動・植物が日本に産するものについては属名を記すなどして近縁種がわかるよう努めた。

≪生，鮮，熟の使い分けについて≫

本文中「生○○」とあるのは「しょう○○」と読み，薬用部を加工せずにそのまま乾燥したものを意味する。「鮮○○」と記したものは乾燥していない新鮮品を意味する。また「熟○○」は酒で蒸すなどして加工したものである。一般に，加工していないものは作用が激しく，加工を施したものは作用が穏やかである。薬効の違いはもとより，配剤時の薬量にも注意する必要がある。

≪漢字名について≫

中国語における動・植・鉱物名（漢名）と漢字表記による生薬名は，互いに混乱して区別がつきがたいので，本書では動・植・鉱物の漢名をできるかぎり使用しないことにした。故に漢字表記された動・植・鉱物名は断り書きがないかぎり，すべて生薬名である。

≪全草とは≫

全草とは，本来地上部と地下部の全体を指すが，生薬の場合はしばしば地上部のみを指す場合がある。本書ではとくに記載しないかぎり全草は根をも含めた全体を意味する。

≪地下部とは≫

植物の中には根および根茎の区別がはっきりしているものとそうでないものがある。本書では形態学的に根と根茎がはっきり区別される地下部が，生薬としても区別されて利用されるものについてのみ根と根茎の用語を使用した。一方，生薬の中には根を薬用にするとはいえ，実際には小型の根茎や短い地上茎を付けたものが多い。本書ではこのようなものや，根と根茎の区別が不明瞭なものについては，一括して「地下部」として記載した。

≪生薬の品質について≫

生薬の品質については古来種々論議されてきた。原植物の違い，薬用部位，加工方法，新旧など，生薬の品質を論議するには数多く要素がある。これら（とくに異物同名品に関して）は，今後の本草学的また臨床医学的研究に基づいて検討されるべきものでもあり，現時点では断定しがたいものが多い旨記しておく。

凡　　例

1．薬物は主な効能にもとづいて章・節に分けて配列し，各章節の冒頭で効能と適用に関する概説と注意点を示している。薬物の配列の順序は，たいていはその効能を代表する薬物が優先的に配置されており，場合によっては似た効能の薬物がある団塊を形成して配列されている。

2．個々の薬物については，薬名によみがなを付したうえで，以下のように解説を行っている。

[処方用名]：処方上に用いられるさまざまな別称および炮製後の呼称。カタカナ表示は保険適用生薬名（一部には漢字表示のものもある）。

[基　原]：薬物の原料である植物・動物・鉱物などの和名（あるいは近縁種の和名）・ラテン名および薬用部分と加工（正品・流通品・代用品ならびに中国と日本での違いも示している）。

[性　味]：薬効と密接な関係をもつ当該薬物の薬味（酸・苦・甘・辛・鹹・淡）と薬性（寒・熱・温・涼・平）。

[帰　経]：当該薬物が主に作用する臓腑・経絡。

[効能と応用]：さまざまな効能を項に分けて示し，その薬効が適用する病態・症候・症状あるいは疾患を列挙したうえ，配合すべき他の薬物を例示し，その目的で組成された方剤を 方剤例 として示している。

[臨床使用の要点]：中医学の薬性理論にもとづいた薬効と適用を，歴史的経験をふまえて総括的に提示しており，最も重要な部分

である（点線で囲んである）。

[参　考]：処方用名に示された呼称の内容・由来・歴史的経緯・同名異物などの提示，炮製後の呼称・薬効・適用の変化，他薬の配合による薬効の変化，類似した効能をもつ他薬との薬効と適用の比較，その他の問題点など。

[用　量]：1日分の用量（とくに断り書きがない場合），使用する剤型。

[使用上の注意]：煎煮・服用などの注意点，適用における注意点や禁忌，毒性と中毒反応，十八反・十九畏など。

目 次

総 論

第1章 中薬学の歴史

第2章 炮製と製剤

第3章　薬製理論

第4章　中薬の用法

各　論

第１章　解表薬（げひょうやく）

第２章　清熱薬（せいねつやく）

第3章　祛暑薬（きょしょやく）

第4章　散寒薬（さんかんやく）

第5章　瀉下薬（しゃげやく）

第6章　利水滲湿薬（りすいしんしつやく）

第7章　祛風湿薬（きょふうしつやく）

第８章　行気薬（こうきやく）

第９章　理血薬（りけつやく）

第10章　化痰止咳平喘薬（けたんしがいへいぜんやく）

第 11 章　消導薬（しょうどうやく）

第 12 章　補益薬（ほえきやく）

第13章　安神薬（あんしんやく）

第14章　収渋薬（しゅうじゅうやく）

第15章　平肝熄風薬（へいかんそくふうやく）

第16章　開竅薬（かいきょうやく）

第17章　駆虫薬（くちゅうやく）

第18章　催吐薬（さいとやく）

第19章　外用薬（がいようやく）

索　引

総論

第1章

中薬学の歴史

中国における薬物の応用の歴史は非常に古く，独特の理論体系と応用形式をもつに至っており，現在では伝統的な使用薬物を「中薬」とよんでいる。中薬では草根木皮といわれる植物薬が大多数を占めるところから，伝統的に薬物学のことを「本草学」と称しており，近年は「中薬学」と名づけている。中薬学は，中薬の性味・帰経・効能・応用・炮製・基原などの知識と経験に関する一学科であり，中医学における治療の重要な手段のひとつとして不可分の構成部分をなしている。

以下に中薬学の歴史について簡単に述べる。

◇原始時代◇

原始時代には，人類は食物を探し求める過程で薬理作用のある物質を摂取して，嘔吐・下痢・腹痛・麻痺・意識障害といった不快な反応が起きることを体験するなかで，食物と毒物を弁別する知識を蓄積すると同時に，ある毒物の摂取により逆に疾病の苦痛が軽減したり消失することも経験し，このような経験を反復し深化させながら簡単な薬物療法を形成してきた。これが「医食同源」の根拠にもなっている。

漢代の≪淮南子（えなんじ）・修務訓≫には「神農は百草を嘗（な）め，一日にして七十毒に遇（あ）う」と記されているが，「神農」とは漁猟牧畜から農業へと移行する時代を代表したものであり，「百草を嘗め」は薬物を探し求める過程を意味しており，「一日にして七十毒に遇う」は薬物（毒）を認識するための過程が非常に広範であったことを示している。

◇夏・商・周・春秋戦国時代◇（紀元前21世紀～紀元前220年）

社会が進歩して生産力が増大するにつれ，薬物に対する人類の認識と需要がしだいに増加し，薬物の基原も野生品から人工栽培品へと移行し，植物から動物・鉱物へと範囲が広がり，薬物に関する知識の伝播も口耳相伝から文字による伝達へと変化した。

夏・商代には広く陶器が使用され，食物の加工に関する知識も絶えず高められ豊富になっており，湯液が発明される条件がととのっていた。伝説によると，湯液を創始したとされる商の伊尹は烹調の技術に精通しており，湯剤の発明が食物の加工と密接にかかわっていることがわかる。湯剤は治療効果が顕著で服用もしやすく，薬物の毒性や副作用を軽減させることもできたため，以後は中薬の常用剤型となり広範に応用されることになった。

甲骨文には薬酒の記載があり，当時は薬酒でも疾病の予防と治療を行っていたことがわかる。後世にも「酒は百薬の長たり」といわれ，「醫」の字にも「酉（酒）」が使われているなど，酒と医薬も密接な関係があり，酒での治療を医学上のひとつの進歩とみなすことができる。

周代の医学に関係のない著作にも薬物に関する資料があり，≪周礼≫には「五薬（草・木・虫・石・穀）」が，≪詩経≫には薬物として応用する葛・苓・芍薬・蒿・芩など多くの植物が，≪山海経≫には植物・動物・鉱物など100種以上の薬物と数十種の疾病が記載されており，当時の薬物の知識がすでに相当豊富であったことがうかがえる。

1970年初めに長沙の馬王堆三号漢墓から出土した帛書には，東周・戦国時代の≪五十二病方≫が保存されており，方薬300首と薬物240余種が記載され，すでに丸・散・湯といった剤型があったことが示されている。

春秋戦国時代には≪黄帝内経≫も著作され，医学の理論体系を提示したうえで，四気五味などの薬性理論を総括しており，後世の医薬学の発展に対して重要な条件を付与した。

◇秦・漢代◇（紀元前221～紀元220年）

この時代には薬学は相当の規模を備えており，≪漢書・楼護任≫には「医経・本草・方術数十万言を護誦す」とあり，すでに多くの本草の著作があったことがわかる。

中国に現存する最古の本草学の専門書である≪神農本草経≫（≪本経≫）は，東漢末年の200年ごろに成書になったと考証されているが，当時の医家が漢代以前の用薬の経験を集大成し，「神農」の名を冠して著作したものである。本書には薬物365種が収載され，効能にもとづいて上品・中品・下品に分けられているほか，四気五味の臨床応用に関する系統的記述，および薬物の産地・採取・炮製・配伍（配合）・禁忌・服用法など，用薬の原則といえる基本理論が示され，病名170種も記されている。本書の記載は，大部分が現在でも肯定されて踏襲されており，中薬学の基礎を築いたものといえる。

◇三国・西晋・南北朝代◇（220 ～ 589 年）

医薬学に新たな発展があり，中薬の新品種も大量に増加しており，魏晋のたび重なる戦乱のために≪神農本草経≫の流伝が混乱し錯簡も多く，臨床の需要にたえなくなっていた。

梁代・陶弘景（452 ～ 536 年）は，≪神農本草経≫を整理して注解を加え，さらに当時の名医が常用していた薬物 365 種を増補した 730 種を収録し，≪神農本草経集注≫を著した。分類方法は，上・中・下の三品以外に，薬物の自然の属性にもとづいた玉石・草木・虫獣・果菜米・有名未用などの項目をたて，新たな分類の範例を示した。このほか，薬物の鑑別・採取・配合・用量・服用法などにも新資料を提示している。このように，本書は古来の本草書に初めての整理を行ったものであり，6 世紀において中国の古代本草を総括した偉大な名著といえる。

このほか，劉宋（420 ～ 479 年）の人とされる雷斅は，当時の薬物炮製の経験をまとめて≪雷公炮炙論≫を撰成している。本書は薬物炮製の専門書で，適切な炮製を加えることにより薬効を高め毒性を軽減することができることを示し，加工技術の発展を促した。原書は散佚したが，内容の多くは後世の本草書や関連著作に引用されていたために，後人が≪雷公炮炙論≫三巻としてまとめている。当時の炮製方法には蒸・煮・炒・焙・炙・炮・煅・浸・酒浸・醋浸・水飛などがあり，後世の炮製技術に与えた影響は大きく，現在でも踏襲されている方法が多い。

◇隋・唐代◇（589 ～ 907 年）

中国南北が統一されて経済・文化が繁栄し，外国との貿易や交通も非常に発達し，医薬の学術もすみやかな発展をとげた。≪隋書経籍志≫によると，隋の本草著作は 20 種にのぼり，採薬・種薬などの専門書も出現したが，惜しくもすべてが亡失した。

唐代（618 ～ 907 年）になり，政府の事業として本草書の編成がなされた。唐初の顕慶 2 年（657 年）に蘇敬らが高宗の詔を奉じて陶弘景の≪神農本草経集注≫を増補改訂し，同顕慶 4 年（659 年）≪新修本草≫ 20 巻として完成させた。

≪新修本草≫は，≪神農本草経集注≫を増訂補充したもので，収載薬物は 114 種増えて 850 種となり，このなかには安息香・訶黎勒・胡椒・血竭・竜脳など外来の薬物が少なからず含まれており，分類も玉石・草・木・禽獣・虫魚・果・菜・米等・有名未用の九部になっている。また，薬物の図画も添えられており，本草図譜の創始でもある。本書は中国全土に頒布されただけでなく，すみやかに海外へも流伝し，日本にも早い時期（731 年）に伝わった。日本の≪延喜式≫には「およそ医生みな蘇敬の新修本草を読む」と記されている。本書は政府発行の「薬典」の創始であり，ヨーロッパ最古の薬典より 833 年も先がけた世界史上もっとも古い薬典でもある。

個人の著作もかなり多く，有名なものとしては以下のような著書がある。

甄立言(けんりつげん)の≪薬性論≫は，薬物の性味・有毒・無毒・効能・主治・配伍（配合）など広範な記述を行っており，とくに薬性理論に詳しい。

孟詵(もうしん)の≪食療本草≫（701～704年）は，食物療法の専門書であり，当時の飲食物の栄養に関する知識が示されている。

陳蔵器(ちんぞうき)の≪本草拾遺≫（739年）は，≪新修本草≫が遺漏した多くの民間薬を補充したほか，薬効にもとづいて宣・通・補・泄・軽・重・燥・湿・滑・渋の10種の分類法を示し，後世に大きな影響を与えた。

李珣(りじゅん)の≪海薬本草≫は，外来の薬物を専門に記載している。

このような著作活動とは別に，高祖・武徳7年（624年）には国立の薬学専門学校である「薬園」が設立され，良田300畝に850種の薬材を栽培し，16～20歳の学生である「薬園生」に薬物の栽培・採取・品種鑑別・毒性などについての教育を行い，卒業ののち好成績のものは「薬園師」として採用し指導にあたらせた。

外国との交流も頻繁になり薬物の対外交流も増加したが，特筆すべき出来事としては，薬学に精通した楊州の高僧・鑑真(がんじん)が，日本からの留学僧に乞われて5度の渡航計画失敗ののち，754年に6度目にして日本へ渡り，薬学の知識を伝授し日本の医学に大きく貢献したことがあげられる。

五代（907～960年）には，≪新修本草≫の図経が亡失し内容の補充修訂の必要もでてきたために，蜀の孟昶(もうちょう)が韓保昇(かんほしょう)らに命じて≪蜀本草≫（≪重広英公本草≫）を編纂させた。本書は≪新修本草≫に校訂補注を加え図経を付したもので，薬物の性味・形態・産地など多くの内容を増加させている。

◇五代・宋代◇ （907～1279年）

木版印刷の技術が盛行し，医学の知識の進歩とともに本草書籍は何度も修訂されるようになった。

開宝6年（973年），勅令を受けた劉翰(りゅうかん)・馬志(ばし)らが≪新修本草≫などに増訂を加えた≪開宝新詳定本草≫を刊行したが，成書ののちに遺漏があることがわかり，翌年に第2次増訂を行って≪開宝重訂本草≫（≪開宝本草≫）として刊行し，薬物は≪新修本草≫より134種増の984種となった。

嘉祐2年（1057年）には，仁宗が掌禹錫(しょううしゃく)・林億(りんおく)・蘇頌(そしょう)らに命じて第3回の増訂を行わせ，嘉祐5年（1060年）に≪嘉祐補注神農本草≫を刊行し，100種を増補して，1,084種の薬物を記載した。

なお，本書刊行の1年後に，蘇頌が全国各地の薬物を収集し薬図を加えて説明し，≪図経本草≫を編纂した。

四川の陳承(ちんしょう)は，≪嘉祐補注神農本草≫と≪図経本草≫が別個に発行されて不便であったため，2冊をあわせたうえで古今の論説と個人見解を加え，≪重広補注神農本草図経≫を編集した。

さらに，四川の名医・唐慎微（とうしんび）は1086〜1093年に，同じく≪嘉祐補注神農本草≫≪図経本草≫をもとに古今の単方と経・史百家の薬物に関する資料を収集して，≪経史証類備急本草≫（≪証類本草≫）を編纂した。本書は草稿本であったが，これ以降に政府の著作として修訂が加えられ，大観2年（1108年）に≪経史証類大観本草≫（≪大観本草≫）として初刊行された。内容は非常に豊富で，収載薬物は660種増の1,774種で，各薬物すべてに薬図を付し，附方も3,000首以上にのぼる。このような図文併重ならびに方薬兼収という編集体制は，前代の本草書から一歩進んだものであり，実用に即していると同時に，古代の方薬の文献的資料を後世に保存するという大きな貢献を果たした。

続いて政和6年（1116年）に≪大観本草≫を校正して≪政和新修経史証類備用本草≫（≪政和本草≫）が刊行され，南宋の紹興29年（1159年）には≪紹興校定経史証類備急本草≫（≪紹興本草≫）が刊行された。現在はこれら3種を≪証類本草≫と総称している。

政和6年（1116年）に寇宗奭が≪本草衍義≫（こうそうせき　ほんぞうえんぎ）を著し，自己の経験と古代文献にもとづいて≪大観本草≫の有名未用の薬物と古今の単方を除き，実際に即した補正を行って全20巻とし，502種の薬物を収載した。とくに薬性理論にすぐれ，簡明で要約され事実に即した著作として重視されている。

なお，≪太平恵民和剤局方≫の記載をみると，宋代には各種の薬物の修治・炮製が研究され技術も発展していたことがわかる。

◇金・元代◇（1115〜1367年）

名医が輩出し本草の著作も数多く行われ，著作者の多くが実地医家であったために臨床が主体になり，用薬規律が形成された。

張潔古（元素）（ちょうけっこ）が著した≪珍珠嚢≫（ちんじゅのう）（1186年）は，約100種の薬物を収載して性味・陰陽・昇降浮沈・帰経・主治などを専門に論じ，後世の薬性主体の本草学の創始となった。

こののち，本書を基礎に補充・発展させたものとして，李東垣（りとうえん）の≪用薬法象≫や王好古（おうこうこ）の≪湯液本草≫などがあり，薬性理論が大幅に充実した。

このほか，朱丹溪（しゅたんけい）は≪本草衍義拾遺≫を著して≪本草衍義≫を補充し，元代の忽思慧（こっしけい）は≪飲膳正要≫（1330年）で飲食療法を総括・発展させるとともに，薬物蒸留法による酒の製法を記載している。

◇明　　代◇（1368 ～ 1662 年）

医学が発展し薬物が増多したことにより，≪証類本草≫を踏襲するだけでは明らかに不足であり，整理と総括の必要性が生じていた。

偉大な医薬学家である李時珍は，嘉靖 31 年～万暦 6 年（1552 ～ 1578 年）の 27 年間を費やし，≪政和本草≫を藍本に関連書籍 800 部余りを参考にし，民間で教えを乞い広範囲に薬物を採取し，臨床経験をふまえたうえで，3 回の改稿を行ったのちに，200 万語の薬学の巨著≪本草綱目≫を著した。全書 52 巻で≪政和本草≫に 149 種を増した 1,897 種を載薬し，全体を 16 部（水・火・土・金石・草・穀・菜・果・木・服器・虫・鱗・介・禽・獣・人），62 類に分け，綱・目を明確にして編集し，各薬物について釈名・集解・修治・気味・発明・配方などを詳述し，挿図 1,160 幅と附方 11,000 余を加えている。薬物の記載と分析は実物にもとづく実際経験を重んじ，各家の精華を収集しただけでなく誤りを訂正・批判しているほか，薬物の炮製法・方剤の配合法・薬物の鑑定や栽培法など，広範囲にわたって論述している。

本書は 16 世紀以前の中国医薬学の経験と理論を総括し，本草学・医学の発展に大きく貢献しただけでなく，動植物科学の面で世界的に影響を及ぼした。本書はすみやかに中国全土に流布し，17 ～ 18 世紀に前後して国外に流伝した。現在ではラテン語・日本語・フランス語・ドイツ語・英語・ロシア語などに翻訳されて出版されており，世界的に有名な薬学の文献になっている。

このほかにも以下のような著名な著作がある。

朱橚の≪救荒本草≫（1406 年）は，食用になる植物 414 種を図説し，食物療法と植物学研究に貢献した。

陳嘉謨の≪本草蒙筌≫（1565 年）は，742 種の薬物を収載し，気味・療効・産地・採集・貯蔵・鑑別・炮製・配伍・禁忌・七方・十剤・服薬方法などを詳述しており，≪本草綱目≫以前の重要な本草著作である。

繆希雍の≪本草経疏≫（1625 年）は，≪神農本草経≫や陶弘景≪名医別録≫などの条文に自己の経験を結合して注解を加え，薬理を簡明に解説している。

◇清　　代◇（1636 ～ 1912 年）

多くの医家が中薬の研究を非常に重視し，本草学の著作も増加した。

乾隆 30 年（1765 年）に傑出した医家・趙学敏が≪本草綱目拾遺≫を著し，医薬の著作と民間薬を収集したうえで 921 種の薬物を収載し，新たに 716 種を増加させるとともに，≪本草綱目≫の誤りに修正と補充を加えた。この時点で中薬の全数は 2,608 種になった。

道光 28 年（1848 年）に呉其濬が著した≪植物名実図考≫は，薬物の専著ではないが植物 1,714 種を収載しており，内容・編集は本草学を継承したものであり，絵図は精緻で広範にわたっており，多くの植物が薬用にもなるので，重要な資料のひとつになっている。

以上の 2 書が代表的著作であるが，ほかにも次のような重要なものがある。

汪昂（おうこう）の≪本草備要≫（1694 年）には薬物 460 種が，これを増訂した呉儀洛（ごぎらく）の≪本草従新≫（1757 年）には 720 種が収録されている。この 2 書は，編集が簡明で要を得ており実用的でもあったために，非常に広範囲に流伝した。

黄宮綉（こうきゅうしょう）の≪本草求真≫（1772 年）は，薬物 520 種を収載して形・色・気味・帰経・効能・禁忌・製法などを論述し，薬効の相互対比なども行っており，理解しやすく実際的な薬性理論の好著のひとつである。

◇近・現代◇（1840 年～）

アヘン戦争（1840 年）以降の 100 年余は，帝国主義列強の長期にわたる侵略があり，半封建・半植民地という社会条件下にあったために，医薬学が十分に発展をとげることは困難であった。とくに国民党統治の時期には中医中薬が排斥され，1929 年に「旧医を廃止し医学衛生の障碍を掃除する案」（「中医廃止法案」）が通過し，法案の完全実施には至らなかったものの，中医中薬の受けた打撃は大きかった。

新中国の成立以来，中医・中薬は政府の保護のもとに新生して発展しつつあり，研究・教育の機構が設立され，生産・管理も強化されて多くの人材を養成している。多年にわたって，各地で中薬資源が調査され，大量の資料を整理したうえで専門著作の出版も行われており，現在使用されている中薬は 5,000 種に達し，使用形式も豊富多彩になっている。今後もさらに発展させて総括し，中薬学をより深めて確実なものにする努力が行われつつある。

第2章

炮製と製剤

炮製と製剤は，中薬を臨床的に用いる前に行う加工処理である。自然界から採取した薬材（原料）は，炮製と製剤を経なければ直接使用できないだけでなく，十分な薬効も発揮できないからである。

第1節 炮　製（ほうせい）

炮製は炮炙（ほうしゃ）ともいい，薬材を医療・調剤・製剤などの需要にもとづいて加工処理する方法の総称であり，薬材の整形・雑物の除去・加熱処理・補助物（塩・酒・酢・蜜など）の添加・精製などが含まれている。

1. 炮製の目的

炮製の目的は，だいたい以下のようにまとめることができる。

1）毒性・刺激性・副作用の軽減あるいは除去

大戟・甘遂を酢煮すると毒性が軽減し，半夏を生姜・明礬・甘草などで製すると毒性・刺激性が軽減し，巴豆の油を除去した霜を用いると峻下の効能が緩和になり，常山を酒炒すると嘔吐の副作用が消失し，何首烏を酒で蒸すと瀉下の効能がなくなるなどである。

２）薬性の改変

生地黄は寒性で涼血に働くが，酒で蒸した熟地黄は微温で滋陰補血の効能をもち，生大黄は瀉下に強く働くが，熟大黄は瀉下の力が弱くなり，生蒲黄は行血破瘀の効能をもつが，炒炭すると止血に働くなどである。

３）効能の増強

延胡索を醋製すると止痛の効能が強くなり，款冬花・馬兜鈴を蜜炙すると潤肺止咳に強く働き，白朮を土炒すると補脾止瀉の効能が増強し，柴胡・青皮を醋炙すると舒肝解鬱の力が強くなるなどである。

４）引薬入経

知母・黄柏を塩製すると腎経に働き，柴胡・青皮を醋製すると肝経に強く作用するなどである。

５）調剤・製剤の便

薬材を一定の規格の「飲片」にし，調剤・製剤に使用しやすくする。また，鉱物類を「煅」「碎」などの炮製加工すると，粉砕しやすくなって製剤に便利であったり煎出が容易になる。

６）貯蔵・保存の便

薬材を加熱処理して乾燥させ，酵素などの活性を消失させて，経時的変化を少なくし保存しやすくする。とくに，槐角・莱菔子・桃仁など種子類は，特異な酵素活性をもち薬効が変化しやすいために，この処理が必要である。また，酒や醋で炮製すると防腐作用が生じ，腐敗しにくくなる。

７）矯臭・矯味

動物類・海産品あるいは特殊な臭気をもつ薬物は，麩炒・酒製などによって臭気や味を矯正する。酒製蛇退皮・酒製胎盤・麩炒椿根皮などである。

８）雑物・非薬用部分の除去

一般に，すべての薬材は土・砂・雑物などを落とし，非薬物部分を除去する。

2.　炮製の方法

炮製の方法は非常に多いが，よく用いられるものは以下の５つである。

1）修　製（修治）

もっとも簡単な炮製の方法で，準備段階ともいえる。薬用部分を選別し雑質を除去し，適当な大きさに整え，次の炮製に便利なようにする段階である。薬物によってはこの段階ですぐに臨床に用いることができる。以下のような方法がある。

①挑：薬用部分を選別し，非薬用部分や雑物を取り除き，さらに薬用として使用する部分や規格を区分する。

②篩：篩（ふるい）を用いて，薬材と雑質を分離したり，薬材を大･中･小に分ける。あるいは，炮炙したのちの灰屑を除去し，貯蔵や応用に便利なようにする。

③簸（揚）：箕（み）を用い，風力によって軽浮な雑物を除去する。

④刷：刷子（ブラシ）により絨毛・塵・泥砂などを除去する。

⑤碾：石碾（石臼でひく）と鉄船碾（薬研でひく）があり，大量なら石碾し，少量なら鉄船碾する。外殻・鬚根を砕いたり泥塊を除いたり薬物を粒状に砕くことを「串」，重圧し粉状にまですることを「圧」という。

⑥搗：小果実や種子類を搗き砕く。変質や効能の減弱を避けるために，用薬時に少量に対して施行する。

⑦研：乳鉢で極細粉末にする。

⑧刮：刀で雑質や非薬用部分をこそぎとる。

⑨銼：やすりで角質の薬物を削り粉末にする。

⑩切：薬物を一定の規格に切り分ける。

このほか，搓（手で揉む）・撕（ひき裂く）・折（折る）・撞（ぶつける・うつ）・剥（切りきざむ）・劈（斧などでたたき割る）・鋸（のこぎりでひき切る）などの方法もあるが，目的は同じである。

2）水　製

水あるいは他の溶液で処理する方法で，薬材を清潔にしたり，柔軟にして切片をつくりやすくしたり，毒性を軽減させるのが主目的である。ただし，多くの薬物は有効成分が水溶性であるため，適切な方法を用いないと有効成分を失うことになるので，注意が必要である。以下のような方法がある。

①洗淘：薬材の表面に付着している土砂・雑物を水で洗い落とす。花類を除き，一般の薬材はすべて洗ってよい。水洗いの時間が長すぎると有効成分が溶けだすので，長時間の水洗いは避けるべきである。なお，細小な種子や果実の水洗いを「淘」といい，薬材を水中に入れ攪拌したり，揉み洗いする。

②水漂：清水中に浸け，繰り返し水を変えて洗浄し，薬材中の毒性・腥臭・塩分などをさらして除去する。

③浸泡：短時間水に浸けることが「浸」で，薬材を軟化させ切りやすくする。水

中に長時間浸したままにしておくのが「泡」で，硬い薬材を軟化させて切りやすくしたり，毒性を除去・軽減したり，付着した雑質を除去しやすくする。

④淋潤（りんじゅん）（悶潤（もんじゅん））：少量の水を反復してふりかけたり，湿らせた袋などでおおい，薬材を湿潤させ軟らかくして切りやすくする。水に浸けると有効成分が失われやすい薬材に適用する。

⑤水飛（すいひ）：水に溶けない鉱物・貝殻類の薬材を砕いて粗末にし，乳鉢に入れ水を加えてすりつぶし，さらに水を加えて攪拌し，上部の懸濁液を別の容器に移し，残った粗末に対し同じ操作を繰り返し，すべての薬材が懸濁液になるまで続ける。集めた懸濁液を沈澱させ，上部の水を流し去り，底部に残った極細の粉末を乾燥させて用いる。極細の粉末が得られ，飛散による損失が少ない利点がある。

3）火 製

もっとも広く応用される炮製法で，直接・間接に火熱を加えて薬物を処理する方法である。

(1) 炒（しょう）：鍋に入れて加熱し，たえずかきまぜることにより一定の程度に炒（い）ること で，薬物のある成分を破壊して固有の性能を強め，刺激性・副作用・偏性を弱めたり，芳香性を高め矯臭・矯味したり，粉砕・貯蔵・煎出を容易にする目的で行う。

これには以下のような多くの方法がある。

①清炒（せいしょう）：補助物を加えないで炒ることで，炒る程度の違いにより炒黄・炒焦・炒炭の3種に分かれる。

炒黄（しょうおう）：弱火で，表面が黄色になるか膨化し，薬物固有の香りがするまで炒る。矯臭・膨張により煎出を容易にする・香りを強め消化を促進する・酵素の破壊により保存が効くなどの目的で行う。

炒焦（しょうしょう）：中火で，外面が焦黄～焦褐色になり，やや焦げ臭くなるまで炒る。健脾消食の効能を増強する目的で行う。

炒炭（しょうたん）：強火で，外面が黒く焦げて炭のようになり，質が脆（もろ）くなって内部が焦黄～褐色になるまで炒る。元来の性味がなお残る「存性」の程度にとどめ，全部を炭化させるのではない。薬性を緩和にしたり，収斂・止血の効能を強める目的で行う。

②輔料炒（ほりょうしょう）：補助物を加えて炒ることで，土炒・麸炒・米炒などがある。補助物は篩（ふるい）にかけて除去する。

土炒（どしょう）：灶心灶（そうしんど）とともに炒る。辛温で温中・止血・止嘔の効能をもつ灶心土によって，補脾・和胃・止嘔・止瀉などの効能を強める目的で行う。

麸炒（ふしょう）：麦麸（小麦のひきがら・ふすま）とともに炒る。刺激性を減少させたり，矯味・矯臭したり，健脾益胃の効能を強める目的で行う。

米炒（べいしょう）：加熱した米（粳米・糯米）とともに炒る。燥性を低下させ，補中益気の効能を高め，毒性を軽減するなどの目的で行う。

(2) **炙**（しゃ）：「炙製」ともいい，液体の補助物を加えて炒ることで，液体が薬物にしだいに滲入するのと加熱の両面により，薬物の効能を増強したり，矯味・矯臭・解毒・防腐などの効果が得られる。一般に，まず薬物と液体補助物を鍋に入れて攪拌し，一定時間おいたのちに炒る。補助物の違いにより以下のようなものがある。

蜜炙（みつしゃ）：蜂蜜とともに炒る。甘平の蜂蜜は補中・緩急・潤肺・解毒などに働くので，補中益気・潤肺止咳の効能を増強したり，薬性・毒性を緩和するなどの目的で行う。

酒炙（しゅしゃ）：酒（黄酒・白酒）とともに炒る。辛甘・大熱の酒は引薬上行・活血通絡に働くので，寒性を緩和したり，身体上部に薬効を作用させたり，活血通絡の効能を増強させたり，矯味・矯臭・防腐するなどの目的で行う。

醋炙（さくしゃ）：米醋（酢）とともに炒る。酸苦・微温の醋は肝経に入り収斂止痛に働くので，入血収斂・柔肝止痛の効能を増強したり，矯臭・矯味する目的で行う。

塩炙（えんしゃ）：塩水とともに炒る。鹹寒の塩の働きにより，下行入腎させたり，軟堅・清熱涼血の効能を強めたり，矯味・防腐する目的で行う。

姜炙（きょうしゃ）：生姜汁とともに炒る。辛温の生姜は温胃止嘔・化痰に働くので，和胃止嘔・祛痰の効能を増強したり，寒涼性を緩和したり，毒性や涌吐の副作用を抑制する目的で行う。

油炙（ゆしゃ）：油（胡麻油・羊脂油）とともに炒るか揚げる。堅硬な薬材を脆くして粉砕しやすくしたり，毒性を破壊する目的で行う。

(3) **煅**（たん）：強烈な火力により直接・間接に焼き，薬材を清浄にしたり，脆くして粉砕しやすくしたり,薬性能を変える。方法の違いにより以下のようなものがある。

①**明煅**（めいたん）：直視下で煅く方法で，次の3つがある。

直火煅（ちょくかたん）：薬材を直接火中に投じ，紅色になったら取り出し，冷えたのちに砕く。鉱石・化石・甲殻類などを粉砕しやすくする。

鍋煅（かたん）：鍋に入れて薬材が完全に乾燥したのち取り出す。結晶水を除く目的で行う。

煅淬（たんさい）：直火煅した薬材をすみやかに醋につけ，脆くして砕きやすくする。直火煅だけでは砕けにくい薬材に行う。

②**暗煅**（あんたん）：燜煅（めんたん）ともいい，薬材を鍋に入れて密封し，蓋に貼った紙や上に置いた米粒が焦黄になるまで，弱火で加熱する方法。薬材を炭化させて止血などの効能を生じさせる目的で行い，すぐに灰になりやすい薬材に適用する。

(4) **煨**（わい）：薬材を湿らせた紙や練った小麦粉で包み，火の傍においたり炭に埋めて加熱するか，炉や鍋に入れ弱火で蒸し焼きにする方法。油脂分を紙や小麦粉に吸収させて除いたり，刺激性のある揮発物質を除去したり，毒性を緩和させたり，砕きやすくするのが目的である。

(5) 燙（とう）：高温度に加熱した砂・蛤粉・滑石粉などで薬物を炒る方法。基本的には炒と同じであるが，薬材が均等に加熱できるほか，砂や粉の熱伝導が緩慢であるため焦がすことがなく，脆く砕きやすくすることができる。

(6) 炮（ほう）：猛火あるいは熱灰中で急速に加熱し，焦黄にし膨張させる方法。毒性や刺激性を軽減させるのが目的である。

このほか，火製には焙（ばい）（あぶる）・烘（こう）（火で乾かす）・燒（しょう）（やく）・燎（りょう）（もやす）・烙（らく）（火のしをかける）などの方法があるが，雑質や水分を除去するのが目的である。

4）水火共製

水と火あるいはさらに補助物を加えた総合的な炮製の方法である。

(1) 蒸（じょう）：蒸気で蒸す方法で，補助物（醋・酒・姜汁・塩など）をふりかけたり浸みこませたうえで蒸す「拌蒸（はんじょう）」と，直接蒸す「清蒸（せいじょう）」がある。いずれも薬性の改変や加工・保存の便のために行う。

(2) 煮（しゃ）：水あるいは薬液で煮沸する方法である。薬物の毒性・刺激性・副作用などを除去したり，加工・貯蔵の便のために行う。

(3) 燀（せん）：沸騰した湯に薬物を投入し短時間まぜかえす方法である。種子の皮など不必要な部分を除去しやすくし，また有効成分を失わせないのが目的である。

5）その他の炮製法

上記以外に以下のような炮製法がある。

(1) 法製（ほうせい）：規定どおりの操作と過程をふんで種々の炮製を行う特殊な加工方法である。草烏頭・天南星・半夏などに対し，毒性・刺激性・副作用などを軽減させるために行う。

(2) 発酵（はっこう）：一定の温度で酵母を利用し発酵させる方法である。神麴・淡豆豉などに用いる。発酵により元来の性質を改変して新たな薬効をもつ薬物をつくり出す。

(3) 発芽（はつが）：水や湿気を与え穀・麦・豆などを発芽させる方法である。萌生した幼芽は元来とは別の薬効をもつ。

(4) 製霜（せいそう）：異なる2種の方法がある。

①去油製霜：油脂を含んだ薬材を搗き砕き，紙にはさんで圧縮したり加熱して油脂分を吸収させ，油脂を除いた残滓を使用する。治療上不要な油脂成分を除き，薬物の毒性・刺激性を低下させるのが目的である。巴豆霜などがこれに当たる。

②風化製霜：新鮮な果実や瓜を自然にあるいは芒硝などを加えて風化させ，細霜を析出させる。果実・瓜などの本性を取り出すのが目的である。西瓜霜・

柿霜などがこれに相当する。

以上に述べたように，薬物の効能には薬物自体の作用だけでなく炮製の適否が関与している。「製薬の貴きは適中にあり，不及なればすなわち攻効は求め難く，太過なればすなわち気味反って失す」といわれるように，薬物の炮製には十分な配慮が必要である。

第2節　製　剤（せいざい）

治療上の需要や薬物の異なった特性にもとづいて特定の剤型を製成することが「製剤」である。一定の剤型を与えることにより，服用・保存・輸送・携帯などが便利になり，治療効果を高めることができる。現在では以下のような剤型がある。

1）湯　剤（煎剤）

薬物を水（酒などを加えることもある）で煎煮したのち，残渣を除いた液を服用する方法で，もっとも一般的な剤型である。吸収がよく効果も速く，薬力も十分得られ，方法も簡単であるが，携帯には不便である。

容器は土器・陶器・ガラス器などが望ましい（鉄器・銅器は，薬物によっては変質の恐れがある）。まず，薬物を容器に入れ1.5～2倍量の水を加えて水没させ，約30分浸したのちに加熱して沸騰させ，適宜かきまぜながら15～20分程度煎煮し，茶こしなどで薬液をこしとり残渣を分離する。場合によっては，残渣に再度水を加えて煎じ（二番煎じ），煎汁を初回のものと混じたり，茶代わりに服用する。

煎煮時は一般に火を強すぎないようにし，有効成分が十分に溶出するようにする。解表剤は，水の量を少なくし煎出時間も短め（約10分）にして，精油成分が揮発しないように配慮する。滋補剤は，水の量を多くし煎出時間を長め（20～30分）にする。

このほか，薬物の特性によって以下のような異なった処理も必要となる。

先煎（せんせん）：鉱物・貝殻類などは硬くて有効成分が溶出しにくいので，先に強火で15分ぐらい煎じたのち，他薬を入れて同煎する。天南星・烏頭・附子など毒性の強い薬物は，先に約1時間ぐらい煎じて毒性を軽減したのち，他薬と同煎する。

後下（こうげ）：芳香性の薬物は揮発成分を含むので，他薬を先に煎じたのちに，煎じ終わる5～10分前に入れて同煎する。また，大黄・番瀉葉などは煎出時間が長いと瀉下の効果を失うので，瀉下を目的とする場合は他薬が煎じ終わる3～5分前に入れて同煎する。

包煎（ほうせん）：直接煎煮すると糊状となり鍋に焦げつく恐れのある粘性の強い薬物（車前子など），絨毛が多く薬汁に入ると除去しがたく咽を刺激する薬物（旋覆花など）は，布袋に包んで他薬と同煎する。

別煎（べつせん）：高貴薬などの有効成分を十分に煎出して使用したいときに，他薬とは別に十分に煎煮して薬液をとり，他薬の煎汁と混ぜて服用する。

冲 服（ちゅうふく）：高貴薬などで用量も少なく，煎じる必要がない場合に，細粉や磨汁を他薬の煎汁に溶いて服用する。

烊化（ようか）：阿膠などのニカワ類・芒硝などの無機塩類・膠飴などの粘着性のものは，他薬の薬液に直接溶かすか，加熱した酒などで溶いたのち他薬の薬液に混ぜて服用する。

2）丸　剤

薬物の細粉を水（水丸・水氾丸（すいはん））・蜂蜜（蜜丸）・糯米糊（じゅべいこ）（糊丸）などで丸にしたものである。服用後に緩徐に吸収されて薬効が持続し，用量も少なくてすみ，携帯・保存に便利であり，慢性疾患に適用する。

3）散　剤

薬物を細粉にして混合したものである。製剤が簡便で臨機応変に調製でき，保存・携帯にも便利であるが，服用しにくく，成分が揮発しやすく，酸敗したり吸湿しやすい欠点がある。内服・外用に使用する。

内服には湯か酒に溶いて服用し，オブラートなどに包んでもよい。吸収は煎剤より遅く丸剤より早い。「煮散（しゃさん）」，すなわち散剤を水煎服用するのもよい。いずれの場合にも，煎剤より少量で効果がある。

外用には，局所に散布したり鼻腔に吹きこんで使用する。

4）膏　剤

薬物を煎じて濃縮したうえ，基質などを変えて常温で固体・半固体・半流動体を呈する膏にしたものである。高濃度で腐敗しにくく，携帯にも便利である。内服・外用の別がある。

(1) **内服膏（膏滋）**：処方を水煎・濃縮したうえ，蜂蜜や砂糖を加えてさらに弱火で濃縮して膏にし，びんなどにつめて保存する。貯蔵しやすく長期間の服用に便利であり，補益剤などに適する。

(2) 外用膏：膏薬と薬膏の２種がある。

膏薬：薬物を植物油に３～５日つけたのち炭状になるまで加熱し，滓を除いて鉛丹・鉛粉などを加え，加熱して膏にする。使用時に紙・布に塗りつけ患部に貼布する。

薬膏：薬物の粉末を植物油・ロウ・ワセリンなどで調製した膏で，直接患部に外用する。軟膏ともいう。

5）丹　剤

鉱物質の薬材に昇華・化合・分解・混合などの加工精煉を行い抽出した化合物である。主として外用に用いる。

現在「丹」と称する多くの方剤があるが，伝統的に散・丸剤に与えられた習慣的名称であることが多く，元来の丹剤とは異なる。

6）酒　剤（薬酒）

白酒・黄酒などに薬物を浸けたもので，上澄液を服用する。長期の保存がきき服用もしやすく，宣通血脈の効能が加わる。滋補・活血・祛風湿などの方剤に使用することが多い。

7）チンキ剤

さまざまな濃度のアルコールに薬物を浸け，数日間ののちに得られる浸出液である。少量で速効が得られる。

8）露　剤

芳香をもつ揮発性の薬物を，水蒸気蒸留して得た透明の液体である。清涼解毒剤として用いることが多い。

9）片　剤（錠剤）

薬物の粉末あるいは軟エキスを適当な賦型剤を加えて加工打錠したものである。携帯・貯蔵・服用に便利で，大量生産できる。吸湿・変質しやすい欠点がある。

10）糖漿剤（シロップ剤）

薬物を煎出し滓を除いて濃縮したのち，適量の蔗糖液を加えたものである。甘味があって服用しやすく，小児や慢性病に適している。

11）エキス剤

有効成分を煎出した薬液を濃縮し，賦形剤を加えて乾燥させ粉末～顆粒にしたものである。日本ではこの剤型がよく用いられており，携帯・貯蔵・服用に便利である。

12）その他

針剤（注射剤）などがあるが，省略する。

第3章

薬性理論

薬性理論とは，薬物の性質・効能および臨床上の運用法則に関する理論であり，中薬の薬理でもある。

薬物は疾病を予防し治療する手段のひとつであり，薬性理論は中医学理論の一部を構成している。疾病の発生・進行・変化の過程は，人体の陰陽と邪正の消長の過程でもあり，臓腑機能の失調による陰陽の偏勝・偏衰のあらわれである。薬物にはそれぞれの偏性があり，この偏性を利用することにより陰陽の偏勝・偏衰を調整して生理的平衡を回復させることが，疾病の予防と治療につながるのである。それゆえ，薬性理論にもとづいて各薬物の偏性を十分に掌握することが，臨床において薬物を運用し良好な治療効果をあげるための必須の条件になるのである。

薬性理論の範囲はかなり広く，おもな内容は四気・五味・昇降浮沈・補瀉・帰経・有毒無毒などである。

第1節 四気・五味（しき・ごみ）

四気・五味とは薬物の性味のことであり，≪神農本草経・序例≫には「薬に酸・鹹・甘・苦・辛の五味あり，また寒・熱・温・涼の四気あり」と述べられており，古人が長期にわたる医療経験のなかから総括した薬性理論の基本的内容のひとつである。各薬物にはすべて性と味の両面が備わっており，薬物の効能は性味と密接に関連している。

1．四　気

「四気」は「四性」ともいい，寒・熱・温・涼という異なった薬性である。この4種の薬性は，薬物を人体に作用させた反応や，疾病に対する治療効果にもとづいて，長期の経験から概括的に帰納された性質である。たとえば，服用すると温熱感が生じたり，寒涼性の症候に治療効果のある薬物が，温性・熱性であり，服用すると寒涼感が生じたり，温熱性の症候に治療効果のある薬物が，涼性・寒性である。一般に，温性・熱性の薬物は温裏散寒の薬効をもち，涼性・寒性の薬物は清熱瀉火の効能をもつ。

寒涼と温熱は相反する薬性であり，寒・涼は陰に，温・熱は陽に属する。涼と寒あるいは温と熱は程度の違いであり，寒性が小さいものが涼性，熱性の小さいものが温性である。歴代の本草書に微寒とか大温の記載があるが，微寒は涼に，大温は熱に，それぞれ相当する。このほかに，寒涼か温熱かがあまり顕著ではない「平性」の薬物があり，作用も緩和であるが，実際には偏温・偏涼のいずれかに入るところから，「五気」とはよばずに「四気」と称しているのである。

≪素問・至真要大論≫に「寒はこれを熱し，熱はこれを寒す」，≪神農本草経・序例≫に「寒は熱薬をもって療し，熱は寒薬をもって療す」とあり，疾病治療の方法と用薬の原則が示されている。薬物の運用にあたっては，寒・熱・温・涼の四気を把握し，病変の寒熱に的確に対応した薬物を選択する必要がある。たとえば，大熱・煩渇・大汗・脈洪大など熱盛を呈しているときは，石膏・知母・黄連などの寒性薬を用い，寒がる・四肢の冷え・脈が微細など寒盛を呈するときは，附子・乾姜・肉桂などの熱性薬を使用する。この法則に反し，温熱の症候に温熱薬を，寒冷の症候に寒涼薬を用いると，悪い結果をひきおこすことになる。

2．五　味

「五味」とは，酸（さん）味・苦（く）味・甘（かん）味・辛（しん）味・鹹（かん）味という5つの薬味であり，基本的には味覚により判断できる。なお，五味以外に薬味が顕著ではない「淡（たん）味」があるが，「淡は甘に附す」といわれ「甘淡」とも併称されるために，習慣的に「六味」といわず「五味」とよばれている。

≪素問・至真要大論≫に「辛は散じ，酸は収め，甘は緩め，苦は堅し，鹹は軟ず」と五味の作用を帰納しているように，古人は長期にわたる薬物の使用経験から味の異なる薬物は異なった治療効果をもつことを知り，五味の用薬理論をしだいに完成させた。現在のところ，五味については以下のように考えられている。

辛：散・行に働き，発汗・行気の効能をもつ薬物の大多数は辛味（ピリッと辛（から）い）を有する。たとえば，生姜は散寒に，木香は行気に，紅花は活血に働く。

甘：補・和・緩に働き，滋補・和中・緩急の効能をもつ薬物の大多数は甘味（あまい）である。たとえば，人参は補気に，熟地黄は補血に，甘草は和中・緩急止痛・緩和薬性・緩解毒性に働く。

酸：収・渋に働き，酸味（すっぱい）の薬物の大多数は収斂・固渋の効能をもつ（酸味の薬物の多くは渋味を兼ねており，渋味も酸味とほぼ同じ働きであるところから，一般に区別をしない）。たとえば，五味子は収斂止汗に，五倍子は渋腸止瀉に，金桜子は渋精止遺に働く。

苦：泄（降・瀉）・燥・堅に働き，清熱・瀉火・瀉下・燥湿・降逆などの効能をもつ薬物は大多数が苦味（にがい）である。たとえば，黄連は清熱瀉火に，大黄は瀉下通便に，杏仁は降気止咳に，蒼朮は燥湿健脾に，知母・黄柏は降火堅陰（泄火存陰）に働く。

鹹：下・軟に働き，一般に鹹味（塩からい）の薬物は軟堅・散結・瀉下などの効能をもつ。たとえば，芒硝は軟堅瀉下に，牡蛎は軟堅消瘰癧痰核に働く。

淡：滲・利に働き，滲利水湿・通利小便の薬物は大多数が淡味である。たとえば，茯苓・薏苡仁・通草は滲湿利水に働く。

五味（淡味も含める）は上述のような働きの違いをもつが，一定の共通性ももっており，陰陽に大別することもできる。≪素問・至真要大論≫は「辛甘は発散し陽たり，酸苦は涌泄し陰たり，鹹味は涌泄し陰たり，淡味は滲泄し陽たり」と述べ，辛・甘・淡は陽で発散滲利に働き，酸・苦・鹹は陰で湧吐・泄降に働くことを指摘している。

五味は五行に配合され五臓とも関連しており，≪素問・宣明五気篇≫に「酸は肝（木）に入り，苦は心（火）に入り，甘は脾（土）に入り，辛は肺（金）に入り，鹹は腎（水）に入る」と概括されている。ただし，これは一般的な法則であり，固定不変なものとみなし機械的にとらえてはならない。たとえば，黄柏は苦味であるが心火ではなく腎火を瀉し，枸杞子は甘味であるが脾ではなく肝腎を補うなどである。

なお，注意しなければならないのは，五味は元来味覚によって判定されていたが，五味と効能の関係が理論にまで高まるにつれ，薬物の効能にもとづいて薬味が確定されるようになり，発表に働けば辛味であり，軟堅の効能をもてば鹹味であるというように，味覚にもとづかない場合も多くなったことである。このために，本草書に記載された薬味が，実際の味とは合致しない状況もあらわれるようになった。たとえば，葛根の辛味・石膏の甘味・玄参の鹹味・赤石脂の酸味などは，実際の味覚とは合わない。

3．四気・五味の臨床的意義

四気・五味は薬性を論述するうえでの主要な根拠であり，各薬物はそれぞれ気

(性) と味をもち，気味 (性味) がほぼ同じであれば類似の効能を示し，気味が異なると効能も異なる。たとえば，辛温の薬物は解表散寒に，苦寒の薬物は清熱燥湿に働く。同じ温性であっても，辛温の麻黄は発汗解表に，甘温の大棗は補脾に，苦温の杏仁は降気に，酸温の烏梅は収斂に，鹹温の蛤蚧は補腎に，それぞれ働く。同じ辛味であっても，辛涼の薄荷は解表に，辛寒の石膏は清熱に，辛温の砂仁は行気に，辛熱の附子は壮陽に，それぞれ働く。気味は同じでも，気と味の主次が異なる場合もあり，同じ甘温であっても，黄耆は甘味が主で補気に偏し，鎖陽は温性が主で助陽に偏する。このほか，数味を兼ねている薬物は相応に効能の範囲も広く，たとえば当帰は辛甘温で補血活血と行気散寒に，天門冬は甘苦大寒で滋陰と清火に働く。

なお，薬物はそれぞれ独特の効能をもち，同じ辛温で発汗解表・散寒に働く紫蘇と生姜でも，紫蘇は発汗力が強く行気安胎の効能をそなえており，生姜は発汗力が弱く温胃止嘔の効能をもつなどである。

以上のように，薬物の気味があらわす効能はかなり複雑であり，四気・五味の一般法則を熟知したうえで，各薬物のもつ特殊な効能も知って，はじめて臨床でうまく運用できるのである。

第2節　昇降浮沈 (しょうこうふちん)

昇・降・浮・沈とは，薬物が作用する方向性をあらわす。昇は上昇，降は下降，浮は上行発散，沈は下行泄利の意味をもつ。昇と浮および沈と降は方向性が類似しており，厳密には区別できないので，一般には「昇浮」「沈降」と併称する。昇浮は陽に，沈降は陰に属する。

昇浮薬は上行と外向の性質をもち，昇陽・発表・散寒・涌吐などに働く。沈降薬は下向と内向の性質をもち，潜陽・降逆・清熱・滲湿・瀉下などに働く。薬物のもつ昇浮・沈降の性質は病変の部位や病勢の趨向と対応しており，一般には病位と一致し病勢とは逆になる。病変部位が上部や表にあるときには昇浮薬が適し沈降薬は不適切であり，たとえば外感風寒の表証には昇浮薬の麻黄・桂枝などで散寒解表する。病変部位が下部や裏にあるときには沈降薬が適し昇浮薬は不適当であり，たとえば腸燥便秘の裏実証には沈降薬の大黄・芒硝などで瀉下する。病勢が上逆を呈するときには沈降薬が適し昇浮薬は不適切であり，たとえば肝陽上亢の頭痛・眩暈・目赤には沈降薬の石決明・牡蛎・夏枯草・竜胆草などで潜陽する。病勢が下陥を呈するときは昇浮薬が適し沈降薬は不適当であり，たとえば久瀉・脱肛・子宮下垂などには昇浮薬の黄耆・柴胡・升麻などで益気昇陽する。この法則に反すると，不良な結果をひきおこすことが多い。

昇降浮沈の効能は，薬物の気味や質の軽重と一定の関係がある。

味が辛・甘で気（性）が温・熱に属する薬物は陽性で，大多数が昇浮に働く。味が苦・酸・鹹で気が寒・涼に属する薬物は陰性で，沈降に働くものが多い。李時珍は「酸鹹に昇なく，辛甘に降なく，寒に浮なく，熱に沈なし」と概括している。

気味の厚薄（濃淡）も関係があり，気味が薄（淡）い薄荷・連翹などは昇浮に，気味の厚（濃）い熟地黄・大黄などは沈降に働く。李東垣は「気味薄きは軽清にて象を成し，天に本（もと）づくは上に親しむなり，気味厚きは重濁にて形を成し，地に本づくは下に親しむなり」と説明している。

質が軽い花・葉などの薬物は昇浮に働き，質が重い根茎・果実・種子・鉱物・貝殻などの薬物は沈降に働くことが多い。ただし例外もあり，蔓荊子・蒼耳子などは果実であるが昇浮に働き，旋覆花・番瀉葉などは花葉であるが沈降に働く。

以上が一般的な法則性であるが，薬物にはそれぞれ気味があり，気味には厚薄があり，質にも軽重の違いがあって，複雑に錯綜しているために，昇降浮沈を単純にとらえることはむずかしい。たとえば，柴胡は苦・平（偏涼）で沈降するはずであるが，気味がともに薄いので昇浮に働き，蘇子は辛・温で沈香も辛・微温で昇浮するはずであるが，蘇子は果実で沈香は質が重であるため沈降に働くなどである。それゆえ，上述の要素を把握したうえで臨床効果を結びつけ，全面的に分析して結論を出す必要がある。

このほか，薬物の昇降浮沈が炮製や配合によって変化することを知っておく必要がある。李時珍が「昇は鹹寒をもってこれを引けば，すなわち沈みて下焦に直達し，沈は酒をもってこれを引けば，すなわち浮きて巓頂に上至す」と述べているように，酒炒すると昇に，姜汁炒すると散に，醋炒すると収斂に，塩水炒すると下行に，それぞれ働く。また，大量の沈降薬に昇浮薬を配合すると下降し，大量の昇浮薬に沈降薬を配合すると上昇する。

なお，少数の薬物には他薬を引いて上昇あるいは下降させるものがあり，たとえば「桔梗は舟楫（しゅうしゅう）の剤たり，よく薬を載せて上浮す」「牛膝はよく諸薬を引きて下行す」といわれる。

このように昇降浮沈は一定不変ではないので，臨床で用薬する場合には，一般的な原則を把握するとともに変化の要素も考慮しなければならない。

第3節　補　瀉（ほしゃ）

病変には虚実の両面が存在し，≪内経≫に「邪気盛なればすなわち実，精気奪すればすなわち虚」とあるように，「実」とは邪気有余による病変であり，「虚」とは精気（正気）不足による病変である。また，≪内経≫には「虚すればすなわちこれを補い，実すればすなわちこれを瀉す」と，虚実に対する基本的な治療原則を補瀉に帰納させており，正気を扶助することを「補」，邪気を除去することを「瀉」と称する。

病変の原因や所在の違いにより虚実にも異なった表現があり，補瀉の用薬もこれに応じた区別がある。

虚実には寒熱の違いがある。寒証であっても，寒邪の侵襲による実寒（陰盛）であれば祛寒薬を主にして瀉し，陽虚による虚寒であれば助陽薬を主にして補う。熱証であっても，熱邪の侵襲による実熱（陽盛）には清熱薬を主体にして瀉し，陰虚による虚熱には滋陰薬を主体にして補う。

病変の所在に関しては，気血臓腑の別があり，気虚・血虚には補気薬・補血薬を主にして補い，気滞・血瘀には行気薬・祛瘀薬を主体にして瀉し，五臓六腑については虚実とその関連薬物を選択したうえで異なった用薬によって補瀉する必要がある。

中薬の補瀉の運用においても四気・五味が深く関与しており，陰盛に対する祛寒薬は辛甘・温熱が，陰虚に対する滋陰薬は甘苦鹹・寒が，陽盛に対する清熱薬は辛苦鹹・寒が，陽虚に対する助陽薬は辛甘鹹・温が，それぞれ多い。

虚実と補瀉は中薬運用上の重要な部分であり，正確に行う必要がある。≪内経≫に「盛を盛するなかれ，虚を虚すなかれ，しかして人に天殃(てんよう)を遺(のこ)す」とあるように，補瀉を誤って実を実し虚を虚し，悪い結果をひきおこすことのないように注意すべきである。

第4節　帰　経（きけい）

帰経とは，ある薬物がどの臓腑・経絡の病変に対して主要な治療効果をあらわすかを示すものであり，薬物の適用範囲ともいえ，臨床上非常に役立つ重要な理論のひとつである。

帰経理論は「臓象」「経絡」などの学説にもとづいている。臓腑にはそれぞれ特有の生理機能と病理変化があり，経絡は人体の内外各部を連係させて統一体を構成している。経絡は足厥陰肝経・足少陽胆経・手少陰心経・手太陽少腸経・足陽明胃経・足太陰脾経・手太陰肺経・手陽明大腸経・足少陰腎経・足太陽膀胱経・手少陽三焦経・手厥陰心包経の十二経（ほかに奇経八脈がある）に分かれ，それぞれが臓腑に内連している。

外部は体表から経絡を通じて臓腑に内伝し，臓腑の病変は経絡を通じて体表に反映されるために，外面にあらわれた症候にもとづいて，どの臓腑・経絡に病変が生じているかを知ることができる。たとえば，肺経の病変では咳嗽・呼吸困難が，肝経の病変では脇痛・痙攣（けいれん）が，心経の病変では動悸・不眠がみられるなどである。一方，薬物と臓腑・経絡との関係は治療効果から判定することができ，たとえば桔梗・杏仁は咳喘胸悶に有効であることから肺に帰経し，柴胡・香附子は脇痛を止めるので肝に帰経し，朱砂・茯苓は安神定悸に働くので，心に帰経することになる。

このように，帰経の理論は具体的な薬効の所在を示すものであり，長期にわたる治療効果の観察に基づいて総括されたのである。

薬物によっては数経に帰経するものがあり，治療の範囲が広いことを示している。たとえば，肺・大腸に帰経する杏仁は平喘止咳と潤腸通便の効能をもち，肺・胃に帰経する石膏は清肺火と清胃火に働くなどである。

臨床的には帰経を重視する必要があり，たとえば肝熱による目赤であれば清熱薬のうちでも肝に帰経する決明子・夏枯草などを選用し，胃寒腹痛であれば散寒薬のなかで胃に帰経する高良姜・乾姜などを採用すべきであり，これによって十分に効果をあげることができる。

ただし，臓腑・経絡の病変は相互に影響を及ぼすので，一経に帰経する薬物だけを使用することは少ない。たとえば，肺病に脾虚を伴えば肺に帰経する薬物とともに補脾薬を用いて「補脾益肺」し，肝陽上亢に腎陰不足を兼ねる場合には肝に帰経し，平肝潜陽する薬物と補腎陰の薬物を使用して「滋腎平肝」するなど，臓腑経絡間の相互関係にもとづいて，異なった帰経の数種の薬物を配合することが必要である。

このほか，薬物を応用するうえでは，帰経だけでなく四気・五味・昇降浮沈・補瀉なども掌握しておかなければ全面的とはいえない。同一の臓腑経絡の病変であっても，寒熱・虚実・上逆下陥などの違いがあり，同じ帰経の薬物にも温清・補瀉・上昇下降などの区別があるからである。たとえば，同じく肺に帰経する薬物でも，黄芩は肺熱を清し，乾姜は肺寒を温め，百合は肺虚を補い，葶藶子は肺実を瀉すという違いがあり，同じく肝経に帰す薬物でも，辛味の香附子は舒肝理気に，苦味の竜胆草は清肝瀉火に，酸味の山茱萸は収斂補肝に，甘味の阿膠は補養肝血に，鹹味の鼈甲は散結消癥に働くなど，性味・効能が異なっている。また，咳嗽・呼吸困難に対し肺経薬を用いる場合にも，病勢によっては薬物の選択を変える必要があり，外邪犯肺による肺気不宣であれば，昇浮発散に働き肺気を開宣する麻黄・杏仁・桔梗などを用い，邪熱犯肺による肺失粛降であれば，沈降下行し肺気を清粛する黄芩・桑白皮・葶藶子などを使用するのである。

以上のように，多種の薬性を十分に掌握し，全面的な分析のもとに的確な薬物を用いれば良効を得ることができる。

第5節　有毒無毒（ゆうどくむどく）

薬物の「有毒」「無毒」は，毒性に関する古人の経験を述べたものである。

有毒の薬物は，性質が強烈であったり副作用があるもので，使用が適切でなければ中毒をひきおこす。一方，無毒の薬物は，性質が緩和で，一般に副作用がなく中毒をひきおこさないものである。

古人は薬物の毒性を非常に重視しており，≪周礼≫に「医師は医の政令を掌(つかさど)り，毒薬を聚(あつ)めもって医事に供す」，≪尚書・説命≫に「もし薬は瞑眩(めんけん)せざれば，厥疾(けつしつ)を瘳(りよう)することなし」とあるように，毒薬によって疾病を治療していることがわかる。≪神農本草経≫では，毒性によって薬物を上品・中品・下品に分けており，攻病癒疾の薬物を有毒として下品に，久服補虚の薬物を無毒として上品に列している。≪素問・五常政大論≫は用薬について，「大毒にて病を治さば，十その六にて去り，常毒にて病を治さば，十その七にて去り，小毒にて病を治さば，十その八にて去り，無毒にて病を治さば，十その九にて去り，穀肉果菜は，食養しこれを尽くせ，これを過さしむるなかれ，その正を傷(やぶ)るなり」と明確に指摘し，毒性の強いものほど早めに使用を中止するように戒（いまし）めている。

古人のなかには薬物の偏性を「毒」とみなし，薬物の総称として「毒薬」という言葉を用いている場合もある。たとえば，張景岳は，「薬をもって病を治すは，毒の能たるによる，いわゆる毒は，気味の偏あるによるなり。けだし気味の正なるは，穀食の属これなり，ゆえに人の正気を養う，気味の偏なるは，薬餌の属これなり，ゆえに人の邪気を去る，その故たるや，まさにもって人の病たる，病は陰陽偏勝にあるのみ。……おおよそ闢邪安正（へきじゃあんせい）の可なるは，みな毒薬たると称すべし，ゆえに毒薬攻邪というなり」と記し，陰陽の偏りである病変を治すには偏性のある毒が有効であることを指摘している。この毒の概念は，ここで述べている有毒無毒とは異なっている。

本草書に記載されている有毒・無毒・大毒・小毒などは，実際の毒性の有無と毒性の大小および作用の強さを示しており，それ以外にも炮製や配合によって毒性を軽減・消滅させる方法や用量の決定などについても教示してくれている。

第4章

中薬の用法

中薬の用法には，配合・禁忌・用量・服用法などが含まれる。この知識と方法を掌握することが，治療効果を高め安全性を確保することにつながるので，重要な意義がある。

第1節　配　合（はいごう）

中薬による治療においては，単味で効果をあげることができればもっとも簡便・経済的で掌握しやすいが，病変は複雑多変であり，単味薬で対応できることは少ない。一般に，病変は数病相兼・表裏同病・虚実併見・寒熱錯雑など単純ではないことが多いため，効能にもとづいて数種の薬物を選択し，病状に的確に対応した配合を行う必要がある。また中薬を配合することには，薬物の相互協調により効能を強めたり，相互抑制により不良な反応を抑制・軽減させ，薬効を十分に発揮させたり，用薬の安全を保証するという面も含まれている。

古人は長期の臨床経験を通じて，単味薬の応用と薬物間の相互関係を「七情」にまとめており，これが配合理論の基本的な内容になっている。

≪神農本草経・序例≫には「単行のものあり，相須のものあり，相使のものあり，相畏のものあり，相悪のものあり，相反のものあり，相殺のものあり。およそこの七情は，合和しこれを視れば，まさに相須相使のものを用うるは良く，相悪相反のものは用うるなかれ，もし有毒にて制すべきは，相畏相殺のものを用うべし，かくならざれば，合用せざるなり」とある。これについて李時珍は，「独行（単行）は単方にて輔を用いざるなり，相須は同類にて離すべからざるなり，相使は我の佐使なり，相畏は彼の制を受くるなり，相殺は彼の毒を制すなり，相悪は我の能を奪うなり，相反は両に相合せざるなり」と解説している。

具体的には以下のようである。

単行(たんこう)：単味で十分に治療効果を発揮し，他薬の補助を必要としないこと。たとえば，独参湯は人参一味で補気固脱し，一味黄芩湯は黄芩のみで清肺熱に働く。

相須(そうす)：2種類以上の効能が類似した薬物の配合により，治療効果が高まること。たとえば，知母と黄柏の配合は滋陰降火の効能を強め，乳香と没薬の配合は理気活血の効能を高める。

相使(そうし)：主薬と輔薬を配合することにより，主薬の効能が強まること。たとえば，黄耆に茯苓を配合すると黄耆の補気利水の効能が増強する。

相畏(そうい)：ある薬物の毒性・烈性が他薬の配合により抑制あるいは除去されること。たとえば，半夏や天南星の毒性が生姜によって抑制される。

相殺(そうさい)：ある薬物が他薬の毒性や中毒反応を軽減あるいは消除すること。たとえば，緑豆は巴豆の毒を除き巴豆中毒を解除する。

相悪(そうお)：ある薬物が他薬の効能を減弱するか破壊すること。たとえば，莱菔子は人参の補気の効能を破壊する。

相反(そうはん)：2種類以上の薬物を同時に用いると有害な副作用を産生すること。一般に「十八反」として知られている（禁忌を参照）。

以上からわかるように，七情のうちで単行を除く相互関係では，「相須」「相使」は常用の配合方法であり，「相畏」「相殺」は毒薬・激烈な薬物を用いる場合の配合方法であり，「相悪」「相反」は基本的には配合禁忌である。現在用いられている一般的な配合方法は，相須・相使・相制（相畏・相殺）の3種である。

第2節　禁　忌（きんき）

薬物は治療効果をもつ反面として人体に不利な作用ももっている。たとえば，寒涼薬は清熱するが傷陽しやすく，辛熱薬は散寒できるが耗陰しやすく，攻伐薬は祛邪するが傷正しやすく，滋補薬は扶正できるが恋邪しやすいなどである。それゆえ，安全に効果をあげるためには，禁忌にも注意を向けなければならない。各論においては「使用上の注意」を参照されたい。

1）症候上の用薬禁忌

薬物は薬性の違いによってそれぞれの長所と適用範囲があり，このために用薬上の禁忌も生まれる。たとえば，麻黄は辛温発汗により風寒を表散するとともに宣肺平喘にも働き，外寒風寒の表実無汗あるいは肺気不宣の喘咳に適用するが，表虚の多汗や肺虚の喘咳には禁忌である。それゆえ，薬性が非常に緩和で禁忌がないもの以外は，一般にすべての薬物には症候上の用薬禁忌があり，とくに偏性が大きな薬物には注意が必要である。

2）配合上の禁忌

伝統的な医薬文献には，同一処方中に配合すると治療効果が減弱したり毒性反応を発生する薬物が記載されており，前節の「相悪」「相反」に相当するが，歴代の配合禁忌に関する認識は必ずしも一致していない。かなり大きな影響力をもつのは，金元時代に概括された「十八反」「十九畏」という配合禁忌である。

十八反：烏頭は半夏・栝楼・貝母・白蘞・白芨に反す。甘草は海藻・大戟・甘遂・芫花に反す。藜芦は人参・沙参・丹参・玄参・苦参・細辛・芍薬に反す。

十九畏：硫黄は朴硝を畏れ，水銀は砒霜を畏れ，狼毒は密佗僧を畏れ，巴豆は牽牛子を畏れ，丁香は鬱金を畏れ，牙硝は荊三棱を畏れ，川烏頭・草烏頭は犀角を畏れ，人参は五霊脂を畏れ，肉桂は赤石脂を畏れる。

なお，「七情」での「相畏」と十九畏は，畏の概念が異なっており，宋代以降に「相畏」と「相悪」の概念が混淆したものと考えられている。「相畏」は毒性や副作用を軽減するための良い配合であるのに対し，「十八反」「十九畏」はともに配合禁忌になっているのは，このためである。

しかしながら，「十八反」「十九畏」に示された配合は，歴代の医家の用薬に含まれている場合もある。たとえば，甘遂半夏湯は甘草と甘遂を配合し，海藻玉壺湯は甘草と海藻を配合し，感応丸には巴豆と牽牛子が含まれており，十香返魂丹には丁香と鬱金が使用されているなどである。それゆえ，「十八反」「十九畏」については慎重に対処し，無視したり盲目的に従うことなく，研究をすすめる必要がある。

3）妊娠時の用薬禁忌

薬物によっては胎元（胎児）を損傷したり流産をひきおこすものがあるので，妊娠中には禁忌になるものがある。

薬力の程度によって「禁用」と「慎用」に分けられており，禁用のものは使用してはならない禁忌の薬物であり，慎用のものは症状によっては少量を使用してもよいが，不必要であればなるべく用いたくない慎重にすべき薬物である。

禁用の薬物は，毒性が強いか薬性が猛烈なもので，巴豆・牽牛子・大戟・斑蝥・

商陸・甘遂・芫花・麝香・三棱・莪朮・水蛭・虻虫などである。

慎用の薬物は，祛瘀通経・行気破血に働いたり燥熱・沈降などの薬性をもつもので，桃仁・紅花・大黄・枳実・附子・乾姜・肉桂・冬葵子などである。

4）飲食の禁忌

服薬期間中の飲食物に関する禁忌で，「食忌」と簡称し，俗に「忌口」という。

一般に，寒証の疾病には生冷物が，熱証の疾病には辛辣・油膩の食物が，瘍瘡や皮膚病には魚・海老・蟹など腥臭のある物や刺激物が，頭痛・めまい・不眠・煩躁などには胡椒（コショウ）・葱（ネギ）・蒜（ニンニク）・酒などが，それぞれ禁忌である。

このほか古代文献によると，甘草・黄連・桔梗・烏梅には猪肉（豚肉）が，薄荷には鼈肉が，丹参・茯苓・茯神には醋が，鼈甲には莧菜が，常山には葱が，地黄・何首烏には葱・蒜・大根が，土茯苓・使君子には茶が，それぞれ禁忌になっている。

これらについては，なお検討する必要がある。

第3節　用　量（ようりょう）

薬物の用量は効果と直接の関係があり，用量が少なすぎれば薬効が得られず，過量になると期待した効果がないだけでなく，不良な反応をひきおこすことがあるので，用量に注意しながら使用する必要がある。一般には，中薬の大部分は薬性がかなり緩和であり安全量の幅も広いので，化学薬品の用量のような厳密さは必要としない。ただし，性質が猛烈なものや劇毒の薬物（たとえば烏頭・甘遂・馬銭子）については，用量は厳格に守らなければならない。

薬物の用量については，以下の3つの面にもとづいて決定すべきである。

1）薬物の性能にもとづく用量

有毒・峻烈な薬物は少量から開始し，病状に応じてしだいに増量し，過量にならないようにする。病勢が減弱すれば，しだいに減量するか中止して，中毒・副作用の発生を防止する。

質の重い鉱物・貝殻類の薬物は用量を多くし，軽い花・葉類あるいは芳香走竄（ほうこうそうざん）の薬物は用量を少なくする。厚味滋膩（じじ）の薬物はやや多めに用いる。

2）配合・剤型にもとづく用量

一般に，同じ薬物であっても，単味で用いるときは複方に入れる場合よりも用量を多くし，湯剤にするときは丸・散剤にする場合よりも多めに用い，複方において主薬とする場合は補助薬のときより多量に使用する。

3）病状・体質・年齢にもとづく用量

一般に，重症・急性病・頑固な病状には用量を多く，軽症・慢性病には用量を少なく，体質が強壮であれば用量を多く，老人・虚弱者・小児には用量を少なく，新病には用量を多く，久病には用量を少なくする。

6 歳以上の児童には成人の半量を，5 歳以下の児童には 1／4 量を，乳幼児にはさらに少量を使用する。

[注] 中薬の計量単位

薬物の分量は重量・数量・容量などで表示されており，一般には重量がよく用いられる。重量の単位としては古来「十六進位」の市制単位が使用されており，厘・分・銭・両・斤がある。この関係は以下のようである。

10 厘＝ 1 分　10 分＝ 1 銭　10 銭＝ 1 両　16 両＝ 1 斤

すなわち，1 斤＝ 16 両＝ 160 銭。

ただし，時代によって同じ単位でも実際の分量がやや異なっており，かなり複雑である。現在ではグラム制が採用されており，上記の単位との関係はだいたい以下のように定められている。

1 両＝ 30 g　1 銭＝ 3 g　1 分＝ 0.3 g　1 厘＝ 0.03 g

(1 斤＝約 500 g とすることが多い)

第４節　服用法（ふくようほう）

薬物の服用法も治療効果と関係があり，注意する必要がある。

湯剤は一般に温服すべきであるが，熱証に寒涼薬を用いるときは冷服し，寒証に温熱薬を使用するときは熱服するのがよい。なお，寒熱錯雑の場合には相互格拒により服薬後に嘔吐をきたすこともあるので，真寒仮熱に対して熱薬を冷服させたり，真熱仮寒に対して寒薬を熱服させることも必要である。

丸・散などの固型薬は，とくに規定された以外は，一般に湯で呑服する。

嘔吐が続く場合には少量を頻回服用させ，意識障害や牙関緊急を呈しているときは鼻腔カテーテルで注入する。

服薬の時刻も，病状や薬性によって決める必要がある。

一般に，補養薬は食前に，駆虫薬・瀉下薬は空腹時に，清熱薬など胃腸に障害を与える薬物は食後に，安神薬は就寝前に，治瘧薬は発作前に，それぞれ服用する。病状の緩急によって服薬時間を変化させることもあり，急性病には時間にかかわらず頻回に服用させ，慢性病には定時（1日3回，朝晩2回など）に服薬させればよい。基本的には食前・食後のいずれであっても1～2時間あけるほうが望ましいので，食間の服用と考えてよい。

1剤の中薬は，通常は1日分であり，2～3回に分けて服用する。病状が緩和であれば朝晩に1回ずつ，病状が重篤であったり急病の場合には4時間に1回ずつあるいはより頻繁に服用させる。発汗・瀉下などの薬物を用いるときは，薬力が強ければ患者の体質にも注意する必要があり，一般に汗が出たり下痢があれば中止し，正気の損傷を防止する。

各論

第1章

解表薬（げひょうやく）

解表薬は発汗させたり汗ばませることにより，主に表邪を発散し表証を解除する薬物である。

表邪とは外界から人体の肌表を侵襲する発病因子であり，表邪によってひきおこされた発熱・悪寒・頭痛などの一連の症候を呈するのが表証である。解表薬の多くは辛味で性質が軽浮であり，辛味により発散し軽浮であるために肌表に働くのである。≪内経≫の「それ皮にあれば，汗してこれを発す」に相当する。

具体的には以下のように用いる。

①表邪を発散し，悪寒・発熱・頭痛・身体痛・脈が浮などの表証を改善・消除する。

②肺気を開宣して平喘止咳に働くものもあり，表邪犯肺による肺気不宣の喘咳を止める。

③斑疹の透発を促進するものもあり，風邪による皮疹（風疹）・麻疹などに使用する。

④宣肺発汗により水道を通調して消腫に働くものもあり，風水や水腫で表証をともなうときに用いる。

⑤行痺止痛に作用するものもあり，頭痛・身体痛・風湿痺痛などに有効である。

解表薬は辛散発表という特性をもつが，薬性に温・涼の違いがあり，表証に対する適用が異なる。それゆえ，解表薬は大きく辛温解表薬と辛涼解表薬に分かれる。

なお，解表薬の使用に当たっては，以下のような注意が必要である。

①発汗が過度であると，津液を消耗すると同時に，津液とともに陽気も耗散するので，用量に注意し効果があればすぐに中止する。

②表虚自汗・陰虚発熱・虚弱者・出血などには，慎重に用いるか禁忌とする。

③温暖な時期には汗をかきやすいので用量を少なくし，寒冷の時期は汗が出にくいので用量をやや多くする。

④長時間煎じると辛散の性質が消失する（精油成分が揮発する）ので，煎出時間を短くする。

第1節　辛温解表薬（しんおんげひょうやく）

辛温解表薬は「発散風寒薬」ともいい，多くは辛味で温性であり，発汗の力が強い。

風寒表証の強い悪寒・発熱は軽度・頭痛・身体痛・無汗・舌苔が薄白・脈が浮などの症候に適する。表証をともなう咳嗽・呼吸困難・水腫あるいは痺証などにも使用してよい。

麻　黄（まおう）

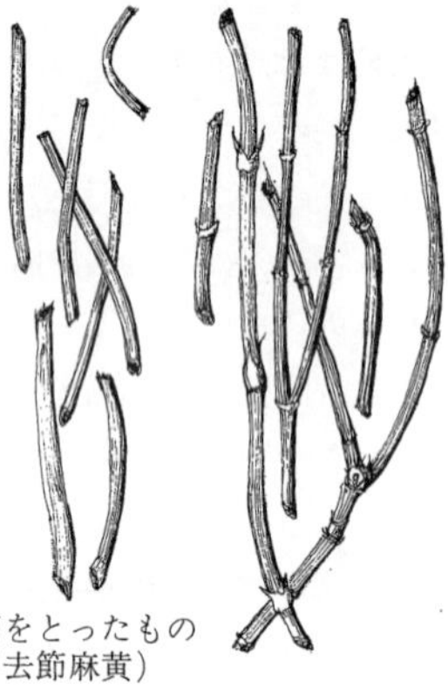

節をとったもの
（去節麻黄）

[処方用名] 生麻黄・浄麻黄・炙麻黄・マオウ

[基　原] マオウ科 Ephedraceae のシナマオウ *Ephedra sinica* Stapf をはじめとする同属植物の木質化していない地上茎。去節麻黄は節を除去したもの。また，麻黄は六陳の一種であり，採集後経年したものが良品とされる。外見上で青（緑）みがあるのは比較的新しいものであるが，日本では新鮮品がよいとする説もある。

[性　味] 辛・微苦，温

[帰　経] 肺・膀胱

[効能と応用]

①発汗解表

外感風寒による悪寒・発熱・無汗・頭痛・身体痛・脈が浮緊などの表実証に，発汗を強める桂枝・杏仁などと用いる。

方剤例　麻黄湯

②宣肺平喘・止咳

外邪による肺気不宣で呼吸困難（喘）・咳嗽を呈するときに，平喘止咳を強める杏仁などと用いる。

方剤例　三拗湯

寒飲による肺気不宣には，温肺化飲の乾姜・細辛・半夏などと使用する。

方剤例　小青竜湯

蘊熱による肺気不宣には，清熱の石膏・黄芩などと使用する。

方剤例　麻杏甘石湯・五虎湯・定喘湯

③利水消腫

表証をともなう水腫に，白朮・生姜などと用いる。

方剤例　麻黄加朮湯・甘草麻黄湯

内熱による自汗・口乾・発熱などをともなうときは，清熱の石膏と使用する。

方剤例　越婢湯・越婢加朮湯

裏寒による冷え・脈が沈などをともなうときは，温経散寒の附子と用いる。

方剤例　麻黄附子湯

④その他

散風透疹の効能をもつので，風疹すなわち遊走性で痒みのある皮疹（蕁麻疹など）に荊芥・蟬退・薄荷などと用い，麻疹の透発が不十分なときには辛涼透疹薬の補助として使用する。

温経散寒の効能を利用し，風寒湿痺の疼痛に薏苡仁・白朮・附子などと，陰疽（慢性の化膿傾向に乏しい炎症）や流注膿瘍などに肉桂・鹿角膠などと用いる。

方剤例　陽和湯

臨床使用の要点

麻黄は辛温・微苦で肺・膀胱に入り，辛散・苦降・温通し，肺気を開宣し腠理を開き毛竅を透して風寒を散じるので，風寒外束による表実無汗や肺気壅遏の喘咳の常用薬である。また，肺気を宣発して水道を通調するとともに，膀胱を温化して利水するので，水腫に表証を兼ねるときにも適する。辛散温通の効能により，散風透疹・温経散寒にも使用できる。

[参　考]

①生用（生麻黄・浄麻黄）すると発汗の効能が強くなり，炙用（炙麻黄）すると発汗力が減じ止咳平喘に働く。

②桂枝を配合すると発汗解表に，杏仁を配合すると止咳平喘に，乾姜とともに用いると温肺化飲に，石膏と用いると清熱宣肺に，白朮を配合すると利水消腫に，附子と用いると温経散寒に，それぞれ強く働く。

[用　量] 1.5～9g，煎服。

[使用上の注意]

①発散の力が強いので，過量に用いてはならない。

②衛虚の多汗・肺虚の喘咳には禁忌である。

③止咳平喘には，連用すると効果が減弱するので，間歇的に使用するほうがよい。

桂　枝（けいし）

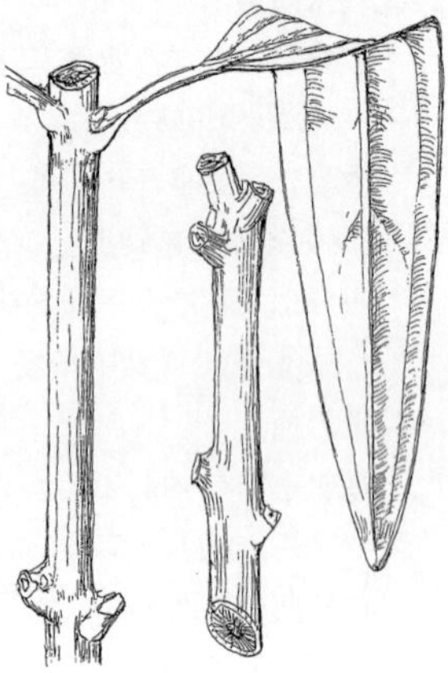

［処方用名］桂枝・川（せん）桂枝・嫩（どん）桂枝

［基　原］クスノキ科 Lauraceae のケイ *Cinnamomum cassia* Bl. の若枝またはその樹皮。

［性　味］辛・甘，温

［帰　経］肺・心・脾・肝・腎・膀胱

［効能と応用］

①発汗解肌

風寒表証の頭痛・発熱・悪寒・悪風などの症候に用いる。

表虚で自汗がみられるときは，白芍を配合して営衛を調和する。

方剤例　桂枝湯

表実で無汗を呈するときは，麻黄を配合し発汗を強める。

方剤例　麻黄湯

②温通経脈

風寒湿痺の関節痛に，羌活・防風・白朮・附子などと用いる。

方剤例　桂枝附子湯・桂枝加朮附湯・桂芍知母湯

営衛不足で生じる血痺のしびれには，黄耆・白芍などと用いる。

方剤例　黄耆桂枝五物湯

脾胃虚寒の腹痛には，白芍・膠飴などと使用する。

方剤例　小建中湯・桂枝加芍薬湯

血寒瘀滞による月経周期延長・無月経・月経痛などの症候には，当帰・赤芍・川芎・桃仁・牡丹皮・紅花などと用いる。

方剤例　温経湯

③通陽化気

脾陽不運による痰飲内停で背部の冷え・息切れ・めまい・動悸などがみられるときは，茯苓・白朮などと用いる。

方剤例　苓桂朮甘湯

蓄水証すなわち膀胱の気化不行で水湿が内停し小便不利（尿量減少・排尿障害）を呈するときは，茯苓・猪苓・沢瀉などと使用する。

方剤例　五苓散

胸陽不振による狭心痛・動悸・脈の結代などの胸痺を呈するときは，栝楼・薤白などと用いる。

方剤例　枳実薤白桂枝湯

④平衡降逆

心気陰両虚で脈の結代・動悸がみられるときは，炙甘草・党参・生地黄・麦門冬などと用いる。

方剤例　炙甘草湯

下焦の陰寒が心陽虚に乗じて上衝する奔豚気(ほんとんき)で，臍下から塊状のものがつき上がるように感じるときは，白芍・甘草・大棗などと使用する。

方剤例　苓桂甘棗湯・桂枝加桂湯

臨床使用の要点

桂枝は辛甘・温で，主として肺・心・膀胱経に入り，兼ねて脾・肝・腎の諸経に入り，辛散温通して気血を振奮し営衛を透達し，外は表を行って肌腠の風寒を緩散し，四肢に横走して経脈の寒滞を温通し，散寒止痛・活血通経に働くので，風寒表証・風湿痺痛・中焦虚寒の腹痛・血寒経閉などに対する常用薬である。また発汗力は緩和であるから，風寒表証では有汗・無汗を問わず応用でき，とくに体虚感冒・上肢肩臂疼痛・体虚新感の風寒痺痛などにもっとも適している。このほか，水湿は陰邪で陽気を得てはじめて化し，通陽化気の桂枝は化湿利水を強めるので，利水化湿薬に配合して痰飲・蓄水などによく用いる。また，陽気衰微・陰寒内停による気逆喘咳・気衝奔脈に対し，通陽化気により平衡降逆に働く要薬である。

[参　考]

①白芍に配合すると，表虚の外感に対しては営衛を調和し解表して発汗しすぎることがなく，虚寒に使用すると温陽和裏・緩急止痛に働く。

麻黄・附子に配合すると温経散寒・止痛に，茯苓・白朮と用いると通陽利水・温化痰飲に，当帰・白朮に配合すると活血通経に，杏仁・厚朴に配合すると降気止咳に働く。

桂枝は心の血分に入り，甘温で助心陽に働き，炙甘草との配合で動悸を鎮める。

②桂枝の発汗力は麻黄に劣るが，温経散寒の効力はかなり強い。麻黄は辛開苦泄により主に衛気を宣発し，腠理を開いて発汗し寒邪を散じる。桂枝は辛甘温煦して主に営気を透達し，解肌発汗して風邪を散じる。それゆえ，風寒の邪が営衛を傷害し腠理が閉塞した表実無汗には麻黄が適し，桂枝を配合することにより発汗を扶助し，営衛不和の腠理粗鬆による表虚有汗には桂枝が適し，白芍を配合することにより調和営衛・解肌散邪するのがよい。

③日本では桂枝と桂皮（肉桂）の区分があいまいで，エキス剤では桂皮を桂枝として使用しており，薬効上問題である。

[用　量] 3～10g，煎服。風寒湿痺の疼痛には15～30gを用いることがある。

［使用上の注意］桂枝は辛温で助熱して傷陰動血しやすいので，温熱病・陰虚陽盛・内熱による口舌乾燥・出血などには禁忌である。妊婦・月経過多には慎重に使用すべきである。

紫　蘇（しそ）

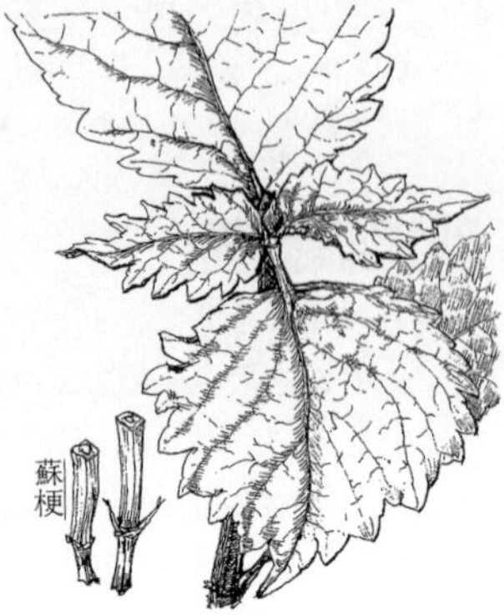

［処方用名］紫蘇・紫蘇葉・蘇葉・蘇梗・老蘇梗・ソヨウ

［基　原］シソ科 Labiatae のシソ *Perilla frutescens* Britton var. *acuta* Kudo，またはその他近縁植物の葉で，ときに枝先を混じる。保存により気味が減じやすいので，新しいものが良品である。蘇梗はシソ茎枝。

［性　味］辛，温

［帰　経］肺・脾・胃

［効能と応用］

①散寒解表

風寒表証の頭痛・発熱・悪寒・無汗などの症候に，荊芥・防風などと用いる。

方剤例　加味香蘇散

胸苦しい・痞え・食欲不振など気滞の症候を伴うときは，香附子・陳皮などを配合する。

方剤例　香蘇散

咳嗽・息苦しいなど肺気不降の症状を伴うときは，杏仁・前胡・桔梗などと使用する。

方剤例　杏蘇散

②理気寛中

脾胃気滞による腹満・悪心・嘔吐などには，藿香・半夏・生姜などと用いる。

方剤例　藿香正気散

痰凝気滞の梅核気による咽喉の梗塞感には，半夏・厚朴を配合して用いる。

方剤例　半夏厚朴湯

③行気安胎

気滞・気鬱による胎動不安（切迫流産）や妊娠悪阻に，黄連あるいは縮砂・木香・陳皮などと用いる。

方剤例　黄連蘇葉湯

④解魚蟹毒

魚介類の中毒で悪心・嘔吐・下痢・腹痛を呈するときに，単味を煎服するか藿香・陳皮・半夏・生姜などと用いる。

臨床使用の要点

紫蘇は辛温芳香で気分を行らせ，発散風寒するとともに行気寛中かつ安胎に働くので，外感風寒の悪寒発熱・無汗の表証，脾肺気滞の咳嗽胸悶・悪心嘔吐に用い，とくに風寒表証に胸悶嘔悪をともなうときに適する。このほか，魚蟹中毒による腹痛吐瀉にも有効である。

［参　考］

①蘇葉は発散風寒に，蘇梗は理気解鬱・安胎に，それぞれすぐれている。一般には葉・梗をまとめて紫蘇として用いる。

②紫蘇は麻黄・桂枝ほどの発汗力はないので，表寒の軽症に用いる。
蘇梗は理気解鬱に働くので気鬱や梅核気にも有効であり，性質が緩やかであるから虚弱者にもよい。

③気滞による胎動不安に対し，気機を通暢することによって効果をあらわす。血熱や気虚の胎元不固で生じる胎動不安には用いるべきではない。

［用　量］6～12g，魚蟹中毒には30～60g，煎服。

［使用上の注意］

①長時間煎じてはならない。

②辛散耗気するので，気虚・表虚には用いない。

荊　芥（けいがい）

［処方用名］荊芥・荊芥穂（すい）・炒（しょう）荊芥・荊芥炭・芥穂炭・ケイガイ

［基　原］シソ科 Labiatae のケイガイ *Schizonepeta tenuifolia* Briq. の花穂をつけた茎枝あるいは花穂（荊芥穂）。黒く炒ったものを黒荊芥あるいは荊芥炭という。

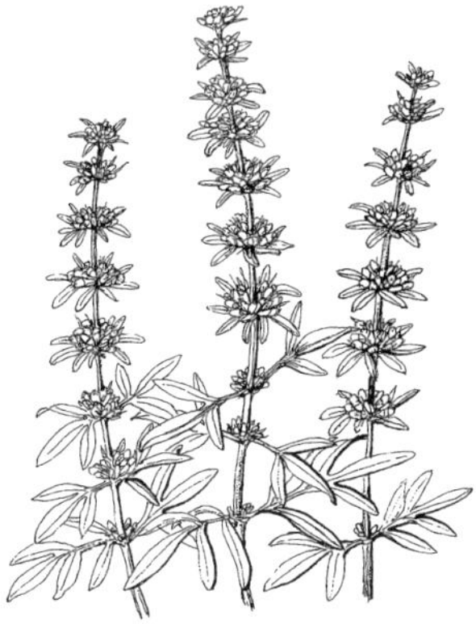

荊芥の花穂と枝・葉

［性　味］辛，温

［帰　経］肺・肝

［効能と応用］

①祛風解表

外感風邪による悪寒・発熱・頭痛などの表証に用いる。

風寒表証には，防風・羌活・生姜などと使用する。

方剤例　荊防敗毒散・荊防湯

風熱表証には，薄荷・金銀花・連翹などを使用する。

方剤例　銀翹散

②宣毒透疹

麻疹の透発不足・蕁麻疹の瘙痒・皮膚化膿症の初期などに，防風・蟬退・牛蒡子・薄荷・金銀花などと用いる。

方剤例　宣毒発表湯・竹葉柳蒡湯・消風散

③散瘀止血

吐血・鼻出血・血便・血尿などに，荊芥炭に他の止血薬を配合して使用する。

方剤例　槐花散・生蒲黄湯

④祛風止痙

外感毒邪による産後の項背部の強直・牙関緊急などに，単味であるいは熄風止痙薬と用いる。古代には単味で用いており，華陀愈風散は炒芥穗を黄酒か童便で冲服するものである。

臨床使用の要点

荊芥は辛温で芳香気清であり，軽揚で疏散に働き，辛で烈しくなく，微温で燥でなく，性質が緩和であり，辛散疏風が主で，散風寒にも疏風熱にも働き，血中の風熱を疏散する効能もある。それゆえ，外感風邪には風寒・風熱を問わず使用でき，風邪が化熱鬱滞して生じる頭痛・目赤・咽喉腫痛にとくに適する。

また，血中の風熱を透邪外出し透疹止痒・散結消瘡に働くので，瘡毒初期・麻疹透発不暢・風疹瘙痒にも効果があり，祛風解痙の効能ももつために，婦女産後冒風の口噤発痙にも用いる。

[参　考]

①荊芥穂は芳香気烈で効能が荊芥よりも強く，炒炭すると味が苦渋に変化して止血に働く。

②生用すると祛風疏散に働き，荊芥穂のほうが効能が強い。炒用すると発汗の力が緩和になるので，無汗には生用し，有汗には炒用するのがよい。炒炭すると止血に働く。

③荊芥・紫蘇は発汗解表に働くが，紫蘇は散寒に，荊芥は祛風にすぐれている。紫蘇は気分に偏入して理気寛中・安胎止嘔するのに対し，荊芥は血分に偏入して風熱を除き散瘀止血する。それゆえ，理血の処方には荊芥を，理気の処方には紫蘇を用いることが多い。

[用　量] 3～9g，煎服。

[使用上の注意] 発表祛風の効能をもつので，風邪がない場合や表虚有汗には使用

してはならない。

防　風（ぼうふう）

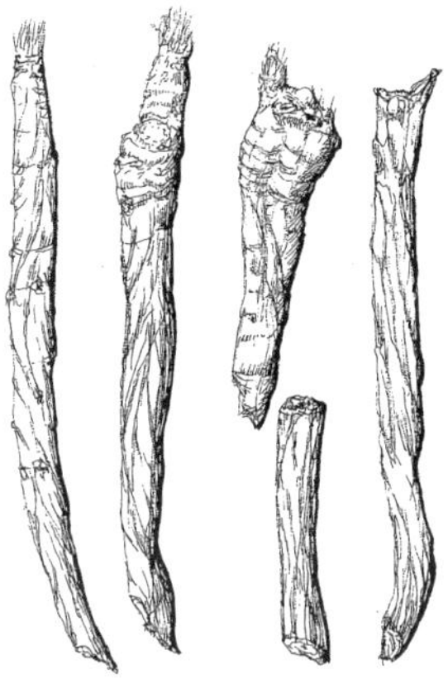

[処方用名] 防風・青防風・口防風・炒防風・防風炭・ボウフウ

[基　原] セリ科 Umbelliferae のボウフウ *Saposhnikovia divaricata* Schischkin（*Ledebouriella seseloides* Wolff）の根および根茎。

日本ではハマボウフウで代用することがあるが，中国では北沙参の原植物であり，区別すべきである。

[性　味] 辛・甘，微温

[帰　経] 膀胱・肝・脾

[効能と応用]

①散風解表

外感表証に使用する。

風寒表証の発熱・悪寒・頭痛・身体痛などの症候には，紫蘇・荊芥・白芷などと用いる。

方剤例　荊防敗毒散・川芎茶調散

風熱表証の発熱・咽痛・微悪風寒などの症候には，薄荷・連翹・桔梗などを用いる。

方剤例　防風解毒湯

風湿・風寒湿の表証のしめつけられるような頭痛・身体が重だるい・強い関節痛などの症候には，羌活・独活・蒼朮などと使用する。

方剤例　羌活勝湿湯・九味羌活湯

②勝湿止痙

風寒湿痺の関節痛・筋肉のひきつりに，羌活・姜黄・秦艽・川芎などと用いる。

方剤例　蠲痺（けんぴ）湯・羌活勝湿湯・防風湯

③袪風止痙

破傷風など外風による痙攣・ひきつりに，天南星・天麻・白附子などと用いる。

方剤例　玉真散

④その他

炒用すると止瀉に，炒炭すると止血に働くので，下痢・不正性器出血などに使用する。

また，散風止痒の効能があるので，風邪による瘙痒にも用いる。

臨床使用の要点

防風は辛甘・微温で，上浮昇散し全身を行って風邪を散じ，「治風通用の薬」である。微温で燥さず甘緩で峻烈ではなく，薬力が緩和であるところから，「風薬中の潤薬」とよばれ，外風表証に風寒・風熱を問わず用いられる。祛風に長じ勝湿にも働くので，湿邪を兼ねる外感風邪に適し，風寒湿痺の関節疼痛にも効果がある。また，祛風止痒の効能により皮膚痒疹に，祛風止痙の効能により破傷風の痙攣に有効であるほか，脾の鬱火を散じ脾湿を捜除するので口臭・口瘡・痛瀉にも使用する。このほか，炒炭すると止瀉・止血に働き，泄瀉・便血・崩漏に有効である。

[参　考]

①生用（防風・青防風・口防風）すると解表・祛風湿・止痙に，炒用（炒防風）すると止瀉に，炒炭（防風炭）すると止血にそれぞれ働く。

②防風・荊芥は祛風解表に働き，薬力が緩和で麻黄・桂枝ほどの発汗力はないが，荊芥のほうが防風より発汗の力が強く，祛風の力は防風のほうがすぐれており，外感風邪にはよく同時に用いられる。防風は勝湿止痛し，荊芥は散結消瘡する点が異なっている。

[用　量]３〜９g，煎服。

[使用上の注意]風寒湿邪が関与しない場合や陰虚火旺には禁忌である。

羌　活（きょうかつ）

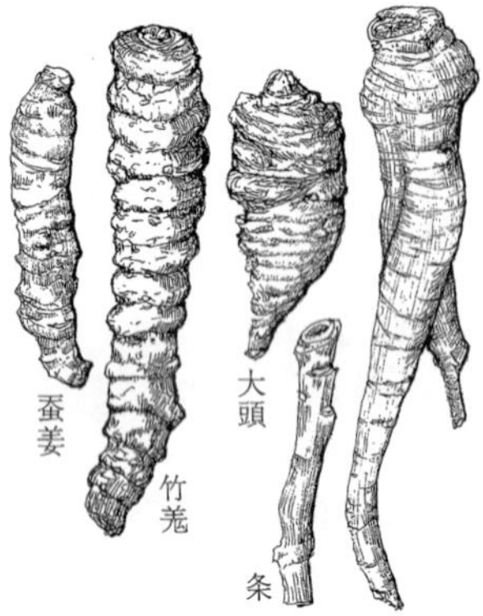

[処方用名]羌活・川羌活・西羌活・キョウカツ

[基　原]中国産はセリ科 Umbelliferae の *Notopterygium incisum* Ting et H. T. Chang および *N. forbesii* Boiss. の根および根茎。日本産（和羌活）および韓国産はウコギ科 Araliaceae のウド *Aralia cordata* Thunb. の根。

[性　味]辛・苦，温

[帰　経]膀胱・肝・腎

[効能と応用]

①**散寒燥湿解表**

風寒湿邪の外感による悪寒・発熱・頭痛・関節痛などの症候に，防風・細辛・

川芎などと用いる。

方剤例　九味羌活湯

②**祛風湿・止痛**

風寒湿痺の関節痛に，独活・防風・秦艽・桂枝・桑枝などと用いる。

方剤例　羌活勝湿湯・蠲痺湯（けんぴ）

臨床使用の要点

羌活は辛苦・温で気味が雄烈であり，上昇発散に働き作用が強烈であるため，「気雄にして散ず」といわれる。膀胱経に入り肌表の游風と寒湿の邪を表散し，肝腎に入って関節を通利し止痛する。それゆえ，風寒や風湿の外感による頭痛・背強・一身尽痛，あるいは風寒湿痺の関節疼痛などに有効であり，とくに風寒湿邪による上半身の肌肉風湿痛や腰背部肌肉の畏冷攣縮に適している。

[参　考] 散風の効力は防風より強い。

[用　量] 3～9g，煎服。

[使用上の注意]

①感冒には少量を，風湿痺にはやや多量を用いる。一般に過量に使用しないほうがよい。

②昇散温燥し傷陰耗血しやすいので，風寒湿邪ではなく気血不足による痺痛や外感病で咽喉の乾燥をともなうときには禁忌である。

細　辛（さいしん）

[処方用名] 細辛・遼細辛・北細辛・炙細辛・サイシン

[基　原] ウマノスズクサ科 Aristolochiaceae のケイリンサイシン *Asiasarum heterotropoides* F. Maekawa var. *mandshuricum* F. Maekawa またはウスバサイシン *Asiasarum sieboldi* F. Maekawa の根をつけた全草（中国産）。日本薬局方では根および根茎を規定している。

[性　味] 辛，温

[帰　経] 肺・腎

[効能と応用]

①**散寒解表**

風寒表証の発熱・悪寒・頭痛・身体痛・鼻閉・脈が浮などの症候に，防風・

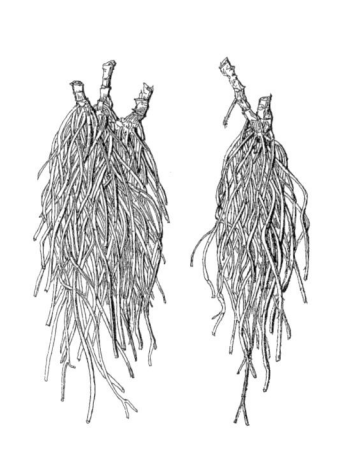

羌活などと用いる。

方剤例　九味羌活湯

陽虚の外感風寒で悪寒・発熱・脈が沈・舌苔が白滑などを呈するときに，麻黄・附子などと用いる。

方剤例　麻黄附子細辛湯

②温肺化飲

寒飲による咳嗽・呼吸困難・希薄な痰などの症候に，乾姜・半夏などと使用する。

方剤例　小青竜湯・苓甘姜味辛夏仁湯

③祛風止痛

風寒の頭痛には，羌活・白芷・川芎などと用いる。

方剤例　川芎茶調散・清上蠲(けんつう)痛湯

風火の歯痛には，白芷・升麻・石膏などと使用する。

方剤例　立効散

風冷の歯痛にも，烏頭・乳香・白芷などと粉末にし疼痛部にすりこむ。

風寒湿痺の関節痛に，羌活・独活・防風・秦艽などと使用する。

方剤例　九味羌活湯・独活寄生湯

④その他

通竅の効能をもつので，副鼻腔炎（鼻淵）・鼻炎などの鼻閉に用いるほか，粉末を鼻中に吹きこんでくしゃみをさせることにより開関醒神（意識覚醒）させる。

臨床使用の要点

細辛は辛温で性烈であり，外は風寒を散じ，内は寒飲を化し，上は頭風を疏し，下は腎気に通じ，開竅・止痛にも働く。外感風寒の頭痛・身痛・鼻塞および寒飲内停の咳嗽気喘・痰多に対する主薬であり，とくに外感風寒に寒飲を兼ねる場合に適し，風寒湿痺の関節拘攣・疼痛にも用いる。また，辛香走竄(そうざん)で，粉末を吹鼻すると通竅取嚔(しゆてい)の効果が得られるので，開関醒神の救急に使用される。

［参　考］

①細辛は散寒の効力が強いが発汗力は弱いので，解表剤には主薬としては用いず，散寒・化飲・止痛などの効能を利用し，陽虚陰寒・寒飲の表証あるいは疼痛が強い表証に使用する。また，強い止痛の効能を目的に，寒熱のいずれであっても配合して用いる。

②蜜炙（炙細辛）すると，温散の性質が減弱し，化飲止咳の効能が主体になる。

［用　量］1.5～3 g，煎服。外用には適量。

[使用上の注意]

①辛散の性質が強く正気を損耗する恐れがあるので，気虚の多汗・陰虚火旺・血虚内熱・乾咳無痰などには禁忌である。

②「細辛は一銭（3g）を過ぎるべからず」といわれており，過量に用いると死亡することもある。

③藜芦に反する。

白　芷（びゃくし）

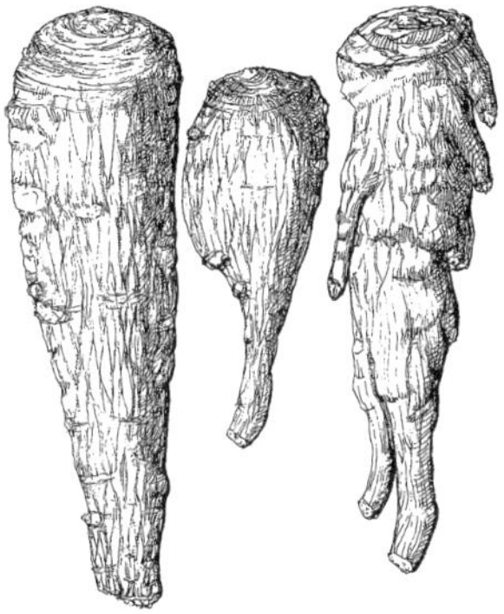

[処方用名] 白芷・杭白芷・香白芷・ビャクシ

[基　原] セリ科 Umbelliferae のヨロイグサ *Angelica dahurica* Bentham et Hooker，*A. formosana* Boiss.，*Heracleum scabridum* Fr. などの根。

[性　味] 辛，温

[帰　経] 胃・大腸・肺

[効能と応用]

①散寒解表

風寒感冒で前額部頭痛を伴うときに，荊芥・防風・蔓荊子・羌活などと用いる。

方剤例　九味羌活湯

②祛風止痛

風寒による頭痛に，単味であるいは川芎・菊花・防風・羌活などと使用する。

方剤例　川芎茶調散・清上蠲痛湯

風熱の頭痛（眉稜骨・前額）にも，黄芩・山梔子などと使用する。

方剤例　清上防風湯

鼻淵（副鼻腔炎）の前額部頭痛には，蒼耳子・辛夷などと用いる。

方剤例　蒼耳散

風冷の歯痛には，細辛・乳香などと使用する。

風火の歯痛にも，細辛・升麻・石膏などと用いる。

③消腫排膿

癰疽瘡瘍（皮膚化膿症）に，金銀花・連翹などと用いる。

方剤例　仙方活命飲

乳癰（乳腺炎）には，栝楼・貝母・蒲公英などと使用する。

毒蛇の咬傷にも，雄黄・乳香などと用いる。

方剤例　白芷護心散

④その他

散風・除寒湿に働くので，寒湿による白色帯下・風寒湿痺の関節痛・風湿による皮膚瘙痒などにも使用する。

臨床使用の要点

白芷は辛温芳香であり，辛で解表散風し温で散寒除湿し，芳香で上達通竅し，散風寒・化湿濁・通鼻竅に働く。胃・大腸・肺三経の風湿の邪を除くが，足陽明胃経が主体である。胃経は頭面を循行するので，風寒による頭痛・牙痛・鼻塞・鼻淵など頭面諸疾に効果があり，とくに眉稜骨痛に有効で，止痛・通鼻竅にも著効を示す。また，散風邪・除寒湿の効能により，皮膚風湿瘙痒・経閉痛経・風湿痺痛・寒湿帯下にも効果がある。辛散により消腫排膿に働くので，乳癰腫痛・腸風臟毒・癰疽瘡瘍に対する常用薬でもある。

[参　考] 白芷は辛温であるから風寒・寒湿に適している。ただし，風熱・風火・湿熱であっても，清熱瀉火・清利湿熱の方剤に少量を配合し，治療効果を増強する引経薬あるいは反佐として用いることがある。風熱による眉稜骨痛には黄芩を，風火による歯痛には石膏を，湿熱による帯下には黄柏を，それぞれ配合して用いるとよい。

[用　量] 3～9g，大量で30g，煎服。

[使用上の注意] 辛散温燥により耗血散気しやすいので，陰虚火旺には用いない。癰疽の潰破後には慎重に使用する。

藁　本（こうほん）

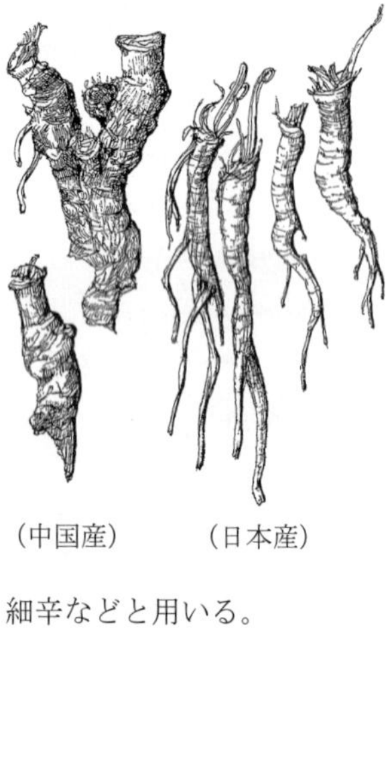

（中国産）　（日本産）

[処方用名] 藁本・川藁本・香藁本・コウホン

[基　原] セリ科 Umbelliferae の *Ligusticum sinense* Oliv., *L. jeholense* Nakai et Kitag., *L. tenuissimum* (Nakai) Kitag. の地下部。

日本産（和藁本）はセリ科のヤブニンジン *Osmorhiza aristata* Mak. et Yabe の地下部。

[性　味] 辛，温

[帰　経] 膀胱

[効　能]

①散寒解表

風寒表証の頭痛・悪寒・無汗に，羌活・防風・細辛などと用いる。

方剤例　羌活防風湯

②祛風勝湿・止痛

風寒・風湿による頭頂～後頭痛や風湿痺の関節痛に，羌活・独活・防風などと用いる。

方剤例　羌活勝湿湯

副鼻腔炎（鼻淵）の頭痛には，蒼耳子・白芷・川芎などと使用する。

方剤例　辛夷散

臨床使用の要点

藁本は辛温雄壮で香烈の気味をもち，足太陽膀胱経に入り兼ねて督脈を通じ，とくによく巓頂に達し，祛風・散寒・勝湿・止痛に働き，兼ねて発散解表する。外感風寒あるいは風湿による頭痛・偏頭痛・身痛に適し，とくに巓頂頭痛に対する常用薬であり，巓頂への引経薬としても用いられる。また，風寒湿邪による肢体疼痛・風湿痺痛や寒湿による腹痛泄瀉にも効果がある。このほか，外用すると皮膚風湿瘙痒・疥癬に有効である。

[参　考] 藁本・羌活・白芷・川芎は頭痛に効果があるが，藁本は膀胱経に入り頭頂痛に，羌活は膀胱経に入り後頭痛に，白芷は陽明経に入り前額痛に，川芎は少陽経に入り側頭痛に，それぞれ有効である。

[用　量] 3～9g，煎服。外用には適量。

[使用上の注意] 温燥昇散に働くので，血虚頭痛には禁忌である。

辛　夷（しんい）

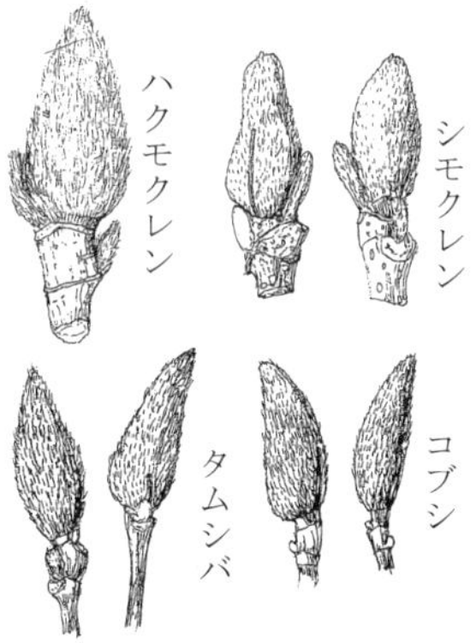

[処方用名] 辛夷・辛夷花・木筆花・春花・シンイ

[基　原] モクレン科 Magnoliaceae のモクレン *Magnolia liliflora* Desr.，ハクモクレン *M. denudata* Desr. などの花蕾。

日本産はタムシバ *M. salicifolia* Maxim. やコブシ *M. kobus* DC. に由来するが，近年ほとんど市場性はない。

[性　味] 辛，温

[帰　経] 肺・胃

[効能と応用]

①散風解表

風寒感冒の頭痛・鼻閉・鼻汁などに，白芷・防風などと用いる。

風熱にも，金銀花・桑葉・黄芩などと使用する。

②宣肺通鼻

鼻淵（副鼻腔炎）の鼻閉・鼻汁に，蒼耳子・白芷などと用いる。

方剤例　蒼耳散・辛夷散

臨床使用の要点

辛夷は辛温芳香で軽浮上昇し，肺経に入って肺部の風寒を散じ鼻竅を通じ，胃経に入って清陽の気を頭脳に上達し頭痛を止めるので，鼻淵・鼻塞・鼻汁あるいは風邪による頭痛に適している。

[参　考] 解表にも働くが，効力はかなり弱いので，一般的な外感表証にはあまり使用されない。

なお，粉末を鼻中に吹き込んでくしゃみをさせ，鼻閉を改善することもできる。

[用　量] 3～9g，煎服。外用には適量。

[使用上の注意] 多量に用いると頭のふらつき・目の充血をきたすことがあるので，注意を要する。

生　姜（しょうきょう）

[処方用名] 生姜・鮮生姜

[基　原] ショウガ科 Zingiberaceae のショウガ *Zingiber officinale* Rosc. の新鮮な根茎。

日本では，乾燥していない生のものを鮮姜，乾燥したものを生姜あるいは乾生姜ということもあるので注意が必要である。

[性　味] 辛，微温

[帰　経] 肺・脾・胃

[効能と応用]

①散寒解表

風寒表証に，辛温解表薬の補助として用い，発汗を増強する。

方剤例　桂枝湯・荊防敗毒散

②温胃止嘔

胃寒による嘔吐に，単味であるいは半夏などと使用する。

方剤例　小半夏湯

胃熱の嘔吐にも，黄連・竹筎などと用いる。

方剤例　橘皮竹筎湯

このほか，他の止嘔薬を姜汁で炮製して止嘔の効能を強めることも多い。

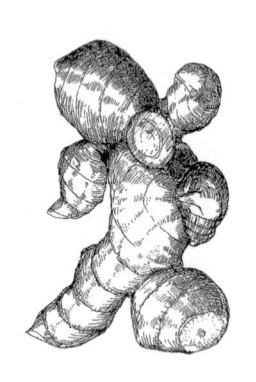

③化痰行水

風寒による咳嗽・白色で希薄な痰などに，紫蘇・紫菀・杏仁・陳皮などと用いる。

方剤例　杏蘇散・参蘇飲

④解毒

半夏・天南星の解毒に，生姜で炮製する。半夏・天南星の中毒で喉舌がしびれたときは，生姜汁を冲服するか生姜を水煎服する。

魚蟹の中毒による嘔吐・下痢に，単味であるいは紫蘇と用いる。

臨床使用の要点

生姜は辛・微温で，肺に入り発散風寒・祛痰止咳に，脾胃に入り温中祛湿・化飲寛中に働くので，風寒感冒の頭痛鼻塞・痰多咳嗽および水湿痞満に用いる。また，逆気を散じ嘔吐を止めるため，「姜は嘔家の聖薬たり」といわれ，風寒感冒・水湿停中を問わず胃寒気逆による悪心嘔吐に非常に有効である。

[参　考]

①調味開胃するので大棗とともに補益剤に配合する。

②日本では，「生姜」として中国でいう「乾姜」を使用していることが多く，薬効上問題である。また，生のものの用量を乾燥品の量と間違えると，辛くて服用できないだけでなく，悪い作用が起こることもあるので，十分に注意が必要である。

[用　量] 3～9g，煎服。

[使用上の注意] 傷陰助火するので，陰虚火旺の咳嗽や瘡癰熱毒には禁忌である。

[附1] 生姜汁（しょうきょうじゅう）

生姜をすりおろしたり搗き砕いたしぼり汁。

[性　味] 辛，微温

[効能と応用] 辛散の力が強く，開痰止嘔するので，中風痰迷の牙関緊急・意識消失・嘔吐などに用いる。

[用　量] 3～10滴，冲服。

[附2] 生姜皮（しょうきょうひ）

生姜の皮。

[性　味] 辛，涼

[効能と応用] 利水消腫の効能があるので，水腫に大腹皮・桑白皮などと用いる。

方剤例 五皮飲

[用 量] 1.5～9g，煎服。

[附3] 煨 姜（わいきょう）

生姜を紙に包み熱灰中で蒸し焼きにしたもの。

[性 味] 辛，温

[効能と応用] 生姜より辛散の力は劣るが，温中止嘔の効能が強いので，胃寒の嘔吐・腹痛・下痢に用いる。

葱 白（そうはく）

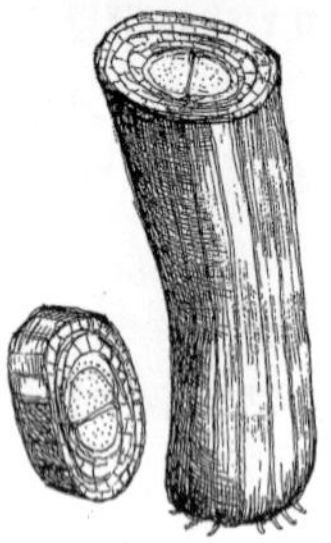

[処方用名] 葱白・葱白頭

[基 原] ユリ科 Liliaceae のネギ *Allium fistulosum* L. の新鮮な根部に近い白い茎。

[性 味] 辛，温

[帰 経] 肺・胃

[効能と応用]

①散寒解表

外感風寒の発熱・悪寒の軽症に，香豉と用いる。

方剤例 葱豉湯

②通陽散寒

陰寒内盛・格陽の頰部の紅潮・腹痛・下痢・四肢の冷え・脈が微などの症候に，散寒回陽の乾姜・附子などと用いる。

方剤例 白通湯

このほか，寒凝気阻による腹痛・尿閉などに，炒熱した葱白で臍部を温めると効果がある。

臨床使用の要点

葱白は辛温で，辛散温通により上下を宣通し表裏を通達し，外は風寒の邪を散じて解表し，内は陽気を通じて止痛する。風寒感冒の発熱悪寒に適するほか，陰寒凝滞を宣通し上下・内外の陽気を通じるので，陰寒内盛による上の戴陽や外の格陽にも有効である。ただし発汗の力は弱いので，風寒表証では軽症に用いる。

[参 考]

①葉は「青葱管」といい，脈絡を通達する効能をもつので，脈絡鬱滞による脇

肋の疼痛に用いる。

②葱白・桂枝は，外は表邪を散じ内は陽気を通じる。桂枝は営分に働き調和営衛・解肌散邪の効能をもつので汗出・悪風に適する。葱白は辛散の性質が強く衛分に働いて散寒発表するため，無汗・悪寒に適する。なお，葱白は潤性であり，辛温偏燥の桂枝とは異なり，滋陰薬とともに陰虚の表証にもよく使用される。

葱白・桂枝は通陽に働く。桂枝は辛甘温煦（おんく）に働き，上は心陽を助け下は腎陽を温めて気化を強めるので，痰飲・水腫などに適する。葱白は辛散温通により陽気の痺塞を宣通するため，寒凝気阻に適する。

［用　量］3～9g，3～5枚，煎服。外用には適量。

［使用上の注意］辛温発散に働くので，表虚の多汗には禁忌である。

芫　荽（げんすい）

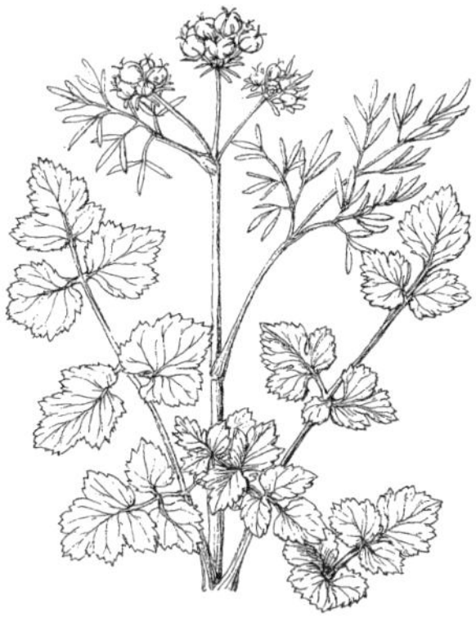

［処方用名］芫荽・胡荽・香荽・香菜

［基　原］セリ科 Umbelliferae のコエンドロ *Coriandrum sativum* L. の全草。

［性　味］辛，温

［帰　経］肺・胃

［効能と応用］

①解表透疹

麻疹の透発が悪いときに，西河柳・葛根・升麻などと用いる。

なお，煎湯で外洗したり，煎湯の湯気を手足や胸部にあてて微汗をかかせると，透疹を促進することができる。

②開胃消食

食品の調味料として用いる。

臨床使用の要点

芫荽は辛温香竄（こうざん）で，肺・胃二経に入り，心脾に内通し四肢に外達し，一切の不正の気を闢除（へきじょ）して疏散風寒・宣肺透疹に働く。麻疹透発不暢あるいは疹出時の外感風寒で隠疹となり暗晦（あんかい）を呈するときに使用する。一般に煎湯燻洗し内服にはあまり用いない。

［参　考］

①芳香開胃するので調味料としてよく使用する。

②芫荽子（胡荽子）は芫荽の果実で，性味・効能・用量など芫荽と同じである。

［用　量］3～6g，煎服。外用燻煎には30～60g。

［使用上の注意］多量に食してはならない。麻疹が透発したときには禁忌である。

第2節　辛涼解表薬（しんりょうげひょうやく）

辛涼解表薬は「発散風熱薬」ともいい，多くは辛味で涼性であり，発汗の力は緩和で，透熱散邪を促す。

風熱表証の悪寒が軽く発熱が強い・口乾・咽痛・頭痛・鼻閉・舌苔がやや乾燥・脈が浮数などの症候に適する。透疹の効能ももつので，皮疹・麻疹などにも使用する。

薄　荷（はっか）

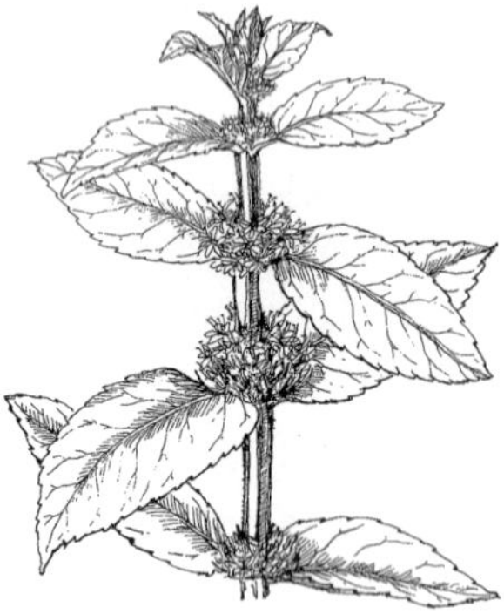

［処方用名］薄荷・薄荷葉・蘇薄荷・鮮薄荷・薄荷梗・鶏蘇・ハッカ

［基　原］シソ科 Labiatae のハッカ *Mentha arvensis* L. var. *piperascens* Malinvaud またはその種間雑種の地上部あるいは葉。新しいものが良品である。

［性　味］辛，涼

［帰　経］肺・肝

［効能と応用］

①疏散風熱

風熱表証の発熱・微悪風寒・頭痛・無汗・咽痛・脈が浮数などの症候に，金銀花・連翹・菊花・桑葉などと用いる。

方剤例　桑菊飲・銀翹散

風寒表証の悪寒・無汗などの症候に，蘇葉・防風・羌活などと使用してもよい。

②清頭目・利咽喉

風熱上攻による頭痛・目の充血・咽喉の腫脹疼痛などに，桔梗・生甘草・牛蒡子・菊花などと用いる。

方剤例　薄荷湯

③透疹止痒

麻疹の透発が不十分なときや風熱の皮疹・瘙痒に，蟬退・牛蒡子・荊芥・連翹などと用いる。

方剤例　竹葉柳蒡湯

④疏肝解鬱

肝気鬱結で胸脇部が脹って苦しいときに，少量を柴胡・白芍などと用いる。

方剤例　逍遙散

⑤辟穢（へきえ）

暑邪穢濁による腹満・腹痛・嘔吐・下痢などに，藿香・香附子・連翹などと使用する。

臨床使用の要点

薄荷は辛涼で芳烈の気を有し，辛で発散し涼で清熱し，軽浮で上昇し芳香で通竅し，上焦風熱を疏散する。それゆえ，外感風熱や風熱上攻による発熱咳嗽・頭痛目赤・咽喉腫痛および疹透不暢などに適する。また，芳香の気により疏肝解鬱・辟穢に働くので，肝鬱不舒の胸脇脹悶や夏に暑穢を感じて生じる痧脹腹痛などにも使用する。

[参　考]

①薄荷葉は発汗にすぐれ，薄荷梗は理気通絡にすぐれている。

②薄荷を精製した結晶は「薄荷脳（薄荷氷）」といい，清涼解熱宣毒の効能が強く，散にすると口臭・口内炎に有効である。

[用　量] 1.5～6g，煎服。

[使用上の注意]

①煎剤には後下すべきで，長く煎じると揮発して有効成分が消失する。

②芳香辛散で発汗耗気しやすいので，虚弱者の多汗には用いない。

③疏肝解鬱には少量を使用する。

牛蒡子（ごぼうし）

[処方用名] 牛蒡子・大力子・鼠粘子・悪実・熟牛蒡・炒牛蒡・ゴボウシ

[基　原] キク科 Compositae のゴボウ *Arctium lappa* L. の成熟果実。

[性　味] 辛・苦，寒

[帰　経] 肺・胃

[効能と応用]

①疏散風熱

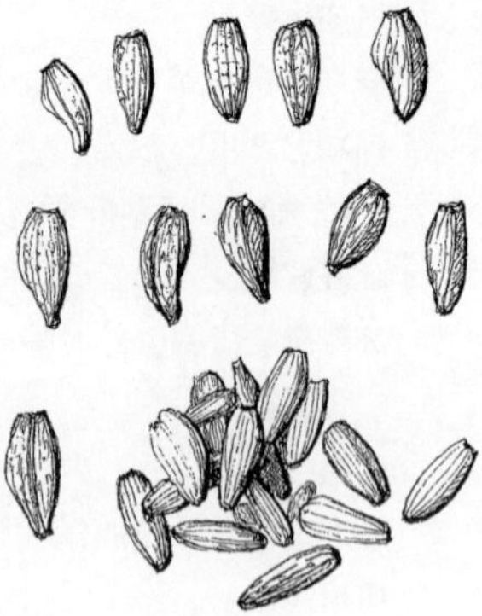

風熱表証の発熱・微悪風寒・咽痛などの症候に，薄荷・金銀花・連翹などと用いる。

方剤例　銀翹散

②利咽散結

風熱・熱毒による咽喉の腫脹・疼痛・発赤・化膿などに，黄芩・金銀花・山豆根・玄参・大黄などと使用する。

方剤例　牛蒡湯・銀翹馬勃散・普済消毒飲

③祛痰止咳

風熱や肺熱による咳嗽・喀痰がすっきり出ない・多痰などの症候に，貝母・桔梗・桑葉・生甘草などと使用する。

④宣肺透疹

麻疹の透発が悪いときや風疹（蕁麻疹など）に，升麻・葛根・蟬退・薄荷などと用いる。

⑤解毒消腫

風熱・熱毒による癰腫瘡毒（皮膚化膿症）に，黄連・黄芩・金銀花・連翹などと使用する。

臨床使用の要点

牛蒡子は辛苦・寒で，辛散苦泄し寒で清熱し，毒邪を外透し痰熱を内泄するので，風熱挾毒に常用する要薬である。疏散風熱・宣肺祛痰・透疹解毒消腫の効能をもち，体潤で滑腸し二便を通利するので，風熱感冒・肺熱痰嗽・斑疹不透・咽喉腫脹・癰腫瘡毒などに用い，とくに二便不利をともなうときに適する。

［参　考］

①炒熱すると寒性が軽減する。

②牛蒡子・薄荷は疏散風熱の効能をもつが，薄荷は発汗にすぐれ，牛蒡子は発汗透発の力は弱く清熱解毒にすぐれているので，風熱には併用することが多い。また，薄荷は頭目の風熱を散じ皮膚瘡疹を発し，理気解鬱・芳香闢穢にも働くのに対し，牛蒡子は祛痰・透疹・消腫に働く。

［用　量］３～９g，煎服。

［使用上の注意］

①煎剤には搗（つ）き砕いて使用する。

②寒性で滑利通便するので，脾虚の水様～泥状便には使用しない。

桑　葉（そうよう）

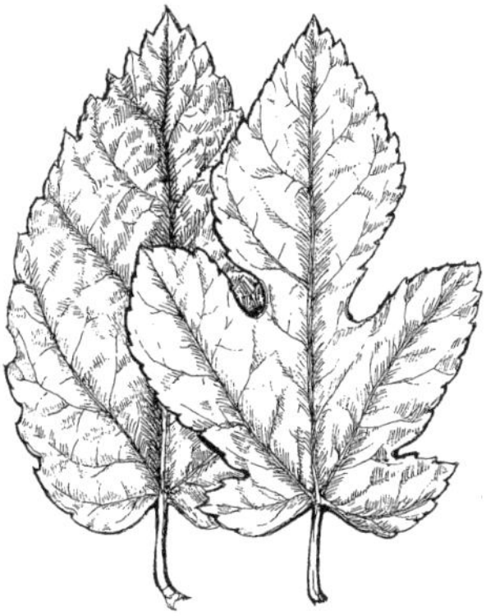

［処方用名］桑葉・霜桑葉・冬桑葉・蒸桑葉・炙桑葉

［基　原］クワ科 Moraceae のカラグワ *Morus alba* L. の葉。

［性　味］苦・甘，寒

［帰　経］肺・肝

［効能と応用］

①疏散風熱

外感風熱の発熱・咳嗽などの症候に，薄荷・菊花・連翹などと用いる。

方剤例　桑菊飲

②清肺潤燥・止咳

燥熱傷肺の咳嗽・咽乾などの症候に，杏仁・貝母・沙参・麦門冬などと使用する。

方剤例　桑杏湯・沙参麦冬湯・清燥救肺湯

③平肝陽

肝陽上亢による頭のふらつき・めまい・頭痛などに，釣藤鈎・菊花・石決明などと用いる。

方剤例　羚羊鈎藤湯

④明目

風熱や肝火による目の充血・異物感・羞明などに，菊花・決明子などと使用する。

肝腎不足による視力減退・目のかすみには，胡麻仁・女貞子・枸杞子などと用いる。

方剤例　桑麻丸

⑤その他

軽度の涼血止血の効能をもつので，血熱の吐血にも補助的に使用する。

臨床使用の要点

桑葉は苦甘・寒で，軽清疏散するとともに甘寒清潤し，肺衛風熱を疏解し燥気を宣散するだけでなく，肝胆気分の火を清瀉し頭目を利す。それゆえ，風熱表証・燥熱咳嗽のほか，外感風熱・肝熱・肝陽上亢を問わず頭痛・頭暈・目赤・目昏に適する。また，涼血の効能も兼ねるので，血熱吐血にも用いる。

［参　考］晩秋に採取した霜桑葉・冬桑葉の効果がすぐれている。
蒸したり蜜炙する（蒸桑葉・炙桑葉）と，明目に働く。

［用　量］3～9g，煎服。洗眼薬として適量を外用。

菊　花（きくか）

［処方用名］菊花・甘菊花・杭菊花・滁菊花・黄菊花・白菊花・キクカ

［基　原］キク科 Compositae のキク *Chrysanthemum morifolium* Hemsl. およびその品種の頭花。産地・品種・採取加工などの違いにより名称を異にする多くの商品が出回っている。しばしば，ホソバアブラギク *C. lavandulaefolium* Mak.（野菊花）の頭花が漢菊花として市場に出回るので，注意が必要である。

［性　味］甘・微苦，微寒

［帰　経］肺・肝

［効能と応用］

①疏散風熱

外感風熱による発熱・頭痛・咳嗽・咽痛などの症候に，桑葉・薄荷・連翹などと用いる。

方剤例　桑菊飲

②明目

風熱・肝火による目の充血・腫脹・疼痛に，蟬退・決明子などと用いる。

方剤例　菊花散

肝陰不足の視力減退・目のかすみには，熟地黄・山茱萸・枸杞子などと使用する。

方剤例　杞菊地黄丸

③平肝陽

肝陽上亢によるめまい・ふらつき・頭痛・頭が脹るなどの症候に，釣藤鈎・石決明・白芍・生地黄などと用いる。

方剤例　羚羊鈎藤湯・釣藤散

臨床使用の要点

菊花は甘苦・寒で芳香を有し，軽清涼散するとともに甘涼益陰し苦で泄熱し，頭目の風熱を除き平肝熄風・明目にも働くので，外感風熱の頭痛目赤ある

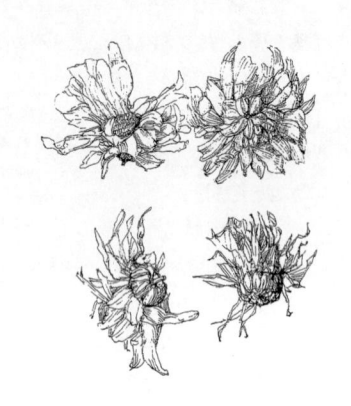

いは肝陽上昇・肝風内動の頭暈目眩に常用する。

［参　考］
①品種により効能がやや異なる。
黄菊花（杭菊花）は，味苦で泄熱に長じ，疏散風熱にすぐれている。
白菊花（滁菊花）は，味甘で清熱に長じ，平肝明目にすぐれている。
もう一種，野菊花があり，清熱解毒の効能をもつが，別項で述べる。
②菊花・桑葉は，肺・肝に入り軽清疏散に働き，頭目の風熱を散じ平肝明目の効能をもち，外感風熱・肝陽上亢に併用される。桑葉は疏散にすぐれ潤肺止咳に働き，菊花は平肝明目にすぐれ益陰にも働くので，肺燥を涼散するには桑葉を，肝風上擾（じょうじょう）には菊花を使用することが多い。

［用　量］6～12g，煎服。

蔓荊子（まんけいし）

［処方用名］蔓荊子・マンケイシ
［基　原］クマツヅラ科 Verbenaceae のハマゴウ *Vitex rotundifolia* L. やミツバハマゴウ *V. trifolia* L. の成熟果実。
［性　味］辛・苦，微寒
［帰　経］膀胱・肝・胃
［効能と応用］
①疏散風熱・清頭目・止痛
風邪・風熱による頭痛・めまいに，菊花・薄荷・川芎などと用いる。
方剤例　羌活防風湯・菊芎飲
風熱による目の充血・腫脹・疼痛・流涙に，菊花・蟬退・決明子などと使用する。
風火による歯齦の腫脹・疼痛に，石膏・升麻・薄荷・黄連などと使用する。
②祛風除湿
風湿痺の関節痛・筋肉のひきつりに，羌活・独活・防風・秦艽などと用いる。
方剤例　羌活勝湿湯

臨床使用の要点

蔓荊子は辛散苦泄し寒で清熱し，軽浮上行して頭面の邪を主に散じる。外感風熱による頭痛頭暈・目赤腫痛・目昏多涙・歯齦腫痛，および頭風作痛・脳鳴

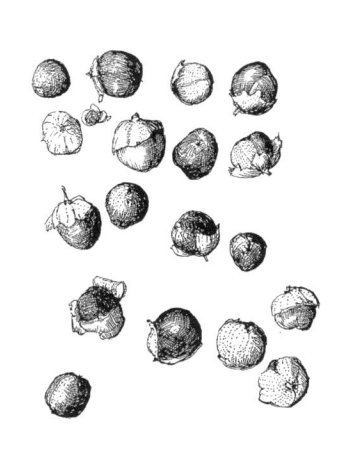

などに常用する。

[参　考]

①散風除湿にも働くので湿痺拘攣にも有効であるが，現在ではあまり用いない。

②蔓荊子・藁本・白芷は頭痛に有効である。藁本・白芷は風寒頭痛に，蔓荊子は風熱頭痛に適する。また，藁本は巓頂頭痛に，白芷は前額眉稜骨間の頭痛に，蔓荊子は太陽穴の頭痛に有効である。

[用　量] 6～9g，煎服。

葛　根（かっこん）

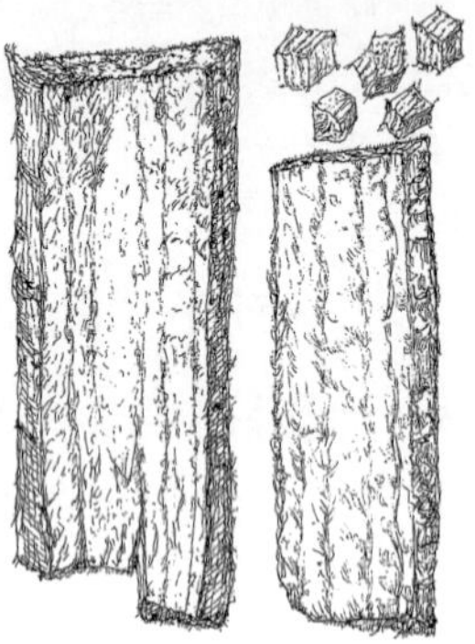

[処方用名] 葛根・粉葛根・乾葛根・煨葛根・粉葛・乾葛・カッコン

[基　原] マメ科 Leguminosae のクズ *Pueraria lobata* Ohwi の周皮を除いた根。

このものは日本産で，中国産はその変種のシナノクズ *P. lobata* Ohwi var. *chinensis* Ohwi または *P. pseudo-hirsuta* Tang et Wang に由来し，日本産が繊維質であるのに対して中国産は粉質である。

[性　味] 甘・辛，涼

[帰　経] 脾・胃

[効能と応用]

①解肌退熱

外感表証の発熱・無汗・頭痛・項背部のこわばりなどの症候に，悪寒が強い表寒証では麻黄・桂枝などと，発熱・咽痛が強い表熱証では柴胡・黄芩などと用いる。

方剤例　葛根湯・柴葛解肌湯

②透疹

麻疹の初期あるいは透発が不十分なときに，升麻・赤芍などと用いる。

方剤例　升麻葛根湯

③生津止渇

熱病の口渇や消渇などに，麦門冬・天花粉などと使用する。

方剤例　麦門冬飲子

④昇陽止瀉

脾虚の泥状～水様便に，党参・白朮・茯苓などと用いる。

方剤例　七味白朮散

熱痢すなわち炎症性の下痢に，黄芩・黄連などと使用する。

方剤例　葛根黄芩黄連湯

臨床使用の要点

葛根は甘潤・辛散で偏涼であり，軽揚昇散の性質をもち，脾胃二経に入って主に陽明に作用し，陽明は肌肉を主るので解肌退熱・透発斑疹に働き，さらに胃中の清気を鼓舞上行して津液を上承させ，筋脈を濡潤（じゅじゅん）して攣急を解除し，生津止渇・止瀉の効能をもたらす。それゆえ，表証の発熱・無汗・頭痛・項強に対する主薬であり，斑疹不透・熱病口渇・消渇などに適する。ただし，発汗の力は強くなく解肌退熱にすぐれているので，邪鬱肌表の身熱不退には口渇・不渇あるいは有汗・無汗を問わず使用するとよい。

[参　考] 生（生葛根・粉葛根・乾葛根）で用いると解肌・透疹・生津に，微黄に炒す（煨葛根）と止瀉に働く。

[用　量] 6～15g，煎服。

[使用上の注意]

表虚多汗や斑疹が透発したときには用いない。

[附] 葛　花（かっか）

クズの花。

[性　味] 甘，平

[帰　経] 脾・胃

[効能と応用] 醒胃止渇・解酒毒の効能をもつので，酒酔の嘔吐・口渇などに，砂仁・白豆蔻・沢瀉・茯苓などと用いる。

方剤例　葛花解酲湯

[用　量] 6～15g，煎服。

柴　胡（さいこ）

[処方用名] 柴胡・北柴胡・硬柴胡・竹葉柴胡・山柴胡・南柴胡・狭葉柴胡・香柴胡・軟柴胡・細柴胡・春柴胡・秋柴胡・芽胡・嫩柴胡・醋柴胡・鼈血拌柴胡・サイコ

[基　原] セリ科 Umbelliferae のミシマサイコ *Bupleurum falcatum* L. またはその変種の根。

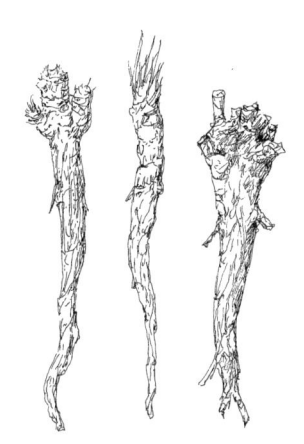

現在日本や韓国で栽培利用されているものは本種である。中国から輸入される野生種はマンシュウミシマサイコ *B. chinense*（北柴胡）やホソバミシマサイコ *B. scorzoneraefolium* Willd.（南柴胡）に由来するものである。野生品は軽質，栽培品は硬くて淡色であるので，容易に区別がつく。

[性　味] 苦・微辛，微寒

[帰　経] 肝・胆・心包・三焦

[効能と応用]

①透表泄熱

外感表証の発熱に，葛根・羌活などと用いる。

方剤例　柴葛解肌湯

邪在少陽の往来寒熱・口が苦い・咽乾・胸苦しい・悪心などの症候に，黄芩・半夏などと使用する。

方剤例　小柴胡湯

②疏肝解鬱

肝鬱気滞の憂鬱・いらいら・胸脇部の脹った痛み・月経不順などの症候に，白芍・香附子・枳殻・薄荷などと用いる。

方剤例　四逆散・柴胡疏肝散・逍遙散

③昇挙陽気

気虚下陥の慢性下痢・脱肛・子宮下垂などに，党参・黄耆・升麻などと用いる。

方剤例　補中益気湯・昇陥湯

④その他

清胆截瘧（さいぎゃく）に働くので，瘧疾の寒熱発作に，黄芩・常山・草果などと使用する。

方剤例　柴胡達原飲

臨床使用の要点

柴胡は苦微辛・微寒で芳香を有し，軽清上昇して宣透疏達し，少陽半表半裏の邪を疏散して透表泄熱し，清陽の気を昇挙し，かつ肝気を疏泄して鬱結を解除する。それゆえ，邪在少陽の往来寒熱に対する主薬であり，肝気鬱結の胸脇脹痛・婦女月経不調や清陽下陥の久瀉脱肛などにも常用する。

[参　考]

①柴胡には，産地や原植物の違いにより北柴胡（硬柴胡・竹葉柴胡・山柴胡），南柴胡（軟柴胡・狭葉柴胡・香柴胡・細柴胡）などの別があるが，本属植物は変化が多く分類学的に未整理で，原植物と名称を一致させがたい。また，春・秋に採取したものをそれぞれ春柴胡・秋柴胡と区別し，春柴胡は幼嫩な全草を用いるところから芽胡・嫩柴胡ともよばれる。

②一般には生用する。醋炒すると発散の性質が弱まって止痛に働き，鼈血（スッポンの血）につけると退虚熱の効能が得られる。

③柴胡は配合の違いによって異なった効能を発揮し，広範な応用が可能である。葛根・羌活を配すると発汗解表に，黄芩・青蒿を配合すると透表泄熱に，常山・草果を配すると截瘧（さいぎゃく）退熱に，香附子・鬱金との配合で疏肝解鬱に，白芍とともに疏肝止痛に，白朮とともに調和肝脾に，党参・黄耆・升麻を配合すると昇陽挙陥に，黄連とは清散鬱火に，枳実とは昇清降濁に働くなどである。

④柴胡・葛根は軽清昇散に働き，解表退熱によく併用される。柴胡は疏肝解鬱に働き，益気薬に配合すると昇挙陽気に作用するが，生津止渇の効能をもたない。葛根は生津止渇・昇発清陽に働くが，疏肝解鬱の効能をもたない。

［用　量］3～9g，退熱には15～30g，煎服。

［使用上の注意］昇発の性質をもつので，虚証の気逆不降や陰虚火旺・肝陽上亢・陰虚津少などに使用してはならない。

升　麻（しょうま）

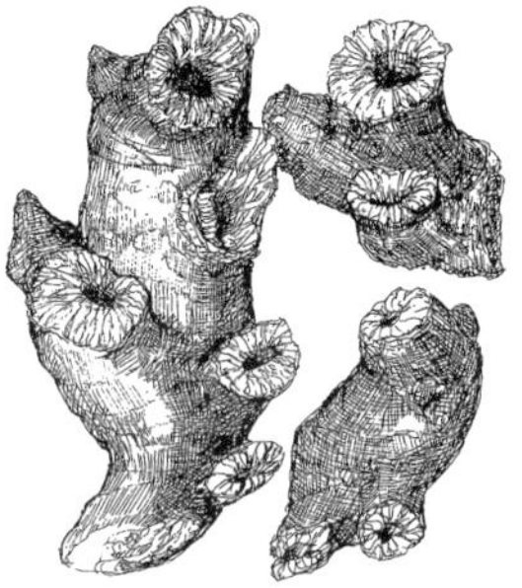

［処方用名］升麻・黒升麻・関升麻・緑升麻・広升麻・炙升麻・ショウマ

［基　原］キンポウゲ科 Ranunculaceae のサラシナショウマ *Cimicifuga simplex* Wormskjord，*C. dahurica* Maxim.，オオミツバショウマ *C. heracleifolia* Kom. などの根茎。

以上の植物に由来するものが正品で，黒升麻・関升麻などとも称される。緑升麻・広升麻と称されるものはキク科 Compositae のタムラソウ属 Serratula 植物の一種 *S. chinensis* S. Moore の根である。

［性　味］甘・辛，微寒

［帰　経］脾・胃・肺・大腸

［効能と応用］

①発表透疹

麻疹の初期や透発が不十分なときに，葛根・牛蒡子・紫草などと用いる。

方剤例　升麻葛根湯・宣毒発表湯

②清熱解毒

胃火亢盛による歯齦びらん・口内炎・口臭などの症候に，黄連・石膏などと使用する。

方剤例　清胃散

熱毒による咽喉の腫脹・疼痛・発赤には，牛蒡子・桔梗・玄参などと使用する。

方剤例　普済消毒飲

陽明熱盛の頭痛には，石膏・白芷などと用いる。

熱病の発斑（皮下出血）や瘡瘍腫毒（皮膚化膿症）に，金銀花・連翹・大青葉・赤芍などと用いる。

③昇挙陽気

気虚下陥による慢性下痢・脱肛・子宮下垂などに，人参・黄耆・柴胡などと使用する。

方剤例　補中益気湯・昇陥湯

臨床使用の要点

升麻は甘辛・微寒で体質が空鬆（くうしょう）であり，微寒で清熱し軽浮昇散の性を有するので，軽清昇透して肺胃の邪毒を透解し，脾胃の清陽の気を昇挙し，発表透疹・解毒昇陽の効能をもつ。それゆえ，陽明頭痛・肌表風邪・斑疹不透・喉痛口瘡・瘡瘍腫毒，および気虚下陥の久瀉久痢・脱肛・子宮下垂などに有効である。なお，発表するが陽明肌腠（きそう）の邪を発し，解毒するが時令疫癘（えきれい）の邪を解するので，邪が肌腠に鬱したり疫毒の邪が表にあるときにもっとも適し，単なる表証にはほとんど用いない。

［参　考］

①生用すると発表透疹・清熱解毒に，蜜炒（炙升麻）すると昇挙陽気に働く。

②升麻・柴胡・葛根は発表昇陽の効能をもつ。葛根は陽明経の主薬で，解肌退熱し胃気を鼓舞上昇させて生津止渇し，煨熟すると昇陽止瀉に働く。升麻は肌表の風邪を散じ陽明頭痛を除き，脾胃の陽気を昇挙して陽気下陥の久瀉・脱肛・子宮下垂に効果がある。柴胡はおもに少陽の邪を散じて往来寒熱を除き，昇挙陽気に働き気虚下陥に用いるが，昇提の力は升麻に劣る。升麻・葛根は斑疹を透発し，升麻は解毒に柴胡は疏肝にも働く。

［用　量］3～6g，煎服。

［使用上の注意］昇散の効力が強いので，陰虚火旺・肝陽上亢・気逆不降および麻疹の透発後には禁忌である。

蟬　退（せんたい）

［処方用名］蟬退・蟬蛻・蟬衣・浄蟬衣・蟬殻・センタイ

［基　原］セミ科 Cicadidae のクマゼミの仲間である *Cryptotympana atrata* Fabr. をは

じめとする大型セミ類の羽化後の抜け殻。

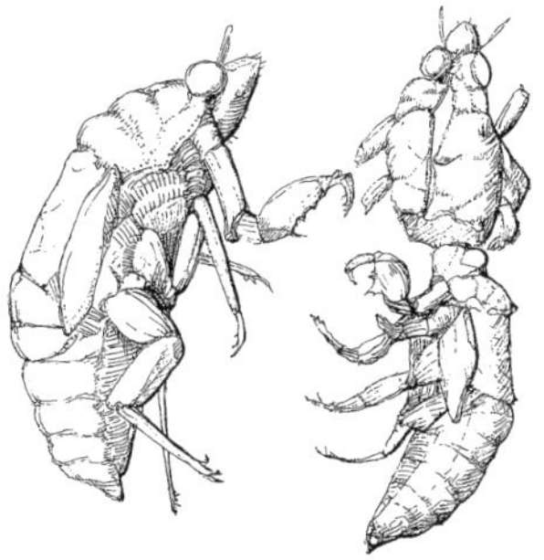

[性　味] 甘，寒

[帰　経] 肺・肝

[効能と応用]

①疏散風熱・利咽開音

外感風熱の発熱・咽痛・咳嗽などに，薄荷・連翹などと用いる。

方剤例　清解湯

風熱鬱肺・肺気失宣による嗄声・失声に，桔梗・胖大海などと使用する。

方剤例　海蟬散

②透疹止痒

麻疹の初期や透発が不十分なときに，薄荷・牛蒡子・葛根などと用いる。

方剤例　竹葉柳蒡湯

蕁麻疹・湿疹など風熱や風湿熱による皮膚の瘙痒に，荊芥・防風・白蒺藜などと使用する。

方剤例　蟬蛻散・消風散

③退翳(たいえい)明目

風熱による目の充血・角膜混濁（翳障）などに，菊花・白蒺藜などと用いる。

方剤例　蟬花散

④祛風解痙

破傷風の痙攣に，白僵蚕・全蝎などと用いる。

方剤例　五虎追風散

熱極生風のひきつり・痙攣には，金銀花・鈎藤鈎などと使用する。

方剤例　清熱熄風湯

小児の夜泣きにも，鈎藤鈎・薄荷などと用いる。

臨床使用の要点

蟬退は甘寒で清熱し軽浮で宣散し，肺・肝に入って風熱を清疏する。肺経の風熱を涼散し肺竅を開宣し，解熱・透疹・止痒・利咽開音に働くので，外感風熱の発熱声唖・麻疹不透・風疹瘙痒などに有効であり，肝経風熱を除き祛風解痙・明目退翳の効能をもつため，小児驚癇夜啼(きょうかんやてい)・破傷風・目赤翳障などに効果がある。

[用　量] 3～9g，祛風解痙には15～30g，煎服あるいは冲服。

[使用上の注意] 妊婦には慎重に用いる。

浮　萍（ふひょう）

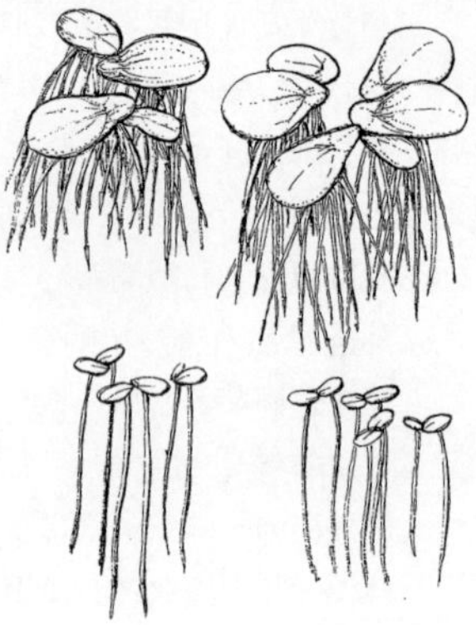

[処方用名] 浮萍・浮萍草・紫背浮萍

[基　原] ウキクサ科 Lemnaceae のウキクサ *Lemna polyrrhiza* L. の全草。中国南部産で浮萍草とも称される大型のものは，サトイモ科 Araceae のボタンウキクサ *Pistia stratiotes* L. である。

[性　味] 辛，寒

[帰　経] 肺・膀胱

[効能と応用]

①解表透疹・止痒

風熱表証で発熱・無汗を呈するときに，荊芥・薄荷・連翹などと用いる。

麻疹の透発が不十分なときに，薄荷・葛根・西河柳・防風などと使用する。

方剤例　浮萍丸

風熱の皮疹・瘙痒などに，荊芥・蟬退・薄荷などと用いる。

②泄熱利水

風水の水腫・尿量減少で表熱をともなうときに，赤小豆・連翹・車前子などと用いる。

臨床使用の要点

浮萍は辛寒で泄熱疏散し軽浮で昇散し，毛竅を開いて宣肺発汗と解表透疹に働き，水道を通調し膀胱に下達させ利水退腫する。外感風熱の発熱無汗および麻疹不透・風疹瘙痒，湿淫の肌膚水腫・小便不利などに適する。

[参　考]

①薬力がかなり強いので，「発汗の功は麻黄に勝り，利水の力は通草より捷(まさ)る」といわれている。

②浮萍・麻黄は宣肺気・開毛竅・通水道による発汗利水の効能をもち，外感発熱無汗・小便不利・水腫に用いる。麻黄は辛温で外感風寒の悪寒無汗に適し，平喘止咳にも働く。浮萍は辛寒で外感風熱の発熱無汗に適し，泄熱・透疹・止痒の効能をもつ。

[用　量] 3～9g，鮮品は15～30g，煎服。

[使用上の注意] 虚弱者・自汗には慎重に用いる。

西河柳（せいかりゅう）

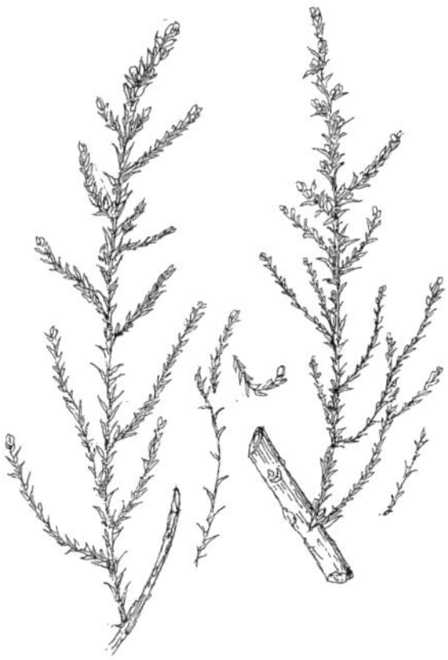

［処方用名］西河柳・檉柳・赤檉柳・三春柳・観音柳・山川柳・紅荊条・紅柳

［基　原］ギョリュウ科 Tamaricaceae のギョリュウ *Tamarix chinensis* Lour. その他同属植物の葉のついた細い幼枝。

［性　味］辛・鹹，平

［帰　経］心・肺・胃

［効能と応用］

①解表透疹

麻疹の透発が不十分なときに，葛根・薄荷・竹葉などと用いる。

方剤例　竹葉柳蒡湯

②その他

祛風止痒に働くので，皮膚瘙痒に外用する。

臨床使用の要点

西河柳は辛散外達し鹹で血分に入り，開発昇散の性質が非常に強くかつ血分の毒を解すので，透発麻疹の専薬であり，麻疹初期の透発不快あるいは疹毒内鬱・不能外透に適する。発表にも働き，感冒発熱・頭痛身痛にも効果はあるが，解表薬としては使用されない。祛風止痒の効能をもち，皮膚瘙痒に煎湯で洗浴すると有効である。

［用　量］3～9g，鮮品は6～18g，煎服。外用には適量。

［使用上の注意］麻疹の透発後・熱盛多汗・虚弱者などには使用しない。

香　豉（こうし）

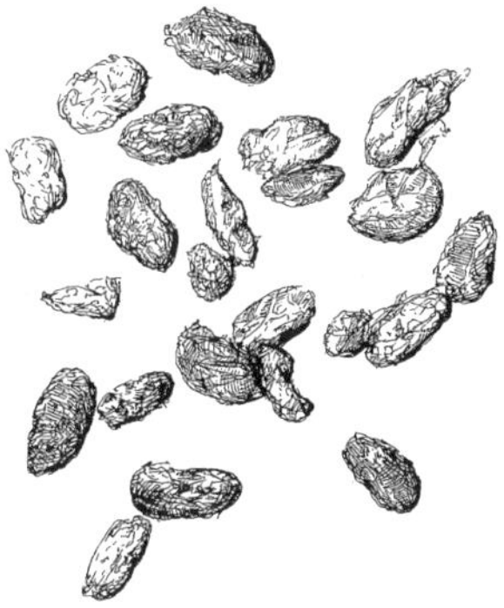

［処方用名］香豉・香豆豉・淡豆豉・清豆豉・豆豉

［基　原］マメ科 Leguminosae のダイズ *Glycine max* Merr. の成熟種子を蒸して発酵加工したもの。

［性　味］辛・甘・微苦，涼あるいは微温

［帰　経］肺・胃

[効能と応用]

①疏散解表

外感風寒の発熱・悪寒・頭痛・無汗などの症候に，葱白と用いる。

方剤例　葱豉湯

外感風熱の発熱・微悪風寒・咽痛などの症候に，薄荷・連翹などと使用する。

方剤例　葱豉桔梗湯・銀翹散

②宣鬱除煩

熱病後の胸中余熱残存で胸が熱苦しく気分が悪い・不眠などの症候に，山梔子と用いる。

方剤例　梔子豉湯

臨床使用の要点

香豉は辛苦甘で疏散宣透の性質をもち，表邪を宣透し鬱熱を宣散し，解表して傷陰しない。外感表証の発熱・頭痛・無汗や，邪熱内擾胸中の心胸煩悶・虚煩不眠に適する。ただし，宣散には働くが，清熱の効能はもっていない。

[参　考]

①香豉は豆類の黒大豆を加工したものであり，黒大豆は薬理作用をもたないが，他薬と同製発酵させることにより，疏散宣通の効能が生じる。同製する薬物の種類により温・涼の違いが生じ，桑葉・青蒿などと製すると涼性に，麻黄・紫蘇などと製すると温性に偏する。それゆえ，成書によって性味の記載に違いがみられる。

②豆豉・豆巻は解表に働くが，豆豉は辛味で宣透に偏し，豆巻は甘淡で清利に偏する。ただし，両薬ともに力が弱いので軽症に用いるのがよい。

[用　量] 9～15g，煎服。

[附] 豆　巻（ずけん）

黒大豆を湿漬し発芽させたもの。

別名：大豆・大豆黄巻・清水豆巻

[性　味] 甘，平

[帰　経] 脾・胃

[効能と応用] 表邪を清解し湿熱を分利して除くので，風湿熱の三邪が関与した病変に適している。

①透発解表・化湿

風湿熱の表証に，藿香・佩蘭などと用いる。

②通達宣利・分利湿熱

湿熱内蘊・湿温・湿熱痺などに，茯苓・滑石・黄芩などと用いる。

［用　量］9～15g，煎服。

第2章

清熱薬（せいねつやく）

清熱薬は，主に裏熱を清解する薬物である。

清熱薬は寒涼を性質にもち，「熱はこれを寒す」の原則にもとづいて，温熱病・癰腫瘡毒・湿熱瀉痢・陰虚内熱などの裏熱に用いられる。

裏熱証には，原因・経過・段階や患者の体質・年齢などにより，さまざまな症候上の違いがみられ，実熱と虚熱・気分熱と血分熱・各臓腑の熱・局所の熱と全身の熱などが区別される。治療時には，このような裏熱の違いに応じて適切な薬物を選択する必要がある。一般に清熱薬は，効能の違いにより清熱瀉火・清熱明目・清熱涼血・清熱燥湿・清熱解毒・清退虚熱の６種に分けられている。

清熱薬を応用する場合には，兼証の有無を弁別し，主次を決めたうえで適切な配合を行う必要がある。たとえば，表証をともなうときは解表薬を配合して表裏双解し，気分証と血分証が同時にみられるときは気血両清するなどである。

清熱薬の多くは寒涼で陽気を損傷しやすいので，陽気不足や脾胃虚弱には慎重に用いる必要がある。

第１節　清熱瀉火薬（せいねつしゃかやく）

清熱瀉火薬は，主に気分の熱邪を清泄し，高熱・口渇・汗がでる・煩躁・はなはだしいと意識障害やうわごと・脈が洪大などを呈する気分熱盛に用いる。このほか，作用する部位の違いにより，肺熱・胃熱・心火などの臓腑の実熱証にも適用できる。

虚弱者に使用する場合には，正気を考慮して過重にならないように注意し，必要があれば扶正薬を配合する。

石　膏（せっこう）

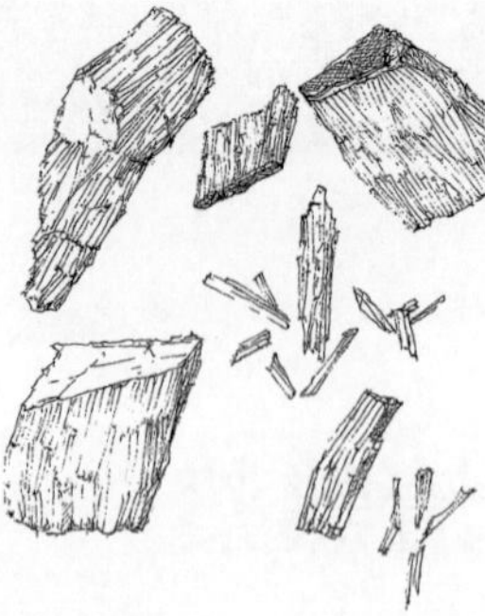

[処方用名] 石膏・生石膏・煅石膏・熟石膏・セッコウ

[基　原] 含水硫酸カルシウム鉱石。組成はほぼ $CaSO_4 \cdot 2H_2O$ である。

[性　味] 辛・甘，大寒

[帰　経] 肺・胃

[効能と応用]

①清気分実熱（清熱降火・除煩止渇）

外感熱病の気分証で高熱・煩躁・口渇があり水分を欲する・汗が出る・脈が洪大などを呈するときに，知母・甘草などと用いる。

方剤例　白虎湯

気分証に血熱をともなった気血両燔で紫黒色の斑疹を生じたときは，犀角・生地黄・牡丹皮などと使用する。

方剤例　清瘟敗毒飲・化斑湯

気分証の回復期の余熱未清で胸苦しい・口乾・舌質が紅・舌苔が少ないなどを呈するときは，竹葉・麦門冬などと用いる。

方剤例　竹葉石膏湯

②清肺熱

肺熱の呼吸促迫・咳嗽・胸苦しい・口渇などの症候に，麻黄・杏仁などと使用する。

方剤例　麻杏甘石湯

③清胃火

胃火熾盛による頭痛・歯痛・歯齦の腫脹疼痛・口内炎などに，黄連・升麻・牡丹皮・白芷・細辛などと用いる。

方剤例　清胃散

陰虚の胃火上炎による歯痛・頭痛には，熟地黄・麦門冬・牛膝などと使用する。

方剤例　玉女煎

④生肌斂瘡

創傷・潰瘍・熱傷などの肉芽新生が悪く瘡口がふさがらないときに，煅石膏の粉末を外用する。

臨床使用の要点

石膏は辛甘・大寒で，肺・胃二経に入り，甘寒で生津し辛で透発し大寒で清熱し，清熱瀉火するとともに散熱し，外は肌表の熱を透発し内は肺胃の熱を清し，退熱生津により除煩止渇するので，肺胃二経の気分実熱に対する要薬である。それゆえ，外感熱病の気分実熱による高熱汗出・煩渇引飲・脈象洪大，肺熱の気急鼻搧・上気喘咳，胃火熾盛の頭痛・歯齦腫痛・口舌生瘡などに，非常に有効である。気血両燔の高熱・神昏譫語・発斑発疹にも，清熱涼血薬とともに用い，透熱転気して涼血散瘀・化斑退疹を助けることができる。

火煆に研末して外用すると生肌斂瘡・収湿の効能があり，湿疹瘡瘍・潰瘍などに有効である。

[参　考] 生用（生石膏）すると清熱瀉火に，煆（や）いて用いる（煆石膏・熟石膏）と生肌斂瘡に働く。

[用　量] 15 ～ 60 g，大量で 120 g，煎服。

[使用上の注意]

①内服の場合は生石膏を粉砕して先煎し，徐々に温服する。外用には煆いて粉末にし，散布する。

②大寒で質が重いので，実熱以外には使用してはならない。

③胃寒食少には禁忌である。

寒水石（かんすいせき）

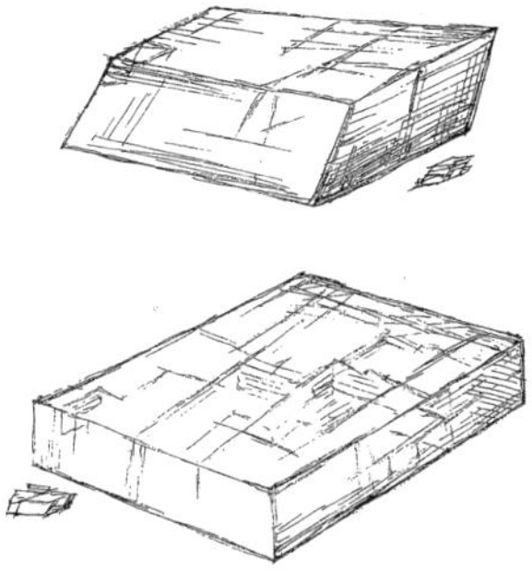

[処方用名] 寒水石・凝水石

[基　原] 古代の正品は Glauberite $Na_2Ca(SO_4)_2$ であるが，近年は炭酸カルシウム塩類結晶の方解石 Calcitum $CaCO_3$ を用いている。

[性　味] 辛・鹹，大寒

[帰　経] 肺・胃・腎

[効能と応用]

①清熱瀉火・除煩止渇・涼血

暑温の気分証の高熱・強い口渇・舌質が紅・舌苔が黄などの症候に，石膏・金銀花・滑石などと用いる。

方剤例　三石湯・寒水石散

風熱の眼疾患や熱傷に，単味の粉末を外用する。

臨床使用の要点

寒水石は辛鹹・大寒で，肺胃に入り，兼ねて腎に入り，清熱瀉火・除煩止渇に働くので，暑温邪在気分の壮熱煩渇に適用する。

[参　考] 石膏と寒水石の配合が多くあり，紫雪丹≪和剤局方≫・三石湯≪温病条弁≫・寒水石散≪三因方≫などあるが，寒水石は腎に入って涼血するのに対し石膏にはこの効能はないからである。ただし，近年は寒水石はあまり使用されなくなっている。

[用　量] 10～30 g，煎服。

[使用上の注意] 大寒であるから実熱以外には用いない。

知　母（ちも）

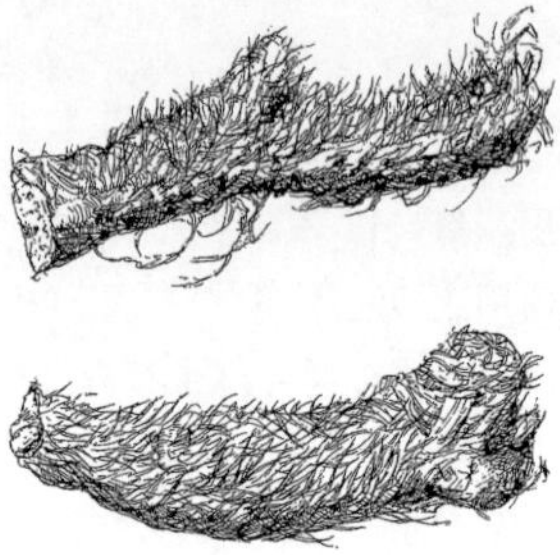

[処方用名] 知母・塩知母・肥知母・チモ

[基　原] ユリ科 Liliaceae のハナスゲ *Anemarrhena asphodeloides* B. の根茎。

[性　味] 苦，寒

[帰　経] 肺・胃・腎

[効能と応用]

①清熱瀉火

外感熱病の気分熱盛による高熱・煩躁・口渇があり冷たい飲物を欲するなどの症候に，石膏の補佐として用いる。

方剤例　白虎湯

②清肺潤燥

肺熱の咳嗽・黄色粘稠な痰などに，黄芩・栝楼仁・浙貝母などと用いる。

肺陰虚の乾咳・少痰に，川貝母・沙参・麦門冬・天門冬などと使用する。

方剤例　二母丸

③滋陰・退虚熱

外感熱病の後期にみられる傷陰微熱に，生地黄・鼈甲・地骨皮などと用いる。

方剤例　青蒿鼈甲湯

陰虚火旺による骨蒸潮熱・夢精・盗汗などの症候に，黄柏・生地黄などと用いる。

方剤例　知柏地黄丸・大補陰丸

④生津止渇

胃熱の口渇や肺腎陰虚の消渇に，天花粉・麦門冬・葛根などと用いる。

方剤例　玉液湯・麦門冬飲子

⑤その他

陰虚の排尿困難に，知母・黄柏に少量の肉桂を加え，滋陰降火するとともに腎の気化を促進して排尿させる。

方剤例　通関丸

陰虚の腸燥便秘に，知母の潤燥滑腸の効能を利用し，何首烏・麻子仁などと用いる。

臨床使用の要点

知母は苦寒で質柔性潤であり，上は肺熱を清して瀉火し，下は腎火を瀉して滋陰し，中は胃火を瀉して煩渇を除き，清熱瀉火と滋陰潤燥の効能をもつので，燥熱傷陰には虚実を問わず使用できる。熱病の煩渇・消渇・肺熱咳嗽・陰虚燥咳・骨蒸潮熱などに適し，滋陰降火・潤燥潤腸の効能があるため，陰虚の二便不利にも用いる。

[参　考]

①生用（肥知母）すると瀉火の力が強く，塩水で炒す（塩知母）と滋陰・退虚熱に働く。

②知母・石膏は清熱瀉火・除煩止渇の効能をもつが，石膏は辛甘・大寒で肺胃の実火の清解に重点があり，知母は苦寒・質柔・性潤で肺胃の燥熱の清潤に重点がある。それゆえ，肺熱の実喘で清宣肺気が必要なときや胃火の歯痛・頭痛には石膏を多用し，肺熱燥咳で清肺潤燥が必要なときや胃津不足の口渇には知母を多用する。陽明気分熱盛で傷津をともなうときは，石膏と知母を併用し清熱・止渇・除煩の効果を強化する。

[用　量] 3～12 g，煎服。

[使用上の注意] 寒潤で傷胃滑腸し下痢を起こしやすいので，脾虚の泥状便や寒飲咳嗽には使用してはならない。

山梔子（さんしし）

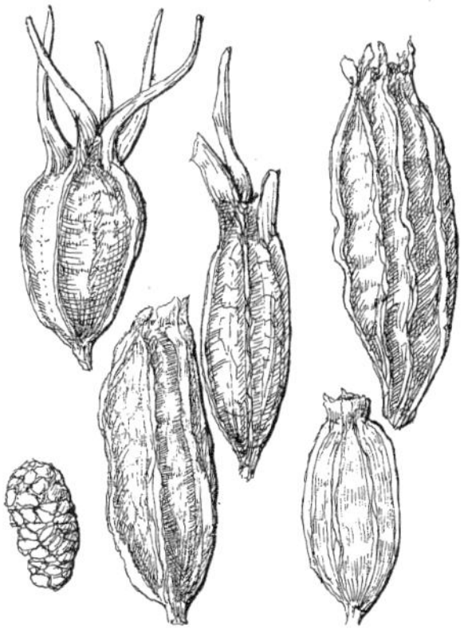

[処方用名] 山梔子・梔子・山梔・山枝・枝子・炒梔子・焦梔子・黒梔子・山梔皮・山梔仁・サンシシ

[基　原] アカネ科 Rubiaceae のクチナシ *Gardenia jasminoides* Ellis，またはその他同属植物の成熟果実。球形に近いものを山梔子，細長いものを水梔子として区別する。

[性　味] 苦，寒

[帰　経] 心・肺・肝・胃・三焦

[効能と応用]

①**清熱瀉火・除煩**

外感熱病の胸中鬱熱で胸中が熱苦しく不快・不眠などを呈するときに，透熱散邪の香豉と用いる。

方剤例　梔子豉湯

三焦実火の高熱・意識障害・うわごとなどには，黄芩・黄連・黄柏などと使用する。

方剤例　黄連解毒湯

肝火による目の充血や腫脹疼痛・口が苦い・口乾・胸が熱苦しいなどの症候には，菊花・黄芩・竜胆草などと用いる。

方剤例　竜胆瀉肝湯

②清熱利湿

湿熱の黄疸に，茵蔯・黄柏・大黄などと用いる。

方剤例　茵蔯蒿湯・梔子柏皮湯

膀胱湿熱による排尿痛・排尿困難・尿の混濁に，生地黄・車前子・木通・滑石・沢瀉などと使用する。

方剤例　五淋散・八正散

③清熱涼血・止血

血熱妄行の吐血・鼻出血・血便・血尿・皮下出血などに，大黄・黄柏・黄連・茅根・側柏葉などと使用する。

方剤例　梔子金花丸・十灰散

④清熱解毒

熱毒による瘡癰（皮膚化膿症）に，黄連・黄芩・金銀花・連翹などと用いる。

方剤例　清上防風湯・柴胡清肝湯

⑤その他

打撲・捻挫による腫脹・疼痛や火傷・熱傷に，生山梔子の粉末を外用する。

臨床使用の要点

山梔子は苦寒で清降し緩徐に下行し，心・肺・三焦の火を清して利小便し，気分に入って瀉火除煩・泄熱利湿するとともに，血分に入り涼血止血・解毒に働く。熱病の熱蘊胸膈による心煩懊憹，熱鬱血分による吐衄下血・瘡癰熱毒，湿熱蘊結による淋閉黄疸などの要薬である。

［参　考］

①生用すると清熱瀉火に，炒用（炒梔子・焦梔子・黒梔子）すると涼血止血に働く。姜汁で炒すと止嘔除煩の効能が得られる。

②外熱には皮（山梔皮）を，内熱には仁（山梔仁）を使用するのがよいとされるが，現在では全体を用いている。

［用　量］３～９g，煎服。外用には適量。

[使用上の注意] 苦寒で脾陽を損傷しやすく，緩瀉の効能をもつので，脾虚の軟便や下痢傾向のものには用いない。

天花粉（てんかふん）

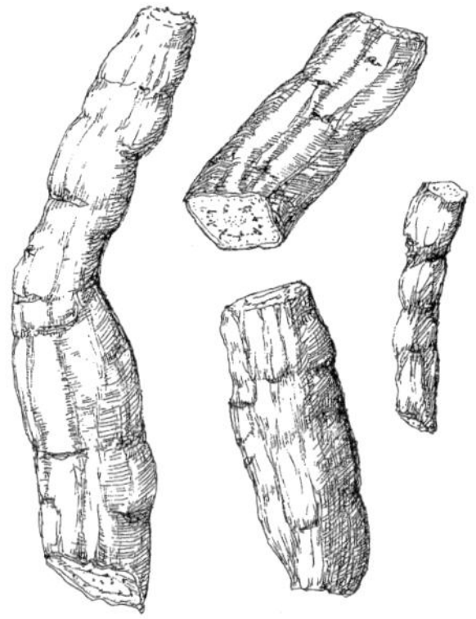

[処方用名] 天花粉・栝楼根・瓜蔞根・花粉・カロコン

[基　原] ウリ科 Cucurbitaceae のシナカラスウリ *Trichosanthes kirilowii* Maxim. などの肥大根の外皮を去ったもの。

[性　味] 甘・微苦・酸，微寒

[帰　経] 肺・胃

[効能と応用]

①養胃生津・止渇

熱病傷津の口渇に，知母・芦根などと用いる。白虎湯・白虎加人参湯・竹葉石膏湯などに配合してもよい。

内熱の消渇に，葛根・山薬・五味子・沙参・生地黄などと使用する。

方剤例　玉液湯・生津飲

②清肺潤燥

肺熱による乾咳あるいは肺燥の乾咳・喀血に，天門冬・麦門冬・生地黄などと用いる。

方剤例　滋燥飲

③消腫排膿

瘡瘍腫毒（皮膚化膿症）に，金銀花・当帰・赤芍などと用いる。

方剤例　仙方活命飲

このほか，金銀花・貝母・大黄・黄柏などと粉末にし，外用してもよい。

方剤例　金黄散

臨床使用の要点

天花粉は甘酸微苦で寒涼であり，甘酸で生津して止渇潤燥し，苦寒で清肺し，血分に入り瘀血を消し結熱を散じて排膿消腫に働くので，熱病傷津の口渇煩躁・消渇・肺熱燥咳・癰腫瘡毒などに適する。

[参　考]

①「玉露霜」は，新鮮な天花粉を水中で細粉にし滓を除いて澄ませ，水を何回

か替えたのちに日干しにして得た粉末であり，性味・主治は天花粉と同じであるが，生津潤燥の効能がすぐれている。それゆえ，消渇のものに摂食させるとよい。

②天花粉・芦根は清熱生津・止瀉の効能をもち，熱病傷津の煩渇に用いる。清熱の力は芦根が，生津の力は天花粉がすぐれているほか，芦根は胃熱嘔吐・肺癰・尿頻に効果があり，天花粉は肺燥咳嗽・癰腫瘡毒に有効である。

[用　量] 3～12g，煎服。外用には適量。

[使用上の注意]

①寒降の性質があり，妊婦には禁忌である。

②湿証・脾胃気虚には用いない。

③烏頭に反する。

芦　根（ろこん）

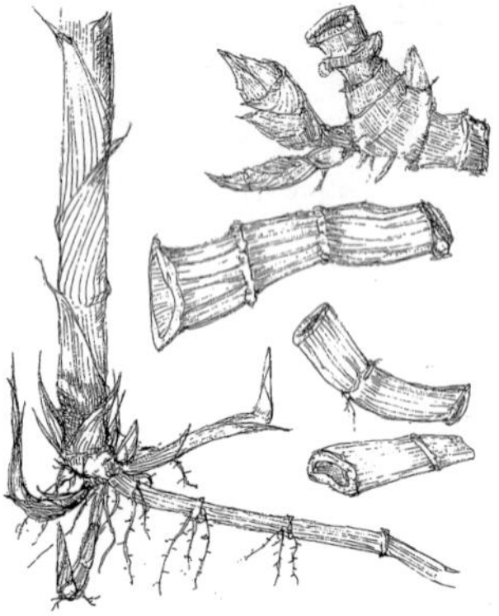

[処方用名] 芦根・鮮芦根・活芦根・乾芦根・葦茎・葦根

[基　原] イネ科 Gramineae のアシ *Phragmites communis* Trin. の根茎を乾燥したものあるいは新鮮なもの。葦茎はアシの地上茎である。現在市場の芦根には，地下茎と地上茎を混用したものもある。

[性　味] 甘，寒

[帰　経] 肺・胃

[効能と応用]

①清熱生津

熱病傷津による熱感・口渇・舌の乾燥などの症候に，天花粉・麦門冬などと用いる。

方剤例　五汁飲・芦根散

②清肺瀉熱

外感風熱による発熱・咳嗽・口乾・舌の乾燥などの症候に，菊花・桑葉・杏仁・金銀花・連翹などと用いる。

方剤例　桑菊飲・銀翹散

肺癰（肺膿瘍）の悪臭のある膿性痰・血痰などの症候に，薏苡仁・桃仁・冬瓜子・魚醒草などと使用する。

方剤例　葦茎湯

③清胃止嘔

胃熱の嘔吐・嘔気・吃逆などに，単味であるいは竹筎・枇杷葉などと用いる。

方剤例　芦根飲

④宣毒透疹

麻疹の初期や透発が不十分なときに,単味であるいは葛根･升麻などと用いる。

⑤その他

芦根は利小便に働くので，熱淋の尿が濃く少ない・排尿困難・排尿痛などの症候に，車前子・萹蓄・茅根などと用いる。

フグ中毒に対して解毒に働くので，鮮芦根を搗き砕いた汁か煎汁を頻回に服用する。

臨床使用の要点

芦根は甘寒で質が軽く，肺胃気分の熱を清し生津止渇に働き，清淡で膩でなく生津して斂邪の弊がないので，温病初期あるいは熱病傷津の煩熱口渇に常用する。また，清胃熱・止嘔噦および清肺熱・利小便により肺部熱毒を下行する効能をもつため，胃熱嘔逆・肺熱咳嗽・肺癰・肺腎鬱熱の小便頻数などに対する要薬である。このほか，宣達透疹の効能もあり，麻疹初期に使用する。

[参　考] 新鮮品（鮮芦根・活芦根）が効能にすぐれ，乾燥品（乾芦根）は効力が劣る。

葦茎はアシの地上部であり，根茎（葦根・芦根）ではないが，効能は基本的に同じであるから，芦根で代用してよい。

[用　量] 乾燥品は15～30g，新鮮品は30～60g，煎服。

[使用上の注意]

①薬性が緩和であるから大量を使用する必要がある。

②胃寒・痰湿・気虚・陽虚には禁忌である。

竹　葉（ちくよう）

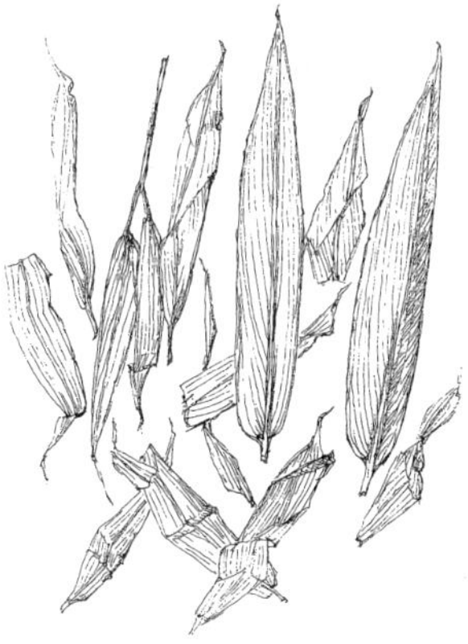

[処方用名] 竹葉・苦竹葉・鮮竹葉・竹葉巻心・竹葉心

[基　原] イネ科Gramineaeのハチク *Phyllostachys nigra* Munro var. *henonis* Stapfの葉。

[性　味] 辛・甘，寒

[帰　経] 心・肺

[効能と応用]

①散熱・清心除煩

外感風熱の初期の微悪寒・発熱・咽痛・口

乾などの症候に，金銀花・連翹・薄荷などと用いる。

方剤例　銀翹散

熱傷気陰による口渇・咳嗽・熱感・元気がないなどの症候には，人参・麦門冬・石膏などと使用する。

方剤例　竹葉石膏湯

熱入心包の意識障害・うわごと・高熱などの症候には，竹葉巻心を犀角・生地黄・玄参などと使用する。

方剤例　清宮湯・清営湯

臨床使用の要点

竹葉は辛甘・寒で，清心除煩すると同時に上焦の風熱の邪を散じるので，温熱病初期の心胸煩熱や熱病後期の煩熱口渇に適する。

竹葉巻心は清心除煩にすぐれ，温病の煩熱神昏に適する。

［参　考］

①巻いたままのハチクの幼葉を「竹葉巻心」「竹葉心」といい，いずれも鮮品がよい。淡竹葉はイネ科のササクサ *Lophatherum gracile* Brongn. の全草で，竹葉とは別種であり，効能もやや異なるので注意が必要である。

②竹葉・竹葉巻心と淡竹葉は清熱除煩に働く。竹葉は清心除煩と涼散上焦風熱の効能をもち，竹葉巻心は清心除煩にさらにすぐれ，淡竹葉は利水通淋の力が強い。

それゆえ，熱病初期や熱傷気陰の煩熱口渇には竹葉が，熱入心包の神昏譫語には竹葉巻心が，湿熱による小便不利・黄疸尿赤には淡竹葉が，それぞれ適している。

［用　量］3～9g，煎服。

蓮　心（れんしん）

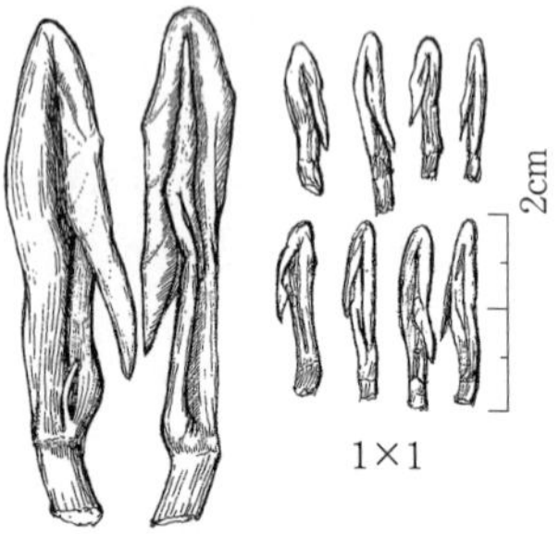

［処方用名］蓮心・蓮子心・青蓮心

［基　原］スイレン科 Nymphaeaceae のハス *Nelumbo nucifera* Gaertn. の果実中にある緑色棒状の胚芽のみを採取したもの。

［性　味］苦，寒

［帰　経］心

［効能と応用］

①清心瀉火・安神

温熱病の心包証で意識障害・うわごとを呈するときに，玄参・竹葉巻心・麦門冬などと用いる。

方剤例　清宮湯

心火亢盛の煩躁・不眠・遺精などに，補助的に配合する。

臨床使用の要点

蓮心は苦寒で，清心瀉火・除煩安神にすぐれており，熱陥心包の神昏譫語や心火亢盛の心煩不眠に有効である。心煩不眠で遺精を呈するときも，清心により心火を腎に下通させて効果を示す。

［用　量］1.5～3g，煎服。

茶　葉（ちゃよう）

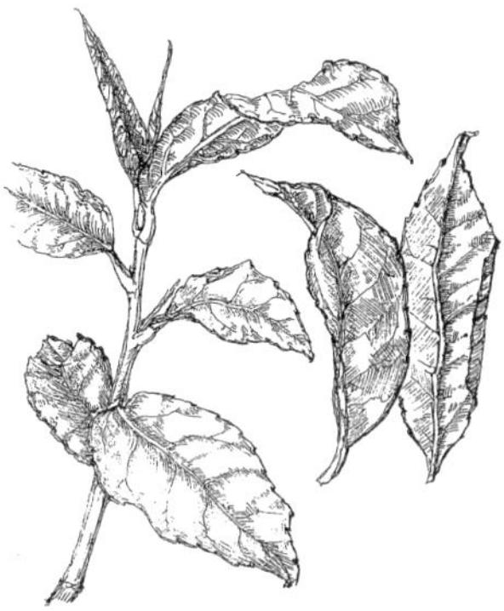

［処方用名］茶葉・細茶・紅茶・緑茶・花茶・竜井茶（ろんじん）・大方茶

［基　原］ツバキ科 Theaceae のチャ *Camellia sinensis* O. Kuntze の嫩葉（若葉）。

［性　味］苦・微甘，微寒

［帰　経］心・肺・肝・腎・脾・胃

［効能と応用］

①祛風・清爽頭目

傷風による頭痛・鼻閉，風熱上攻による頭痛・めまい・目の充血などに，薄荷・川芎・白芷・荊芥などと用いる。

方剤例　川芎茶調散

②清熱降火・解暑

傷暑による頭痛・口渇に用いる。

③解熱毒・止痢

熱痢・熱瀉に，単味で使用する。

④利　水

尿が出ないときに，単味で使用する。

臨床使用の要点

茶葉は苦・微甘で涼性であり，上焦の鬱熱を清し除火除煩し，祛風解暑・清爽頭目・解毒止痢・除痰利水・生津止渇・消食除膩・提神醒睡などの効能ももっている。

［参　考］茶葉の品種は非常に多いが，生と熟の２種に分かれる。春に採取したものが色・香・味ともによく，秋に採取したものは劣る。

［用　量］3～15g，浸泡あるいは水煎。

［使用上の注意］

①茶は熱服・少服すべきであり，冷服すると聚痰蓄飲し，過重に飲むと不眠・動悸・悪心・めまい・耳鳴・目がかすむなどの不快な症状をひきおこす。空腹時に飲むと腎に直入して腰脚・膀胱の冷痛をひきおこし，早朝に飲むとさらに腎気を損傷する。

②腎陽虚・脾胃虚寒には禁忌である。

猪胆汁（ちょたんじゅう）

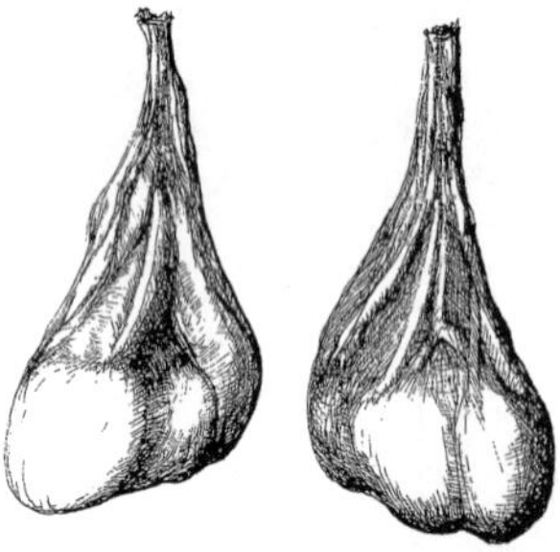

［処方用名］猪胆汁

［基　原］イノシシ科 Suidae のブタ *Sus scrofa domestica* Brisson の胆汁。

［性　味］苦，寒

［帰　経］心・肝・胆

［効能と応用］

①清熱通便

熱秘に，単味を注腸して導便する。

熱痢に，黄連・黄柏の粉末を猪胆汁で丸とし服用する。

②清肺・止咳平喘

肺熱の喘咳や百日咳に，紫菀・百合などと用いる。

③清胆涼肝・明目

肝火の目の充血・腫脹・疼痛に，単味を内服あるいは点眼薬として用いる。

④清熱解毒

皮膚化膿症・熱傷・外耳炎などに，単味で外用する。

臨床使用の要点

猪胆汁は寒滑で，寒で清熱し滑で潤燥し，清心・涼肝胆の効能をもち，古来から導腸通便・清肝明目に用いられている。

［参　考］陰盛格陽に対し熱薬に猪胆汁を加えるのは，熱薬が寒格を受けて咽を通らないときに苦寒潤降の猪胆汁で服薬できるようにすることと，格拒された陽

気を収引する「反佐」のためである。

[用　量] 鮮品は9～15g，胆汁膏は1～1.5g，頓服。外用は適量。

[使用上の注意] 新鮮な猪胆汁か濃縮した胆汁膏を用いる。

第2節　清熱明目薬（せいねつめいもくやく）

清熱明目薬は，清肝火・退目翳の効能をもち，肝火亢盛による目の充血・腫脹・疼痛（目赤腫痛）や角膜混濁（目生翳膜）などの症候に用いる。一部の薬物は肝陽上擾のめまい・頭痛・ふらつきなどにも使用できる。

夏枯草（かごそう）

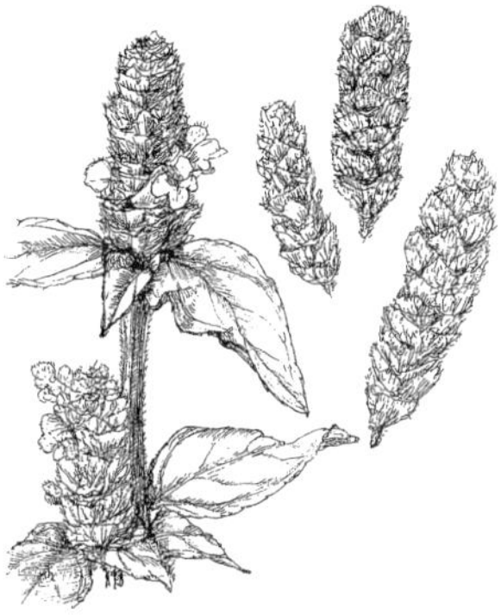

[処方用名] 夏枯草・カゴソウ

[基　原] シソ科 Labiatae のウツボグサ *Prunella vulgaris* L. subsp. *asiatica* Hara の花穂。清代までは全草を利用していた。

[性　味] 辛・苦，寒

[帰　経] 肝・胆

[効能と応用]

①清泄肝火

肝火上炎による目の充血・腫脹・疼痛や頭痛・めまい・いらいらに，菊花・石決明・竜胆草・黄芩などと用いる。

肝血虚の夜間に増悪する眼病には，当帰・白芍・枸杞子・熟地黄などと使用する。

方剤例　夏枯草散

陰虚陽亢による間歇的なめまい・頭痛には，杜仲・牛膝・生地黄などと用いる。

②清熱散結

瘰癧（るいれき）（リンパ節結核）・癭瘤（えいりゅう）（甲状腺腫）・乳腫（乳腺腫）・痄腮（さ さい）（耳下腺腫）などに，単味の膏を長期服用するか，玄参・浙貝母・昆布などと使用する。

方剤例　夏枯草膏

臨床使用の要点

夏枯草は苦寒で泄熱し辛で散結し，肝胆の鬱火を宣泄し気機の運行を舒暢する。目は肝竅で肝火を清泄すれば陰血が目を上栄できて明目の効果があらわれるので，肝火上昇の頭痛・目痛・眩暈や陰血不足の虚火上衝による目珠作痛（眼球痛）に有効である。さらに，清肝散結に働くので，肝鬱化火による煉液成痰で痰火が結聚して生じた瘰癧・癭瘤・乳腫・疖腮などにも適する。

［用　量］9～15g，煎服。

決明子（けつめいし）

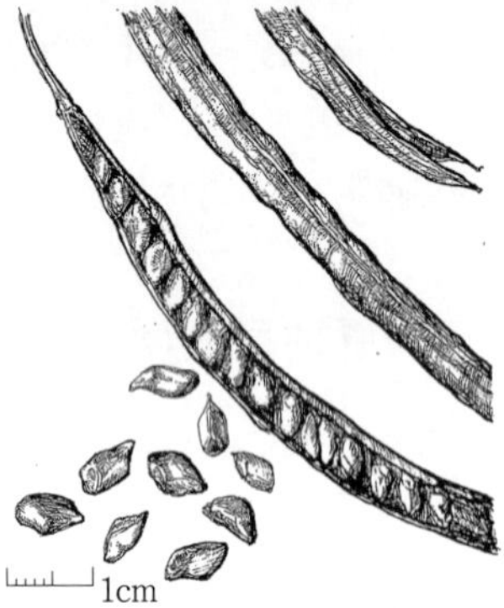

［処方用名］決明子・草決明・ケツメイシ

［基　原］マメ科 Leguminosae のエビスグサ *Cassia obtusifolia* L.，コエビスグサ *C. tora* L. の成熟種子。

［性　味］甘・苦・鹹，微寒

［帰　経］肝・胆・腎

［効能と応用］

①清肝益腎・祛風明目

風熱による目の充血・腫脹・疼痛や頭痛には，菊花・蔓荊子・蟬退・木賊などと用いる。

方剤例　決明子散・菊花決明散

肝火上炎による目の充血・腫脹・疼痛や頭痛・いらいら・怒りっぽいなどの症候には，竜胆草・黄芩・夏枯草などと使用する。

肝腎陰虚による青盲内障（視神経萎縮・網膜変性など）で視力低下を呈するときは，生地黄・山薬・枸杞子・潼蒺藜・女貞子などと用いる。

方剤例　決明丸

②潤腸通便

内熱腸燥による便秘や習慣性便秘に，単味であるいは麻子仁・郁李仁などと用いる。

臨床使用の要点

決明子は甘苦鹹・寒で，軽揚の気を稟(う)けており，昇降できるのが特長であり，肝胆の鬱火を清泄し，風熱を疏散し，兼ねて益腎し，さらに潤腸通便にも働く。

目は肝竅で瞳子（瞳孔）は腎が司るので，肝胆鬱熱・風熱外襲による頭痛目赤にも肝腎陰虚による目暗不明にも使用でき，「眼科常用の薬物」と称される。潤腸通便の効能をもち，内熱腸燥便秘や肝火上炎に便秘をともなう場合に適する。

[参　考] 夏枯草・決明子は清肝明目に働き，肝火の目赤に用いられる。夏枯草は降肝火・散結気にすぐれ瘰癧・癭瘤の要薬であり，決明子は清肝益腎・宣散風熱にすぐれ滑腸通便にも働く。

[用　量] 9～15g，煎服。ふり出しにしてもよい。

[使用上の注意]

①潤腸通便には，長時間煎じると効果がなくなる。

②脾虚の泥状～水様便には禁忌である。

青葙子（せいそうし）

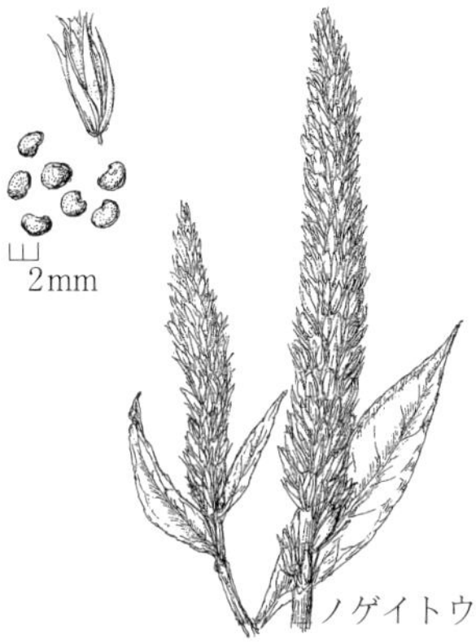

[処方用名] 青葙子

[基　原] ヒユ科 Amaranthaceae のノゲイトウ *Celosia argentea* L. の成熟種子。

[性　味] 苦，微寒

[帰　経] 肝

[効能と応用]

①清肝明日・退翳

肝火上炎による目の充血・腫脹・疼痛や角膜混濁（目生翳膜）・視力低下あるいは頭痛・めまいなどの症候に，決明子・菊花・密蒙花などと用いる。

臨床使用の要点

青葙子は苦寒沈降し，清肝涼血・明目退翳のみに働くので，肝火上炎の熱毒衝眼による目赤腫痛・目生翳膜・視物昏暗に適する。

[参　考] 青葙子・決明子は清肝明目の効能をもち，よく配合して用いられる。決明子は甘苦鹹寒で疏散風熱兼益腎に働くのに対し，青葙子は苦寒で沈降し清肝瀉火のみに働く。

[用　量] 3～15g，煎服。

[使用上の注意] 清熱の力が強く瞳孔散大の作用があるので，虚による眼疾や瞳孔が散大しているときには禁忌である。

密蒙花（みつもうか）

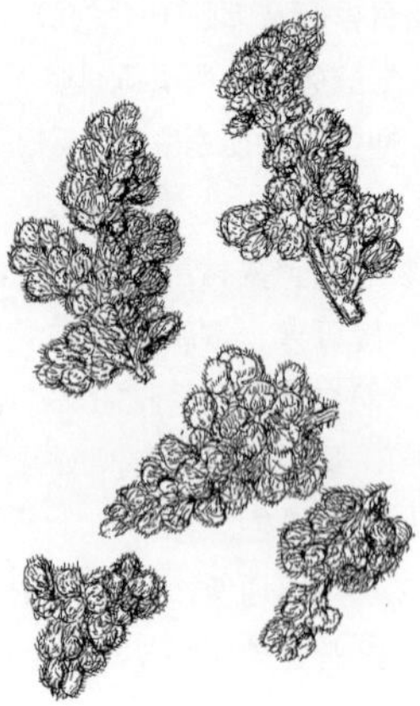

[処方用名] 密蒙花

[基　原] フジウツギ科 Loganiaceae のワタフジウツギ *Buddleia officinalis* Maxim. の花蕾あるいは花序。

[性　味] 甘，微寒

[帰　経] 肝

[効能と応用]

①清肝退翳

肝火上炎による目の充血・腫脹・疼痛や流涙・羞明・めやに（眵）・角膜混濁（翳障）などの症候に，石決明・木賊・菊花・白蒺藜などと用いる。

方剤例　密蒙花散

②養血明目

肝血虚による視力減退に，枸杞子・菟絲子・桑椹などと使用する。

臨床使用の要点

密蒙花は甘寒清養し，清肝熱・退翳膜に働くと同時に養肝血・明目の効能ももつので，肝熱の目赤・多眵多涙・羞明翳障にも肝虚目盲にも使用でき，とくに肝陰虚有熱に適する。

[参　考] 密蒙花・青葙子は明目退翳の効能をもち，目赤翳障に用いられる。密蒙花は養肝血にも働き清中有補であるのに対し，青葙子は苦寒沈降し瀉肝火のみに働く。

[用　量] 3～9g，煎服。

木　賊（もくぞく）

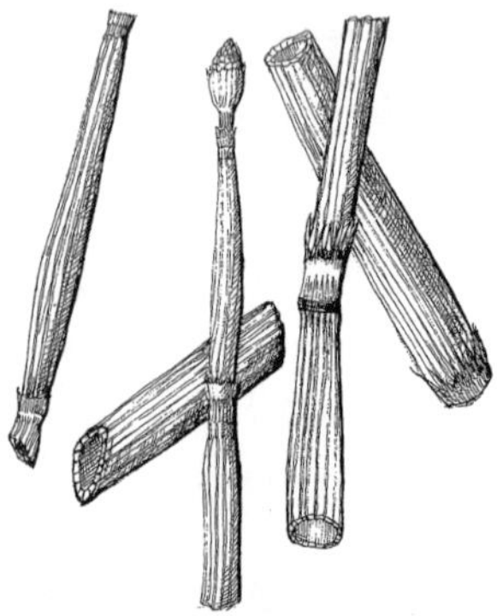

[処方用名] 木賊・木賊草

[基　原] トクサ科 Equisetaceae のトクサ *Equisetum hyemale* L. の地上部。

[性　味] 甘・苦，平

[帰　経] 肺・肝・胆

[効能と応用]

①疏風熱・退翳膜・明目

風熱による目の充血・角膜混濁（翳障）に，谷精草・石決明・菊花・蟬退などと用いる。

方剤例　神消散

流涙が多いとき（急性涙嚢炎など）には，蒼朮・防風・夏枯草などと使用する。

臨床使用の要点

木賊は甘苦・平で軽揚昇散し，肺経気分に入り兼ねて肝胆血分に入り，三経の風熱を疏散し，疏風退翳明目の効能をもつ。退翳するとともに発汗に働くので，目疾に表証をともなうときに適し，風熱による目赤・多涙・翳障に用いる。

[参　考] 木賊・谷精草は疏風退熱明目に働き，眼科の常用薬である。谷精草は軽浮上行の力が強く，頭面部の風熱を除くので，目疾以外に風熱喉痺・牙痛（歯痛）などにも用いる。木賊は軽浮外散の力が強く，肝胆血分の風熱を疏散し，発汗にも働く。それゆえ，目疾に表邪をともなうときは，両者を配合して使用する。木賊は翳障（結膜炎などによる角膜混濁）に，谷精草は星障（角膜炎による浸潤・小潰瘍で，点状や斑状を呈する）に適している。

[用　量] 3～9g，煎服。

[使用上の注意]

①一般に解表薬としては使用せず，目疾あるいは目疾に風熱表証をともなうときに用いる。

②血虚の目疾には使用しない。

谷精草（こくせいそう）

[処方用名] 谷精草・谷精子・谷精珠・移星草

[基　原] ホシクサ科 Eriocaulaceae のオオホシクサ *Eriocaulon buergerianum* Koern. などの頭状花序をつけた花茎。頭状花序のみを集めたものを谷精子・谷精珠とよぶ。

[性　味] 甘，平

[帰　経] 肝・胃

[効能と応用]

①退翳明目

風熱による角膜の星翳（浸潤・潰瘍などに

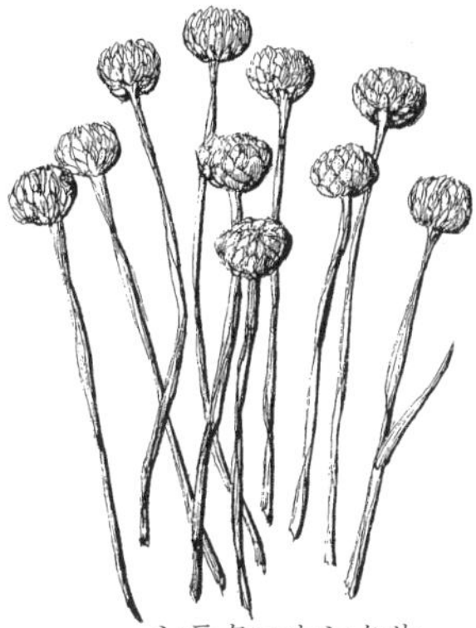

シラタマホシクサ

よる点状・斑状の混濁）・眼痛・羞明などに竜胆草・菊花・決明子・木賊・夏枯草などと用いる。

方剤例　谷精竜胆散

麻疹後の角膜軟化（目翳）にも，猪肝・蛤粉などと使用する。

方剤例　谷精散

②疏散風熱

風熱の頭痛・喉痛・歯痛などに，牛蒡子・荊芥・竜胆草などと用いる。

臨床使用の要点

谷精草は甘平で軽浮上達し，風熱を疏散し明目退翳に働き，眼科の常用薬である。風熱の目疾で腫痛羞明・目翳遮睛するものに適し，去星退翳の効能から「移星草」とよばれる。なお，陽明の分野に上行し，風熱を清散するので，頭風作痛・喉痛・牙痛（歯痛）にも有効である。

［用　量］6～9g，煎服。

夜明砂（やみょうしゃ）

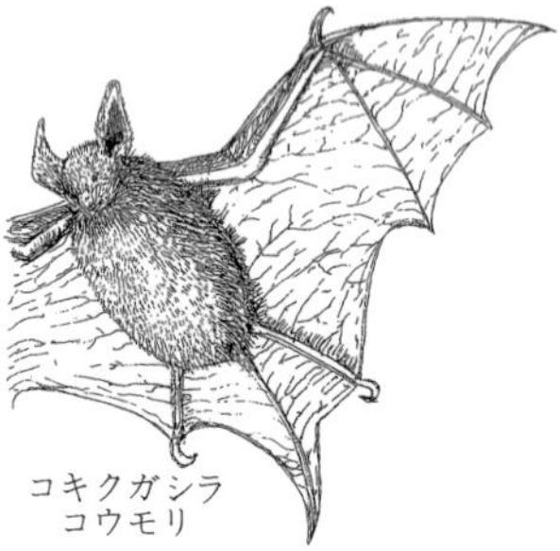

コキクガシラ
コウモリ

［処方用名］夜明砂・天鼠糞（てんそふん）

［基　原］ヒナコウモリ科 Vespertilionidae のトウヨウヒナコウモリ *Vespertilio superans* Thomas などコウモリの仲間の糞便。

［性　味］辛，寒

［帰　経］肝

［効能と応用］

①清肝明目

肝熱による目の充血・結膜下出血（白睛溢血）に，単味の粉末を服用するか黄芩・赤芍・茅根・牡丹皮などと用いる。

夜盲症（雀目）や麻疹後の角膜軟化（目翳）に，猪肝・蒼朮などと使用する。

方剤例　退翳散・決明夜霊散

②散血消積

小児疳積（かんしゃく）（栄養不良症）に，胡黄連・蟾蜍などと用いる。

打撲外傷など瘀血の疼痛に，活血化瘀薬と用いる。

臨床使用の要点

夜明砂は辛寒で肝経血分に入り，辛で血瘀を散じ寒で血熱を清し，清肝・散瘀・明目の効能をもつ。主に肝熱目赤・雀目・青盲（緑内障）・内外翳障などに用い，散血消積の効能により痞積・瘀血作痛にも使用する。

[用　量] 3～9ｇ，煎服。
[使用上の注意] 脾胃虚弱・無瘀熱には禁忌。妊婦には慎重を要する。

熊　胆（ゆうたん）

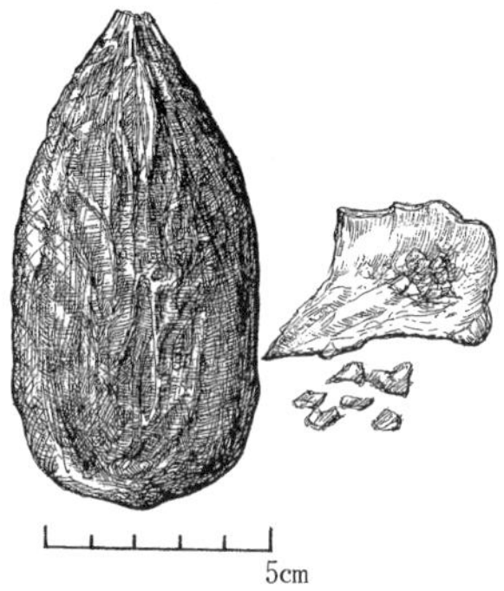

[処方用名] 熊胆・熊の胃
[基　原] クマ科 Ursidae のツキノワグマ *Selenarctos thibetanus* G. Cuvier およびヒグマ *Ursus arctos* L. もしくはその変種の胆汁を乾燥したもの。
[性　味] 苦，寒
[帰　経] 肝・胆・心・胃
[効能と応用]

①清熱明目・祛翳

肝熱による目の充血・腫脹・疼痛・羞明や角膜混濁（翳障）に，単味あるいは竜脳少量と混和した点眼薬を外用する。菊花・黄連などと丸・散にし内服してもよい。

②清熱解毒・殺虫

火毒の腫脹・疼痛や痔核の腫脹・疼痛に，少量を水に溶いて外用する。
風虫による歯痛に，竜脳と水溶して外用する。
湿熱黄疸や胆石に，鬱金・茵蔯蒿などと用いる。

③清熱止痙

熱極生風や子癇の痙攣・ひきつけに，単味を頻回に服用させる。
胃熱の疼痛にも，単味で速効を示す。

臨床使用の要点

熊胆は苦寒で清降し，肝・胆・心の鬱熱を清泄し，明目・止痙・解毒に働くので，肝熱の目赤腫痛・羞明・翳障，火毒の瘡瘍腫痛，熱盛の驚癇・抽搐などに適する。

[用　量] 1～1.5ｇ，丸・散剤として用いる。外用には適量。
[使用上の注意]

①湯剤には使用しない。

②古来から救急の常備薬であったが，産出が少なく非常に高価であり，内服として用いることは少ない。
③実熱がない場合には使用してはならない。
④内服したのち手掌・皮膚などがやや黄色味をおびることがあるが，1～2日で消失する。

第3節　清熱涼血薬（せいねつりょうけつやく）

清熱涼血薬は，血熱妄行による吐血・鼻出血・血便・血尿など多種の出血，血熱の皮下出血（発斑），温熱病の熱入営血の高熱・煩躁・意識障害・舌質が絳などの症候に用いる。

熱邪が営血に入ると陰液を消耗し，口や咽の乾燥・夜間に熱が出て朝に退く・骨蒸潮熱・盗汗など陰虚内熱の症候をともなう。清熱涼血薬には養陰滋液の効能をもつものもあり，標本兼顧の薬物になっている。なお，これらの薬物は陰虚内熱にも使用できる。

清熱涼血薬は血分の熱証に適するので，気分熱をともなった気血両燔では清熱瀉火薬も配合する必要がある。

生地黄（しょうじおう）

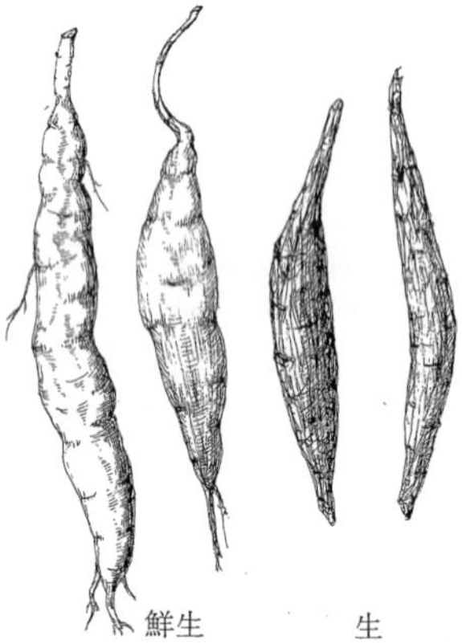

［処方用名］生地黄・大生地・細生地・乾生地・生地・乾地・生地炭・鮮地黄・鮮生地・ジオウ

［基　原］ゴマノハグサ科 Scrophulariaceae の *Rehmannia glutinosa* Libosch. またはその変種のカイケイジオウ var. *hueichingensis* Chao et Schih あるいはアカヤジオウ var. *purpurea* Mak. の肥大根。広西省ではキク科植物の根を生地あるいは土生地として利用するので注意が必要である。

［性　味］甘・苦，寒

［帰　経］心・肝・腎

［効能と応用］

①清熱滋陰

温熱病の熱入営血による夜間の発熱・熱感・口乾・舌質が紅絳などの症候に，玄参・犀角・金銀花などと用いる。

方剤例　清営湯・犀角地黄湯

熱盛傷津による便秘に，玄参・麦門冬などと使用する。

方剤例　増液湯

熱病後期で微熱が続くときあるいは慢性病の陰虚発熱に，青蒿・鼈甲・地骨皮・知母などと用いる。

方剤例　青蒿鼈甲湯・知柏地黄丸・大補陰丸

陰虚の喉痛には，甘草・薄荷・山豆根などと用いる。

②涼血止血

血熱妄行による吐血・鼻出血・血尿・血便・性器出血などに，側柏葉・茜草根などと使用する。

方剤例　四生丸

熱入営血による紫黒色の皮下出血や他の出血に，犀角・牡丹皮・赤芍などと使用する。

方剤例　犀角地黄湯

③生津止渇

熱盛傷津による口乾・口渇・口唇の乾燥・舌質が紅などの症候に，麦門冬・沙参・玉竹などと用いる。

方剤例　益胃湯

消渇証の口渇・多飲に，天門冬・枸杞子・山薬・山茱萸などと使用する。

方剤例　滋膵飲

臨床使用の要点

生地黄は甘寒で質潤し苦で泄熱し，心・肝・腎に入り，滋陰涼血の要薬である。熱病傷陰の舌絳煩渇・便秘尿赤，陰虧血虚の心煩内熱・骨蒸・消渇，陰虚血熱の吐衄下血・発斑発疹などに適する。

［参　考］

①新鮮品を「鮮生地（鮮地黄）」といい，乾燥させたものを「乾生地（乾地黄）」という。いずれも，性味は甘苦・寒で清熱涼血・滋陰生津の効能をもち，温病の熱入営血・熱盛傷陰・血熱妄行などに応用される。ただし，以下のような違いもある。

鮮地黄は，苦味が甘味よりも強く，性が大寒であり，清熱涼血にすぐれているので，熱入営血や血熱妄行に適している。乾地黄は，苦味より甘味が強く，滋陰養血にすぐれているので，陰虚陽亢・血虚化燥に適する。つまり，熱盛の時期には鮮地黄が，後期で傷陰があり余熱の残っている時期には乾地黄がよい。

②炒炭すると止血に働く。

③乾地黄を酒で蒸し日干しにする過程を繰り返した「熟地黄」は，性味が甘・微温に変化し，補血滋陰の効能をもつ。区別して用いなければならない。

④生地黄・犀角は涼血清熱の効能をもち，血分実熱に用いるが，犀角は解毒にすぐれ，生地黄は滋陰にまさっているので，血熱毒盛には犀角が，陰血不足には生地黄が適する。

[用　量] 15～30 g，鮮地黄は倍量，煎服。

[使用上の注意] 脾虚有湿で腹満・泥状便を呈するときは用いてはならない。

牡丹皮（ぼたんぴ）

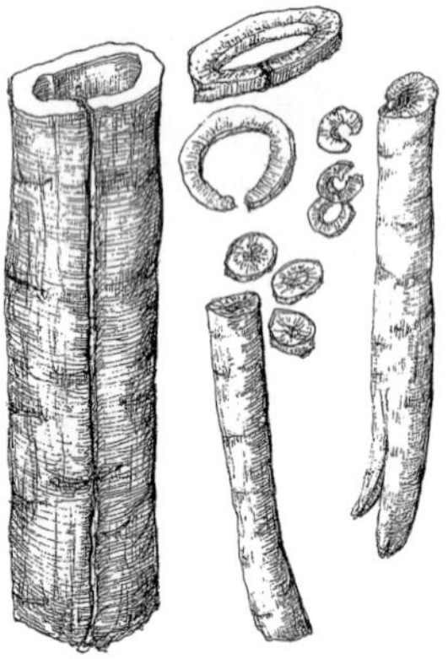

[処方用名] 牡丹皮・丹皮・粉丹皮・酒丹皮・炒丹皮・丹皮炭・ボタンピ

[基　原] ボタン科 Paeoniaceae のボタン *Paeonia moutan* Sims（＝ *P. suffruticosa* Andr.）の根皮。中国産は産地によって名称が異なり，気味がかなり異なる。日本産の芯抜き品が品質もよく安定している。

[性　味] 苦・辛，微寒

[帰　経] 心・肝・腎

[効能と応用]

①清熱涼血

熱入営血の夜間発熱・皮下出血・吐血・鼻出血・舌質が絳などの症候に，犀角・生地黄・赤芍などと用いる。

方剤例　犀角地黄湯

慢性病の陰虚発熱や，熱病の後期で余熱が陰分に伏し夜に微熱が出るときに，青蒿・鼈甲・知母などと用いる。

方剤例　青蒿鼈甲湯・知柏地黄丸・清骨散

血虚による月経前の発熱にも，山梔子・青蒿・地骨皮・熟地黄・白芍などと使用する。

②活血散瘀

瘀血による無月経・月経痛・腹腔内腫瘤などに，桃仁・赤芍・当帰・紅花などと用いる。

方剤例　桂枝茯苓丸・膈下逐瘀湯

打撲外傷による腫脹・疼痛に，赤芍・乳香・没薬などと使用する。

方剤例　牡丹皮散・牛膝散・折衝飲

瘀熱蘊結による腸癰（虫垂炎など）の腹痛・便秘に，大黄・桃仁・冬瓜子などと使用する。

方剤例　大黄牡丹皮湯・腸癰湯

火毒瘡瘍（皮膚化膿症）の腫脹・疼痛にも，金銀花・連翹・紅藤・蒲公英などと用いる。

方剤例　銀花解毒湯

③清肝火

肝鬱化火による熱感・頭痛・目の充血・頬部の紅潮・口が乾く・月経不順などの症候に，山梔子・柴胡・白芍・当帰などと用いる。

方剤例　加味逍遙散・丹皮野菊湯

臨床使用の要点

牡丹皮は苦辛・寒で清芬（せいふん）（清々しい香り）の気を有し，苦寒で血熱を清し辛散で行瘀し，清芬の気で透達する。清熱涼血・止血して瘀滞させず，散瘀活血して妄行させないので，血熱兼瘀滞に常用し，熱入営血の斑疹・血熱吐衄・血滞経閉・損傷瘀血・瘡瘍腫毒などに適する。また，清芬の気により陰分の伏火を清透するので，陰虚発熱・無汗骨蒸や肝鬱火旺にも有効である。

［参　考］

①清熱涼血には生用（粉丹皮・丹皮）し，活血消瘀には酒炒（酒丹皮・炒丹皮）し，止血には炒炭（丹皮炭）して用いる。

②牡丹皮・生地黄は陰虚発熱に用いるが，生地黄は甘寒滋陰し陰を生じることにより退熱するのに対し，牡丹皮は清芬透達して退熱することにより陰を生じさせるという違いがある。

③牡丹皮・桂枝は行瘀の効能をもつが，桂枝は温性で血寒の瘀滞を通じ，牡丹皮は寒性で血熱の瘀滞を通じる。

［用　量］6～12g，煎服。

［使用上の注意］通経活血に働くので，妊婦や月経過多には用いない。

赤　芍（せきしゃく）

［処方用名］赤芍・赤芍薬・京赤芍・シャクヤク

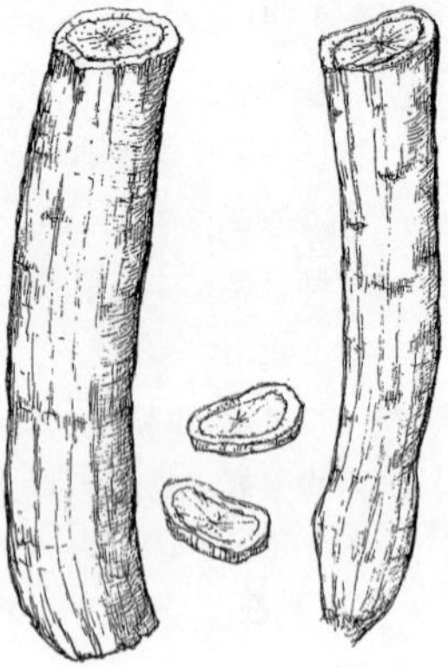

［基　原］ボタン科 Paeoniaceae の *Paeonia veitchii* Lynch.，ベニバナヤマシャクヤク *P. obovata* Maxim.，シャクヤク *P. lactiflora* Pall. の根。

［性　味］苦，微寒

［帰　経］肝

［効能と応用］

①清熱涼血

熱入営血の夜間の発熱・皮下出血・吐血・鼻出血・舌質が絳などの症候に，犀角・生地黄・牡丹皮・玄参などと用いる。

方剤例　犀角地黄湯

血熱妄行による出血に，生地黄・牡丹皮などと使用する。

方剤例　涼血地黄湯

②祛瘀止痛

血瘀による腹腔内腫瘤や産後の瘀滞腹痛に，当帰・川芎・桃仁・紅花などと用いる。

方剤例　桂枝茯苓丸・血府逐瘀湯・桃紅四物湯

血熱による瘀滞で無月経・月経痛などを呈するときには，丹参・桃仁・沢蘭・益母草などと使用する。

打撲損傷による腫痛・疼痛に，乳香・没薬・血竭・当帰・桃仁などと使用する。

方剤例　折衝飲

瘡癰腫毒（皮膚化膿症）の腫脹・疼痛にも，金銀花・連翹・山梔子などと使用する。

方剤例　仙方活命飲

③清肝泄火

肝火による目の充血・腫脹・疼痛に，菊花・夏枯草・決明子・薄荷などと用いる。

方剤例　石決明散

肝鬱化火の脇痛には，柴胡・香附子・青皮・鬱金などと用いる。

臨床使用の要点

赤芍は苦・微寒で，肝経血分に入り，清熱涼血・散瘀止痛・清肝泄火の効能をもち，主に涼血活血に働く。それゆえ，熱入営血の斑疹・血熱吐衄・血瘀の経閉痛経癥瘕・跌打損傷・癰腫瘡瘍・産後の瘀血積聚，あるいは肝鬱化火の目赤脇痛など，血熱・血瘀・肝火による諸症状に使用する。

[参　考]

①芍薬は≪神農本草経≫では赤白の区別がされておらず，宋の≪図経本草≫ではじめて金芍薬（白芍）と木芍薬（赤芍）が分けられた。

陳無己が「白は補にして赤は瀉，白は収にして赤は散」と述べているように，白芍は補益に働き，赤芍は通瀉に働く。

②牡丹皮・赤芍は清熱涼血・活血散瘀の効能をもち併用されることが多い。牡丹皮は涼血除蒸にすぐれ，血分実熱だけでなく陰虚発熱・虚熱骨蒸にも適するのに対し，赤芍は血分実熱だけに用いるほか，活血止痛・清肝火にすぐれているので肝熱目赤・肝鬱脇痛に使用する。

[用　量] 6～15g，煎服。

[使用上の注意]

①血虚で瘀滞をともなわないものや瘡瘍腫毒が自潰したのちは，用いてはならない。

②藜芦に反する。

紫　草（しそう）

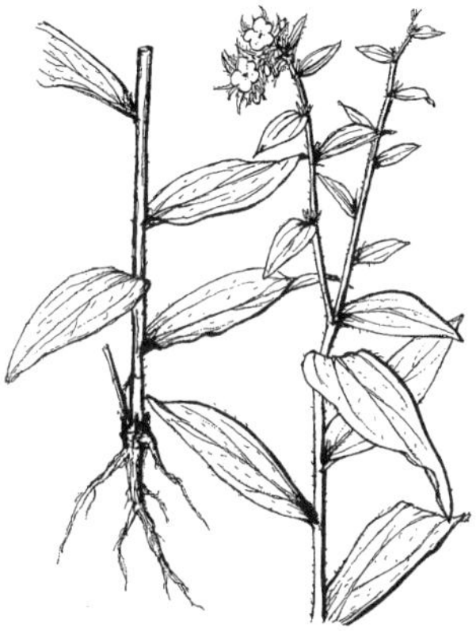

[処方用名] 紫草・紫草根・紫根・老紫草・シコン

[基　原] ムラサキ科 Boraginaceae のムラサキ *Lithospermum erythrorhizon* Sieb. et Zucc. の根。これを硬紫根と称し，別に同科の *Macrotomia euchroma* Pauls. の根を基原とする軟紫根があり同様に用いられるが，正品は硬紫根である。

[性　味] 甘・鹹，寒

[帰　経] 心・肝

[効能と応用]

①涼血活血・解毒透疹

血熱毒盛で斑疹が透出しないときや紫黒色を呈するときに，大青葉・牛蒡子・連翹・蟬退・葛根・赤芍・紅花などと用いる。

方剤例　当帰紅花散・紫草快斑湯

咽痛をともなうときには，牛蒡子・山豆根・甘草などと用いる。

方剤例　紫草消毒飲

麻疹の予防や症状の軽減に，単味を煎服する。

瘡瘍（皮膚化膿症）・潰瘍・湿疹・皮膚炎・熱傷・凍傷・陰部瘙痒症などに，

当帰・白芷・血竭・軽粉などと膏薬にし外用する。

方剤例　生肌玉紅膏・紫雲膏

②利小便滑腸

血熱毒盛による排尿障害・排尿痛や便秘に，清熱解毒薬とともに用いるか単味の粉末を服用する。

臨床使用の要点

紫草は甘寒で清熱し鹹で血分に入り，涼血活血・解毒透疹に働き，兼ねて滑腸利小便する。血熱毒盛で鬱滞したための斑疹の透発不暢や斑疹紫黒で色不紅活，あるいは瘡瘍腫毒に適し，二便秘渋を兼ねるときに最適である。また，熬膏を外敷すると湿瘡潰瘍に有効である。

[用　量] 3～9g，煎服。外用には適量。

[使用上の注意]

①寒滑であり，脾胃虚寒の軟便には用いない。

②斑疹がすでに透発して鮮やかな紅色を呈するときには用いない。

犀　角（さいかく）

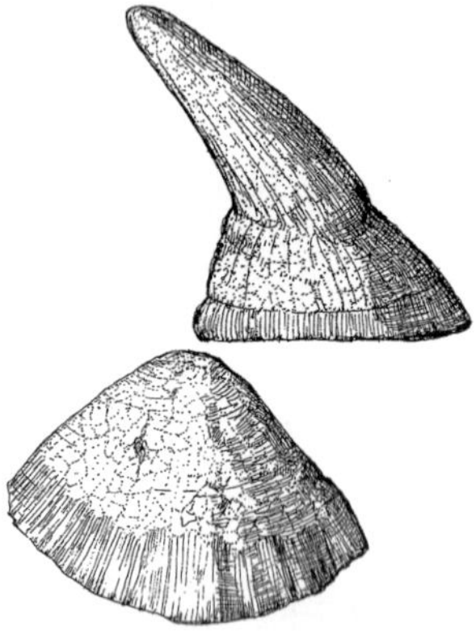

[処方用名] 犀角・犀角粉・犀角片（花）・犀角尖・烏犀尖・広角片・広角粉

[基　原] サイ科 Rhinocerotidae のインドサイ *Rhinoceros unicornis* L.，ジャワサイ *R. sondaicus* Desmarest，スマトラサイ *R. sumatrensis* Cuvier, クロサイ *R. bicornis* L. などの角。前二者に由来するものを烏犀角と称し，後二者のものを水犀角と称する。一般に前者を良品とする。

[性　味] 苦・酸・鹹，寒

[帰　経] 心・肝・胃

[効能と応用]

①清心定驚

熱入営血による夜間の高熱・意識障害・うわごと・舌質が絳などの症候に，黄連・生地黄・玄参・丹参などと用いる。

方剤例　清営湯・清宮湯

邪熱内陥心肝による痙攣・意識障害に，羚羊角・磁石・石膏・麝香などと用いる。

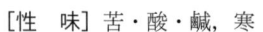

方剤例　紫雪丹・安宮牛黄丸・至宝丹

②涼血解毒

熱入営血・血熱妄行による皮下出血・吐血・鼻出血などに，生地黄・牡丹皮・赤芍などと使用する。

方剤例　犀角地黄湯

気血両燔により高熱・口渇・汗が出る・意識障害・発疹・吐血・鼻出血などを呈するときは，石膏・知母・玄参・大青葉・山梔子などと用いる。

方剤例　化斑湯・犀角大青湯

臨床使用の要点

犀角は苦酸鹹で寒性であり，入営入血し，心・肝・胃三経の血分実熱を清し，清心定驚・涼血解毒に働き，血分熱毒を清解する専薬である。清心定驚の効能により熱病邪盛火熾の高熱神昏・譫語驚狂・小児急驚に，涼血解毒の効能により邪入営血・迫血妄行の吐衄下血・斑疹発黄および熱毒壅盛の瘡癰腫毒に，それぞれ有効である。なお，清香の気を有し清霊で透発し，寒であって阻遏しないため，内熱毒盛で痧疹が透発できないときにもっとも適する。

[参　考]

①犀角は資源が希少になっているため，水牛角や玳瑁で代用することが多い。ただし効力が弱いので，水牛角なら5～10倍を，玳瑁なら10～15 gを用いなければならない。

②犀角・石膏は清熱の要薬であるが，犀角は血分実熱を石膏は気分実熱を清解するので，外感熱病で気血両燔のときに併用すると効果が著しい。

[用　量] 1.5～6 g，磨汁か銼末（ヤスリですったもの）を冲服する。

[使用上の注意]

①熱入営血でないときは，安易に用いるべきでない。

②妊婦には慎重に用いる。

③川烏頭・草烏頭を畏る。

白頭翁（はくとうおう）

[処方用名] 白頭翁

[基　原] キンポウゲ科 Ranunculaceae のヒロハオキナグサ *Pulsatilla chinensis* Regel の根。異物同名品が多い生薬で，キンポウゲ科以外にもキク科やバラ科植物に由来するものがあり，使用には注意が必要である。

[性　味] 苦，寒

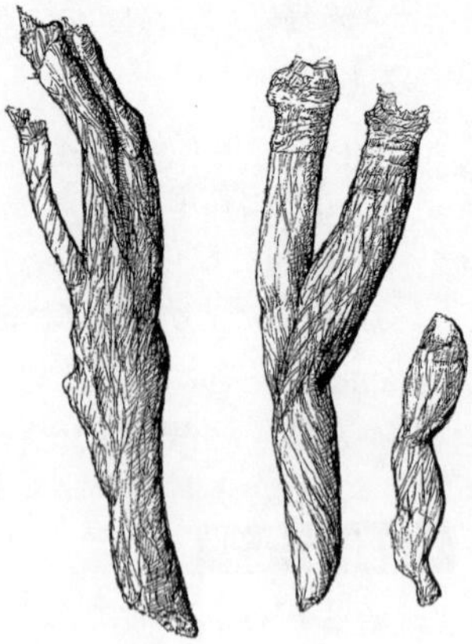

［帰　経］胃・大腸

［効能と応用］

①清熱解毒・涼血止痢

湿熱や熱毒による痢疾（細菌性下痢・アメーバ赤痢など）で下痢・粘血便・腹痛・テネスムス・発熱などを呈するときに，黄連・黄柏・秦皮などと用いる。

方剤例　白頭翁湯

痢疾で血虚をともなったときや産後の下痢には，阿膠・甘草などを配合する。

方剤例　白頭翁加甘草阿膠湯

トリコモナス性膣炎には，苦参と煎汁にし外洗すると有効である。

臨床使用の要点

白頭翁は苦寒泄降し，血分に入って腸胃の熱毒蘊結を除き，清熱解毒涼血に働く。熱毒下痢の要薬であり，アメーバ赤痢・痢疾に著効を示す。

［用　量］9～15g，煎服。外用には適量。

［使用上の注意］

①慢性の下痢で正気が虚した場合には用いないほうがよい。必要であれば，党参・白朮などの益気健脾薬と用いる。

②虚寒の下痢には禁忌である。

茅　根（ぼうこん）

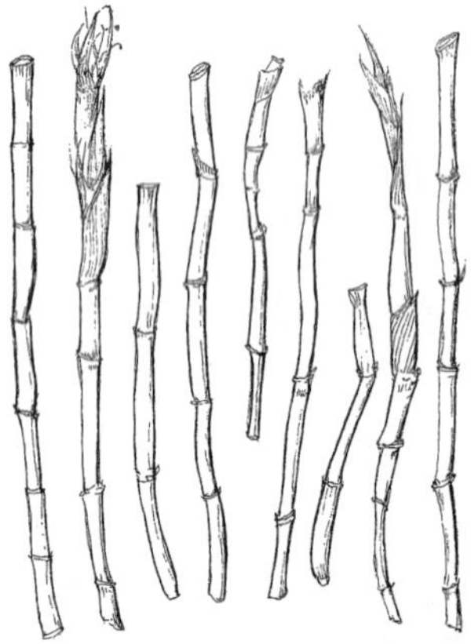

［処方用名］茅根・白茅根・鮮茅根・乾茅根・ボウコン

［基　原］イネ科 Gramineae のチガヤ *Imperata cylindrica* Beauv. var. *koenigii* Durand et Schinz の根茎。

［性　味］甘，寒

［帰　経］心・肺・胃・膀胱

［効能と応用］

①清熱涼血・止血

血熱妄行の吐血・鼻出血・血尿などに，

単味であるいは蒲黄・小薊・旱蓮草・藕節・側柏葉・山梔子・牡丹皮・生地黄などと用いる。

方剤例　十灰散・茅根湯

②清熱生津

熱病傷津による口渇や，胃熱の口渇・悪心・嘔吐・吃逆などに，芦根・石膏・生地黄・天花粉・葛根などと用いる。

方剤例　茅葛湯

麻疹の発疹期や回復期の高熱・口渇・咳嗽に，単味であるいは芦根などと使用する。

③利水消腫

湿熱による黄疸・水腫（急性腎炎など）や，熱淋の排尿痛・排尿困難などに，単味であるいは玉米鬚・車前子・赤小豆・西瓜皮・瞿麦・滑石・冬葵子・淡竹葉・黄芩・冬瓜子などと用いる。

方剤例　瞿麦湯

臨床使用の要点

茅根は甘寒で，心・肺・胃の熱を清して涼血生津し，さらに膀胱に入り利水することにより導熱下行する。心経の血分に入って清熱涼血・止血し，血熱妄行による多種の出血，とくに血尿に奏効する。肺・胃経に入って泄火降逆・生津止渇し，熱病の煩熱口渇および胃火の噦逆嘔吐・肺熱の気逆喘咳に有効である。膀胱経に入り甘寒滲泄して利水通淋に働き，熱結の水腫を清泄し湿熱黄疸を清利する。甘で膩でなく，寒で胃を傷らず，利して陰を傷らないので，熱証兼陰津不足にもっとも適する。

[参　考] 茅根・芦根は生津止渇・清胃止嘔に働くが，芦根は気分に入って清熱降火し気分の熱邪を清透するのに対し，茅根は血分に入って清熱涼血する。

[用　量] 9～30g，新鮮品は30～60g，煎服。

[使用上の注意]

①作用が緩和であるから，多量に使用する必要がある。

②虚寒には禁忌。

[附] 白茅花（びゃくぼうか）

チガヤの花。

[性　味] 甘，涼

[帰　経] 心・肺・胃

［効能と応用］涼血止血にのみ働き，血熱の吐血・鼻出血・歯齦出血などに用いる。
［用　量］3～6g，煎服。

第4節　清熱燥湿薬（せいねつそうしつやく）

清熱燥湿薬の性味は苦寒が多く，苦で燥湿し寒で清熱し，湿熱内蘊・湿邪化熱による熱感・口が苦い・尿が濃く少ない・下痢・腹痛・黄疸・関節の腫脹疼痛などの症候に適する。

なお，本節の黄連・黄芩・黄柏・竜胆草などは，清熱瀉火・清熱解毒の常用薬でもあり，相互に参照されたい。

清熱燥湿薬は苦燥で傷陰敗胃しやすいので，一般に津液虚損や脾胃虚弱には使用しないが，必要があれば滋陰生津や益胃の薬物とともに用いる。

黄　芩（おうごん）

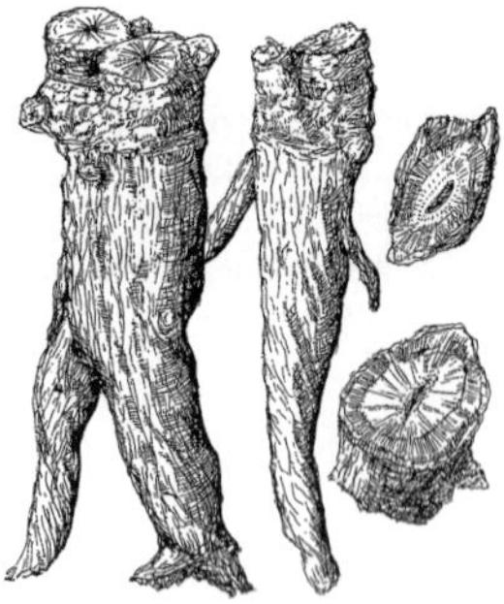

［処方用名］黄芩・淡黄芩・淡芩・子芩・枝芩・尖芩・条芩・枯芩・片芩・炒黄芩・酒芩・酒黄芩・酒炒黄芩・黄芩炭・オウゴン
［基　原］シソ科 Labiatae のコガネバナ *Scutellaria baicalensis* Georgi の周皮を除いた根。内部が充実し，細い円錐形をしたものを条芩，枝芩，尖芩などと称し，老根で内部が黒く空洞になったものを枯芩，さらに片状に割れたものを片芩と称する。
［性　味］苦，寒
［帰　経］肺・大腸・小腸・脾・胆
［効能と応用］

①清熱燥湿

湿温・暑温初期の湿熱鬱阻気機による胸苦しい・腹が脹る・悪心・嘔吐・尿が濃いなどの症候に用いる。

湿が熱より重いときは，滑石・白豆蔻・通草などと使用する。

方剤例　黄芩滑石湯

熱が湿より重いときは，茵蔯・木通・連翹などと使用する。

方剤例　甘露消毒丹

湿熱中阻の痞え・腹満・嘔吐には，黄連・乾姜・半夏などと用いる。

方剤例　半夏瀉心湯

大腸湿熱の下痢・裏急後重などの症候には，白芍・葛根などと用いる。

方剤例　黄芩湯・葛根黄芩黄連湯

湿熱黄疸には，茵蔯・山梔子・柴胡などの補助として使用する。

②清熱瀉火・解毒・涼血

肺熱の咳嗽・呼吸促迫・黄痰などの症候には，桑白皮・知母・麦門冬などと用いる。

方剤例　清肺湯

上焦火熱による高熱・口渇・咽痛・煩躁などの症候には，薄荷・連翹・山梔子・竹葉などと使用する。

方剤例　涼膈散

上焦火盛による咽喉の腫脹・疼痛や火毒による皮膚化膿症（瘡瘍）には，金銀花・連翹・牛蒡子・玄参などと用いる。

血熱妄行の鼻出血・吐血などには，大黄・黄連・山梔子などと使用する。

方剤例　黄連解毒湯・三黄瀉心湯

③清熱安胎

妊娠中の蘊熱による下腹痛(胎動不安)に，当帰・白芍・白朮などと使用する。

方剤例　当帰散

臨床使用の要点

黄芩は苦寒で，苦で燥湿し寒で清熱し，肺・大腸・小腸・脾・胆経の湿熱を清利し，とくに肺・大腸の火の清泄に長じ肌表を行り，安胎にも働く。それゆえ，熱病の煩熱不退・肺熱咳嗽・湿熱の痞満・瀉痢腹痛・黄疸・懐胎蘊熱の胎動不安などに常用する。また，瀉火解毒の効能をもつので，熱積による吐衄下血あるいは癰疽疔瘡・目赤腫痛にも有効である。とくに上中二焦の湿熱火邪に適している。

［参　考］

①黄芩には，枯芩（片芩，中空の古い根）と条芩（子芩・枝芩・尖根，若い充実した根）の区別があり，枯芩は軽くて上達し肺火を清し，条芩は重くて下達し大腸の火を清する。現在では区別せずに使用している。

②生用（黄芩・淡黄芩）すると清熱瀉火に，炒用（炒黄芩）すると寒性が減っ

て安胎に，酒炒（酒炒黄芩・酒芩）すると上焦の清熱に，炒炭（黄芩炭）すると止血に，それぞれ働く。

③黄芩は他薬配合によってさまざまな効能を示す。柴胡と往来寒熱を除き，白芍と下痢を止め，桑白皮と肺火を泄し，白朮と安胎に働き，山梔子と胸膈火熱を除き，荊芥・防風と肌表の熱を清解する。

［用　量］3～12g，煎服。

［使用上の注意］

①苦寒で脾胃を損傷しやすいので，実熱以外に使用してはならない。

②脾胃虚寒には禁忌である。

黄　連（おうれん）

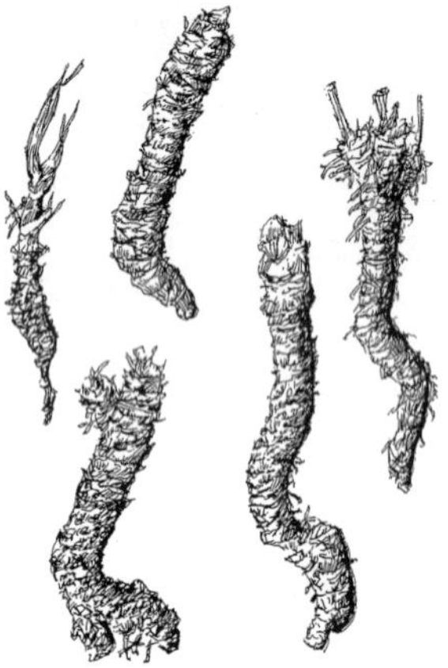

［処方用名］黄連・川連・雅連・川黄連・川雅連・小川連・炒黄連・姜連・姜川連・酒連・酒炒川連・萸連・萸黄連・オウレン

［基　原］キンポウゲ科 Ranunculaceae のオウレン *Coptis japonica* Mak.，およびその他同属植物の根をほとんど除いた根茎。以上は日本産である。中国産は同属の *C. chinensis* F.（川連・味連），*C. deltoidea* C. Y. Cheng et Hsiao（雅連・峨眉連），*C. omeiensis* C.Y. Cheng（野黄連・鳳眉連），*C. teetoides* C. Y. Cheng（雲連）などに由来する。

［性　味］苦，寒

［帰　経］心・脾・胃・肝・胆・大腸

［効能と応用］

①清熱燥湿

大腸湿熱の下痢・裏急後重に，単味であるいは木香・黄芩・葛根などと用いる。

方剤例　香連丸・芍薬湯・葛根黄芩黄連湯

腸胃湿熱による上腹部の痞え・腹満・嘔吐・悪心・下痢などの症候に，黄芩・半夏・木香・厚朴などと用いる。

方剤例　半夏瀉心湯・枳実消痞丸・木香檳榔丸

湿熱彌漫三焦の潮熱・胸苦しい・口渇・悪心・嘔吐・下痢・尿量が少ない・舌苔が灰垢などの症候に，杏仁・滑石・半夏・厚朴などと使用する。

方剤例　杏仁滑石湯

②清熱瀉火

熱入心包の高熱・意識障害・うわごと・煩躁などの症候に，牛黄・犀角・鬱金などと使用する。

方剤例　牛黄清心丸・安宮牛黄丸・清営湯

火盛迫血妄行による吐血・鼻出血などには，大黄・黄芩・赤芍・生地黄などと使用する。

方剤例　三黄瀉心湯

心火上炎の焦躁感・不眠・口内炎などの症候には，山梔子・黄芩・大黄・朱砂・生地黄などと使用する。

方剤例　朱砂安神丸

陰血不足をともなうときは，阿膠・白芍・鶏子黄などを配合する。

方剤例　黄連阿膠湯

胃火熾盛の消穀善飢（食べても飢餓感がある）・歯齦出血・歯痛などがみられるときは，知母・天花粉・升麻などと用いる。

方剤例　清胃散

肝火胃犯による胃痛・嘔吐・呑酸には，呉茱萸・蘇葉などと用いる。

方剤例　左金丸

肝火上炎による目の充血・腫脹・疼痛・羞明・流涙などの症候には，黄芩・竜胆草・山梔子・菊花・連翹などと使用する。

方剤例　当帰竜薈丸

胸中積熱・腸中有寒の寒熱不調による腹痛・嘔吐にほ，乾姜・桂枝・半夏などと使用する。

方剤例　黄連湯

③清熱解毒

熱毒による高熱・煩躁・目の充血・腫痛・咽喉腫痛・皮下出血・嘔吐などの症候や癰腫瘡毒（皮膚化膿症）に，黄芩・山梔子・金銀花・連翹・板藍根・升麻などと用いる。

方剤例　黄連解毒湯・普済消毒飲・清瘟敗毒飲

火毒による目の充血・腫脹・疼痛に，単味の煎汁を点眼する。また，耳内の癤や中耳炎に，明礬と外用する。

臨床使用の要点

黄連は大苦大寒で，寒で清熱し苦で燥湿し，心・胃・肝・胆の実火を清瀉し，胃腸積滞の湿熱を除き，清心除煩・消痞・止痢に働き，湿火鬱結に対する主薬である。それゆえ，心火熾盛の煩熱神昏・心煩不眠，肝胆火昇の目赤腫痛・羞明流涙，胃熱の清穀善飢，腸胃湿熱の痞満嘔吐・腹痛泄瀉などの要薬である。また，清熱泄火・解毒にも働くので，疔毒癰腫・口舌潰瘍・湿瘡瘙痒および迫血妄行の吐血衄血（じくけつ）にも有効である。

［参　考］清心火・清大腸熱には生用する。炒して用いる（炒黄連）と寒性が弱まる。清肝胆火には呉茱萸の煎汁で炒し（萸黄連），上焦の清熱には酒で炒し（酒炒黄連），胃火の嘔悪に対しては姜汁で炒す（姜黄連）と，それぞれ効果が強まる。

［用　量］1.5～6g，煎服。粉末を呑服するときは，1回1～1.5g。

［使用上の注意］苦寒であるから，多量を用いると胃を損傷する。炒製すると苦寒の性質は弱まるが，やはり敗胃の性質があるので，湿熱・実火でないものや脾胃虚寒には用いてはならない。

黄　柏（おうばく）

［処方用名］黄柏・黄蘗・川黄柏・川柏・塩水炒黄柏・塩黄柏・オウバク

［基　原］ミカン科 Rutaceae のキハダ *Phellodendron amurense* Rupr. またはその他同属植物の周皮を除いた樹皮。南方に産するものほど樹皮が厚く，良品とされる。

［性　味］苦，寒

［帰　経］腎・胆・膀胱

［効能と応用］

①清熱燥湿

湿熱の黄疸に，山梔子・茵蔯などと使用する。

方剤例　梔子柏皮湯

大腸湿熱の下痢・裏急後重・膿血便などには，白頭翁・黄連・秦皮などと用いる。

方剤例　白頭翁湯

湿熱による黄色で醒臭のある帯下に，芡実・車前子・白果などと使用する。

方剤例　易黄湯

膀胱湿熱の尿意促迫・排尿痛・尿の混濁などの症候には，山梔子・車前子などと用いる。

湿熱蘊結による下肢の腫脹・熱感・疼痛には，蒼朮・牛膝などと用いる。

方剤例　二妙散・三妙散

②清熱瀉火（瀉相火）

陰虚火旺の骨蒸潮熱・遺精・盗汗などには，知母・生地黄などと用いる。

方剤例　知柏地黄丸・大補陰丸

③清熱解毒

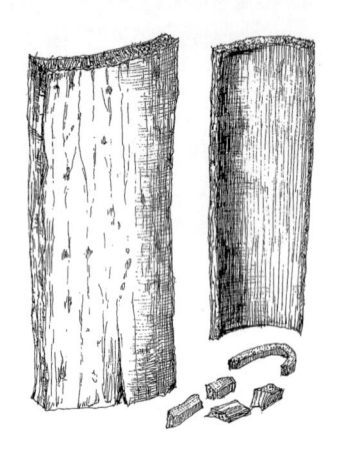

熱毒の皮膚化膿症（癰腫瘡毒）・口内炎・痔核や熱傷などに，黄芩・黄連・山梔子などと用いる。

方剤例　黄連解毒湯

湿疹の瘙痒には，苦参・白鮮皮・蛇床子などと用いる。

臨床使用の要点

黄柏は苦寒で沈降し，清熱燥湿・解毒療瘡に働き，腎経相火を瀉し下焦の湿熱を清泄する効能にすぐれている。湿熱蘊結による黄疸・尿閉・淋濁・帯下・熱痢・泄瀉・便血・痔漏・足膝腫痛，および陰虚火旺の骨蒸労熱・盗汗遺精・癰腫瘡毒・湿瘡瘙痒などに用いる。

[参　考]

①生用すると降火の力が強く，塩水で炒す（塩黄柏）と寒性が弱まって清虚熱・瀉腎火の効能が増す。

②黄柏が陰虚火旺に有効なのは，「瀉をもって補となす」で，相火を瀉すことによりさらに傷陰するのを防ぐからであり，滋陰の効能を備えているのではない。

③黄芩・黄連・黄柏は，著明な苦寒瀉火燥湿薬で効能が類似しており，相互によく配合して用いる。黄芩は瀉肺火して解肌熱に，黄連は瀉心火して除煩熱に，黄柏は瀉腎火して清湿熱に働くので，「黄芩は上焦を治し，黄連は中焦を治し，黄柏は下焦を治す」といわれる。

[用　量] 3～9g，煎服。外用には適量。

[使用上の注意]

①苦寒で傷陰・敗胃しやすいので，火旺や胃強でなければ用いてはならない。

②脾胃虚寒には禁忌。

竜胆草（りゅうたんそう）

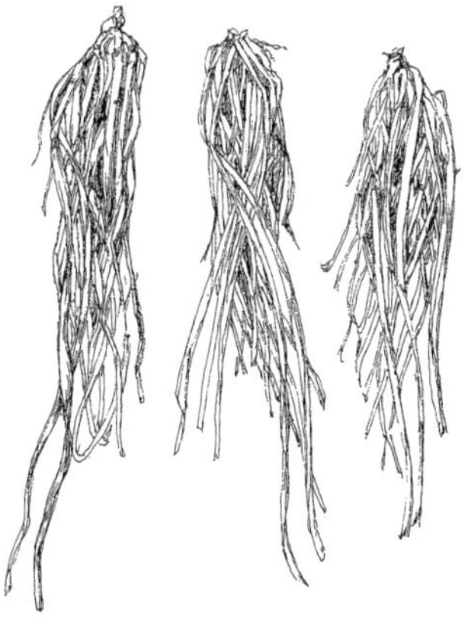

[処方用名] 竜胆草・胆草・竜胆・リュウタン

[基　原] リンドウ科 Gentianaceae のリンドウ *Gentiana scabra* B. またはその他同属植物の地下部。

[性　味] 苦，寒

[帰　経] 肝・胆・膀胱

[効能と応用]

①清熱燥湿

肝胆湿熱の黄疸に，茵蔯・鬱金・黄柏・

苦参などと用いる。

方剤例　竜胆苦参湯

肝経湿熱下注の排尿痛・排尿困難・尿の混濁・陰部の腫脹や瘙痒・帯下などの症候に，山梔子・黄芩・車前子・木通・滑石などと使用する。

方剤例　竜胆瀉肝湯

②瀉肝降火

肝胆実火による目の充血腫痛・胸脇部の刺痛・陰嚢の腫脹疼痛・急性難聴・耳の腫痛などに，黄芩・山梔子・大黄などと用いる。

方剤例　竜胆瀉肝湯

肝熱生風の高熱・痙攣などに，牛黄・釣藤鈎・石決明・芦薈などと使用する。

方剤例　涼驚丸・当帰竜薈丸

臨床使用の要点

竜胆草は大苦大寒で沈降し，清熱燥湿・瀉肝降火に働き，主に肝胆実火を清瀉し下焦の湿熱を除く。それゆえ，肝胆実火上逆の目赤頭暈・耳腫耳聾・口苦脇痛・咽喉腫痛・急驚抽搐，湿熱黄疸・湿熱瘡毒，下焦湿熱の陰嚢湿腫・陰痒帯下などに有効である。

[用　量] 3～6g，煎服。

[使用上の注意]

①苦寒敗胃するので，大量服用や長期服用してはならない。

②脾胃虚寒には禁忌。

苦　参（くじん）

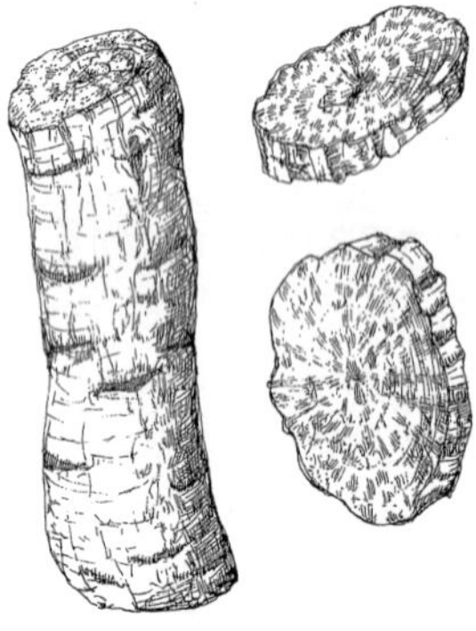

[処方用名] 苦参・苦参片・クジン

[基　原] マメ科 Leguminosae のクララ *Sophora flavescens* Ait. の根。

[性　味] 苦，寒

[帰　経] 心・脾・大腸・小腸・肝・腎

[効能と応用]

①清熱燥湿

大腸湿熱の下痢・裏急後重に，黄芩・馬歯莧・葛根・木香などと用いる。

方剤例　香参丸・治痢散

血便・痔出血には，地楡・槐角・生地黄などと使用する。

方剤例　苦参地黄丸

湿熱の黄疸には，竜胆草・山梔子・茵蔯などと用いる。

方剤例　竜胆苦参湯

②殺虫止痒

疥癬・湿疹などの瘙痒に，単味であるいは白鮮皮・蛇床子などと用いる。

湿熱による帯下・陰部瘙痒にも，黄芩・白頭翁・蛇床子などと内服・外用する。

方剤例　三物黄芩湯・治陰道滴虫方

③その他

通利小便の効能をもつので，湿熱による小便不利に用いる。

方剤例　当帰貝母苦参丸

臨床使用の要点

苦参は苦寒で沈降下行し，清熱燥湿・祛風殺虫ならびに通利小便に働くので，下痢・痔疾・湿熱瘡毒・疥癬麻風・湿熱黄疸などに有効である。湿疹瘡毒・女性の陰部瘙痒など皮膚疾患に内服・外用することが多いが，外洗するか丸剤に入れるのがよい。

[参　考] 苦参は，清熱止痢の効能は黄連に，下焦湿熱を除く効能は竜胆草・黄柏に似るが，さらに利小便・殺虫の効能をもち，皮膚疾患によく奏効するのが特長である。

[用　量] 3～9g，煎服。外用には適量。

[使用上の注意] 脾胃虚寒には禁忌。

白鮮皮（はくせんぴ）

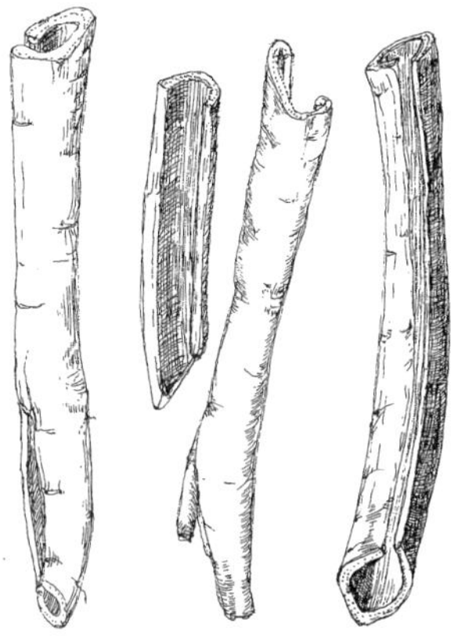

[処方用名] 白鮮皮・白蘚皮

[基　原] ミカン科 Rutaceae のハクセン *Dictamnus dasycarpus* Turcz. の根皮。

[性　味] 苦，寒

[帰　経] 脾・胃・膀胱・小腸

[効能と応用]

①清熱燥湿・祛風止痒

湿熱蘊結による湿疹・疥癬・瘙痒・びらん・滲出などに，苦参・蟬退・地膚子・防風などと用いる。

方剤例　急性湿疹湯・慢性湿疹湯

湿熱による帯下・陰部瘙痒には，苦参・蛇床子などを配合した煎湯を外用する。湿熱黄疸には，茵蔯などと使用する。

方剤例　白鮮皮湯

風湿熱痺には，蒼朮・黄柏・防已・牛膝などと使用する。

臨床使用の要点

白鮮皮は苦寒で，苦で燥湿し寒で清熱し，肌肉に走って除湿祛風し，兼ねて利小便により湿熱を排出するので，湿熱痒瘡の常用薬である。湿熱瘡毒および風疹・疥癬に多用し，湿熱黄疸・湿熱痺痛にはあまり用いない。

[参　考] 白鮮皮と苦参は清熱燥湿・止痒・利小便に働くが，苦参の効能が勝っている。

[用　量] 3～9g，煎服。外用には適量。

秦　皮（しんぴ）

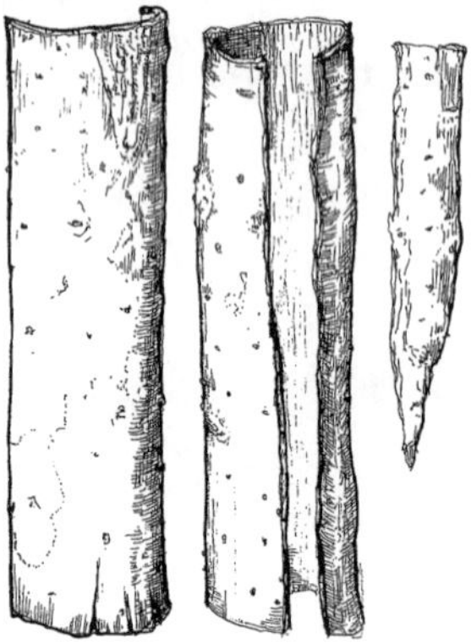

[処方用名] 秦皮・北秦皮・梣皮

[基　原] モクセイ科 Oleaceae のトネリコ属植物 *Fraxinus rhynchophylla* Hance, *F. bungeana* DC., *F. paxiana* Lingelsh. などの樹皮。以上が歴代の本草書における秦皮。異物同名品としてクルミ科のヒメグルミ *Juglans mandshurica* Maxim. に由来するものがあり，正しくない。

[性　味] 苦・渋，寒

[帰　経] 肝・胆・大腸

[効能と応用]

①清熱燥湿・渋腸止痢

大腸湿熱の下痢・裏急後重に，白頭翁・黄連などと用いる。

方剤例　白頭翁湯

湿熱の帯下には，黄柏・椿根白皮・蛇床子などと使用する。

②清肝明目

肝熱による目の充血・腫脹や角膜混濁などに，単味の煎汁で洗眼するか竹葉・黄連などと煎服する。

③その他

祛風湿の効能もあり，風湿痺痛にも用いる。

臨床使用の要点

秦皮は苦寒で渋性を帯び，清熱燥湿に収斂を兼ね，かつ肝胆火熱を清泄するので，熱痢下重・目赤腫痛を主治する。先人は風湿痺にも有効であるとしている。

[用　量] 3～9g，煎服。外用には適量。

[使用上の注意] 苦寒傷胃するので，胃虚食少には用いない。

馬尾連（ばびれん）

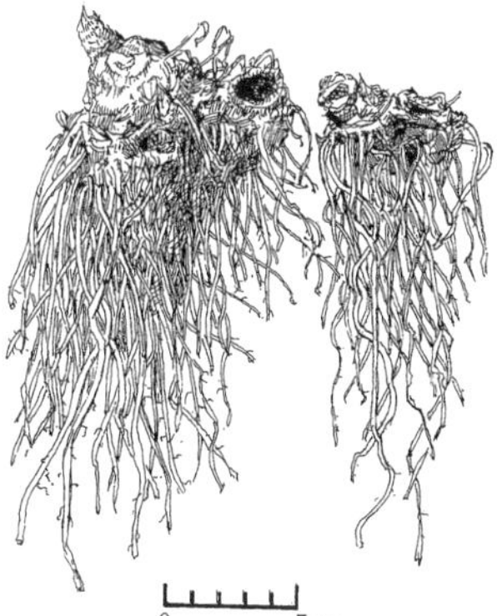

[処方用名] 馬尾連・馬尾黄連・唐松草

[基　原] キンポウゲ科 Ranunculaceae のカラマツソウ属植物 *Thalictrum foliolosum* DC., *T. baicalense* Turcz. などの地下部。

[性　味] 苦，寒

[帰　経] 心・肺・大腸

[効能と応用]

①清熱燥湿

大腸湿熱の下痢・腹痛・裏急後重に，葛根・黄芩・馬歯莧などと用いる。

湿熱の黄疸に，茵蔯・虎杖・金銭草などと使用する。

②瀉火解毒

熱病の煩躁に，竹葉・香豉・山梔子などと用いる。

癰瘡熱毒（皮膚化膿症）や目の充血・腫脹・疼痛に，蒲公英・野菊花・穿心蓮などと使用する。

臨床使用の要点

馬尾連は苦寒で，苦で燥湿し寒で瀉火解毒し，清熱燥湿・瀉火解毒の効能をもつ。湿熱瀉痢・黄疸および熱病煩躁・癰瘡火毒・目赤腫痛などに有効である。

[参　考] 黄連に類似した清熱燥湿・瀉火解毒の効能をもつので，よく黄連の代用品として用いられる。

[用　量] 根は9～15g，全草は15～30g，煎服。外用には適量。

第5節　清熱解毒薬（せいねつげどくやく）

清熱解毒薬は，清火熱・消腫毒の効能をもち，火熱壅盛による発赤・腫脹・疼痛・熱感などの癰瘍腫毒（化膿性炎症）を呈する熱毒・火毒に使用する。

熱毒が存在する臓腑・経絡・部位などの違いにより，瘡癰（膿瘍）・瘰腫・斑疹・丹毒・急性熱病・咽喉腫痛・膿血下痢などさまざまな症候がみられ，それぞれに適した薬物を選択する必要がある。さらに，熱毒が血分にあれば清熱涼血薬を，火熱熾盛であれば清熱瀉火薬を，挟湿していれば清熱燥湿薬を，陰虚をともなえば滋陰薬を，それぞれ配合すべきである。

陰証・寒証を呈する瘡瘍・喉痺・痢疾などには用いない。

金銀花（きんぎんか）

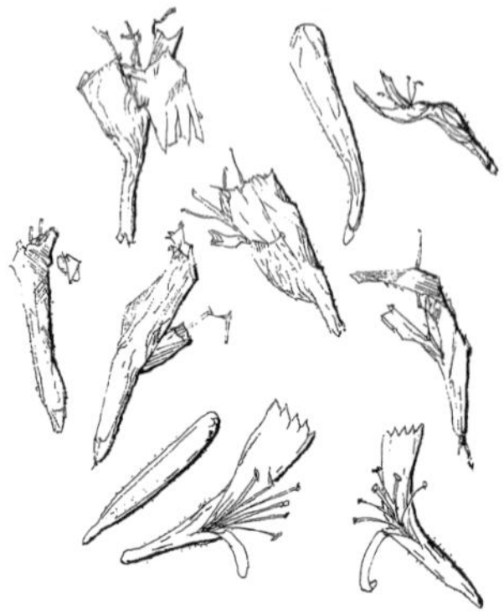

［処方用名］金銀花・銀花・双花・二花・二宝花・忍冬花・銀花炭・キンギンカ

［基　原］スイカズラ科 Caprifoliaceae のスイカズラ *Lonicera japonica* Thunb. またはその他同属植物の花蕾。

［性　味］甘，寒

［帰　経］肺・胃・心

［効能と応用］

①清熱解毒

熱毒による瘡癰（皮膚化膿症）・咽喉の腫脹疼痛などに，連翹・紫花地丁・蒲公英・野菊花・山豆根・薄荷などと用いる。

方剤例　銀花解毒湯・五味消毒飲

腫脹・疼痛が強くて消散・潰破を早めたいときは，穿山甲・皂角などを配合する。

方剤例　仙方活命飲

腸癰には，地楡・黄芩・玄参などと用いる。

方剤例　清腸飲

②涼血止痢

熱毒の下痢で膿血便や血便を呈するときに，黄芩・白芍などと使用するか，単味を濃煎して服用する。

③疏散風熱

外感風熱か温病初期の発熱・微悪風寒・発疹などに，荊芥・香豉・薄荷などと用いる。

方剤例　銀翹散

臨床使用の要点

金銀花は甘寒で清芬の気を有し，甘寒で清熱して傷胃せず，芳香で透達し肺経風熱を宣散し，心胃の熱毒を清解し，散熱解毒の良薬である。散熱の効能により外感風熱や熱病初期の発熱・微悪寒に，清熱解毒の効能により瘡癰腫毒・斑疹咽痛・熱毒血痢に常用する要薬になっている。

［参　考］

①生用すると疏散風熱・清熱解毒に，炒炭（銀花炭）すると血分に入り涼血止痢に働く。

②「金銀花露」は，新鮮な金銀花に水を加えて蒸留したものであり，解暑清熱の効能をもつ。

［用　量］９～15g，熱毒熾盛には30～60g，煎服。

［附］忍冬藤（にんどうとう）

スイカズラの茎葉。金銀藤・銀花藤ともいう。

［性　味］［帰　経］金銀花と同じ。

［効能と応用］金銀花と同じく清熱解毒・疏散風熱の効能をもつほか，経絡風熱を清し止痛に働くので，癰腫瘡毒・咽喉腫痛および関節の紅腫熱病・風熱痺痛など経絡不利に使用する。

［用　量］９～15g，熱盛毒重には30～60g，煎服。

連　翹（れんぎょう）

［処方用名］連翹・青連翹・青翹・老翹・黄翹・連翹殻・連翹心・レンギョウ

［基　原］モクセイ科 Oleaceae のレンギョウ *Forsythia suspensa* Vahl. などの果実。韓国産はチョウセンレンギョウ *F. koreana* Nakai で，同様に利用する。

［性　味］苦，微寒

［帰　経］心・小腸

［効能と応用］

①清熱解毒・清心瀉火

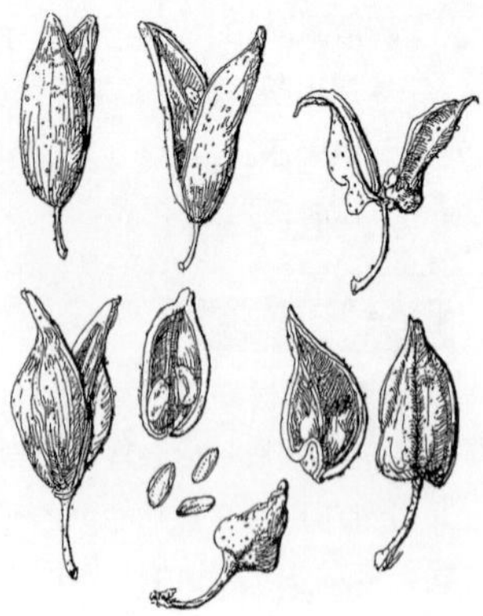

外感風熱や温病初期の発熱・微悪風寒・発疹などの症候に，金銀花・薄荷などと用いる。

方剤例　銀翹散・桑菊飲

熱入営分の夜間発熱・不眠・舌質が絳・脈が細数などの症候に，犀角・生地黄・玄参などと用いる。

方剤例　清営湯

熱入心包の高熱・意識障害・うわごとには，連翹心に犀角・蓮心・麦門冬心・竹葉巻心などを配合して使用する。

方剤例　清宮湯

②消癧散結

瘡瘍（皮膚化膿症）・丹毒に，金銀花・蒲公英・野菊花などと用いる。

方剤例　清上防風湯・連翹消毒飲・連翹解毒湯

瘰癧（リンパ節腫など）には，玄参・夏枯草などと使用する。

方剤例　連翹湯

③清熱利小便

熱結の尿閉や排尿困難・排尿痛に，赤小豆・車前子・竹葉・木通などと用いる。

方剤例　麻黄連翹赤小豆湯

臨床使用の要点

連翹は苦寒で軽清上浮し，苦で瀉火し寒で清熱し，表裏を透達し，清心瀉火と上焦の熱の解散に長じている。それゆえ，外感風熱・温邪発熱・発斑発疹や外感熱病の煩熱神昏に常用する。また，清心火するとともに気血を宣暢して血積気聚を消散し，瀉火解毒・消腫散結の効能をもち，癰瘍腫毒・瘰癧結核に有効であり，瘡家の要薬になっている。このほか，清熱利小便にも働くので，熱結尿閉や熱淋の小便不利に用いる。

連翹心は清瀉心火に長じ，邪入心包の煩熱神昏に対する良薬である。

［参　考］

①果実が熟しはじめた時期に採取したものが「青連翹（青翹）」で，熟したのちに採取したものが「老翹（黄翹）」である。種子を「連翹心」，果実を「連翹殻」という。

②連翹・金銀花は清熱解毒・涼散上焦風熱の効能をもち，火毒瘡瘍・外感熱病に用いる。金銀花は甘寒で胃を傷らず清解表熱に偏し，炒炭すると清熱止痢

に働く。連翹は苦寒で胸膈裏熱の清解に偏し，過服すると傷胃し，消腫散結・利小便にも働き，連翹心は清心火・除煩熱にすぐれている。

［用　量］6～15g，煎服。

［使用上の注意］苦寒であるから，脾胃虚寒や癰腫が自潰し膿が希薄なときには用いてはならない。

野菊花（のぎくか）

［処方用名］野菊花・野菊・キクカ

［基　原］キク科 Compositae のキク属 *Chrysanthemum* 植物の頭花で，シマカンギク *C. indicum*，アブラギク *C. boreale* Mak.，ホソバアブラギク *C. lavandulaefolium*（Fisch.）Mak. などが利用される。

［性　味］苦・辛，微寒

［帰　経］肺・肝

［効能と応用］

①清熱解毒・消腫

癰疔癤瘍（皮膚化膿症）に，単味であるいは金銀花・蒲公英などと用いる。

方剤例　五味消毒飲

臨床使用の要点

野菊は茎・葉を含めたもので，野菊花は頭花のみであり，いずれも苦寒で清熱解毒・消腫の効能をもち，癰癤腫瘍に使用する。

［用　量］9～15g，煎服。外用には適量。

［使用上の注意］苦味で敗胃しやすいので，長期間の服用は避ける。

紫花地丁（しかじちょう）

［処方用名］紫花地丁・地丁・地丁草

［基　原］スミレ科 Violaceae のノジスミレ *Viola yedoensis* Mak.，コスミレ *V. japonica* Langsd. などのスミレ属植物の無茎種の全草。マメ科やリンドウ科の紫花を咲かせる小型植物の全草をはじめ，異物同名品が多い。

［性　味］苦・辛，寒

［帰　経］心・肝

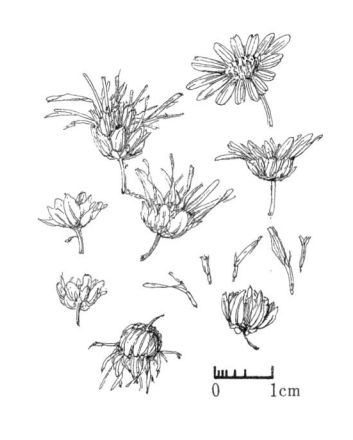

[効能と応用]

①清熱解毒・涼血消腫

火毒による疔瘡癰腫（皮膚化膿症）に，鮮品単味を搗きつぶした汁を内服あるいは外用する。蒲公英・金銀花・野菊花・連翹などを配合して内服してもよい。

方剤例　五味消毒飲

毒蛇咬傷には，鮮品の搗き汁を内服し，残渣に雄黄を加えて外用する。

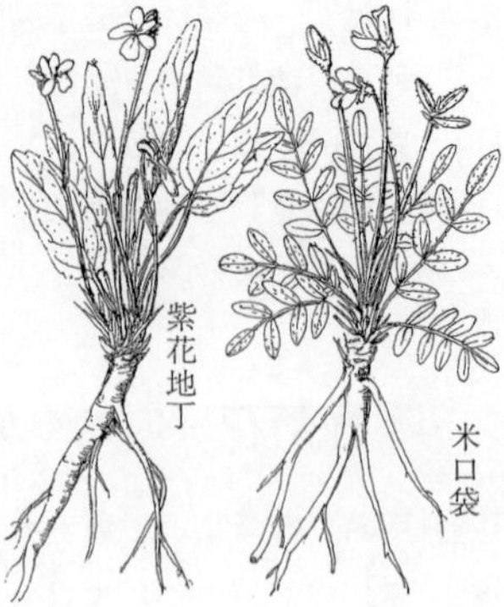

臨床使用の要点

紫花地丁は苦泄辛散し寒で清熱し，心肝二経の血分に入り，涼血解毒・清熱消腫の効能をもち，癰腫疔毒に対する常用薬である。とくに疔腫に有効で疔毒の要薬といわれ，内服・外用ともによい。

[用　量] 6～30 g，大量で 60 g。煎服。外用には鮮品を適量。

[使用上の注意] 火毒の瘡癰のみに用いる。

蒲公英（ほこうえい）

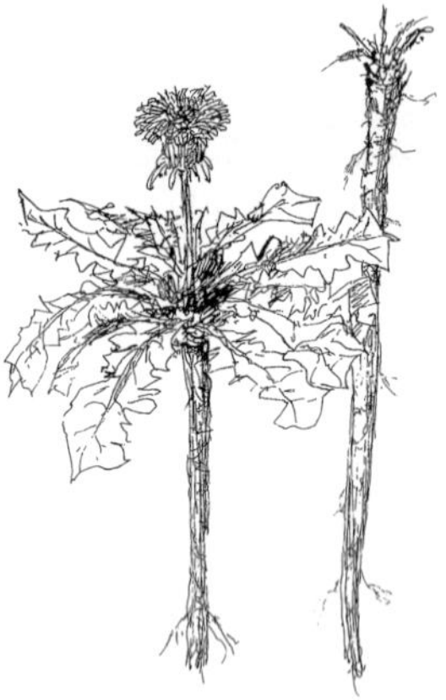

[処方用名] 蒲公英・公英・黄花地丁・婆婆丁（ばばちょう）

[基　原] キク科 Compositae のモウコタンポポ *Taraxacum mongolicum* Hand.-Mazz. またはその他同属植物の根をつけた全草。

日本では，根のみを乾燥したものを蒲公英根と称し，これが流通している。

[性　味] 苦・甘，寒

[帰　経] 肝・胃

[効能と応用]

①清熱解毒・消腫散結

乳癰・腸癰・疔毒・癰腫・肺癰などの化膿性疾患に用いる。

乳腺炎（乳癰）の初期の発赤・腫脹・硬結に，金銀花・連翹・炒穿山甲・栝楼仁・牛蒡子・天花粉などと使用する。鮮品を搗きつぶして外用してもよい。

方剤例　栝楼牛蒡湯

癰腫疔毒（皮膚化膿症）には，金銀花・野菊花・紫花地丁などと用いる。

方剤例　五味消毒飲

熱毒壅盛の腸癰（急性虫垂炎など）には，金銀花・大黄・桃仁などと使用する。

方剤例　闌尾清化湯

肺癰（肺化膿症）で膿血性の痰を喀出するときは，魚腥草・芦根・桃仁などと使用する。

急性熱病にも，単味であるいは大青葉・板藍根・金銀花などと用いる。

蛇虫咬傷に，搗きつぶして外用する。

②利水通淋・清利湿熱

熱淋の排尿困難・排尿痛に，黄柏・車前子・茅根などと用いる。

湿熱の黄疸には，茵蔯・板藍根・柴胡・山梔子などと使用する。

③清肝明目

肝火上炎による目の充血・腫脹・疼痛（急性結膜炎・眼瞼炎など）に，単味であるいは黄芩・菊花・夏枯草などと用いる。単味の煎液で洗眼してもよい。

方剤例　蒲公英湯

臨床使用の要点

蒲公英は苦甘「寒で，苦で滞気を散じ甘で解毒し寒で清熱し，強い清熱解毒・消癰散結の効能をもつ。癰腫疔毒に常用し，とくに肝・胃二経に入り乳竅を通じるため，肝鬱気滞・胃熱壅絡による乳癰の要薬となっている。また，利水通淋に働いて「通淋の妙品」といわれ，熱淋・黄疸にも有効である。

［参　考］蒲公英・紫花地丁は癰腫疔毒の常用薬であるが，紫花地丁は苦辛で血中の滞熱を散じ疔毒の要薬であるのに対し，蒲公英は苦甘で通乳に働き乳癰の要薬となっている。疔毒には両薬を併用することが多い。

［用　量］6～30g，大量で60g，煎服。

［使用上の注意］実熱火毒にのみ用いる。過量に使用すると下痢をきたすことがある。

大青葉（だいせいよう）

［処方用名］大青葉・大青

［基　原］アブラナ科 Cruciferae のタイセイ *Isatis indigotica* Fort.，キツネノマゴ科 Acanthaceae のリュウキュウアイ *Baphicacanthes cusia* Bremek.，タデ科 Polygonaceae のアイ *Polygonum tinctorium* Lour. などの葉。

［性　味］鹹・苦，大寒

［帰　経］心・肝・胃

[効能と応用]

①清熱解毒

熱毒による発熱・頭痛・咽喉の腫脹疼痛・口内炎・膿腫・丹毒などに，単味であるいは石膏・黄芩・玄参・金銀花・山梔子などと用いる。

②涼血化斑

邪入営血の高熱・意識障害・皮下出血・吐血・鼻出血などの症候に，犀角・山梔子・牡丹皮などと用いる。

方剤例　犀角大青湯

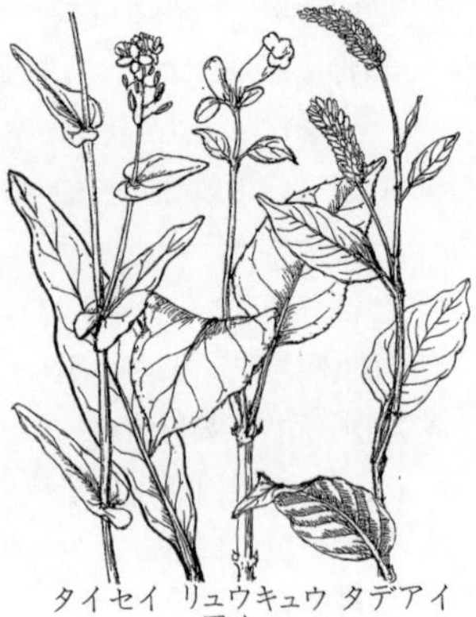

タイセイ　リュウキュウアイ　タデアイ

臨床使用の要点

大青葉は鹹苦・大寒で，鹹で血分に入り苦寒で清熱涼血し兼ねて肌表を行り，心・肝・胃三経の実火熱毒を解し，解毒の要薬である。それゆえ，邪入営血・血熱毒盛の発斑，心胃火毒上攻による咽喉腫痛・口瘡，火毒外散の丹毒・癰腫などに有効であり，外用・内服いずれも効果がある。

[参　考] 近年，流行性耳下腺炎・日本脳炎・ウイルス性肺炎・流行性肝炎などのウイルス性疾患や，流行性脳脊髄膜炎・扁桃腺炎などの細菌性疾患によく用いられて有効であり，流行性肝炎の肝腫大にも使用されている。

[用　量] 6～15 g，鮮品は 24～30 g，煎服。外用には適量。

[使用上の注意] 実熱火毒にのみ用いる。

板藍根（ばんらんこん）

[処方用名] 板藍根

[基　原] アブラナ科 Cruciferae の *Isatis tinctoria* L.，タイセイ *I. indigotica* Fort. の根。なお中国南部ではキツネノマゴ科 Acanthaceae のリュウキュウアイ *Baphicacanthes cusia* Bremek. などの根が利用される。

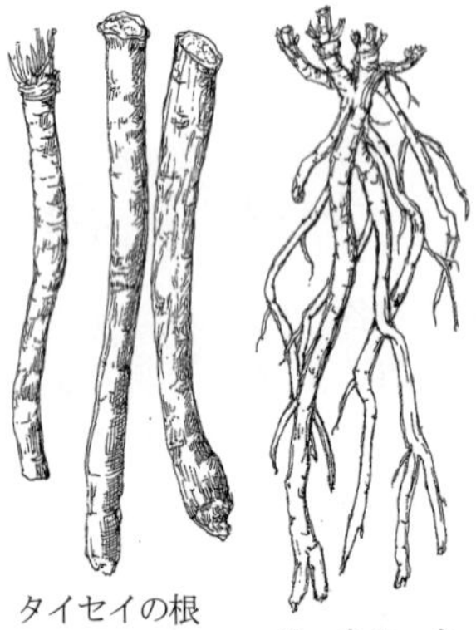

タイセイの根　リュウキュウアイの根

[性　味] 苦，寒

[帰　経] 心・胃

[効能と応用]

①清熱涼血解毒

瘟疫（インフルエンザ・日本脳炎など）の高熱・頭痛，大頭瘟（顔面丹毒）・痄腮（流行性耳下腺炎）の腫脹疼痛，爛喉丹痧（猩紅熱）などに，薄荷・牛蒡子・連翹・黄芩・玄参などと用いる。

方剤例　普済消毒飲

臨床使用の要点

板藍根は苦寒で下降し，清熱解毒の要薬であり，瘟疫熱病の高熱頭痛・大頭瘟の頭面紅腫や咽喉腫痛・爛喉丹痧など頭面部の熱毒に適している。

[参　考] 大青葉と板藍根はほぼ同じ効能をもち代用できるが，大青葉は散に偏して斑毒口瘡に適し，板藍根は降に偏して頭瘟・喉爛に適する。

[用　量] 3～15 g，大量で 15～30 g，煎服。

[使用上の注意] 実熱火毒にのみ用いる。

敗醤草（はいしょうそう）

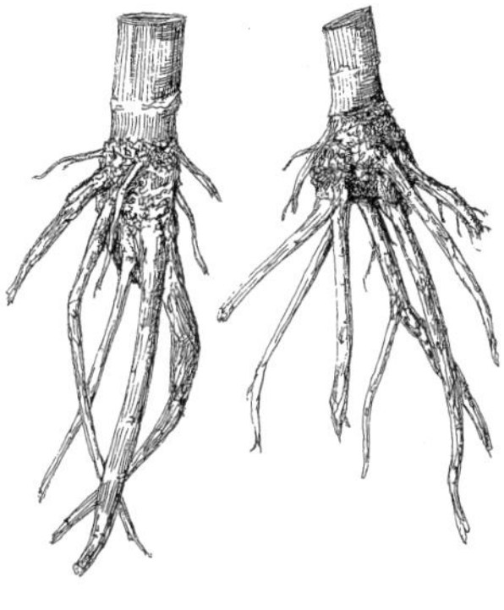

[処方用名] 敗醤草・敗醤

[基　原] オミナエシ科 Valerianaceae のオミナエシ *Patrinia scabiosaefolia* Fisch. およびオトコエシ *P. villosa* Juss. の根を付けた全草。近年中国では多くはキク科 Compositae のハチジョウナ *Sonchus brachyotis* DC.，アブラナ科 Cruciferae のグンバイナズナ *Thlaspi arvense* L. などに由来する商品を使用する。

[性　味] 辛・苦，微寒

[帰　経] 胃・大腸・肝

[効能と応用]

①清熱解毒・消腫排膿

腸癰（虫垂炎など）に，薏苡仁・牡丹皮・紅藤・桃仁・大黄などと用いる。

方剤例　腸癰方・薏苡附子敗醤散

肺癰（肺化膿症）に，魚腥草・芦根・桔梗などと使用する。

瘡癰腫毒（皮膚化膿症）には，金銀花・連翹などと使用する。外用してもよい。

②活血行瘀

血熱瘀滞による胸痛・腹痛に，単味を煎服するか当帰・川芎・乳香などと用いる。

臨床使用の要点

敗醤草は辛散苦泄し寒で清熱し，清降中に行散の性があり，清熱解毒・消腫排膿するだけでなく活血行瘀し，腸胃の瘀滞を行らせるので，腸癰の要薬になっている。有膿・無膿を問わず応用してよい。

[用　量] 3～12g，煎服。

[使用上の注意] 血瘀であっても熱毒によらない場合には用いない。

魚腥草（ぎょせいそう）

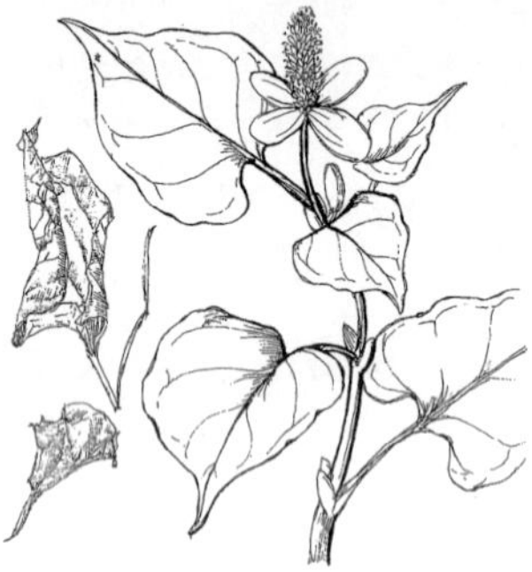

[処方用名] 魚腥草・蕺菜（じゅうさい）・重薬・十薬・ジュウヤク

[基　原] ドクダミ科 Saururaceae のドクダミ *Houttuynia cordata* Thunb. の花期から果実期にかけての全草。

[性　味] 辛，微寒

[帰　経] 肺・腎・膀胱

[効能と応用]

①清熱解毒・消癰

痰熱壅盛の肺癰（肺化膿症）で咳嗽・腐臭のある膿血痰・胸痛などを呈するときに，芦根・貝母・桔梗・冬瓜仁などと用いる。

方剤例　加味魚桔湯

癰瘡腫毒（皮膚化膿症）に，単味を内服するか新鮮品を搗き砕いて外用する。外痔核の腫脹・疼痛に，煎汁で外洗する。

②利水通淋

湿熱の淋証で排尿痛・排尿困難・尿の湿濁などを呈するときに，車前子・木通などと用いる。

湿熱の下痢・テネスムスなどにも使用してよい。

臨床使用の要点

魚腥草は辛寒で，宣肺散結・清熱解毒に働き，外癰内癰を問わず癰腫を消散する。熱毒癰腫・痰熱壅肺の肺癰吐膿・肺熱の喘咳・痔瘡などに有効であり，肺癰の要薬である。

[用　量] 9～30g，煎服。外用は適量。

［使用上の注意］

①新鮮品は倍量を用いる。

②長時間煎じてはならない。

紅　藤（こうとう）

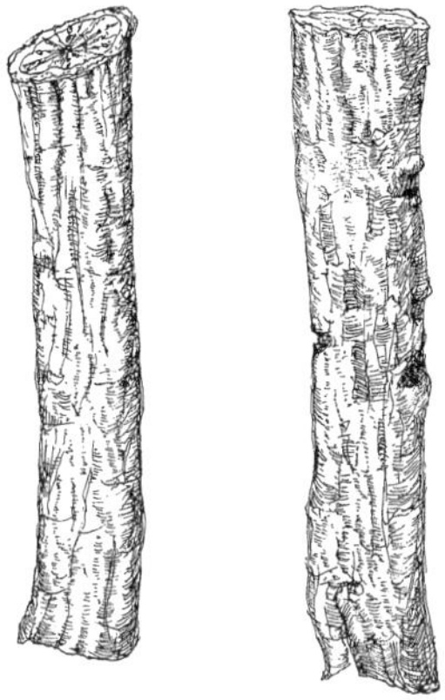

［処方用名］紅藤・省藤・大血藤

［基　原］アケビ科 Lardizabalaceae の *Sargentodoxa cuneata* Rehd et Wils. の蔓性木質の茎。

［性　味］苦，平

［帰　経］胃・大腸

［効能と応用］

①清熱解毒・消癰散結

湿熱瘀阻による腸癰（虫垂炎など）の腹痛に，金銀花・連翹・大黄・牡丹皮などと用いる。

方剤例　紅藤煎

乳癰（乳腺炎）の腫脹・疼痛に，蒲公英・天花粉・金銀花・貝母などと使用する。

方剤例　連翹銀貝煎

②活血通経・祛風除湿

血瘀による無月経に，当帰・益母草・香附子などと用いる。

風湿痺の筋肉や関節の痛み・四肢のしびれ・ひきつりなどに，五加皮・威霊仙・牛膝などと使用する。

③殺　虫

回虫・蟯虫などに，単味の粉末を白糖と服用する。

④その他

強壮筋骨・利水通淋の効能をもつので，打撲や淋証にも効果がある。

臨床使用の要点

紅藤は苦平で，清熱解毒・消腫散結に働き，胃・大腸経に入り，腸癰腹痛の要薬である。また，活血散瘀の効能をもち，跌打腫痛・痛経・風湿関節疼痛などにも有効である。

［参　考］

①紅藤の鮮品を切断すると紫色の液が出，酒に一晩浸すと鮮やかな紅色を呈し血のように見えるので，「大血藤」ともいう。

②魚腥草・紅藤・敗醤草は，いずれも清熱解毒・消癰に働くが，魚腥草は肺癰の膿血痰に，紅藤・敗醤草は腸癰によく用い，三者を併用すると各種の内癰に対する効果を増強することができる。なお，魚腥草は熱淋・下痢にも有効で，紅藤・敗醤草は活血散瘀の効能により月経痛や産後瘀血の胸腹痛にも有効である。

[用　量] 10～30g，煎服。外用には適量。

■ 射　干（やかん）

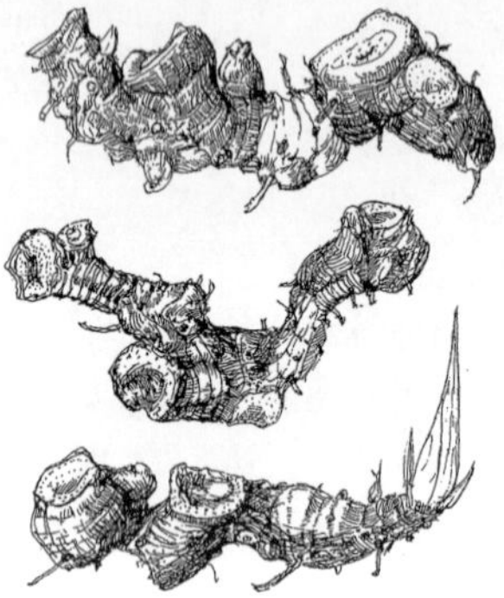

[処方用名] 射干・嫩(どん)射干・射干片・烏扇・扁竹

[基　原] アヤメ科 Iridaceae のヒオウギ *Belamcanda chinensis* DC. の根茎。

[性　味] 苦，寒

[帰　経] 肺・肝

[効能と応用]

①清熱解毒・消腫利咽

痰熱壅盛による咽喉の腫脹・疼痛に，単味をすりつぶした汁を服用するか，忍冬藤・馬勃・桔梗・黄芩・甘草などと用いる。

方剤例　奪命散

②消痰散結

肺熱の咳嗽・多痰・呼吸困難などに，前胡・杏仁・貝母などと使用する。風寒による咳嗽・多痰や寒飲の咳嗽・呼吸困難・喘鳴に，麻黄・細辛・生姜・五味子などと用いる。

方剤例　射干麻黄湯

臨床使用の要点

射干は苦寒で，苦で泄降し寒で清熱し，降火解毒・散血消腫して利咽し，また清肺・消痰散結にも働く。咽喉腫痛や痰多喘咳に適し，咽痛喉痺の要薬である。

[用　量] 3～9g，煎服。

[使用上の注意] 降泄の性質があって下痢しやすいので，脾虚には用いない。妊婦には禁忌。

馬　勃（ばぼつ）

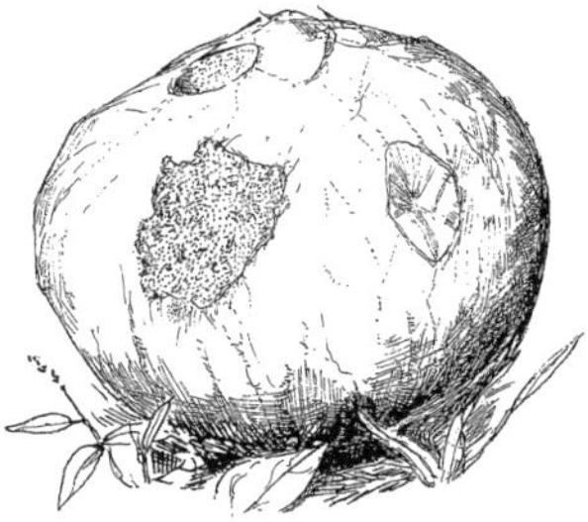

[処方用名] 馬勃・軽馬勃・浄馬勃・馬勃絨
[基　原] ホコリタケ科 Lycoperdaceae のキノコである *Lasiosphaera fenzlii* Reich., *Calvatia gigantea* Lloyd., *C. lilacina* Lloyd. の子実体。
[性　味] 辛，平
[帰　経] 肺
[効能と応用]

①清肺利咽・解毒消腫

熱邪鬱肺による咽喉の腫脹疼痛・咳嗽・嗄声などの症候に，単味であるいは黄芩・板藍根・連翹・牛蒡子・薄荷などと用いる。

方剤例　普済消毒飲

②収斂止血

外傷の出血に，単味の小塊や粉末で傷口を圧迫する。凍瘡にも同様にして用いる。

吐血・鼻出血などには，清熱止血薬と用いる。

臨床使用の要点

馬勃は辛平で軽く，肺経の邪熱を散じ利咽消腫し，解毒利咽の効能をもつ。咽喉腫痛の常用薬であり，外感風熱・邪熱鬱肺の咽喉腫痛・咳嗽・失音などに使用する。外用すると止血斂瘡に働き，金瘡に撒布すると有効である。

[用　量] 2～3g，煎服。外用には適量。
[使用上の注意]

①包煎する。
②辛散軽揚で発散性が強いので，肺の熱邪がないときには用いない。

山豆根（さんずこん）

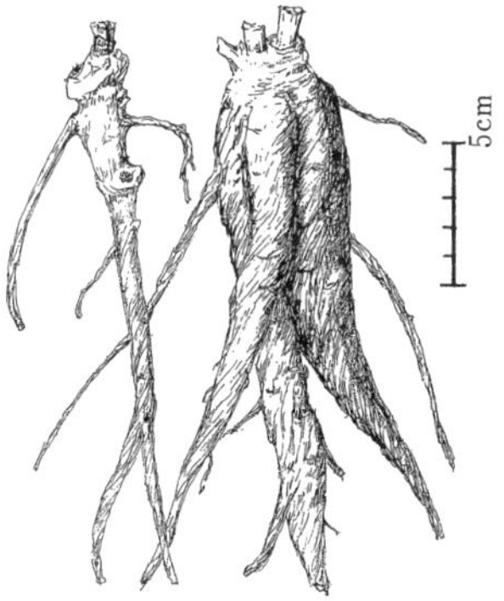

[処方用名] 山豆根・広豆根・サンズコン
[基　原] マメ科 Leguminosae のクララ属植物 *Sophora subprostrata* Chun et T. Chen の根。
[性　味] 苦，寒
[帰　経] 心・肺・胃

[効能と応用]

①清熱解毒・利咽消腫

肺胃火毒の上攻による咽喉や歯齦の腫脹・疼痛に，単味であるいは玄参・桔梗・射干・牛蒡子・板藍根などと用いる。

歯齦の腫脹や歯痛には，単味の煎湯を含漱するか石膏・黄連・牡丹皮などと煎服する。

②その他

早期癌（肺癌・喉頭癌・子宮頸癌など）に対する補助薬として，白花蛇舌草・魚腥草などと用いている。子宮頸癌には，粉末を外用する。

皮膚潰瘍・子宮頸部炎・口内炎などに，単味の煎湯を内服するか粉末を外用する。

臨床使用の要点

山豆根は大苦・大寒で，心・肺・胃の火毒を清し，解毒・利咽・消腫に働く。咽喉腫痛の要薬であり，肺胃火毒上攻による咽喉腫痛・歯齦腫痛に有効である。

[参　考]

①近年，癌に対する常用薬となっているが，効果については今後の検討が必要である。

②馬勃・山豆根・射干は咽喉腫痛の常用薬である。馬勃は辛散で肺の風熱に，山豆根は大苦・大寒で熱毒熾盛に，射干は降火散血・消痰散結するので熱結血瘀・痰熱壅盛に，それぞれ適する。

[用　量] 3～9g，煎服。外用には適量。

[使用上の注意] 苦寒であるから，脾虚の軟便には禁忌であり，咽喉腫瘍でも虚火や風寒によるものには用いない。

青　果（せいか）

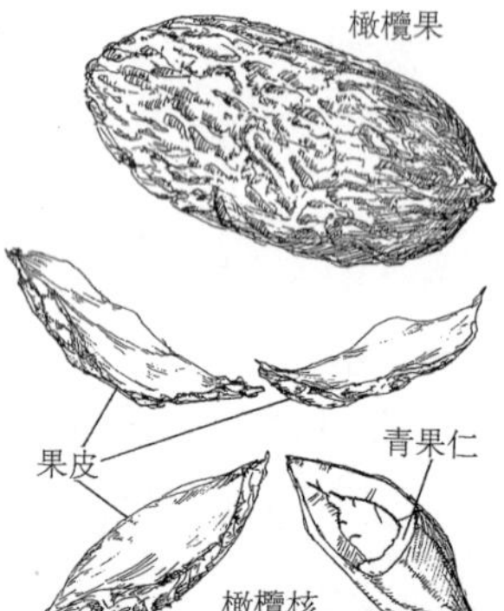

[処方用名] 青果・乾青果・橄欖（かんらん）

[基　原] カンラン科 Burseraceae のカンラン *Canarium album* Raeusch. の成熟果実。

[性　味] 甘・渋・酸，平

[帰　経] 肺・胃

[効能と応用]

①清熱解毒・利咽消腫・化痰

肺胃熱壅による咽喉の腫脹疼痛や肺熱の咳

嗽に，金銀花・杏仁・桔梗などと用いる。

②解　毒

魚介類や酒の中毒に，鮮品をしぼった汁か煎汁を服用する。

臨床使用の要点

青果は甘渋酸で平であり，清熱解毒・利咽消腫・化痰の効能をもち，肺胃熱盛の咽喉腫痛・肺熱咳嗽に有効である。また，河豚魚鼈・酒中毒に解毒に働く。

[用　量] 6～12g，大量で30g，煎服。

白　蘞（びゃくれん）

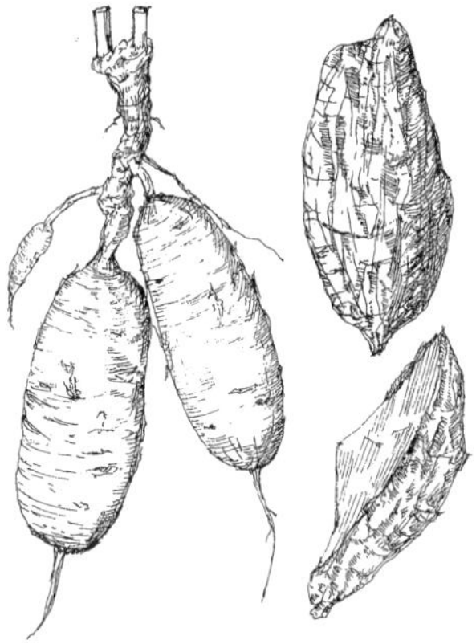

[処方用名] 白蘞・白蘞根

[基　原] ブドウ科 Vitaceae のビャクレン *Ampelopsis japonica* Mak. の肥大根。

[性　味] 苦・辛，微寒

[帰　経] 心・脾・肝・胃

[効能と応用]

①清熱解毒・消腫生肌

癰腫瘡毒（皮膚化膿症）に使用する。

化膿していないときは，赤芍・連翹などと用いる。粉末を外用してもよい。

化膿したときには，白芷・天花粉などと用いる。

潰破して膿苔があり瘡口が収斂しないときは，養血・活血・生肌の当帰・乳香などと用いる。

方剤例　内托白蘞散

熱傷に，単味の粉末を水に溶かすか，赤小豆末・鶏卵白と調製して外用する。

②理気止痛

腹壁・鼠径ヘルニアの疼痛に，単味を水煎し赤砂糖を加えて服用する。

このほか，女性の陰部の腫脹・疼痛や帯下に用いる。

臨床使用の要点

白蘞は苦辛・微寒で，心胃二経の火毒を清解し，結熱を消散し邪滞を疏散して，癰腫を消退させ瘡口を収斂させる。癰瘡腫毒に内服・外用すると，未膿は消し，已膿は発し，膿尽は斂し，配合が適切であればよく奏効する。それゆえ，熱毒癰腫・燙火灼傷および熱毒留滞による瘡口不斂に対する要薬である。≪神農本草経≫には「よく結気を散じ止痛す」とあり，民間療法で疝気腹痛に良効があり，血分有熱の女子陰中腫痛・帯下赤白にも有効である。

[用　量] 3～10 g，大量で30 g，煎服。外用には適量。
[使用上の注意] 寒性の瘡疽には用いない。烏頭に反する。

漏　芦（ろうろ）

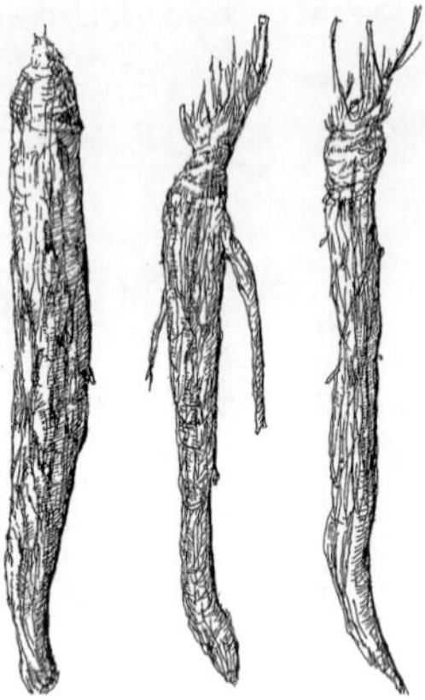

[処方用名] 漏芦
[基　原] キク科 Compositae の *Rhaponticum uniflorum* DC.，オオルリヒゴタイ *Echinops latifolius* Tausch などの根。近年の日本市場品は後者である。
[性　味] 苦，寒
[帰　経] 胃
[効能と応用]

①清熱解毒・消癰

癰瘡腫痛（皮膚化膿症）に，連翹・升麻・大青葉・蒲公英・大黄などと用いる。

方剤例　漏芦散

乳癰（乳腺炎）の初期の発赤・腫脹・疼痛には，天花粉・貝母・牡丹皮・蒲公英・白芷・金銀花などと使用する。

方剤例　乳癰湯

②行血下乳

気血鬱滞による乳汁分泌不全・乳房が脹って痛むなどの症候に，栝楼・王不留行・蛇退皮などと用いる。

方剤例　漏芦湯

臨床使用の要点

漏芦は苦寒で滑利降泄し，清熱解毒・消癰するとともに，陽明に入って行血通乳する。熱毒壅盛の瘡癰紅腫疼痛や乳癰・乳閉に適用する。

[用　量] 6～12 g，煎服。
[使用上の注意] 苦寒で行血するので，陰証の癰腫や妊婦には禁忌。

貫　衆（かんじゅう）

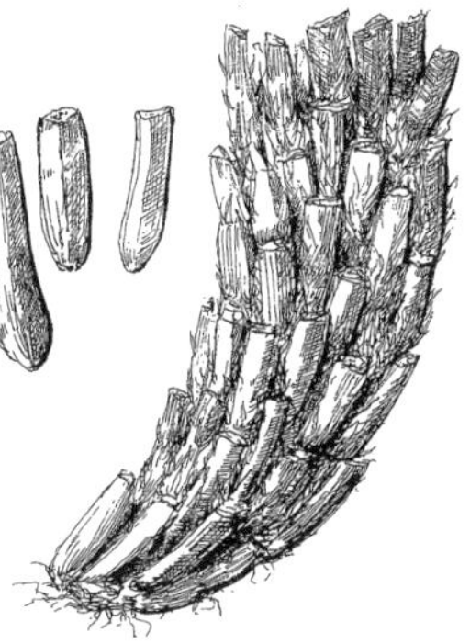

[処方用名] 貫衆・貫仲・貫衆炭・貫仲炭

[基　原] 大型の根茎から葉を叢生するシダ植物の根茎を基原とするが，正品は不明である。現市場にある主なものは以下のごとくである。オシダ科 Aspidiaceae のオシダ *Dryopteris crassirhizoma* Nakai，ミヤマシケシダ *Lunathyrium acrostichoides* Ching，*Matteuccia struthiopteris* Todaro，ゼンマイ科 Osmundaceae のゼンマイ *Osmunda japonica* Thunb。

[性　味] 苦，微寒。小毒

[帰　経] 肝・脾

[効能と応用]

①清熱解毒

熱毒による癰瘡腫毒（皮膚化膿症）や痄腮（きさい）（流行性耳下腺炎）などに，金銀花・連翹・板藍根などと用いる。

②涼血止血

血熱による性器出血・血便などに，炒炭して単味で用いるか側柏葉・旱蓮草・陳棕炭などと使用する。

③駆虫消積

回虫・蟯虫・条虫・鈎虫などの虫積腹痛や肛門の瘙痒に，檳榔子・雷丸・苦楝根皮などと用いる。

方剤例　下虫丸

臨床使用の要点

貫衆は苦寒で，苦で燥湿し寒で清熱し，解毒に長じ蘊熱湿穢を除くので，熱毒瘡腫・痄腮腫痛に適する。炒炭すると涼血止血し苦泄化瘀に働くので，崩漏下血・便血・血痢によく用い，とくに婦女の崩漏に効果がある。さらに，駆虫消積に働き条虫・蟯虫に有効である。

[参　考] 生用すると清熱解毒・駆虫消積に，炒炭すると止血に働く。

[用　量] 9～15g，煎服。

[使用上の注意] 苦寒であるから，虚証・寒証および妊婦には用いない。

土茯苓（どぶくりょう）

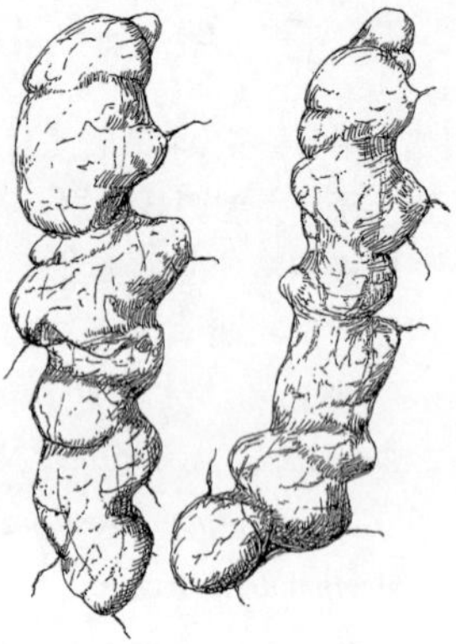

［処方用名］土茯苓・光葉菝葜（ばっかつ）・山帰来・サンキライ

［基　原］ユリ科 Liliaceae のサルトリイバラ属植物 *Smilax glabra* Roxb. の塊状根茎。

［性　味］甘・淡，平

［帰　経］肝・胃

［効能と応用］

①除湿解毒・利関節

梅毒に，単味を煎服するか金銀花・白鮮皮・威霊仙・甘草などと用いる。

梅毒治療で軽粉など水銀剤の中毒により筋肉関節が拘攣したときには，皂莢・牛蒡子などと使用する。

癰腫瘡癤（皮膚化膿症）には，黄連・苦参・竜胆草・金銀花・連翹・蒲公英などと用いる。

慢性湿疹には，生地黄・赤芍・地膚子などと用いる。

牛皮癬（乾癬）には，単味を水煎して茶のかわりに常用する。

風湿による関節痛にも使用してよい。

臨床使用の要点

土茯苓は甘淡・平で，利湿導熱・清血解毒に働き，古来より楊梅瘡毒に対する専薬となっている。なお，利関節するとともに水銀中毒を解除できるので，梅毒治療による水銀中毒で筋骨拘攣する場合にとくに適している。近年は湿熱瘡毒によく用いる。

［参　考］土茯苓は「光葉菝葜」ともいい，「菝葜（ばっかつ）（馬加勒）」と同属植物である。菝葜が消化器癌（食道癌・胃癌・直腸癌）に有効であるところから，最近土茯苓が腫瘤に使用されているが，効果については今後の検討が必要である。

また肝炎・胆管炎・乾癬にもよく使用されるようになった。

［用　量］15～120 g，煎服。

［使用上の注意］

①淡滲で傷陰しやすいので，肝腎陰虚には用いない。

②古書には，土茯苓服用中に茶を飲むと脱髪をきたすとの記載があり，注意が必要である。

蚤　休（そうきゅう）

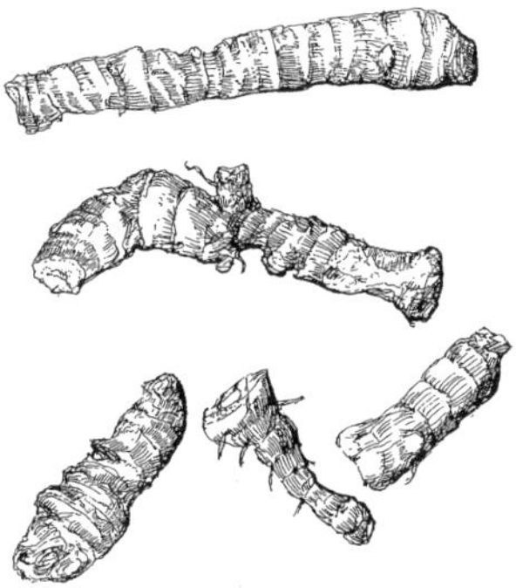

[処方用名] 蚤休・七葉一枝花・重楼・草河車

[基　原] ユリ科 Liliaceae のツクバネソウ属植物 *Paris polyphylla* Smith var. *chinensis* Fr., *P. polyphylla* Smith, その他同種植物の根茎。

[性　味] 苦，微寒。小毒

[帰　経] 肝

[効能と応用]

①清熱解毒・消腫定痛

疔瘡腫毒（皮膚化膿症）・咽喉の腫脹疼痛・毒蛇咬傷などに，金銀花・黄連・赤芍・甘草などと用いる。

方剤例　奪命湯

単味を酢とすりつぶした汁を傷口周辺に外用してもよい。

②涼肝定驚

小児の熱性痙攣に，天花粉・麝香・薄荷などと用いる。

③その他

脱肛・褥瘡に，単味に酢やワセリンで調製し外用してもよい。

臨床使用の要点

蚤休は苦寒で，苦泄涼血し鬱熱を清解し消腫定痛し，蛇毒を解く。癰疽疔瘡・毒蛇咬傷の要薬で，内服・外用する。また，苦寒泄降し肝経に入って平肝熄風に働くので，小児の驚風抽搐に有効である。

[参　考] 蒲公英・紫花地丁・蚤休は，清熱解毒・消腫定痛の効能をもつ。蒲公英は利水通淋・清利湿熱にも働いて黄疸・熱淋に有効であり，紫花地丁は涼血解毒に長じ癰腫疔毒の要薬であり，蚤休は涼肝定驚し小児の痙攣に効果があるほか蛇毒咬傷にも使用できる。

[用　量] 6～9g，煎服。外用には適量。

[使用上の注意] 苦寒であるから実熱だけに用いる。

拳　参（けんじん）

[処方用名] 拳参・紫参・草河車

[基　原] タデ科 Polygonaceae のイブキトラノオ *Bistorta vulgaris* Hill（＝*Polygonum bistorta* L.）などの根茎。

[性　味] 苦・酸，微寒。小毒

[帰　経] 肝・胃・大腸

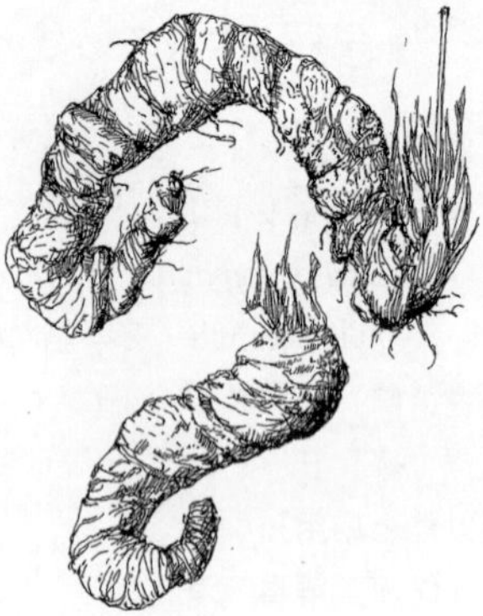

[効能と応用]

①清熱解毒

癰腫瘡毒（皮膚化膿症）や咽喉の腫脹・疼痛に，単味であるいは金銀花・紫花地丁などと用いる。新鮮品をすりつぶして外用してもよい。

②涼血止血

血熱の吐血・鼻出血などに，阿膠・烏梅などと用いる。

外傷の出血には，単味の粉末を外用する。

痔出血には，単味の煎汁で燻煎するとよい。

③清熱止痢

大腸湿熱の下痢・テネスムスなどに，単味であるいは黄芩・白芍などと使用する。

臨床使用の要点

拳参は苦酸・寒で，苦で降泄し酸で収斂し寒で清熱し，清熱解毒・涼血止血・止痢の効能をもつ。癰腫瘡毒・咽喉腫痛・吐血衄血・痔瘡便血・赤痢・小児腹瀉などに適する。なお，清熱すると同時に収斂に働くので，婦女の熱性帯下にも用いる。

[参　考]

①拳参と蚤休は同じく「草河車」とも称され，一般に「草河車」といえば拳参を指すことが多い。両者は違った科の植物であり，効能もやや異なっている。いずれも清熱解毒の効能をもち，拳参は収斂・止血に，蚤休は散結・解痙に働く。

②拳参は「紫参」ともいわれるが，別にシソ科の紫参があり「石見穿」とよばれ，活血止痛に働く。効能が異なるので混同しないよう注意が必要である。

[用　量] ３～９ｇ，煎服。外用には適量。

馬歯莧（ばしけん）

[処方用名] 馬歯莧・馬踏菜

[基　原] スベリヒユ科 Portulacaceae のスベリヒユ *Portulaca oleracea* L. の全草。

［性　味］酸，寒

［帰　経］心・大腸

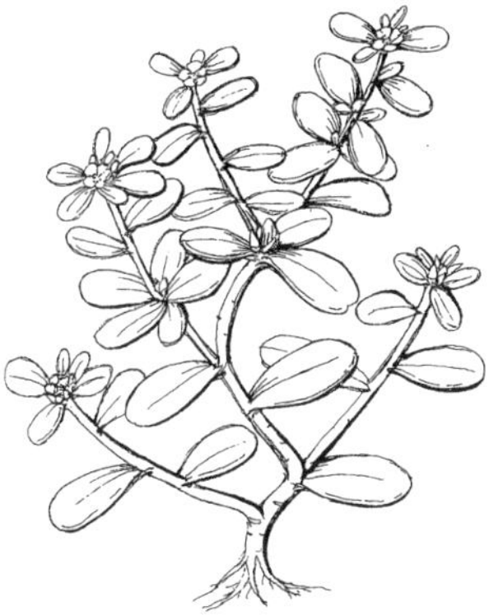

［効能と応用］

①涼血治痢

熱毒による出血性下痢・テネスムスなどに，単味を煎服するか鮮品を搗き砕いた汁を蜜とともに服用する。赤芍・黄連・車前草などと用いてもよい。細菌性下痢の予防にもなる。

②解毒消腫

熱毒による癰腫疔毒（皮膚化膿症）・湿疹・丹毒あるいは蛇虫咬傷・蜂刺傷などに，単味を煎服するか，煎液で湿布したり鮮品を搗きつぶして外用する。他の清熱解毒薬を配合してもよい。

③その他

単味の内服や注射薬で，不正性器出血や産後・流産などの出血に良好な止血効果が得られている。

百日咳に単味を煎服したり，レプトスピラ症の予防にも用いている。

臨床使用の要点

馬歯莧は酸ではあるが寒で滑利であり，清熱解毒・涼血消腫・止血の効能をもつ。熱毒瘡癰・出血に適するだけでなく，滑利大腸に働き熱毒血痢・裏急後重にも効果がある。

［用　量］9～15g，鮮品は30～60g，煎服。

［使用上の注意］性質が寒滑であるから，寒邪による下痢や脾虚の軟便に用いない。

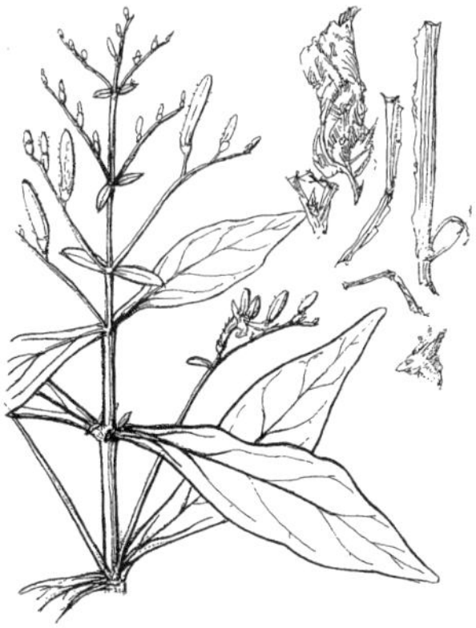

穿心蓮（せんしんれん）

［処方用名］穿心蓮・一見喜・欖核蓮

［基　原］キツネノマゴ科 Acanthaceae の *Andrographis paniculata* Nees の全草あるいは葉。

［性　味］苦，寒

［帰　経］肺・胃・大腸・小腸・膀胱

[効能と応用]

①清熱解毒

肺熱の咳嗽・呼吸困難に，単味であるいは地骨皮・桑白皮・黄芩などと用いる。

肺癰（肺化膿症）の咳嗽・膿性喀痰に，魚腥草・桔梗・冬瓜仁などと用いる。

咽喉の腫脹・疼痛には，清肺利咽の大青葉・牛蒡子などと用いる。

癰瘡・毒蛇咬傷には，鮮品を搗きつぶして外用したり，金銀花・野菊花・七葉一枝花・白花蛇舌草などと煎服する。

②燥湿清熱

湿熱の下痢に，単味を煎服するか，十大功労・馬歯莧などと用いる。

熱淋の頻尿・排尿痛に，茅根・大薊・小薊・車前草など清熱・利尿・涼血の薬と用いる。

湿疹に，粉末をグリセリンで調製して外用する。

臨床使用の要点

穿心蓮は苦寒で，肺胃の熱毒を清解するとともに，苦燥で大腸・小腸の湿熱を除去する。肺熱喘息・肺癰・咽喉腫痛・瘡癰火毒だけでなく，湿熱瀉痢・熱淋・湿疹に効果がある。

[参　考] 穿心蓮は近年臨床に応用されるようになった新品種で，かなり強い清熱解毒・抗感染の作用をもち，呼吸器・消化器・泌尿器・皮膚など多くの感染症に使用されており，レプトスピラ症にも一定効果がある。粉末・錠剤・カプセル・注射剤などとして用いられている。

[用　量] 9～15g，煎服。粉末は1回1.5～3g，注射剤は1回2mL（生薬5g相当）。外用には適量。

[使用上の注意] 味が非常に苦いので，粉末はカプセルに入れて服用するのがよい。

半枝蓮（はんしれん）

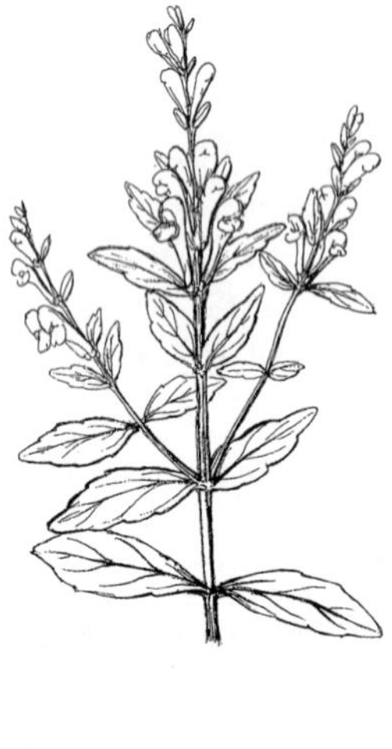

[処方用名] 半枝蓮・并頭草・狭葉韓信草

[基　原] シソ科 Labiatae のコガネバナ属植物 *Scutellaria barbata* D. Don. の全草。

[性　味] 辛・苦，微寒

[帰　経] 肝・肺・胃・腎

[効能と応用]

①清熱解毒

熱毒瘡腫（皮膚化膿症）に，紫花地丁・蒲公英などと用いる。

肺癰（肺化膿症）に，魚腥草などと使用する。

毒蛇咬傷に，七葉一枝花・半辺蓮・徐長卿などと使用する。

②化瘀消癥

打撲の疼痛・腫脹に，化瘀止痛の乳香・没薬などと用いる。

肝腫・脾腫など腹中腫魂に，軟堅化瘀の丹参・䗪虫・紅花などと使用する。

肺癌・肝癌・胃癌などにも試用しているが，今後の検討が必要である。

③利小便

湿熱による排尿困難・尿量減少に，沢瀉・車前子・萹蓄などと用いる。

臨床使用の要点

半枝蓮は辛苦・微寒で，清熱解毒・化瘀消癥の効能をもつ。熱毒瘡腫・肺癰・咽喉腫痛および跌打損傷・肝脾腫大などに有効である。さらに利小便にも働き，湿熱蘊結の小便不利に適する。

［用　量］15～30g，大量で60g，煎服。外用には適量。

鴨跖草（おうせきそう）

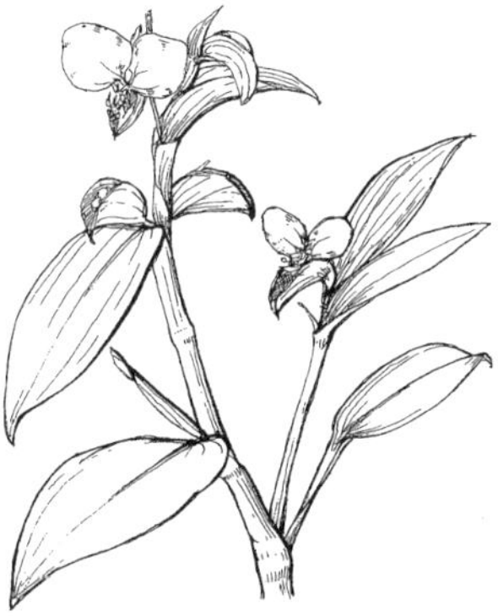

［処方用名］鴨跖草

［基　原］ツユクサ科 Commelinaceae のツユクサ *Commelina communis* L. の全草。

［性　味］甘・苦，寒

［帰　経］肺・胃・小腸・腎・膀胱

［効能と応用］

①清熱解毒

風熱表証の発熱に，辛涼解表の荊芥穂・金銀花・薄荷などと用いる。

外感熱病で発熱がつづいたり咽喉の腫脹・疼痛がみられるときは，大青葉・黄芩などと使用する。

瘡癰腫毒（皮膚化膿症）に，単味であるいは赤芍・牡丹皮・紫花地丁などと用いる。新鮮なものをすりつぶして塗布してもよい。

②利　水

風水の浮腫・尿量減少や熱淋の排尿痛・排尿困難・尿量が少ないなどの症候に，単味を大量に煎服するか車前子・猪苓・通草などと用いる。

臨床使用の要点

　鴨跖草は甘苦・寒で，清熱解毒するとともに良好な利水の効能をもつ。感冒発熱・温病発熱不退・咽喉腫痛・瘡癰腫毒ならびに水腫尿少・熱淋尿渋などに適する。

［用　量］15～30g，鮮品は30～60g，煎服。外用には適量。

白花蛇舌草（びゃくかじゃぜつそう）

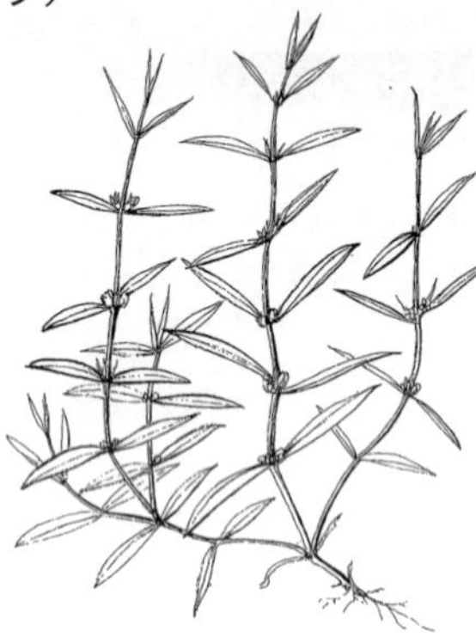

［処方用名］白花蛇舌草・蛇舌草

［基　原］アカネ科Rubiaceaeのフタバムグラ *Hedgotis diffusa* Willd. の全草。

［性　味］苦・甘，寒

［帰　経］肝・脾・胃・大腸・小腸・腎

［効能と応用］

①清熱解毒・散瘀消腫

腸癰（虫垂炎など）に，単味を大量に用いるか紅藤・敗醤草・牡丹皮などと使用する。

癰瘡（皮膚化膿症）・毒蛇咬傷などに，単味を大量に内服・外用するか半枝蓮・紫花地丁などと用いる。

肺癌・胃癌などに，茅根などと試用されている。

②利水通淋

熱淋の排尿痛・排尿困難・混濁尿・頻尿などの症候に，車前子・石膏・山梔子などと使用する。

臨床使用の要点

　白花蛇舌草は苦甘･寒であり，苦寒で清熱解毒し甘寒で清利湿熱する。腸癰・火毒瘡瘍・咽喉腫痛および熱淋の小便不利・尿赤渋痛などに有効であり，毒蛇咬傷にも効果がある。

［参　考］癌に対する効果については，近年になって検討が始まったばかりであり，今後に待たねばならない。

［用　量］15～60g，鮮品は120gまで，煎服。癌には60～120gを試用する。

山慈菇（さんじこ）

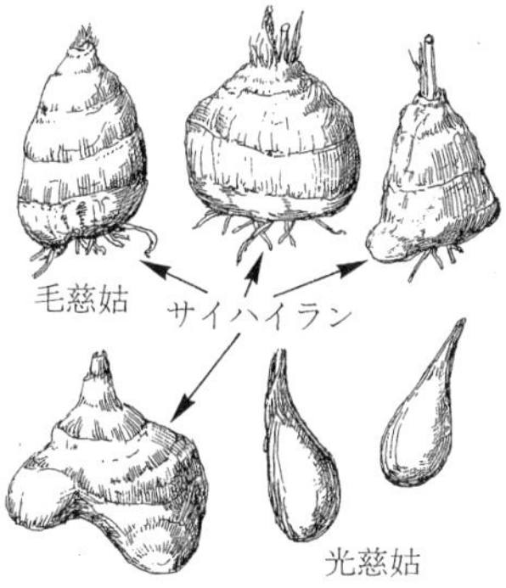

[処方用名] 山慈菇・山茨菇・光慈菇・毛慈菇

[基　原] ラン科 Orchidaceae のサイハイラン *Cremastra appendiculata*（D. Don）Mak. および *Pleione bulbocodioides* Rolfe の仮球茎，これらは山慈菇あるいは毛慈菇と称される。光慈菇はユリ科 Liliaceae のアマナ *Tulipa edulis* Bak. や *Iphigenia indica* A. Gray の鱗茎で，他にウマノスズクサ科のカンアオイの仲間 *Asarum* sp. の全草に由来するものもある。

[性　味] 甘・微辛，寒。小毒

[帰　経] 肝・肺・胃

[効能と応用]

①清熱解毒・消癰散結

熱毒癰腫（皮膚化膿症）・瘰癧結核（リンパ節腫やしこり）・毒蛇咬傷・疫毒による腹痛下痢などに，雄黄・続随子・麝香などと用いる。

方剤例　紫金錠

乳癌・喉頭癌・肺癌・食道癌・子宮頸癌・皮膚癌などに試用されているが，効果については検討を待たねばならない。

臨床使用の要点

山慈菇は甘辛・寒で，寒で解毒し辛で癰腫を散じ，清熱解毒・消癰散腫の効能をもつ。瘡癰腫毒・瘰癧結核に，内服・外用して有効である。

[参　考] 近年，食道癌・リンパ肉腫などに試用されているが，今後の検討を要する。

[用　量] 1回 0.6 ～ 0.9 g，丸・散剤として内服。外用には適量。

[使用上の注意]

①外用には，粉末を酢で調製する。

②長期間大量に服用すると悪心・嘔吐をひきおこす。

鴉胆子（あたんし）

[処方用名] 鴉胆子・苦参子

[基　原] ニガキ科 Simarubaceae のニガキモドキ *Brucea javanica* Merr. の成熟果実。

[性　味] 苦，寒

[帰　経] 大腸・肝

[効能と応用]

①清熱解毒・治痢

熱毒の出血性下痢（赤痢），あるいは反復して治癒しない下痢（休息痢）に，殻を除いた仁をカプセルに入れて服用するか，水浸液を保留注腸する。

②截（さい）瘧（ぎゃく）

マラリア（間日瘧・三日瘧）に，単味を服用する。

③蝕　疣

鶏眼（うおのめ）・尋常性疣贅（いぼ）に，鴉胆子をすりつぶして外用するか，ワセリンで調製した90%軟膏を外用する。

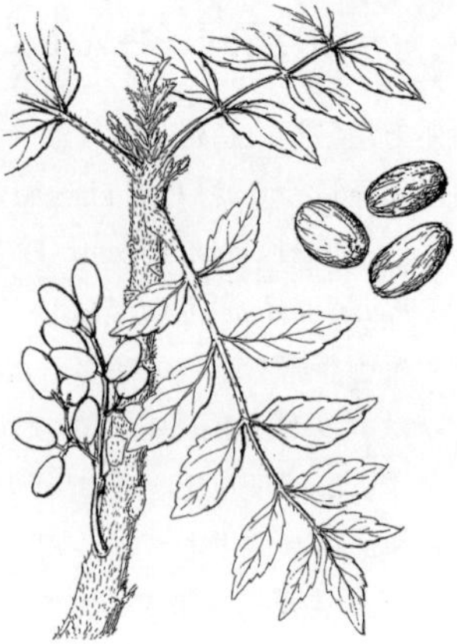

臨床使用の要点

鴉胆子は苦寒で，清熱解毒・治痢截瘧に働き，熱毒血痢と休息痢に対する良薬であり，各型の瘧疾も有効である。外用すると腐蝕の効能があり，疣贅に適する。

[参　考] 鴉胆子・馬歯莧・白頭翁は清熱解毒・治痢に働き，熱毒血痢に用いる。馬歯莧は赤痢膿血に，鴉胆子は乍軽乍重・或癒或発の休息痢に有効であり，白頭翁は赤痢・休息痢のいずれにも使用できる。また，馬歯莧は涼血止血に働き血熱崩漏に有効であり，鴉胆子は截瘧・蝕疣にも働く。

[用　量] 瘧疾には1日3回7～12粒ずつ5～7日間服用。休息痢には1日3回10～15粒ずつ7日間服用。外用には適量。

[使用上の注意]

①殻を除去し仁をカプセルに入れて呑服する。

②非常に苦く，内服すると嘔吐・胸苦しい・腹痛・下痢などをひきおこしやすい。

③脾胃虚弱には禁忌。

第6節　清退虚熱薬（せいたいきょねつやく）

清退虚熱薬は寒涼の性質をもち，涼血・退虚熱の効能にもとづいて，陰虚の骨蒸潮熱（こつじょうちょうねつ）（身体のなかから蒸されるように感じる強い熱感で，午後～夜間に増強する）や持続性の微熱に用いられる。

青　蒿（せいこう）

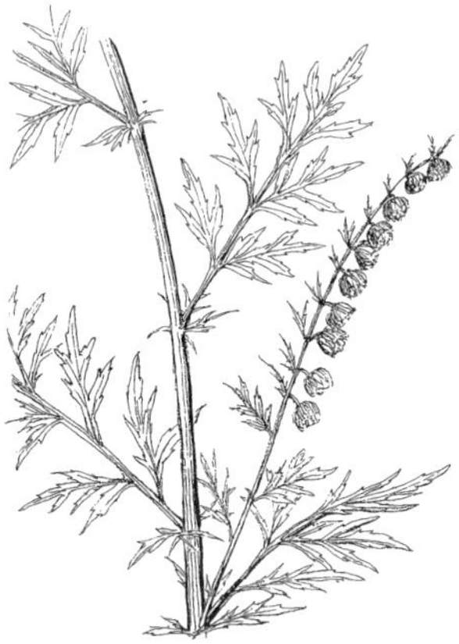

［処方用名］青蒿・嫩青蒿・香青蒿

［基　原］キク科 Compositae のカワラニンジン *Artemisia apiacea* Hance，クソニンジン *A. annua* L. などの全草。

［性　味］苦，寒

［帰　経］肝・胆

［効能と応用］

①清退虚熱

陰虚の骨蒸潮熱・盗汗などの症候に，銀柴胡・胡黄連・地骨皮などと用いる。

方剤例　清骨散・秦艽鼈甲散

②清熱解暑

暑温の発熱・悪寒・汗が出る・咳嗽・口渇・頭痛・悪心・下痢・脈が滑数などの症候に，滑石・連翹などと用いる。

方剤例　雷氏清涼滌暑法

小児の夏季熱にも，地骨皮・白薇・知母などと使用する。

③清胆退瘧

瘧疾（ぎゃくしつ）（マラリア・腎盂炎など）や湿熱鬱阻胆経の往来寒熱に，黄芩・竹茹・半夏などと用いる。

方剤例　蒿芩清胆湯

④清熱涼血

温熱病後期の邪伏陰分による夜間に発熱し朝には解熱する・熱が退いても汗が出ないなどの症候に，生地黄・知母・鼈甲などと用いる。

方剤例　青蒿鼈甲湯

紫斑に，升麻・鼈甲・生地黄・当帰などと使用する。

鼻出血には，新鮮品をすりつぶして湯で冲服する。

⑤その他

止痒の効能をもち，血分有熱による風疹（蕁麻疹）の瘙痒に有効である。

臨床使用の要点

青蒿は苦寒で清熱し芳香で透散し，肝胆と血分の熱を清泄し，陰分の伏熱を外透して除く。清熱涼血退蒸の良薬であり，温邪傷陰発熱・骨蒸労熱を問わず，陰分からの熱に対する要薬となっている。また，清芳疏達の性質により清透解肌して祛暑治瘧にも働くので，暑温の外感や瘧疾の寒熱にもよく用いる。このほか，血分有熱の風疹瘙痒や血熱出血に対して止痒止血に働く。苦寒であるが芳香があり，脾胃や陰血を損傷しないので，血虚有熱にもっとも適している。

[用　量] 6～15g，大量で18～30g，煎服。

[使用上の注意] 虚寒の下痢や多汗には用いない。

白　薇（びゃくび）

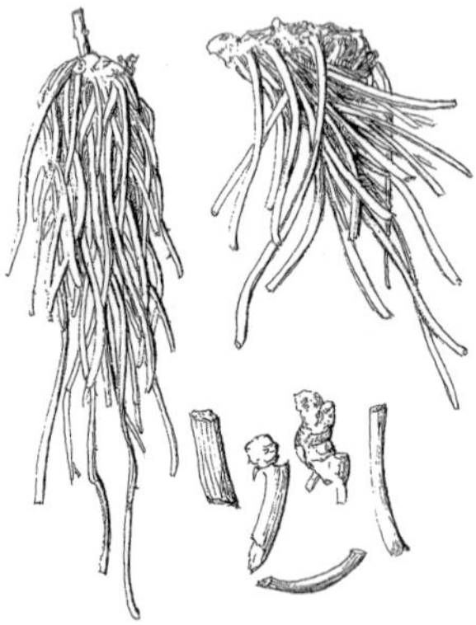

[処方用名] 白薇・香白薇・嫩白薇

[基　原] ガガイモ科 Asclepiadaceae のフナバラソウ *Cynanchum atratum* Bunge，同属植物 *C. versicolor* Bunge などの地下部。

[性　味] 苦・鹹，寒

[帰　経] 胃・肝

[効能と応用]

①清熱涼血・退虚熱

邪入営分の夜間発熱や持続性の微熱に，生地黄・赤芍・青蒿などと用いる。

陰虚の骨蒸潮熱・盗汗などには，地骨皮・牡丹皮などと使用する。

産後の血虚による発熱・意識障害には，当帰・人参などと使用する。

方剤例　白薇湯

②利水通淋

熱淋・血淋で排尿痛・排尿困難・尿の混濁・血尿などを呈するときに，淡竹葉・滑石・木通などと用いる。

③清肺泄熱

肺熱の咳嗽に，前胡・枇杷葉などと用いる。

臨床使用の要点

白薇は苦鹹・寒で，苦で泄降し鹹で入血し寒で清熱し，血分の熱邪を清解し虚熱を退け，さらに利水通淋に働く。血熱・陰虚の発熱にもっとも適し，邪入営血の午後身熱・熱病後期の陰傷内熱・婦女産後の陰虚体弱による煩熱頭昏・血熱陰虚による熱淋尿血や月経先期に有効である。

[参　考] 白薇・銀柴胡・地骨皮・青蒿は効能が似ており，清虚熱に働き，よく併用される。白薇は清解にすぐれ，青蒿と同様に透達することができ，銀柴胡・地骨皮は血熱を内清するのみで外達できない。白薇・地骨皮は清泄肺熱に働き，銀柴胡・青蒿にはこの効能はない。白薇は利水通淋に働くのが特徴である。

[用　量] 3～9g，煎服。

[使用上の注意] 血分無熱や脾胃虚寒には用いない。

銀柴胡（ぎんさいこ）

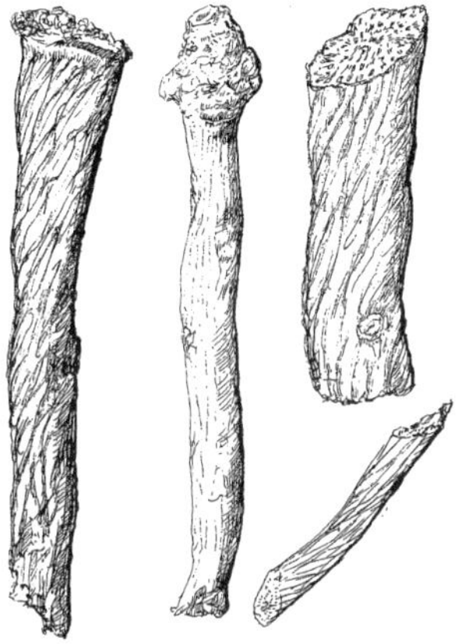

[処方用名] 銀柴胡・銀胡

[基　原] ナデシコ科 Caryophyllaceae のフタマタハコベ *Stellaria dichotoma* L. var. *lanceolata* Bge. の根。市場で「土銀柴胡」「山銀柴胡」と称されるものは同科の別属植物に由来するものである。

[性　味] 甘，微寒

[帰　経] 肝・腎

[効能と応用]

①清虚熱・涼血

陰虚の骨蒸潮熱・盗汗などに，青蒿・鼈甲・地骨皮などと用いる。

方剤例　清骨散

熱病後期の血中余熱にも使用してよい。

②清疳熱

小児の疳積（栄養不良）の羸（るい）痩・発熱・口渇・気嫌が悪いなどの症候に，人参・胡黄連・鶏内金・白朮などと用いる。

臨床使用の要点

銀柴胡は甘寒で，清熱涼血に働き，退熱して苦泄でなく，理陰して昇騰しない。退虚熱・除骨蒸の良薬であり，兼ねて小児疳熱を除くので，労熱骨蒸および小児疳熱に常用する。

［参　考］

①銀柴胡・青蒿は涼血除蒸に働く。青蒿は辛香透散で陰分の温邪を透表し，清熱解暑・退瘧の効能をもっている。銀柴胡には清透の効力はないが，小児疳熱に有効である。

②柴胡・銀柴胡は解熱の効果をあらわすが，柴胡は外感の発熱に，銀柴胡は陰虚骨蒸潮熱に有効である。

［用　量］3～9g，煎服。

［使用上の注意］表証発熱や血分無熱には禁忌。

地骨皮（じこっぴ）

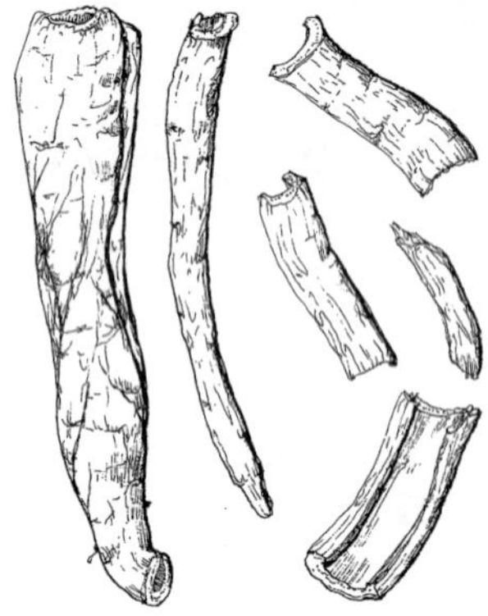

［処方用名］地骨皮・ジコッピ

［基　原］ナス科 Solanaceae のクコ *Lycium chinense* Mill. の根皮。

［性　味］甘，寒

［帰　経］肺・肝・腎

［効能と応用］

①清虚熱

陰虚の骨蒸潮熱・盗汗に，知母・青蒿・鼈甲などと用いる。

方剤例　清骨散・地骨皮湯

②清瀉肺火

肺熱の咳嗽・呼吸促迫・痰に血が混じるなどの症候に，桑白皮・生甘草などと使用する。

方剤例　瀉白散

③涼血止血

血熱の喀血・吐血・血尿などに，新鮮品をついて服用するか煎服する。

④その他

軽度の生津の効能をもつので，内熱の消渇に使用する。

臨床使用の要点

地骨皮は甘寒で清降し，清熱涼血するとともに肺火を清降し，肝腎虚熱を清退し，退熱除蒸の佳品である。陰虚発熱・有汗骨蒸および肺熱咳嗽・煩熱消渇に適し，涼血止血にも働くので，虚火妄動・血熱妄行の吐血・尿血にも有効である。

［参　考］地骨皮・牡丹皮は，清退虚熱・清熱涼血の効能をもつ。牡丹皮は辛寒で清透に偏し無汗に適するのに対し，地骨皮は甘寒で清降し有汗に適する。また，牡丹皮は清泄肝火にすぐれ活血散瘀し，地骨皮は清泄肺熱にすぐれている。

［用　量］6～12g，煎服。

［使用上の注意］寒降の性質をもつので，脾胃虚寒や表証発熱には禁忌。

胡黄連（こおうれん）

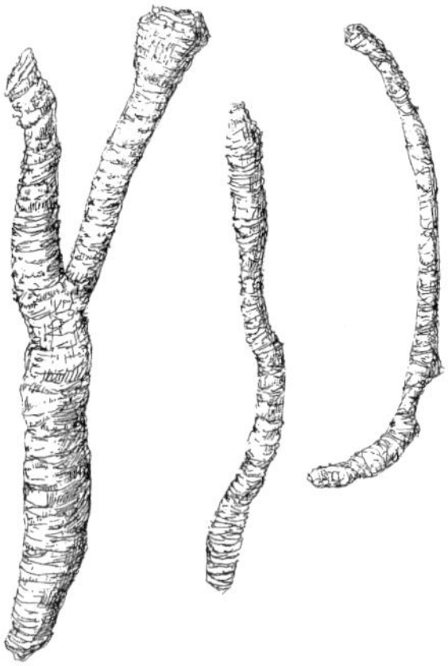

［処方用名］胡黄連

［基　原］ゴマノハグサ科 Scrophulariaceae の *Picrorrhiza kurrooa* Royle ex Benth. の根茎。また同属の *P. scrophulariaeflora* Pennell が利用されることもある。

［性　味］苦，寒

［帰　経］心・肝・胃・大腸・小腸

［効能と応用］

①清虚熱・退骨蒸

陰虚の骨蒸潮熱に，銀柴胡・地骨皮などと用いる。

方剤例　清骨散

②清熱消疳

小児の疳積（寄生虫による栄養不良）で腹満・午後の潮熱などを呈するときに，人参・白朮・山楂子・使君子などと用いる。

方剤例　肥児丸

③清熱燥湿

湿熱の下痢に，単味であるいは黄芩・黄柏・赤芍などと使用する。

外痔核の疼痛に単味を外用する。

臨床使用の要点

胡黄連は苦寒で，清心熱・涼肝胆に働くだけでなく，清湿熱・退骨蒸の効能をもつ。湿熱積滞・労熱骨蒸・小児疳積の良薬である。

［参　考］胡黄連は黄連と同じく清熱燥湿の効能をもつが，苦寒の性質が黄連ほど

強くなく，下焦湿熱を清導する効果がすぐれている。

[用　量] 3～9g，煎服。

[使用上の注意] 脾胃虚寒には禁忌。

十大功労（じゅうだいこうろう）

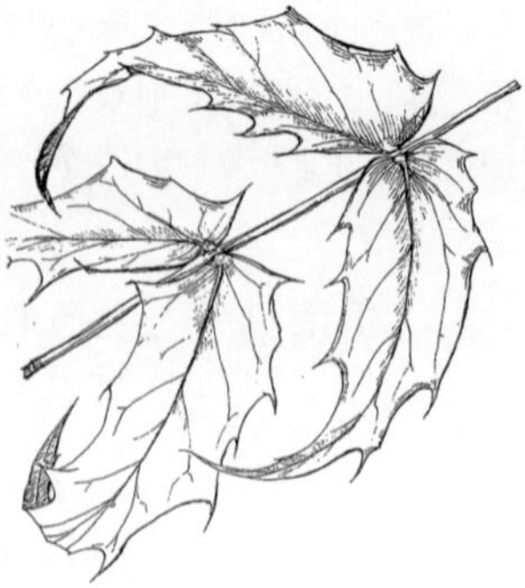

[処方用名] 十大功労・十大功労葉・功労葉

[基　原] メギ科 Berberidaceae ヒイラギナンテン属植物 *Mahonia bealei* Carr.，*M. fortunei* Fedde，ヒイラギナンテン *M. japonica* DC. などの葉。

[性　味] 微苦，涼

[帰　経] 肺・腎

[効能と応用]

①滋肺陰・退虚熱

肺癆（肺結核）の陰虚による咳嗽・喀血・骨蒸潮熱などに，地骨皮・百部・女貞子・旱蓮草などと用いる。

②補腎強腰

腎陰虚の腰や膝がだるく無力・頭のふらつき・耳鳴などの症候に，熟地黄・山薬・続断・潼蒺藜・牛膝などと用いる。

③明目消腫

目の充血・腫脹・疼痛に，単味の煎汁を点眼する。

臨床使用の要点

十大功労は苦涼で，肺腎を滋潤し虚熱を退ける。肺癆潮熱・咳吐痰血・腰痠膝軟・頭暈耳鳴・目赤腫痛などに適し，肺癆痰火咳嗽の要薬である。

[参　考]

①肺癆の痰火咳嗽に対する要薬であるのは，陰虚火旺で肺を上爍し，津液を煎熬して痰火を生じている状態に対し，十大功労は腎経に直入し滋陰潤肺するので，痰火がおのずと消退し，釜底抽薪の効果をあげることができるからである。

②十大功労は清涼強壮に働き，効能は女貞子に似る。

[用　量] 9～15g，煎服。

[使用上の注意]

①多服・久服してはじめて有効である。気味ともに陰であり，久服するために

は脾胃を保護する必要があるので，蜜・大棗とともに膏にするのがよい。

②脾胃虚弱の泥状～水様便には禁忌。

葎　草（りつそう）

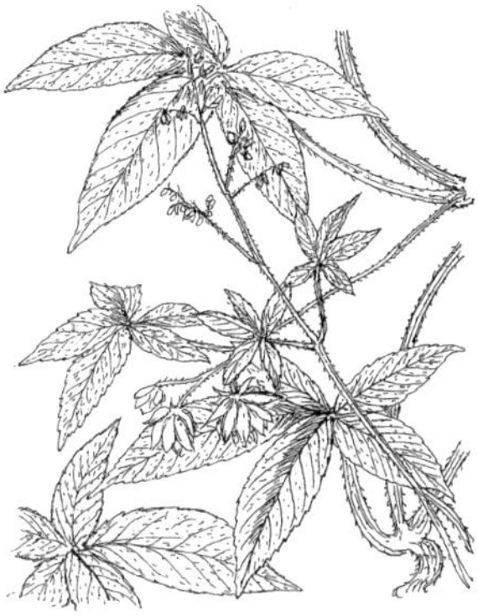

［処方用名］葎草・勒草・拉拉藤・拉拉秧・割人藤

［基　原］クワ科 Moraceae のカナムグラ *Humulus scandens* Merr. の全草。

［性　味］苦・甘，寒

［帰　経］肝・肺・大腸・膀胱

［効能と応用］

①退虚熱

肺癆（肺結核）の陰虚による潮熱・盗汗などに，単味であるいは百部・丹参・地骨皮・黄芩などと用いる。

②清熱解毒

癰腫（皮膚化膿症）・瘰癧（頸部リンパ節腫）・蛇虫咬傷に，単味を煎服するか，搗き砕いて外用する。

湿疹・蕁麻疹に，煎汁を外用する。

③利水通淋

湿熱下注による排尿困難・排尿痛・血尿・尿路結石などに，単味の煎汁を服用する。

④止瀉痢

大腸湿熱の下痢・腹痛に，単味の煎汁を服用する。

臨床使用の要点

葎草は苦甘・寒で，甘寒で養陰退虚熱し苦寒で清熱解毒し，利水通淋・止瀉痢にも働く。肺癆の潮熱盗汗・発熱煩渇，癰腫瘰癧・蛇虫咬傷，小便淋瀝・尿痛尿血・尿石・腹泄下痢などに使用する。

［用　量］15～30 g，煎服。外用には適量。

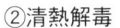

第3章

祛暑薬（きょしょやく）

暑邪を除き暑病を改善する薬物を，祛暑薬という。

暑邪は六淫のひとつで夏令を主り，夏季に発生する病変を暑病と総称するので，暑病の範囲はかなり広く症候もやや複雑である。炎熱の作用を受けて生じる煩熱・発熱・口渇・多汗・尿が濃いなどの中暑・暑温，納涼・生冷物の摂取などで寒湿を受けて発生する悪寒・発熱・無汗・頭痛・嘔吐・下痢・腹痛などの陰暑，暑温に潮湿を挟兼した頭重・胸苦しい・悪心・舌苔が膩などの暑温挟湿の症候といった，多彩なものがみられる。夏季は炎熱に潮湿をともなっているという気候上の特徴があるために，暑病では暑温挟湿が多い。

それゆえ祛暑薬は，芳香化濁・清熱・和裏・利湿などの効能をもっている。

暑邪は傷津耗気しやすいので，表実無汗を呈さないかぎり，一般に発汗を行わない。暑は湿を挟むことが多いので，暑と湿の軽重にもとづいて清暑と化湿を適切に配合し，暑重湿軽には清暑を主体に化湿を佐とし，温燥薬は避けて傷陰化燥を防止し，湿重暑軽であれば化湿を主に清暑を佐とし，涼潤薬は避けて傷陽助湿を防止する。

香　薷（こうじゅ）

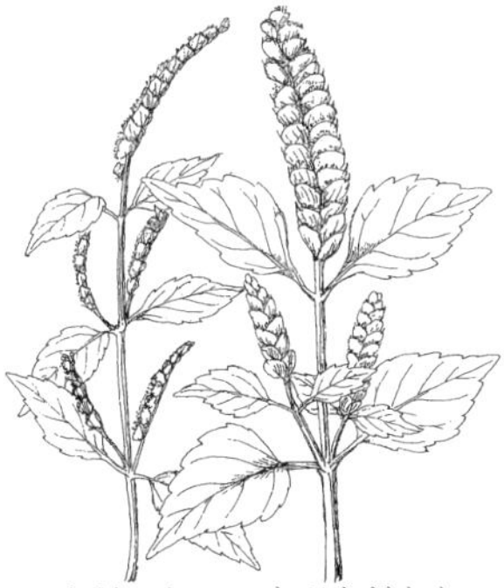

ナギナタコウジュ　フトボナギナタコウジュ

[処方用名] 香薷・香茹（こうじょ）・陳香薷

[基　原] シソ科 Labiatae のナギナタコウジュ属植物 *Elscholtzia splendens* Nakai ex F. Maekawa の全草。その他市場には同科のホソバヤマジソ *Mosla chinensis* Maxim. をはじめとするイヌコウジュ属植物，その他に由来するものがある。

[性　味] 辛，微温

[帰　経] 肺・脾・胃

[効能と応用]

①発汗解表・和中化湿

夏季に納涼したり冷たいものを飲んで寒邪を外感すると同時に湿邪が脾胃を損傷した陰暑で，悪寒・発熱・頭重・無汗・胸苦しい・腹痛・嘔吐・下痢など陰暑の症候を呈するときに，厚朴・白扁豆などと用いる。

方剤例 香薷飲

②利水消腫

頭面部の浮腫・悪寒・無汗・尿量減少などの症候に，単味であるいは健脾利水の白朮と使用する。

方剤例 薷朮丸

臨床使用の要点

香薷は辛温で芳香があり，外は陽気を発越して発表散寒するとともに内は和中化湿し，宣外和内に働く。それゆえ，夏月の受冷飲冷により陽気が陰邪に阻遏されて生じる，頭痛・形寒・発熱・無汗と腹痛吐瀉などの「陰暑」に対する主要な解表薬であり，先人は「夏月の香薷を用いるは，冬月の麻黄を用いるがごとし」といっている。このほか，利水消腫の効能もあるが，薬力が弱いので臨床的にはあまり用いられない。また，気味が清香であり，煎液で含嗽すると口臭に有効である。

[参　考] 香薷は辛温で発汗解表し利水にも働き，麻黄とよく似ているので「夏月の麻黄」とよばれる。香薷は，遏阻された陽気を発越して，発汗解暑・和中化湿に働く。麻黄は，肺気を開宣し毛竅を透発して発汗解表し，発汗・散寒の力がかなり強く，和中化湿の効能はないが，宣肺気・通調水道を通じて顕著な止咳平喘・利水の効能を示す。

[用　量] 3～9g，煎服あるいは丸とする。

[使用上の注意]

①発汗解表には水煎して涼服し，利水消腫には丸薬にして服用する。

②高熱・汗が多い・口渇などの「陽暑」を呈するときには用いない。

③表虚の多汗には禁忌。

藿　香（かっこう）

[処方用名] 藿香・鮮藿香・広藿香・藿香葉・藿香梗・広藿梗・カッコウ

[基　原] シソ科 Labiatae のパチョリ *Pogostemon cablin* Benth. の全草または葉。四川省産は同科のカワミドリ *Agastache rugosa* O. Ktze. の全草または葉で，「土藿香」「川藿香」と称される。茎枝を乾燥したものを藿香梗という。

[性　味] 辛，微温

[帰　経] 肺・脾・胃

[効能と応用]

①発表解暑

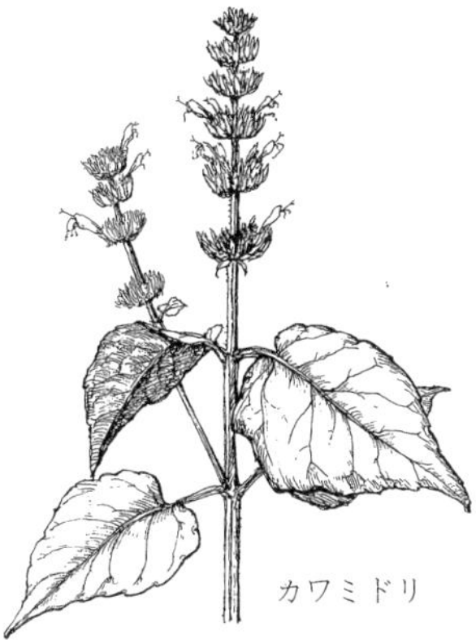
カワミドリ

夏季に生ものや冷たいものを摂取して湿困脾胃が生じるとともに風寒の邪を外感した陰暑で，悪寒・発熱・頭痛・胸苦しい・腹満・悪心・嘔吐・下痢などの症候を呈するときに，紫蘇・半夏・厚朴・大腹皮・茯苓などと用いる。

方剤例　藿香正気散

傷暑の頭のふらつき・胸苦しい・悪心・口が粘る・飲食を欲しないなどの症候には，佩蘭・薄荷などと使用する。鮮品のほうがよい。

②化湿止嘔

寒湿内阻による心窩部の痞え・悪心・嘔吐・吃逆など胃気上逆の症候に，半夏・陳皮・丁香などと用いる。

方剤例　藿香半夏湯

湿困脾胃の悪心・嘔吐・腹満・泥状〜水様便などには，厚朴・蒼朮・半夏などと使用する。

方剤例　不換金正気散

湿温の初期で悪寒・発熱・頭重・体が重だるい・胸苦しい・泥状便などを呈するときに，半夏・厚朴・杏仁などと用いる。

方剤例　藿朴夏苓湯

妊娠嘔吐には，行気安胎の砂仁・香附子・蘇梗などと用いる。

③行気止痛

脾胃気滞による腹満・腹痛に，厚朴・砂仁・陳皮・木香・枳実などと使用する。

④その他

鼻淵（副鼻腔炎）に，猪胆と用いる。

方剤例　藿胆丸

臨床使用の要点

藿香は辛・微温で，芳香辛散により発表するが峻烈ではなく，微温で化湿するが燥熱ではなく，暑湿表邪を散じ醒脾開胃・和中止嘔・理気止痛に働くので，夏季の常用薬である。それゆえ，暑湿の邪による寒熱頭痛・胸膈満悶・腹痛吐瀉，および気滞湿阻による中焦失和の脘痞嘔吐・胃呆不飢などに常用する。とくに湿困脾陽の倦怠無力・飲食不甘・舌苔垢濁などに著効を示す。

［参　考］

①藿香葉は発表に，藿香梗は和中に偏する。鮮藿香は解暑の力がかなり強いので，ふりだしにして清暑の飲料として用いる。

②藿香・紫蘇は発表和中に働くが，藿香は化湿醒脾にすぐれ，紫蘇は発汗解表・理気安胎にすぐれている。

［用　量］6～12 g，鮮品は15～30 g，煎服。

［使用上の注意］

①長時間煎じてはならない。後下する。

②辛散に偏るので，暑温や陰虚火旺で舌燥光滑のものに用いない。

佩　蘭（はいらん）

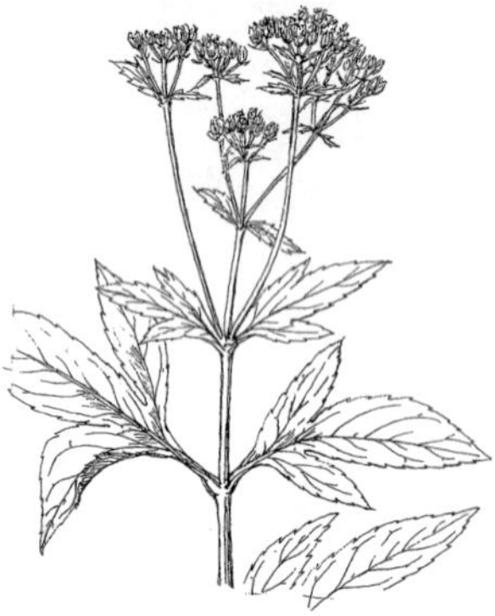

［処方用名］佩蘭・佩蘭葉・鮮佩蘭・佩蘭梗・南佩蘭・香佩蘭・蘭草

［基　原］キク科 Compositae のフジバカマ *Eupatorium fortunei* Turcz. の全草。

［性　味］辛，平

［帰　経］脾・胃・肺

［効能と応用］

①芳香化湿

湿困脾胃による胸苦しい・腹満・口が粘る・食欲不振・全身倦怠感・悪心・嘔吐・舌苔が白膩などの症候に，藿香・半夏・厚朴・陳皮などと用いる。

②清暑闢濁

暑温挟湿や湿温の初期の悪寒・発熱・頭が脹って痛む・胸苦しい・食欲がないなどの症候に，鮮藿香・鮮荷葉・厚朴・滑石・薏苡仁などと用いる。

方剤例　芳香化濁法・辛苦香淡法

臨床使用の要点

佩蘭は辛平で，発散するが薬力が緩やかであり，芬芳（ふんほう）清香の気を有して醒脾・宣湿化濁にすぐれ，中焦の穢濁（えだく）陳腐の気を除去し，化湿解暑・醒脾和中に働く。夏傷暑湿の頭脹・胸悶・身重・寒熱などに常用する。また，湿濁困脾・湿熱鬱蒸による口中甜膩・多涎・口臭など「脾癉（ひたん）」に対する良薬である。鮮佩蘭は気味がさらに濃いので，効果がよりすぐれている。

［参　考］藿香・佩蘭・香薷は解暑発表に働き，暑湿の邪による脘腹痞悶・吐瀉などに常用する。藿香は理気止嘔にすぐれ，湿鬱気滞の嘔逆に対する要薬である。佩蘭は芳香を有し平性で作用が緩和であり，陳腐を去り穢濁を闢(ひら)くので，脾湿の口甜・口臭の良薬である。香薷は和中に利小便を兼ね発汗の力がかなり強いので，陰暑によく用いる。

［用　量］6～12g，鮮品は15～30g，煎服。

［使用上の注意］芳香があり，長時間煎じてはならない。後下する。

白扁豆（びゃくへんず）

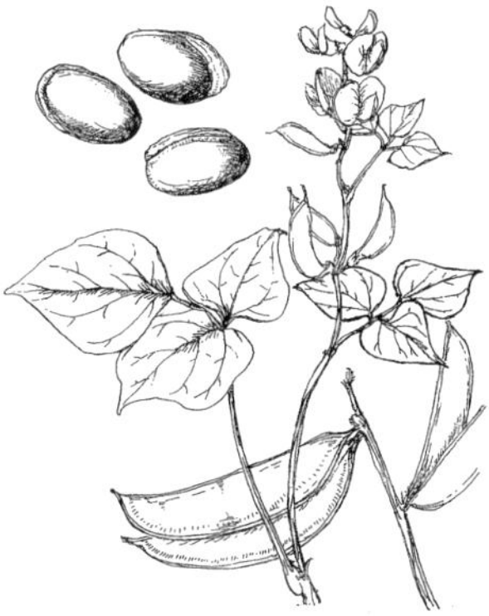

［処方用名］白扁豆・扁豆・生扁豆・炒扁豆・白眉豆

［基　原］マメ科 Leguminosae のフジマメ *Dolichos lablab* L. の成熟種子。

［性　味］甘，微温

［帰　経］脾・胃

［効能と応用］

①消暑化湿

暑邪挟湿による嘔吐・腹満・腹痛・下痢に，単味を煎服するか，香薷・藿香・厚朴などと用いる。

方剤例　香薷飲

②健脾化湿

脾虚湿濁による泥状～水様便・食欲不振・白色帯下などの症候に，白朮・山薬・蓮子などと使用する。

方剤例　参苓白朮散

③解毒和中

酒・魚介類・フグなどの中毒による嘔吐・下痢・腹痛に，単味の粉末あるいは煎汁を服用する。

臨床使用の要点

白扁豆は甘温で，補脾して滋膩でなく，芳香化湿して燥烈ではなく，消暑化湿・健脾止瀉・止帯に働く。それゆえ，脾虚有湿の食少便溏や暑湿の邪による吐瀉・煩渇に有効である。また，解毒に作用し，酒毒・フグ毒および一切の薬毒に効果がある。病後の体虚に対し，最初に補剤を投与する場合に白扁豆がもっとも適するのは，正気を調養し壅滞飽悶の弊害がないからである。

[参　考]

①暑邪挟湿には生用し，健脾化湿には炒用する。

②白扁豆の補益の効力は白朮・山薬に及ばないが，不燥不膩で補脾除湿の良薬であり，消暑解毒に働くところに特徴がある。

[用　量] 9～15g，煎服。

[附1] 扁豆衣（へんずい）

フジマメの乾燥種皮。扁豆殻ともいう。

[性　味] [帰　経] [効　能] 白扁豆と同じで，薬力が劣る。脾虚有湿や暑湿の邪による吐瀉に用いる。

[用　量] 6～9g，煎服。

[附2] 扁豆花（へんずか）

フジマメの盛開期の花である。

解暑化湿の効能をもち，暑湿の邪による発熱泄瀉や痢疾あるいは崩漏・帯下などに使用する。

[用　量] 6～9g，煎服。

緑　豆（りょくず）

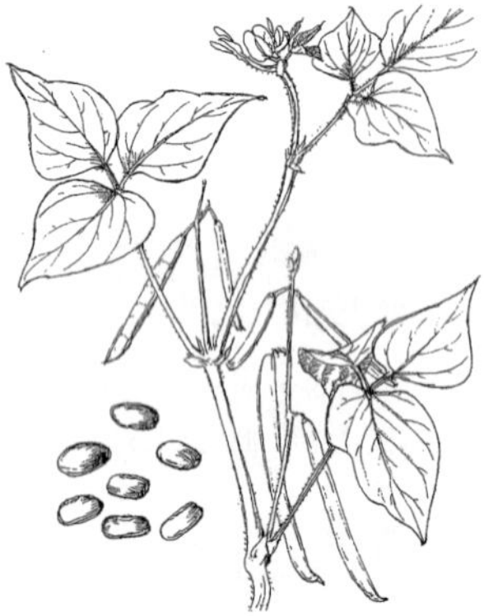

[処方用名] 緑豆

[基　原] マメ科 Leguminosae のブンドウ *Vigna radiata* R. Wilczak の成熟種子。

[性　味] 甘，寒

[帰　経] 心・胃

[効能と応用]

①消暑止瀉

暑温の煩渇・温病傷津・炎熱の夏季に，単味の煎汁を服用する。暑邪挟湿には，薏苡仁と煎服する。

解暑の民間薬として，夏には煎液を冷服する。

②清熱解毒

癰腫瘡毒（皮膚化膿症）に，単味を煎服する。

砒石・巴豆・附子・蒼耳草など草木金石による中毒に，生の粉末を水にといた絞り汁を頓服するか煎汁を頻回に服用する。

臨床使用の要点

緑豆は甘寒淡滲で，解渇利小便に働くので，暑熱の煩渇に対し清涼解暑・除煩止渇の効果がある。また，心胃の熱を清し解毒するので，砒石・巴豆・附子など一切の草木金石諸薬・酒食諸毒に対し，大量に服用すると有効であり，解毒の良薬である。瘡瘍腫毒・麻疹にも有効である。ただし，皮が寒で肉が平であり，清熱解毒の力は皮が勝っているので，皮つきで使用すべきである。

[用　量] 30～120g，煎服あるいは粉末を水にとき絞り汁を服用。外用には適量。

[使用上の注意] 消暑止渇には煎服し，解毒救急には粉末を水にとき絞り汁を服用あるいは煎汁を冷服する。

[附] 緑豆衣（りょくずい）

緑豆が発芽したあとの外殻である。

[効能と応用] 効能は緑豆と似るが，清暑・解毒の力はやや劣り退目翳の効能があるので，谷精草・白菊花・柿餅などと用いる。

[用　量] 6～15g，煎服。

西　瓜（せいか）

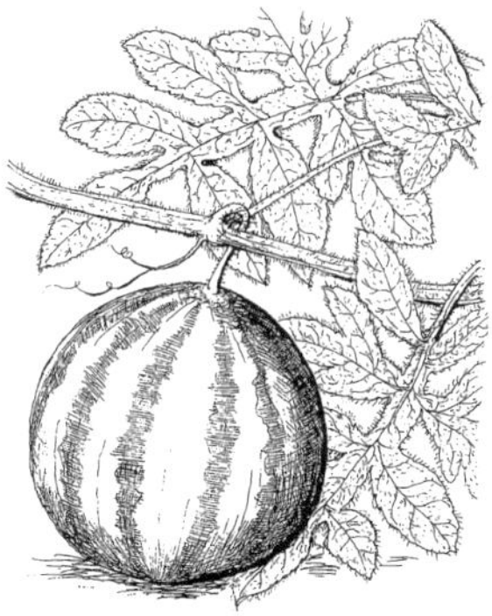

[処方用名] 西瓜・西瓜汁・西瓜瓤（じょう）

[基　原] ウリ科 Cucurbitaceae のスイカ *Citrullus vulgaris* Schrad. の果肉および果汁。

[性　味] 甘・淡，寒

[帰　経] 心・胃・肺・腎

[効能と応用]

①解暑除煩・止渇利小便

中暑・暑温の煩渇あるいは温熱病の熱盛傷津による焦躁感・尿量減少あるいは二日酔いなどに，単味で用いる。

臨床使用の要点

西瓜は甘淡・寒で，清熱解暑・利小便の効能をもつ。中暑・暑温および温熱病の熱盛傷津による口渇心煩・小便不利ならびに傷酒などに適し，「天生の白虎湯」といわれる清暑の佳品である。

[用　量] 適量を服食する。

[使用上の注意] 暑病でも寒湿（陰暑）には用いない。

[附1] 西瓜翠衣（せいかすいい）

スイカの皮。西瓜皮ともいう。

[性　味] 甘，涼

[効能と応用] 清熱解暑の効力は西瓜に劣るが，利小便にすぐれているので，湿熱の尿赤や黄疸水腫に用いる。焼いた粉末を口に含むと，口内炎に有効である。

[用　量] 15 ～ 30 g，煎服。

[附2] 西瓜霜（せいかそう）

西瓜と芒硝を素焼のかめに密封して風通しのよいところにおき，かめの外に滲出してきた白色結晶である。

[効能と応用] 清熱解毒に働き，咽喉・口腔・舌の発赤・腫脹・潰瘍に用いる。

[用　量] 適量。煎剤にはいれない。

荷　葉（かよう）

[処方用名] 荷葉・鮮荷葉・乾荷葉・荷葉炭

[基　原] スイレン科 Nymphaeaceae のハス *Nelumbo nucifera* Gaertn. の葉。

[性　味] 苦，平

[帰　経] 肝・脾・胃

[効能と応用]

①清暑闢穢

暑温の頭が脹る・頭がぼーっとする・発熱・尿が濃いなどの症候に，金銀花・西瓜皮・扁豆花などと用いる。

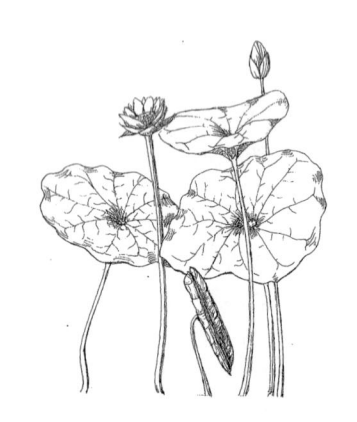

方剤例　清絡飲

湿熱下痢に，滑石・甘草などと用いる。

②昇清醒脾

脾虚失運の腹満・痞え・腹痛・下痢などに，白朮・茯苓・枳実などと使用する。

③化瘀止血

各種の出血に，大薊・小薊・生地炭・側柏葉などと用いる。

方剤例　荷葉丸・四生丸

④その他

利水消腫の効能をもつので，陽水の浮腫に使用する。

臨床使用の要点

荷葉は苦平で清芳の気を有し，鮮品は暑邪を清し穢濁を化し清暑利湿に働くので清熱解暑剤に配合し，乾枯すると脾胃清陽を昇発するので脾胃不運に適し，乾品や炒炭すると止血して瘀を留めないため一切の血証に適する。また，昇清化湿により水気浮腫にも効果がある。

[参　考] 清熱解暑には鮮荷葉，昇清醒脾には乾荷葉，化瘀止血には乾荷葉・荷葉炭を用いる。

[用　量] 9g～15g，鮮品は1角（1枚の葉の1/4），煎服。

[附] 荷　梗（かこう）

ハスの葉柄・花柄である。

[性　味] [帰　経] 荷葉と同じで，通気寛胸の効能をもつので，暑邪挟湿の胸悶不暢に用いる。

[用　量] 1～2尺，煎服。

第4章

散寒薬（さんかんやく）

温性・熱性を有し裏寒を消除する薬物を，散寒薬・祛寒薬・温裏薬・温裏祛寒薬・温裏散寒薬などと称する。

散寒薬は辛散温通して陰寒を消散し，主に心・脾・腎の三経に入り，温裏・散寒・温経・止痛・回陽・救逆などの効能をあらわす。

裏寒は大きく２種類に分かれる。ひとつは，寒邪が内侵して陽気を困阻するもので，嘔吐・下痢・胸腹冷痛などの臓寒を呈し，温中散寒する必要がある。もうひとつは，心腎虚衰による陰寒内生で，寒がる・汗が出る・呼気が冷たい・不消化下痢・四肢の冷え・脈が微などの亡陽虚脱を呈し，温腎回陽・益火扶陽する必要がある。

散寒薬を使用する場合には，症候の違いによって適当な配合を行うべきである。外寒内侵で表証をともなうときは解表薬を，寒凝気滞には理気薬を，寒湿には化湿・利水薬を，脾虚・腎虚をともなうときは健脾・補腎薬を，虚脱を呈するときは補気薬を，それぞれ配合する。

なお，散寒薬は温熱燥烈で傷陰助火するので，陽盛・陰虚・真熱仮寒などには禁忌であり，血虚には慎重を要する。また，季節・気候の寒暖に応じて用量を加減することも必要である。

附　子（ぶし）

[処方用名] 附子・生附子・生附・川附子・熟附子・炮附子・淡附子・製附子・黒附子・熟附片・淡附片・製附片・黒附片・ブシ・加工ブシ

[基　原] キンポウゲ科 Ranunculaceae のカラトリカブト *Aconitum carmichaeli* Debx., その他の同属植物の子根。加工・炮製して利用することが多い。

[性　味] 大辛，大熱。有毒

[帰　経] 十二経

[効能と応用]

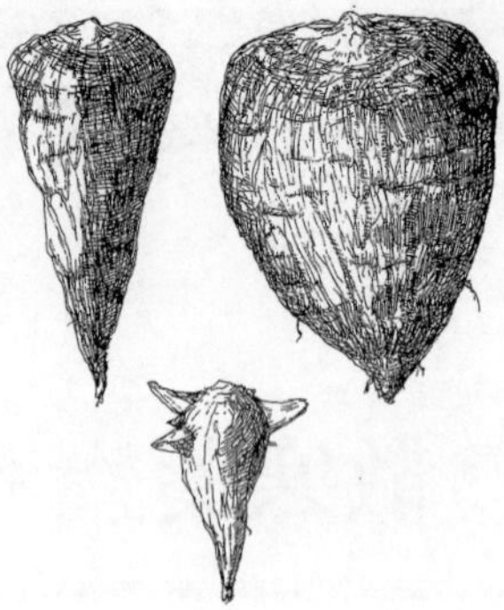

①回陽救逆

陽気衰微の陰寒内盛あるいは大量の発汗・激しい下痢・激しい嘔吐などによる亡陽虚脱で，顔面蒼白・チアノーゼ・四肢の冷え・脈が微弱などショック状態を呈するときに，乾姜・人参・竜骨・牡蛎などと用いる。

方剤例　四逆湯・通脈四逆湯・白通湯

陽衰の衛表不固で自汗がとまらないときは，黄耆・竜骨・牡蛎などと使用する。

方剤例　耆附湯

大出血（血脱）による亡陽虚脱には，人参などと使用する。

方剤例　参附湯・参附竜牡湯

②補陽益火

腎陽虚の腰や膝がだるく無力・四肢の冷え・寒がる・性機能減退・遺精・頻尿などの症候に，肉桂・熟地黄・枸杞子・山茱萸などと用いる。

方剤例　右帰飲・右帰丸・八味地黄丸

脾腎陽虚の腹が冷えて痛む・泥状〜水様便などの症候には，人参・白朮・乾姜などと用いる。

方剤例　附子理中湯

③温陽利水

腎陽虚による肢体の浮腫（腰以下に顕著）・腰痛・腰が重だるい・尿量が少ないなどの症候には，白朮・茯苓・牛膝・車前子などと用いる。

方剤例　真武湯・牛車腎気丸

脾陽虚による肢体の浮腫・腹部膨満感・泥状便などの症候には，乾姜・白朮・草果などと使用する。

方剤例　実脾飲

④散寒止痛

風寒湿痺の関節の疼痛・しびれ感・冷えなどには，桂枝・白朮・炙甘草などと用いる。

方剤例　甘草附子湯

陽虚の風寒表証で，悪寒・発熱があるにもかかわらず脈が沈を呈するときに，麻黄・細辛などと用いる。

方剤例　麻黄附子細辛湯

臨床使用の要点

附子は辛熱壮烈であり,「走(ゆ)きて守らず」で十二経を通じ,下焦の元陽（命火）を峻補して裏の寒湿を除き,皮毛に外達して表の風寒を散じる。それゆえ,亡陽欲脱の身冷肢冷・大汗淋漓・吐利不止・脈微欲絶などには回陽救逆し,腎陽不足の陽痿滑精・腰膝冷弱には補火壮陽し,脾腎陽虚・陰寒内盛の心腹冷痛・吐瀉転筋には温裏散寒し,陽虚不化水湿の身面浮腫・腰以下腫甚には助陽行水して冷湿を除き,風寒湿痺の疼痛麻木には祛風散寒止痛し,陽気不足の外感風寒で悪寒発熱・脈沈を呈するときは助陽発表する。このほか,補益薬と用いると一切の内傷不足・陽気衰弱に使用できる。

[参　考] 附子は毒性が強いので,一般には加工・炮製したものを用いる。

生用すると作用が激烈で回陽救逆に働き,亡陽虚脱に短期間のみ使用する。

炮製した製附子（熟附子・炮附子・淡附子・黒附子）は,毒性があまりなく,補陽益火・散寒止痛などの効能をもつ。

日本では,高圧加熱により減毒した「加工附子」をよく用いる。

[用　量] 3～12g,煎服。

[使用上の注意]

①有毒であるから約1時間先に煎じ,なめても口がしびれない程度にする。

②辛熱燥烈であるから,陰盛陽衰でなければ服用してはならない。

③陰虚内熱・妊婦には禁忌。

④半夏・栝楼・白蘞・白芨・貝母に反する。犀角を畏る。

[附] 烏　頭（うず）

トリカブト属植物の母根（傍生の子根が附子)。ウズ。

烏頭には川烏頭・草烏頭の2種類があり,川烏頭は主に四川省で栽培され（*A. carmichaeli*),草烏頭は各地の野性品を収穫したものである。

[性　味] [帰　経] [効　能] 附子に似ており,表の風邪を散じ裏の寒湿を除くが,補陽の力は附子に及ばず,祛風痛痺の効能に勝っているので,「附子は逐寒し,烏頭は祛風す」といわれる。

風寒湿痺の酸痛麻木・腹部冷痛・疝痛・陰疽などに用いる。

[用　量] 3～9g,煎服。

[使用上の注意]

①毒性が非常に強い（とくに草烏頭）ので,慎重に用いなければならない。

②半夏・栝楼・白蘞・白芨・貝母に反す。

肉　桂（にっけい）

[処方用名] 肉桂・上玉桂・玉桂・桂心・紫油桂・官桂・安桂・薄桂・桂皮・ケイヒ

[基　原] クスノキ科Lauraceae のケイ *Cinnamomum cassia* Blume およびその他同属植物の幹皮。

[性　味] 辛・甘，大熱

[帰　経] 肝・腎・心・脾・胃

[効能と応用]

①温中補陽

腎陽虚の四肢の冷え・寒がる・腰や膝がだるく無力・インポテンツ・頻尿・排尿困難・夜間尿などの症候に，附子・熟地黄・山薬・山茱萸などと用いる。

方剤例　桂附八味丸・右帰飲・右帰丸

脾腎陽虚の食欲不振・腹痛・泥状～水様便などの症候には，附子・乾姜・白朮・肉豆蔲・茯苓などと使用する。

方剤例　桂苓丸・桂附理中丸

②散寒止痛

虚寒の胃痛・腹痛・疝痛などには，単味の粉末を涼服するか附子・乾姜・呉茱萸などと用いる。

虚寒の月経痛には，熟地黄・当帰・乾姜などと用いる。

方剤例　理陰煎

寒痺の腰痛には，独活・桑寄生・杜仲・狗脊などと用いる。

③温通経脈

陰疽すなわち慢性の皮膚潰瘍・寒冷膿瘍・化膿傾向に乏しい慢性炎症などに，熟地黄・白芥子・鹿角膠などと使用する。

方剤例　陽和湯・托裏散

経寒血滞の無月経・月経痛・下腹部の冷え痛み・腹腔内腫瘤などに，川芎・当帰・紅花・桃仁などと用いる。

④その他

補気・補血の方剤に少量を配合して陽気を温化し，気血双補の効能を強める。

方剤例　十全大補湯・人参養栄湯

臨床使用の要点

肉桂は辛甘・大熱で純陽であり，命門の火を補い引火帰原・益陽消陰に働くので，命門火衰による下元虚冷や陽不化気による水湿停留・小便不利，あるい

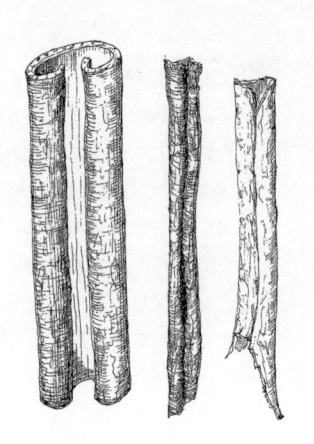

は虚陽上浮による上熱下寒，腎陽虚で生じた脾陽不振の悪食泄瀉などに適する。また，温通経脈・活血行瘀の効能をもつので，経寒血滞の経閉不行・腹痛癥瘕などに使用し，補陽活血・散寒止痛により沈寒痼冷を消散するため，心腹冷痛・寒疝作痛・腰膝寒痺・陰疽流注などにも用いる。

[参　考]

①肉桂と桂枝はケイの異なった部位であり，肉桂は幹皮で，桂枝は若い細枝またはその樹皮である。両者とも温営血・助気化・散寒凝の効能をもつ。肉桂は辛甘・大熱で作用が強く，温裏止痛に働き，下焦に入って腎陽を補陽し引火帰原に働く。一方，桂枝は辛甘・温で作用が緩やかであり，発表散寒に働く。桂心は肉桂の外皮（コルク層）を除いたものであり，心・脾経に入り，補陽活血に働くので心腹冷痛に適し，外科の癰疽・瘡瘡の内托にも用いる。

②肉桂と附子は効能が似ており，併用することが多いが，作用上は附子は気分に偏り，肉桂は血分に偏る。附子は辛熱燥烈で回陽救逆の要薬であり，肉桂は附子より性質が緩やかで助汗外泄するので，陽気将絶の汗出や亡陽虚脱には使用しない。一方，理血調経には肉桂を用い，附子は使用しない。

[用　量] 1.5～5g，煎服。粉末を呑服・冲服するときは，1回1～1.5g。

[使用上の注意]

①煎剤に用いる場合は，長く煎じず，後下する。

②陰虚陽亢には，少量を反佐として用いる以外は禁忌。

③陽盛陰虚・出血・妊婦には禁忌。

乾　姜（かんきょう）

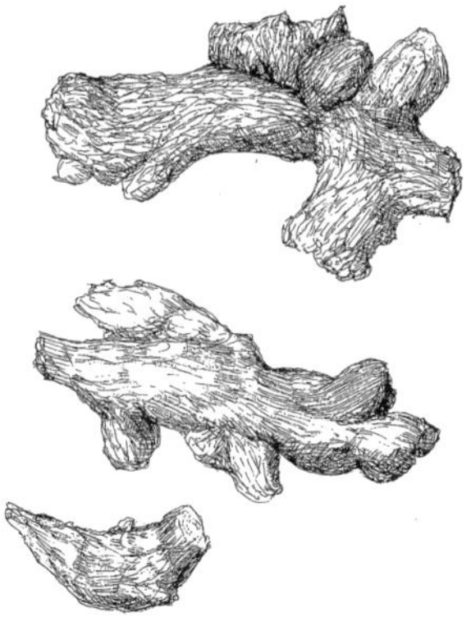

[処方用名] 乾姜・干姜・淡干姜・干姜片・ショウキョウ

[基　原] ショウガ科 Zingiberaceae のショウガ *Zingiber officinale* Rosc. の根茎を乾燥したもの。古くは皮を去り水でさらした後に晒乾した。

[性　味] 大辛，大熱

[帰　経] 心・肺・脾・胃

[効能と応用]

①温中散寒

脾胃虚寒の腹が冷えて痛む・腹鳴・不消化下痢・嘔吐などの症候に，人参・白朮・炙甘草などと用いる。

方剤例　理中湯（人参湯）

②**回陽通脈**

陽気衰微・陰寒内盛による亡陽虚脱で，四肢の冷え・脈が微弱などのショック状態を呈するときは，附子などと使用する。

方剤例　四逆湯・通脈四逆湯

脾腎陽虚の不消化下痢・四肢の冷え・脈が微弱などの症候に，虚陽上浮による頬部の紅潮・のぼせ・煩躁などをともなうときは，附子・葱白などと用いる。

方剤例　白通湯

③**温肺化痰・化飲**

肺の寒飲による咳嗽・呼吸困難・希薄な多量の痰・背部の冷感などの症候には，半夏・細辛・五味子などと使用する。

方剤例　苓甘五味姜辛湯・苓甘姜味辛夏仁湯・小青竜湯

臨床使用の要点

乾姜は辛熱燥烈で無毒であり，温中散寒の主薬であるとともに，回陽通脈・燥湿消痰の効能をもつ。陰寒内盛・陽衰欲脱の肢冷脈微，脾胃虚寒の食少不運・脘腹冷痛・吐瀉冷痢，肺寒痰飲の喘咳，風寒湿痺の肢節冷痛などに適する。

[参　考]

①生姜・乾姜・炮姜は同じものからできているが，効能が異なる。生姜は「新鮮なひねしょうが」で水分を含み，辛・微温で辛散の力が強く，散寒解表・温中止嘔に働き，外感風寒や胃寒嘔吐の常用薬である。乾姜は生姜を乾燥させたもので，辛散の性質が弱まって辛熱燥烈の性質が増強されており，温中回陽に長じ温肺化飲にも働く。炮姜は乾姜を黒くなるまで加熱したもので，性味が苦温に変わり辛散の性質がほとんどなく，温中止瀉・止血に働く。「生姜は走(ゆ)きて守らず，乾姜はよく走きよく守り，炮姜は守りて走かず」と概括され，発散（走）と不発散（守）の関係が示されている。

②日本では，生姜・乾姜を中国とは別の呼び方をしており，間違えると薬効に影響があるので，注意が必要である。

日本の「生姜」は，乾燥品（すなわち乾姜）を意味し，「乾生姜」ともいう。また，日本の「乾姜」は蒸して乾燥したものであり，中国には該当するものがない（近年は蒸したものを中国で作製し，日本に輸出している）。

③乾姜・附子はともに回陽に働くが，乾姜は主に脾胃に入り温中散寒し，附子は下焦の元陽を峻補する。両者を併用すると効果が高まるので，「附子は姜なくば熱さず」ともいわれている。

[用　量]　3～9g，煎服。

[使用上の注意]　辛熱燥烈であるから，陰虚有熱・妊婦には禁忌。

[附] 炮　姜（ほうきょう）

黒姜・炮姜炭ともいい，乾姜を炮じて炭化させたものである。

[性　味] 苦，温

[効能と応用] 散烈の性質は乾姜より弱い。温経止血に働き，虚寒の吐血・衄血・血便・不正性器出血などに，棕櫚炭・烏梅炭などと用いる。

[用　量] 3～9g，煎服。

[使用上の注意] 陰虚・血熱妄行の出血には禁忌。

高良姜（こうりょうきょう）

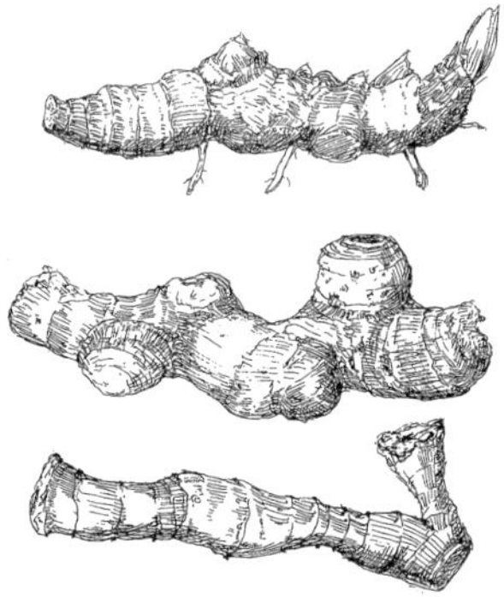

[処方用名] 高良姜・良姜・良姜片・リョウキョウ

[基　原] ショウガ科 Zingiberaceae のハナミョウガ属植物 *Alpinia officinarum* Hance の根茎。

[性　味] 辛，熱

[帰　経] 脾・胃

[効能と応用]

①散寒止痛

寒邪傷胃による上腹部の冷え・疼痛に，香附子・肉桂・厚朴などと用いる。

方剤例　良附丸・高良姜湯・安中散

寒疝すなわちヘルニアなどの下腹部の突発性疼痛に，小茴香・烏薬などと使用する。

②温中止嘔

胃寒気逆の悪心・嘔吐・吃逆・噯気などに，半夏・生姜などと用いる。

臨床使用の要点

高良姜は辛熱で，内攻走裏して温胃散寒に働き，胃脘冷痛にすぐれた効果を示し，寒凝気滞による嘔吐・噫気・腹痛泄瀉・寒疝などにも有効である。

[参　考]

①高良姜・乾姜は辛熱で温中散寒に働くが，高良姜は胃寒の脘腹冷痛・噫気嘔逆に，乾姜は脾寒の腹痛瀉泄に適している。

②高良姜・生姜は温中散寒に働くが，高良姜は辛熱で辛より熱が重く，裏に走(ゆ)き胃寒を散じて止痛に働くのに対し，生姜は辛温で温より辛が重く，表に走き風寒を散じて解表し，胃気を和して止嘔に働く。

[用　量] 3～6g，煎服。

[使用上の注意] 辛熱燥散し傷陰助火しやすいので，胃火の胃痛や嘔吐・傷暑の下痢・裏熱の下痢などには禁忌。

[附] 紅豆蔻（こうずく）

A. officinarum の成熟果実である。

[性　味] 辛，温

[帰　経] 脾・胃

[効能と応用] 温胃散寒・醒脾燥湿・止嘔進食に働くので，水様性の激しい下痢・絞めつけられるような腹痛に用いる。

[用　量] 3～6g，煎服。

呉茱萸（ごしゅゆ）

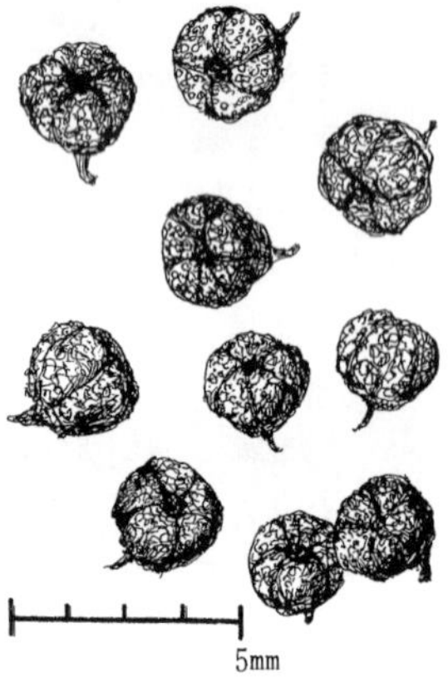

[処方用名] 呉茱萸・呉萸・淡呉萸・ゴシュユ

[基　原] ミカン科 Rutaceae のニセゴシュユ *Evodia rutaecarpa* Benth.，ホンゴシュユ *E. officinalis* Dode の未成熟な果実。

[性　味] 辛・苦，熱。小毒

[帰　経] 肝・腎・脾・胃

[効能と応用]

①暖肝・散寒止痛

肝胃虚寒の濁陰上逆による厥陰頭痛（頭頂～側頭部痛）・悪心・嘔吐・よだれやつばが多いなどを呈するときや，肝寒犯胃の上腹部痛・悪心・嘔吐などの症候に，人参・生姜・大棗などと用いる。

方剤例　呉茱萸湯・丁萸理中湯

寒滞肝脈による四肢の冷え・両側の下腹～陰部～大腿内側の冷え痛み（疝痛）などには，木香・小茴香・川楝子などと用いる。

方剤例　導気湯・当帰四逆加呉茱萸生姜湯

下焦虚寒の月経痛・月経周期の延長などの症候には，当帰・川芎・桂枝などと使用する。

方剤例　温経湯・艾附暖宮丸

寒湿脚気上逆による腹満・腹痛・下痢・転筋に，木香・檳榔子・生姜などと用いる。

方剤例　呉萸木瓜湯

②下気止嘔

胃寒の嘔吐・乾嘔・腹痛・よだれやつばが多いなどの症候には，人参・生姜・大棗などと用いる。

方剤例　呉茱萸湯

肝火犯胃による胸脇部の疼痛・呑酸・嘔吐などの症候にも，黄連・山梔子などと使用する。

方剤例　左金丸・梔萸丸

③その他

温中助陽に働くので，脾腎陽虚の五更瀉（夜明け前の下痢）に，肉豆蔲・五味子・補骨脂などと用いる。

方剤例　四神丸

また，呉茱萸の粉末を酢でねって足底に貼ると引火下行に働くので，口内炎に有効である。

臨床使用の要点

呉茱萸は辛散苦降・大熱燥烈で，疏肝下気に長じ，温中して肝胃を和し，散寒燥湿して脾腎の陽を助ける。厥陰の寒気上逆を下降し止痛するため厥陰頭痛に適し，温中降濁して肝胃を調和し止嘔・制酸に働くので胸腹脹満・嘔吐呑酸に有効であり，脾腎を助陽し燥湿して逆気を降ろすために寒湿瀉痢・吐瀉転筋・寒疝脚気・少腹冷痛などにも用いる。

［参　考］

①呉茱萸は厥陰肝経の主薬であり，性は大熱ではあるが，少量を寒薬とともに用いると，肝火犯胃の嘔吐・呑酸や湿熱の下痢などに有効である。反佐と引経薬の効果を果たす。

②呉茱萸・乾姜は温中散寒・燥湿助陽に働く。呉茱萸は主に肝経に入って疏肝下気するので，厥陰頭痛・胃痛・寒疝作痛・少腹冷痛・嘔吐呑酸などに適する。乾姜は主に脾経に入り，温中散寒の主薬で，脘腹冷痛吐瀉に適し，温肺化痰にも働くので寒痰喘咳にも使用する。呉茱萸は助陽に働いて五更瀉によく用い，乾姜は助陽するので回陽救逆に用いる。

③呉茱萸・黄連・生姜は止嘔に働くが，呉茱萸は温肝により肝寒犯胃の嘔酸に，黄連は清胃熱により胃中湿熱の嘔苦に，生姜は温中により胃寒上逆の嘔水に，それぞれ効果がある。

［用　量］1.5～6ｇ，煎服。

［使用上の注意］寒湿や気滞がないもの・陰虚有熱には禁忌。

小茴香（しょうういきょう）

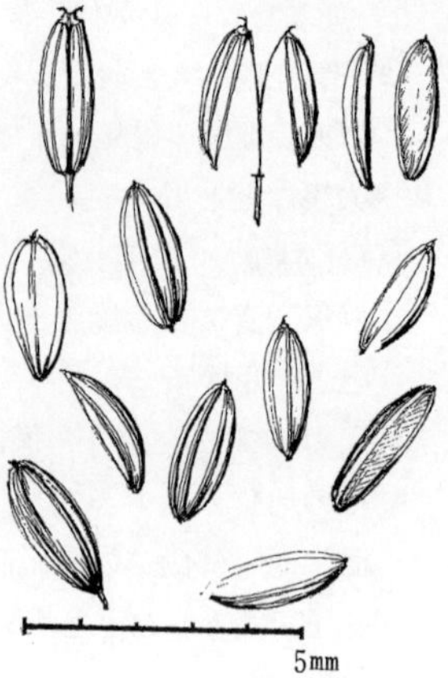

［処方用名］小茴香・穀茴香・小茴・茴香・ウイキョウ

［基　原］セリ科 Umbelliferae のウイキョウ *Foeniculum vulgare* Mill. の成熟果実。

［性　味］辛，温

［帰　経］肝・腎・脾・胃

［効能と応用］

①散寒止痛

寒滞肝脈による四肢の冷え・両側下腹〜陰部〜大腿内側の冷え痛み（疝痛）などの症候に，肉桂・沈香・烏薬・延胡索・川楝子などと用いる。

方剤例　暖肝煎・天台烏薬散

睾丸の疼痛には，茘枝核・川楝子・橘核・山楂子などと用いる。

方剤例　茘枝散・香橘散

陰嚢水腫には，車前子などと使用する。

②理気和胃

胃寒の上腹部痛・嘔吐・食欲不振などに，生姜・高良姜・桂枝などと用いる。

方剤例　安中散

臨床使用の要点

小茴香は辛温で芳香があり，厥陰経の寒邪を除き命門の火を補い，疏肝理気・温腎散寒・温脾開胃に働き，とくに止痛にすぐれている。それゆえ，寒疝の睾丸偏墜・婦女の小腹冷痛に対する常用薬である。また，理気開胃・調中止嘔にも働き，脾胃虚寒の脘腹脹痛・嘔吐食少などに用いる。

［参　考］芳香醒脾により開胃進食するので，調味料としても常用される。

［用　量］3〜9g，煎服。

［使用上の注意］辛温助火するので，熱証・陰虚火旺には禁忌。

［附］大茴香（だいういきょう）

［基　原］モクレン科 Magnoliaceae のシキミ属植物 *Illicium verum* Hook. f. の果実。八角茴香ともいう。

[性　味] [効　能] 小茴香と似ているが，薬効が劣る。薬用よりも主に香辛料として用いる。

[用　量] 3～9g，煎服。

丁　香（ちょうこう）

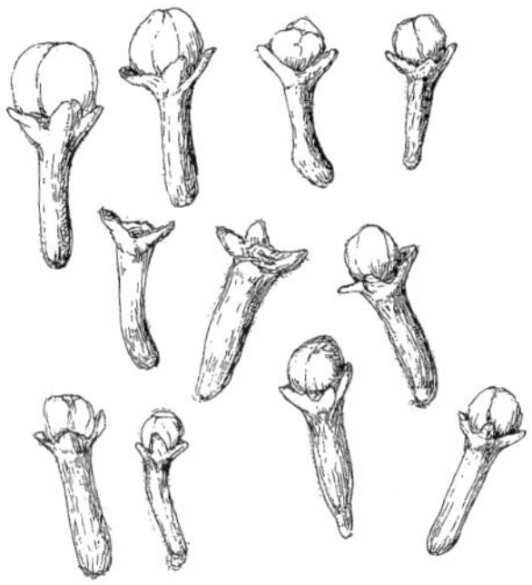

[処方用名] 丁香・公丁香・丁字・丁子・チョウジ

[基　原] フトモモ科 Myrtaceae のチョウジノキ *Syzygium aromaticum* Merr. et Perry の花蕾。

[性　味] 辛，温

[帰　経] 肺・胃・脾・腎

[効能と応用]

①温中降逆

胃寒の吃逆・嘔吐に，柿蒂・人参・半夏・生姜などと用いる。

方剤例　柿蒂湯・丁香柿蒂湯

脾胃虚寒の食欲がない・食べられない・悪心・嘔吐・下痢などの症候には，砂仁・白朮などと使用する。

方剤例　丁香散

②下気止痛

奔豚気逆による胸腹疼痛に，五味子・莪朮などと用いる。

胃寒の上腹部痛に，半夏・陳皮・白朮などと使用する。

寒疝すなわちヘルニアなどの下腹部疼痛には，附子・川楝子・小茴香などと用いる。

方剤例　丁香楝実丸

③温腎助陽

腎陽虚のインポテンツ・陰部の冷え・帯下などの症候に，附子・肉桂・小茴香・巴戟天などと用いる。

臨床使用の要点

丁香は辛温で特有の芳香をもち，脾胃を温めるとともに壮陽泄肺して逆気を下降する。それゆえ，虚寒の吃逆に対する要薬であり，また心腹冷痛・奔豚気逆・嘔噦吐瀉・男子陽痿・女子陰冷などにも使用する。

[参　考] 丁香には公丁香・母丁香の2種類があり，公丁香（丁香）はチョウジノ

キの花蕾で，母丁香は果実である。母丁香は気味がうすいので，一般には丁香を薬用とする。

［用　量］1～3g，煎服。

［使用上の注意］

①温燥であるから熱証には禁忌。

②鬱金を畏れる。

草　果（そうか）

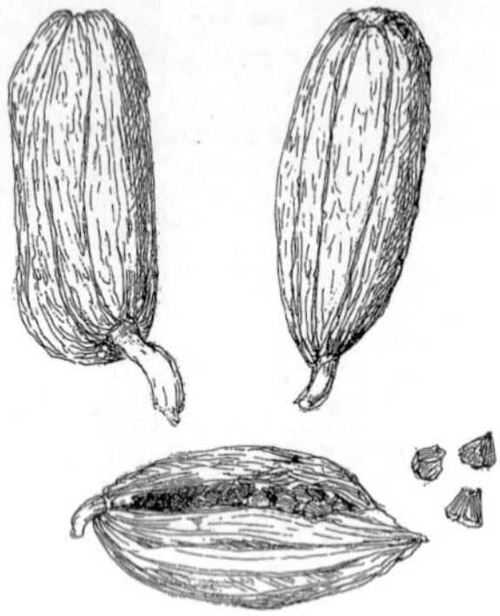

［処方用名］草果・草果仁・煨草果

［基　原］ショウガ科 Zingiberaceae のビャクヅク属植物 *Amomun tsao-ko* Crevost et Lem. の成熟果実。

［性　味］辛，大温

［帰　経］脾・胃

［効能と応用］

①散寒燥湿

寒湿内積の胸腹脹痛に，高良姜・丁香・厚朴などと用いる。

方剤例　草果飲

湿濁鬱伏による腹満・腹痛・嘔吐などには，蒼朮・厚朴などと使用する。

方剤例　草果平胃散

湿滞痰飲による頭痛・背痛・悪心などには，半夏・陳皮・天南星などと使用する。

②除痰截瘧（さいぎゃく）

痰湿鬱伏脾胃による瘧疾で，悪寒が強くて熱感が少ない・下痢・食欲不振などの症候を呈するときは，常山・檳榔子・青皮などと用いる。

方剤例　截瘧七宝飲

温疫あるいは瘧疾で，毎日～隔日に不定期の悪寒・発熱の発作があり，頭痛・煩躁・顔面紅潮・口渇など熱象が明らかなときには，柴胡・黄芩・常山などと用いる。

方剤例　常山飲・達原飲・柴胡達原飲・清脾飲

臨床使用の要点

草果は辛温燥烈で独特の臭気と辣味をもち，脾胃湿濁を化し散寒燥湿・除痰截瘧に働く。脾胃の寒湿鬱伏による瘧疾および湿濁内蘊による温疫の憎寒壮熱・胸痞嘔悪・舌苔厚膩に用いる。瘧疾には清熱薬と用いると効能が高まるために，李時珍は「その一陰一陽を取り，偏勝の害なし」と指摘している。

[参　考] 草果と草豆蔻は同類であるが，気味・形状が異なり効能もやや異なっている。草果は辛温燥烈で臭濁であり，散寒燥湿・除痰截瘧に働き，瘧疾に適する。草豆蔻は辛香で清爽であり，健脾燥湿・温胃止嘔・行気開鬱に働き，寒湿に適する。

[用　量] 3～6g，煎服。

[使用上の注意] 温燥で傷陰しやすいので，脾胃虚弱で寒湿のないもの・陰虚には禁忌。

蜀　椒（しょくしょう）

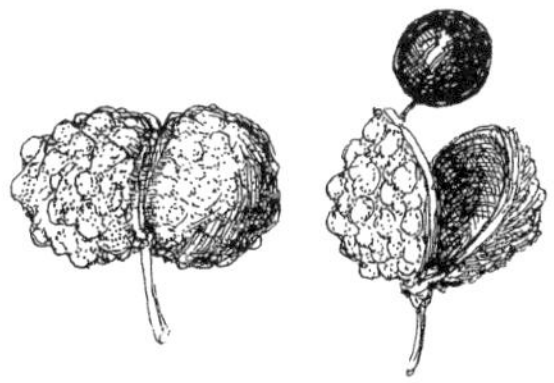

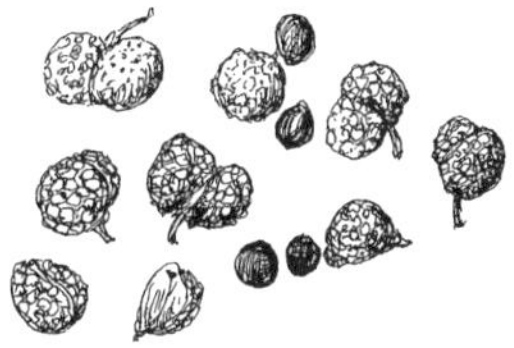

[処方用名] 蜀椒・山椒・川椒・花椒・椒紅・椒皮・巴椒・サンショウ

[基　原] ミカン科 Rutaceae のサンショウ属植物 *Zanthoxylum bungeanum* Maxim.，イヌザンショウ *Z. schinifolium* Sieb. et Zucc. などの成熟した果実の果皮。日本産はサンショウ *Z. piperitum* DC. に由来する。

[性　味] 辛，熱。小毒

[帰　経] 脾・胃・腎

[効能と応用]

①散寒止痛・燥湿

中寒による激しい腹痛・冷え・嘔吐・摂食不能などの症候に，乾姜・半夏・人参などと用いる。

方剤例　大建中湯・当帰湯・蜀椒丸

陽虚の慢性的な腹痛・水様便には，附子・乾姜などと用いる。

方剤例　椒附丸

寒湿による腹痛・冷え・水様下痢などの症候に，蒼朮・陳皮・厚朴などと使用する。

②解毒駆虫

回虫など腸内寄生虫による腹痛・嘔吐には，烏梅・雷丸・榧子などと用いる。

方剤例　椒榧丸・清中安蛔湯

湿疹の瘙痒に，苦参・地膚子・明礬などと外用する。

③その他

益火止喘の効能があるので，腎虚の腰痛・痰喘・足冷などにも用いる。

方剤例　椒苓丸

臨床使用の要点

蜀椒は辛熱で，燥散して陰寒を除き，脾に入って散寒燥湿・止痛するので，寒湿傷中の脘腹冷痛・飲食不消・吐瀉冷痢などに適し，また肺の寒邪を散じ命門の火を補うので，肺寒の咳嗽や命門火衰・腎気上逆による痰喘などにも用いる。このほか，辛辣麻酔の性質があり回虫などを駆殺し，虫積による腹痛・吐蛔に効果がある。散寒燥湿補火の効能を利用し，風寒湿痺・呃噫短気・痰飲水腫などにも使用する。煎液を外用すると，瘡腫・痔瘻・湿疹・陰部瘙痒などに有効である。

[用　量] 3～6g，煎服。外用には適量。

[使用上の注意] 陰虚火旺には禁忌。

胡　椒（こしょう）

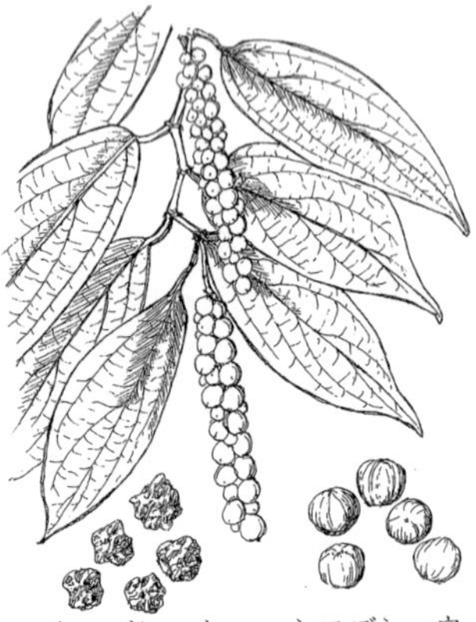

[処方用名] 胡椒・白胡椒・古月・玉椒

[基　原] コショウ科 Piperaceae のコショウ *Piper nigrum* L. の未成熟の果実（黒胡椒）または成熟果実の果皮を去ったもの（白胡椒）。

[性　味] 辛，熱

[帰　経] 胃・大腸

[効能と応用]

①温中散寒・行気止痛

胃寒の上腹部痛・嘔吐に，乾姜・丁香・半夏・陳皮などと用いる。単味の粉末を臍に貼布してもよい。

②その他

調味料として使用すると食欲を増進し，魚介類・肉類・なま臭いものなどの解毒にもなる。

臨床使用の要点

胡椒は辛熱であり，温中散寒・行気し止痛の効能をもち，冷積を散じ冷痛を止め，寒飲を除き寒瀉を止めるので，胃寒の脘腹疼痛・痰飲吐瀉などに適する。

［参　考］黒胡椒は効力がやや弱く，白胡椒がすぐれている。

［用　量］1.5～3 g，煎服。散として呑服するときは，1回0.3～0.6 g。外用には適量。

［使用上の注意］多食すると動火煉液・耗気傷陰・発瘡損目するので，陰虚や火熱には禁忌。

蓽　撥（ひはつ）

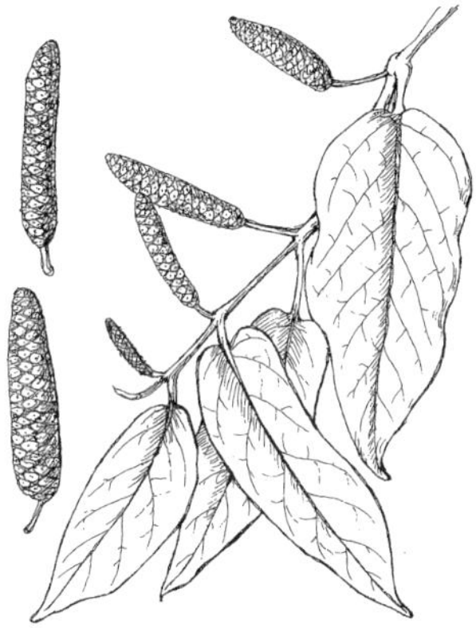

［処方用名］蓽撥・蓽茇・畢撥

［基　原］コショウ科 Piperaceae のヒハツ *Piper longum* L. の未成熟果穂。

［性　味］辛，熱

［帰　経］胃・大腸

［効能と応用］

①温中散寒・行気止痛

胃寒による上腹部痛・嘔吐などに，肉桂・高良姜・厚朴・木香などと用いる。

方剤例　已寒丸・蓽撥丸

②その他

温散に働くので，寒邪外束による火鬱の頭痛・歯痛にも，細辛・升麻・大黄などと用いる。粉末を外用してもよい。

臨床使用の要点

蓽撥は辛熱で腸胃に入り，胃腑の沈冷を温め大腸の寒鬱を解し，温中散寒・行気止痛の効能をもつ。寒冷に対する専薬であり，寒気嘔吐・脘腹満痛・冷痢水瀉などに適する。

［参　考］李時珍は頭痛・歯痛・鼻淵などに効果があると述べているが，辛熱により寒邪の外束を除いて陽明の鬱熱を散じるためで，「火鬱はこれを発す」の意味である。

［用　量］1.5～6 g，煎服。外用には適量。

［使用上の注意］陰虚火旺には禁忌。

畢澄茄（ひっちょうか）

［処方用名］畢澄茄・蓽澄茄

［基　原］コショウ科 Piperaceae のクベバ *Piper cubeba* L. の完熟前の果実。クスノキ

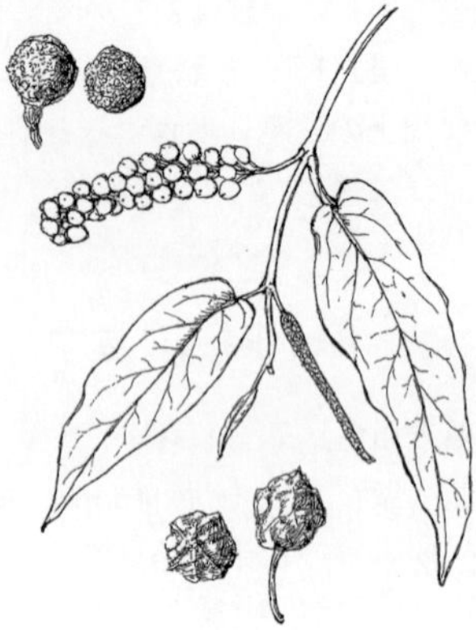

科 Lauraceae のタイワンクロモジ *Litsea cubeba* Pers. の成熟果実も市場にあるが，偽品である。

［性　味］辛，温

［帰　経］脾・胃・腎・膀胱

［効能と応用］

①温中下気

胃寒の嘔吐・吃逆・食欲不振あるいは気滞の胸腹脹痛などに，呉茱萸・半夏・生姜・高良姜などと用いる。

方剤例　六味温中飲

②散寒止痛

寒疝すなわちヘルニアなどの下腹部痛に，呉茱萸・香附子・烏薬などと使用する。

方剤例　寒疝丸

③その他

腎・膀胱を温めるので，下焦虚寒の小便不利あるいは頻尿などに，椒目・桂枝・烏薬などと用いる。

臨床使用の要点

畢澄茄は辛温で，温中下気に働くとともに，脾胃を温めて気滞を行(めぐ)らせ，散寒止痛に長じている。胃寒の嘔吐噦逆・気滞の胸腹脹痛・寒疝腹痛に適する。また，腎・膀胱を温めるので，下焦虚寒の小便不利・頻数などにも用いる。

［参　考］畢澄茄・胡椒・蓽撥は温中散寒に働くが，胡椒は止痛に長じ，蓽撥は止瀉にすぐれ，畢澄茄は止嘔に勝る。

［用　量］1.5～6g，煎服。丸・散に入れてもよい。

［使用上の注意］辛温助火するので，陰虚有火・熱証には禁忌。

艾　葉（がいよう）

［処方用名］艾葉・生艾葉・陳艾葉・艾葉炭・蘄艾葉・艾絨・ガイヨウ

［基　原］キク科 Compositae のヨモギ属植物 *Artemisia argyi* Lév'l. et Van't.，ヨモギ *A. princeps* Pamp. などの若い全草または葉。

［性　味］苦・辛，温

［帰　経］肝・脾・腎

[効能と応用]

①散寒除湿・止痛

下焦虚寒による下腹部の冷え痛み・月経不順・月経痛・不妊などの症候に，香附子・当帰・呉茱萸・肉桂などと用いる。

方剤例　艾附暖宮丸

②温経止血

虚寒による不正性器出血・月経過多・切迫流産の性器出血などに，阿膠・当帰・川芎・白芍などと用いる。

方剤例　芎帰膠艾湯

血熱妄行による吐血・鼻出血・下血などに，側柏葉・生地黄・荷葉などと使用する。

方剤例　四生丸

③その他

祛湿止痒の効能をもつので，湿疹や皮膚瘙痒などに，白鮮皮・地膚子などを配合した煎液で洗浄する。

ヨモギの葉裏にある絨毛は灸の材料であり，穴位に焼灸すると気血を温通し経絡を透達する。

臨床使用の要点

艾葉は苦燥辛散し温性で芳香があり，三陰経に入って気血・経脈を温め寒湿を除き冷痛を止める。それゆえ，下焦虚寒の腹中冷痛・経寒不調・宮冷不妊などに適し，婦人科の要薬である。また，炒炭すると止血に働き，虚寒の月経過多・崩漏帯下・妊娠胎漏・吐衄下血などに有効である。このほか，外用すると祛湿止痒に働き，湿瘡疥癬に効果がある。絨毛を焼灸すると熱気が内注し，温運気血・通経活絡の効果が得られる。

[参　考]

①血熱妄行に対し寒涼薬とともに用いると，艾葉の辛温の性質が抑えられて止血にのみ働き，寒涼薬による陽気の損傷も防止できる。

②艾葉・炮姜は温経止血に働くが，炮姜は中焦を温め，艾葉は下焦を温める。

③艾葉・肉桂は下焦の気血を温める。肉桂は辛甘・大熱で，行血するが止血せず，堕胎に働くが安胎には作用しない。艾葉は辛甘・温で気血を温煦して調経し，止血・安胎に働く。

[用　量] 3～6g，煎服。外用には適量。

[使用上の注意] 温燥であるから，陰虚血熱には単独で用いてはならない。

草豆蔻（そうずく）

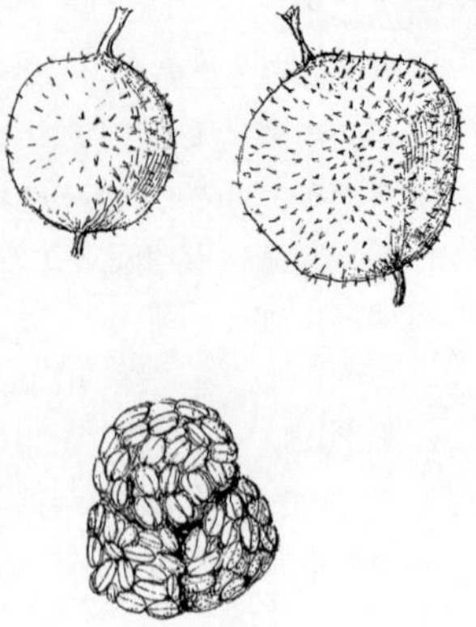

[処方用名] 草豆蔻・草蔻・草蔻仁・草叩仁・豆蔻

[基　原] ショウガ科 Zingiberaceae のハナミョウガ属植物 *Alpinia katsumadai* Hayata の成熟種子。

[性　味] 辛，温

[帰　経] 脾・胃

[効能と応用]

①健脾燥湿・散寒

脾胃虚弱で寒湿が鬱滞したための食欲不振・嘔吐・上腹部痛・冷えなどの症候に，白朮・砂仁・陳皮・木香・香附子・延胡索などと用いる。

方剤例　厚朴温中湯・実脾飲

②温胃止嘔

胃寒の悪心・嘔吐・上腹部痛などの症候に，呉茱萸・半夏・生姜などと使用する。

方剤例　草豆蔻飲・丁香呉茱萸湯

臨床使用の要点

草豆蔻は辛温で芳香があり，健脾燥湿・温胃止嘔・行気開鬱に働く。中焦の寒湿瘀滞による脘腹冷痛・嘔吐，あるいは脾胃虚寒の食欲不振・食積不化などに適する。

[用　量] 3～6ｇ，煎服。

[使用上の注意] 温燥であるから，陰虚有熱には禁忌。

硝　石（しょうせき）

[処方用名] 硝石・消石・赤硝・火硝・焔硝

[基　原] 硝酸カリウム KNO_3 である。なお古来の消（硝）石は結晶硫酸マグネシウム $MgSO_4 \cdot 7H_2O$（古来の芒硝）。

[性　味] 辛・苦・鹹，大温

[帰　経] 胃・大腸・三焦

[効能と応用]

①散　寒

伏暑傷冷による嘔吐・腹痛・下痢・四肢の冷えなどの症候に，雄黄・竜脳・朱砂などと用いる。

方剤例　紅霊丹

胃寒の疼痛に，雄黄などと使用する。

熱邪内陥の高熱・便秘・意識障害・痙攣などにも，犀角・羚羊角・石膏・玄参などの補助として使用し，「火鬱はこれを発す」の効果をあげる。

方剤例　紫雪丹

②利水通淋・破堅積

石淋（尿路系結石）の排尿障害に，滑石・車前子・木通・鶏内金などと使用する。

方剤例　化石散

全身の浮腫にも，蒼朮・白朮・茯苓などと用いる。

③散毒消腫

癰疽瘡腫（皮膚化膿症）に，硫黄・硼砂・阿魏などと外用する。

内外翳障（結膜炎・角膜混濁など）に，竜脳などと粉末にし点眼する。

風熱による咽喉の腫脹・疼痛にも，白僵蚕・竜脳・硼砂などと粉末にし吹きつける。

臨床使用の要点

硝石は辛苦鹹・大温であり，沈寒を消し堅積を破り利水通淋にも働き，宿垢を蕩滌し瘀滞を逐散し，臓腑の沈寒を逐散すると同時に三焦鬱火を散じる。伏暑傷冷の吐瀉腹痛・肢厥転筋，胃腸冷痛，邪熱内陥の壮熱煩躁・尿赤便閉・神昏痙厥に用いるほか，石淋の小便不利や水腫にも使用する。外用すると散毒消腫に働き，癰疽瘡腫・内外翳障・風熱咽喉腫痛などに適する。

[用　量] 1.5～3g，丸・散に入れる。外用には適量。

[使用上の注意]

①煎剤には入れない。

②傷陰するので，陰虚有火・無実邪には用いない。

③妊婦には禁忌。

第5章

瀉下薬（しゃげやく）

下痢させたり腸を潤滑にして大便を排出させる薬物を，瀉下薬という。

瀉下薬は裏実に適用し，大便を通利することによって胃腸の積滞や有害物質を除いたり，清熱瀉火により熱毒・火毒を緩解・清除したり，逐水消腫し水湿痰飲を小便として排出するものであり，破血逐瘀に働くものもある。主に大便不通・腸胃積滞・実熱内盛・冷積便秘・水飲停蓄などに用いる。

瀉下薬は効能の違いによって，攻下薬・潤下薬・逐水薬の3種に分けられる。

瀉下薬を使用するうえでは，以下のような注意が必要である。

①裏実に表証をともなうときは，まず解表したのち攻裏する（先表後裏）か，攻下と解表を配合した表裏双解を行い，表邪が内陥するのを防止する。裏実に正虚をともなうときは，補養薬を配合して攻補兼施する。

②作用が猛烈な攻下薬・峻下薬や毒性をもつ薬物は正気を損傷しやすいので，久病体弱・老人・虚弱者・妊娠中・産後・月経期などには慎重を要する。また，胃気を損傷しやすいため，効果があれば使用を中止し，過量に服用しないようにすべきである。

③重症・急症で急下が必要なときには，大量を煎服させる。病状が緩和になったり緩下が必要なときは，用量を少なくしたり丸剤として服用させる。

④毒性の強い薬物は，炮製を厳格に行い，用量を控えめにし，中毒や不慮の事故を起こさないよう注意しなければならない。

第1節　攻下薬（こうげやく）

攻下薬の多くは薬力が猛烈で，かなり強い瀉下作用をもつ。薬性が苦寒のものが多く，通便するだけでなく瀉火にも働くので，実熱積滞・燥屎堅結に適し，峻下熱結・瀉熱通腸の効果をあらわす。裏寒の冷積便秘にも温裏薬とともに使用でき，腹満など気滞が強ければ理気薬を配合するのがよい。

苦寒攻下薬は，外感熱病の高熱・意識障害・うわごと・狂躁状態，火熱上攻の頭痛・目の充血・咽喉の腫脹疼痛・歯齦の腫脹疼痛，火毒の瘡瘍（化膿症），血熱の鼻出血・吐血などにも，便秘の有無にかかわらず使用することがあり，実熱を清除したり下行させることにより効果をあらわすので，「上病治下」「釜底抽薪（釜の下から薪をひきぬく）」と称する。また，湿熱による下痢してすっきりしない・裏急後重などの症候にも使用し，湿熱を清除し食積を除くことにより下痢を止めるので，「通因通用」という。

このほか，「六腑は通をもって用となす」「通じればすなわち痛まず」という理論により，急性腹症にも使用して良好な結果を得ている。

大　黄（だいおう）

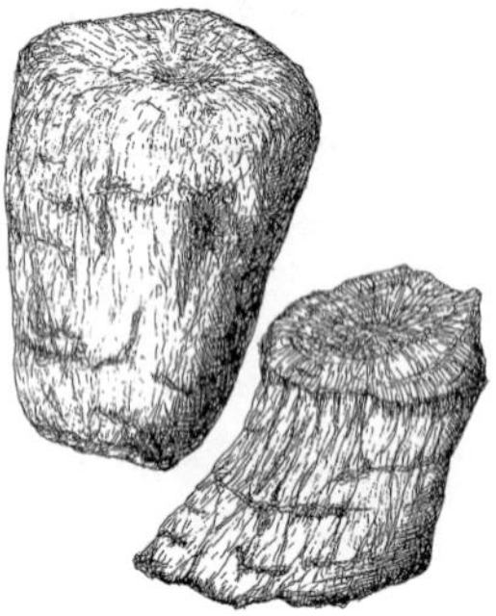

［処方用名］大黄・錦紋・将軍・川軍・生大黄・生軍・生川軍・生錦紋・酒大黄・酒川軍・酒軍・酒洗大黄・製大黄・製川軍・製軍・製錦紋・熟大黄・熟軍・大黄炭・ダイオウ

［基　原］タデ科 Polygonaceae のダイオウ属植物 *Rheum palmatum* L.，*R. tanguticum* Maxim. et Regel および *R. officinale* Baill. またはそれらの種間雑種の根茎。しばしば根も利用される。

［性　味］苦，寒

［帰　経］脾・胃・大腸・肝・心包

［効能と応用］

①瀉熱通腸

胃腸の実熱積滞による便秘・腹痛・高熱・意識障害・うわごとなどの症候に，芒硝・枳実・厚朴などと用いる。

方剤例　大承気湯・小承気場・調胃承気湯

大腸湿熱の下痢・腹痛・テネスムスなどに，黄連・黄芩・白芍・木香などと用いる。

方剤例　芍薬湯

食積の下痢してすっきりしない・腹満・腹痛などの症候に，木香・檳榔子・枳実・青皮などと使用する。

方剤例　木香檳榔丸・枳実導滞丸

寒積の便秘・腹痛・冷え・脈が沈遅などの症候にも，温裏の附子・乾姜などと使用する。

方剤例　温脾湯・大黄附子湯

②清熱瀉火・涼血解毒

火熱上亢による目の充血・咽喉の腫痛・歯痛あるいは血熱妄行による鼻出血・吐血など，上部の火熱の症候に，黄芩・黄連・山梔子などと用いる。

方剤例　三黄瀉心湯・涼膈散・当帰竜薈丸

腸癰（虫垂炎など）に，金銀花・連翹・牡丹皮・桃仁などと使用する。

方剤例　大黄牡丹皮湯・闌尾（らんび）化瘀湯・闌尾清化湯・闌尾清解湯

癰腫疔瘡（皮膚化膿症）にも，野菊花・蒲公英・連翹・金銀花などと使用する。熱傷や皮膚化膿症に，単味であるいは地楡とともに粉末にして油で調整し外用する。

③行瘀破積

血瘀による無月経や産後瘀阻の腹痛に，桃仁・紅花・䗪虫などと用いる。

方剤例　無積丸・下瘀血湯

打撲外傷による腫脹・疼痛に，桃仁・紅花・穿山甲・乳香・没薬などと使用する。

方剤例　復元活血湯・治打撲一方・通導散

④清化湿熱

湿熱の黄疸に，茵蔯・山梔子などと用いる。

方剤例　茵蔯蒿湯

水熱互結の結胸による心窩部～下腹が硬く脹って痛む・発熱などの症候には，芒硝・甘遂などと使用する。

方剤例　大陥胸湯

腸間の水気（腹水）による腹満・便秘・尿量減少などに，椒目・防已・葶藶子などと使用する。

方剤例　已椒藶黄丸

臨床使用の要点

大黄は苦寒沈降し気味ともに厚く，「走(ゆ)きて守らず」で下焦に直達し，胃腸の積滞を蕩滌するので，陽明腑実の熱結便秘・壮熱神昏に対する要薬であり，「斬関奪門」するところから「将軍」と名づけられている。また，攻積導滞し瀉熱通腸するため，湿熱の瀉痢・裏急後重や，食積の瀉痢・大便不爽にも有効である。このほか，瀉下泄熱により血分実熱を清し清熱瀉火・涼血解毒に働くので，血熱吐衄・目赤咽腫・癰腫瘡毒などの上部実熱にも用い，行瘀破積・活血通経の効能をもつために，血瘀経閉・産後瘀阻・癥瘕積聚・跌打損傷にも適し，湿熱を大便として排出し清化湿熱にも働くので，湿熱内蘊の黄疸・水腫・結胸にも使用する。外用すると，清火消腫解毒の効果がある。

[参　考] 生用（生大黄・生川軍・生錦紋・生軍）すると瀉下の力が強く，酒をふきかけ火で焙る（酒大黄・酒川軍・酒軍・酒洗大黄）と上部の火熱を清すると同時に活血行瘀の効能が強くなり，酒とともに黒色になるまで蒸す（製大黄・熟大黄・熟軍・製川軍・製軍・製錦紋）と瀉下の力が緩やかになって清化湿熱の効能が強くなり，炒炭（大黄炭）すると化瘀止血に働く。

[用　量] 3～12g，煎服。粉末を呑服するときは，1回0.5～1g。外用には適量。

[使用上の注意]

①瀉下の効果を得るためには，長時間煎じてはならない。後下する。

②峻烈な攻下破瘀の薬物であるから，実証でなければみだりに使用してはならない。

③妊婦・月経期・哺乳期には禁忌あるいは慎重を要する。

芒　硝（ぼうしょう）

[処方用名] 芒硝・朴硝・玄明粉・元明粉・風化硝・風化朴硝・皮硝・硫酸ナトリウム

[基　原] 天然の含水硫酸ナトリウム $Na_2SO_4 \cdot 10H_2O$ または風化消 $Na_2SO_4 \cdot 2H_2O$。なお，古来の芒硝は結晶硫酸マグネシウム $MgSO_4 \cdot 7H_2O$ である。

[性　味] 鹹・苦，寒

[帰　経] 胃・大腸・三焦

[効能と応用]

①瀉熱通便・潤燥軟堅

胃腸実熱・燥屎内結による腹満・腹痛・便秘・高熱・意識障害・うわごとなどの症候に，大黄・枳実・厚朴などと用いる。

方剤例　大承気湯・調胃承気湯

水熱互結の結胸で心窩部から下腹部が硬く脹って痛むときに，大黄・甘遂などと使用する。

方剤例　大陥胸湯

②清熱消腫

咽喉のびらん・腫脹や口内炎に，竜脳・硼砂などと外用する。

方剤例　冰硼散

目の充血・腫脹・疼痛に，玄明粉の点眼薬あるいは冰硼散を外用する。

癰腫瘡毒（皮膚化膿症）あるいは痔核の腫脹・疼痛に，単味の水溶液で外洗する。

臨床使用の要点

芒硝は鹹苦・寒で，鹹で軟堅し苦で降下し寒で清熱し，瀉熱通便・潤燥軟堅の効能をもち，胃腸三焦の実熱を蕩滌し燥屎を除去する。それゆえ，実熱積聚の大便燥結・譫語発狂などを呈する陽明腑実証や，陽明の熱が水飲と結した結胸に適する。外用すると清熱消腫に働き，癰腫瘡毒・目赤喉腫口瘡などに有効である。

［参　考］

①加工の違いによりさまざまな名称がある。天然の鉱物を加熱水解したのち泥砂・雑質を除いた濾液を冷やして析出した結晶が「皮硝」であり，そのうちの上面に結した細芒が「芒硝」，底部にある塊状のものが「朴硝」である。芒硝を大根と同煎し不溶物を除去して冷却したのち，析出した結晶を風化させ脱水して白色にしたものが「玄明粉（元明粉）」である。「風化硝」は芒硝を風化脱水したもの，「風化朴硝」は朴硝を風化したものである。

②朴硝・芒硝・玄明粉の効能は基本的に同じであるが，朴硝は雑質が多くて瀉下の効力がもっとも強く，芒硝はやや純粋で瀉下がやや弱く，玄明粉はもっとも純粋で緩和な効果をもつ。玄明粉は眼科の外用薬としてよく用いられる。

③大黄は苦寒で芒硝は鹹甘であり，熱結便秘に用いると相互に助けあう。≪内経≫の「熱は内に淫せば，治するに鹹寒をもってし，佐くるに苦甘をもってす」の応用であり，峻下熱結の効果が顕著に高まる。大黄は胃腸気分実熱を瀉すだけでなく，血分に入って涼血解毒・行瘀破積するので，血熱吐衄・目赤腫痛・経閉癥瘕にも用いる。芒硝は清腸軟堅に特長がある。

［用　量］3～9g，冲服。外用には適量。

［使用上の注意］妊婦には禁忌。

番瀉葉（ばんしゃよう）

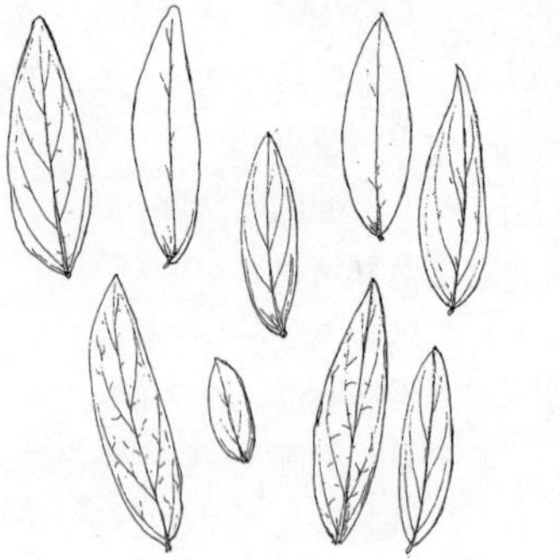

［処方用名］番瀉葉・瀉葉・センナ

［基　原］マメ科 Leguminosae のチンネベリー・センナ *Cassia angustifolia* Vahl またはアレキサンドリア・センナ *C. acutifolia* Del. の小葉。

［性　味］甘・苦，寒

［帰　経］大腸

［効能と応用］

①瀉熱通便

熱結便秘に，単味であるいは枳実・厚朴などと用いる。

食積の腹満・腹痛・便秘に，橘皮・黄連・萊菔子などと使用する。

習慣性便秘・老人の便秘・虚弱者の便秘にも応用してよい。

②行水消脹

腹水（臌脹）に，単味であるいは牽牛子・大腹皮などと用いる。

臨床使用の要点

番瀉葉は苦寒で，粘で潤滑の性質をもち，大腸に入って積熱を瀉し腸燥を潤し大便を通じ，少用すると消化を助け積滞を除くので，熱結・食積の便秘・腹満に適する。また，行水消脹の効能をもち，腹水臌脹にも使用する。

［参　考］

①番瀉葉の瀉下の効力は大黄よりも強い。1～2gの内服で，5～6時間のちに腹痛をともなわずに希薄な排便があり，習慣性便秘・老年便秘・体虚便秘などに応用できるが，効果があれば中止すべきである。3～6gの服用では，2～3時間以内に水瀉をひきおこし，腹鳴・腹痛をともなう。より大量になると，瀉下は頻繁かつ猛烈になる。

②瀉下による水湿排除の力は甘遂よりも緩和であるが，陽実の水腫に使用すべきである。

［用　量］緩下には1～2g，峻下には3～6g，泡服。粉末を呑服するときは1.5～3g。

［使用上の注意］

①一般に泡服（ふりだし）する。煎剤にするときは後下する。粉末を蜜丸にすると作用が緩和になる。

②刺激性があり，悪心・嘔吐などの副作用が生じるので，芳香の藿香・香附子などと服用するほうがよい。

③妊婦・授乳中・月経期には禁忌。虚弱者には慎重を要する。

芦　薈（ろかい）

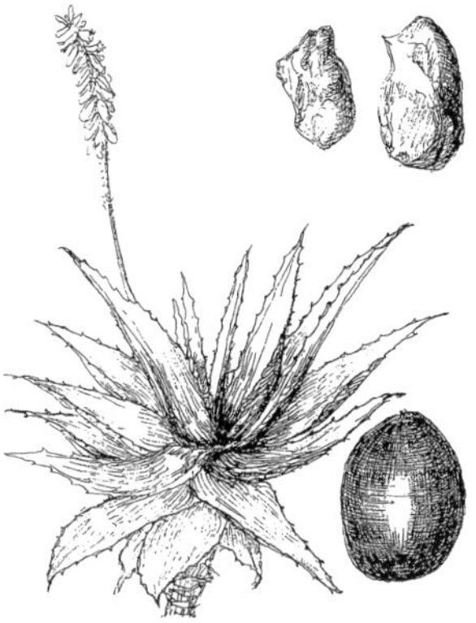

［処方用名］芦薈・真芦薈・アロエ末

［基　原］ユリ科 Liliaceae の *Aloe ferox* Mill. または *A. africana* Mill.，*A. spicata* Bak. との雑種，その他同属植物の葉から得た液汁。

［性　味］苦，寒

［帰　経］肝・心・胃・大腸

［効能と応用］

①瀉熱通便

熱結便秘に頭のふらつき・目の充血・煩躁・不眠などをともなうときに，朱砂とともに用いる。

方剤例　更衣丸

習慣性便秘で胃熱を呈するときに，単味で使用する。

②涼肝除煩

肝胆実火の頭痛・めまい・耳鳴・いらいら・怒りっぽいなどの症候に便秘をともなうときに，竜胆草・黄芩・山梔子などと使用する。

方剤例　当帰竜薈丸

③殺虫療疳

虫積の腹痛や疳積（栄養不良）に，胡黄連・蕪荑・木香などと用いる。

方剤例　芦薈丸

癬瘡（白癬症など）や齲歯（むし歯）に，単味であるいは甘草と粉末にして外用する。

臨床使用の要点

芦薈は大苦大寒で，体質陰柔であり，沈降下行して瀉熱通腸し，峻下の潤剤である。主に肝経に入って瀉肝火・鎮肝風に働き，心にも入って清心熱・解心煩の効能をもつので，肝心有火の驚癇煩熱・目赤頭暈に便秘を兼ねるときに最適である。また，胃腸の熱を除き殺虫療疳にも働くので，小児の虫積疳積にも常用する。

［用　量］1.5～3g，丸・剤として用いる。外用には適量。

[使用上の注意]

①煎剤には入れない。

②苦寒で気味が穢悪であり，量が多いと敗胃しやすい。脾胃虚寒・妊婦には禁忌。

第2節　潤下薬（じゅんげやく）

潤下薬の多くは，油脂を豊富に含む植物の種子・種仁であり，腸管と糞便を潤滑にし滑利大腸・潤燥通便に働き，瀉下が緩和であり，滋補の効能をそなえたものもあるので，老人・虚弱者・久病・産後などの津枯・陰虚・血虚による腸燥便秘に適する。

病状の違いにより，熱盛傷津であれば清熱養陰薬と，血虚には補血薬と，気滞をともなえば理気薬と，それぞれ使用すべきである。

麻子仁（ましにん）

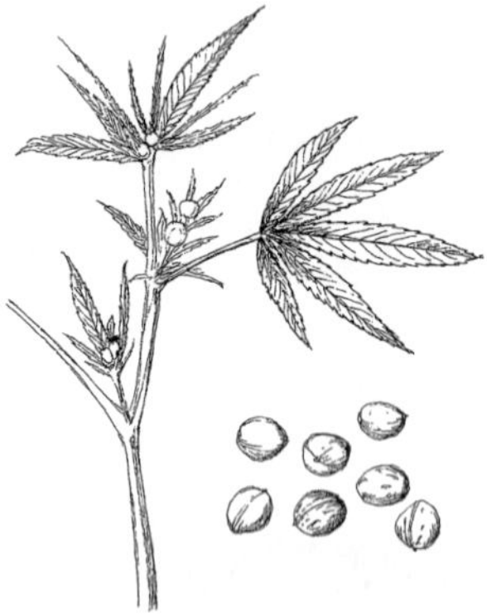

[処方用名] 麻子仁・火麻仁・大麻仁・麻仁・マシニン

[基　原] アサ科 Cannabidaceae のアサ *Cannabis sativa* L. の種子。

[性　味] 甘，平

[帰　経] 脾・胃・大腸

[効能と応用]

①潤腸通便・滋養補虚

老人・虚弱者・産後などの血虚津枯による腸燥便秘に，当帰・肉蓯蓉・熟地黄などと用いる。

方剤例　麻仁蓯蓉湯・潤腸丸・潤腸湯

脾約すなわち胃熱による腸燥便秘あるいは習慣性便秘には，白芍・大黄・芒硝・厚朴などと使用する。

方剤例　麻子仁丸

臨床使用の要点

麻子仁は，甘平油潤で，潤燥滑腸通便の効能をもち，津枯の腸燥便秘に適する。なお，補虚滋養の効能もそなえているので，老人・体虚・産婦の血虚津枯による腸燥便秘にもっともよい。

［用　量］3～15g，煎服。丸・散に入れてもよい。
［使用上の注意］外殻を除き，微炒したのち砕いて用いないと効果がない。

郁李仁（いくりにん）

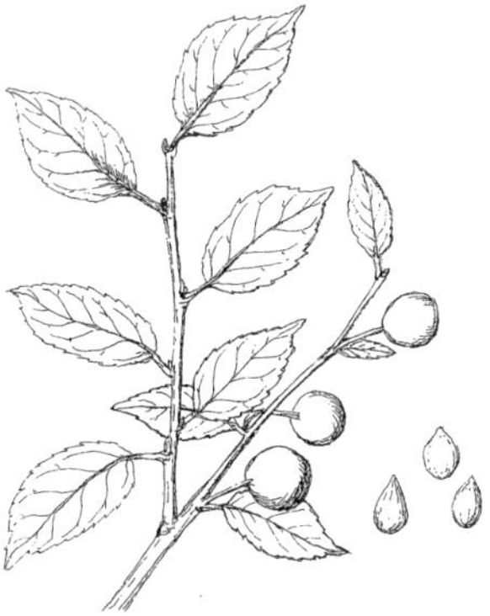

［処方用名］郁李仁
［基　原］バラ科 Rosaceae のニワウメ *Prunus japonica* Thunb.，コニワザクラ *P. humilis* Bunge などの成熟種子。
［性　味］辛・苦・甘，平
［帰　経］大腸・小腸・脾
［効能と応用］

①潤腸通便

気滞津枯の腸燥便秘に，杏仁・柏子仁・蜂蜜などと用いる。

方剤例　五仁丸

②下気行水

腹水・浮腫に尿量減少・便秘をともなうときに，甘遂・牽牛子・檳榔子・大黄などと使用する。

方剤例　浚川散・郁李仁散

下肢浮腫（脚気浮腫）・尿量減少に，薏苡仁・赤小豆などと用いる。

臨床使用の要点

郁李仁は辛苦・平で，体潤多脂で辛開苦降し，潤腸通便に働くとともに下気利水し，大小腸の秘結を通じ，周身の水気を通利して宣散行走させ除脹消積する。それゆえ，気滞腸燥の大便不通および水腫脹満・小便不利に適する。

［参　考］麻子仁・郁李仁はいずれも潤下薬である。麻子仁は甘平油潤で，潤燥滑腸に補虚の効能を兼ねるので，病後体虚・産後の便秘に適する。郁李仁は質潤苦降で，滑腸通便の力がより強く下気利水にも働くので，気滞腸燥便秘および

二便不利の水腫実証に適する。

[用　量] 3～12g，煎服。丸・散にしてもよい。

[使用上の注意]

①潤下したのちに津液を損傷して燥結がはなはだしくなるので，実証に対し標治として使用する。

②陰虚・妊婦には使用しない。

蜂　蜜（ほうみつ）

[処方用名] 蜂蜜・白蜜・黄蜜・生蜜・煉蜜・百花精・蜜糖

[基　原] ミツバチ科 Apidae のミツバチ *Apis cerana* Fabicius, ヨーロッパミツバチ *A. mellifera* L.，トウヨウミツバチ *A. indica* Radoszkowski などが，巣に集めた花蜜。

[性　味] 甘，平

[帰　経] 肺・脾・大腸

[効能と応用]

①潤腸通便

虚弱者・津虚の腸燥便秘に，単味を湯で服用する。適量を微火で濃縮し，栓状に固めて肛門内に挿入してもよい。

慢性便秘に，胡麻仁と使用する。

②清熱・潤肺止咳

肺燥の乾咳・無痰に，単味を湯で服用するか，生地黄・人参などと用いる。

方剤例　瓊玉膏（けいぎょくこう）

このほか，止咳化痰の款冬花・紫菀・百部・枇杷葉などと蜜炙し，潤肺止咳の効能を強める。

③補中・緩急止痛

脾胃虚弱の腹痛に，白芍・炙甘草・陳皮などと用いる。

方剤例　蜜草煎

寒疝の強い腹痛・手足の冷えに，烏頭などと使用する。

方剤例　大烏頭煎

このほか，多種の方剤を蜜丸にし，補脾の効能をもたせる。

臨床使用の要点

蜂蜜は滋潤性をもち，潤燥滑腸に働くほか，生用すると涼性で清熱潤肺し，熟用（火を通した煉蜜）すると温性で補中・緩急止痛し，甘味で解毒し薬性を調和する。それゆえ，津虚の大便燥結・肺虚津虧の口乾燥咳・脾胃虚弱の神倦食少や心腹作痛などに用いる。このほか，「烏頭毒を解す」「百薬を和す」ともいわれる。

［用　量］9～30g，冲服。丸剤に用いてもよい。
［使用上の注意］湿熱痰滞で胸苦しいときは用いない。泥状便には禁忌。

第3節　峻下逐水薬（しゅんげちくすいやく）

峻下逐水薬は性質が峻猛で，激しい下痢をひきおして大量の水分を排出し，利尿作用を兼ねるものもあり，水腫を消退させる効果をもつ。

峻下逐水薬は，腹水・浮腫・胸水など水腫脹満・痰飲結聚の邪実で正気未虚のものに適する。肝硬変・住血吸虫の腹水や滲出性胸膜炎などに有効である。

毒性をもつものが多いので，炮製・配合・用量・使用方法・禁忌などに注意し，安全をはかる必要がある。正気を顧慮し「一攻九補」などの服薬を行うことも大切である。

甘　遂（かんつい）

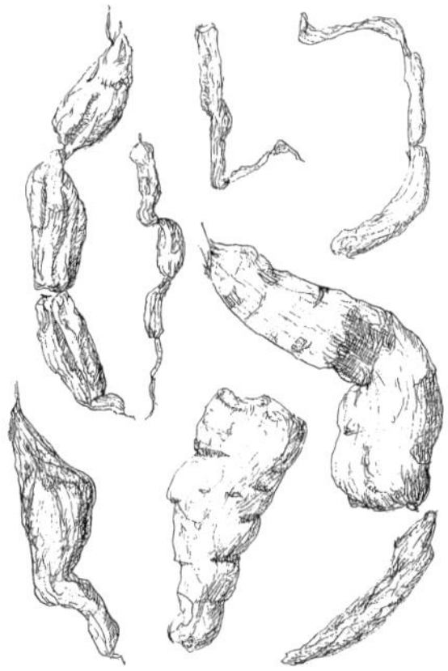

［処方用名］甘遂・生甘遂・製甘遂・炒甘遂・煨甘遂
［基　原］トウダイグサ科 Euphorbiaceae のトウダイグサ属植物 *Euphorbia kansui* Liou の根。
［性　味］苦，寒。有毒
［帰　経］肺・脾・腎
［効能と応用］

①瀉水除湿

陽実水腫の腹水・浮腫・口渇・尿量減少・便秘・脈が実などの症候に，大戟・芫花・牽牛子などと用いる。

方剤例　舟車丸

②逐痰滌飲

懸飲すなわち胸部の痰飲積聚（胸水）による呼吸困難・胸苦しい・脇肋部痛

などの症候に，大戟・芫花などと用いる。

方剤例 十棗湯

結胸すなわち水飲と熱邪が胸部で互結した心窩部～腹部の疼痛・硬満などの症候に（胸膜炎など），大黄・芒硝などと使用する。

方剤例 大陥胸湯

痰迷の癲癇や狂躁状態にも，朱砂とともに粉末にして呑服する。

③消腫散結

癰腫瘡毒（皮膚化膿症）に，単味の粉末を外用する。

臨床使用の要点

甘遂は苦寒で，苦で降泄し寒で除熱し，二便を通利して瀉水除湿する峻薬であり，また逐痰滌飲に働く。主に水湿壅盛による水腫脹満・二便不通の形症倶実の陽実水腫に用い，また痰飲積聚の胸満気喘や癲癇痰涎壅盛にも使用する。外用すると消腫散結の効能がある。

[参　考] 煨(や)いて熟用（製甘遂・炒甘遂・煨甘遂）すべきであり，生用するのは外用のみである。

[用　量] 1.5～3g，丸・散とする。外用には適量。

[使用上の注意]

①峻烈・有害であるから，内服は過量にならないようにし，効果があればすぐに服薬を中止する。

②有効成分は水に溶けにくいので，煎剤には入れない。

③虚弱者・妊婦には禁忌。

④甘草に反する。

大　戟（たいげき）

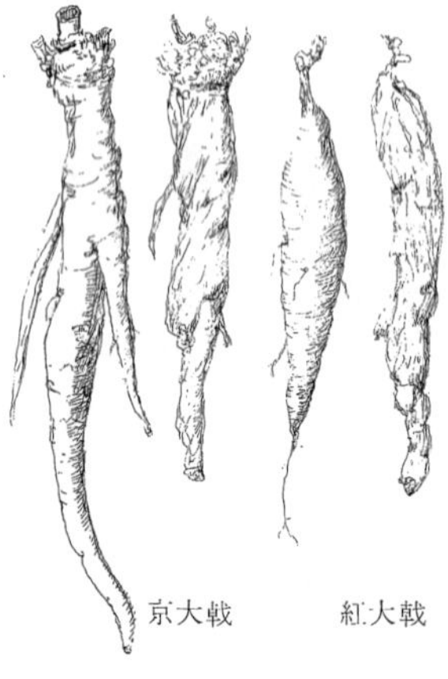

[処方用名] 大戟・京大戟・紅芽大戟

[基　原] トウダイグサ科 Euphorbiaceae のトウダイグサ属植物 *Euphorbia pekinensis* Rupr. の根が古来の正品で，京大戟と称する。現在多く出まわる紅芽大戟は，アカネ科 Rubiaceae の *Knoxia valerianoides* Thorel の根であるとされる。

[性　味] 苦，寒。有毒

[帰　経] 肺・脾・腎

[効能と応用]

①瀉水除湿

水腫実証の腹水・浮腫・尿量減少・便秘・脈が実などの症候に，甘遂・芫花・牽牛子などと使用する。

方剤例　舟車丸

②逐痰滌飲

痰飲積聚胸膈（胸水）の胸が脹って苦しい・脇肋部の鈍痛・咳嗽などに，甘遂・白芥子などと用いる。

方剤例　控涎丹

③消腫散結

癰腫瘡毒（皮膚化膿症）・瘰癧（頸部リンパ節腫）・痰核（皮下結節）に，山慈菇・雄黄・麝香などと用い，内服・外用する。

方剤例　紫金錠

臨床使用の要点

大戟は苦寒下泄し，二便を通利して瀉水逐痰する峻薬であり，水腫喘満・痰飲積聚に用いる。消腫散結にも働き，癰腫瘡毒・瘰癧痰核に内服・外用する。

[参　考] 大戟は甘遂と効能がほぼ同じで，薬力がやや劣る。

[用　量] 1.5～3g，煎服。丸・散にすることが多い。外用には適量。

[使用上の注意]

①峻烈で有毒であるから，虚弱者には慎重を要する。陰寒水腫・妊婦には禁忌。

②甘草に反す。

芫　花（げんか）

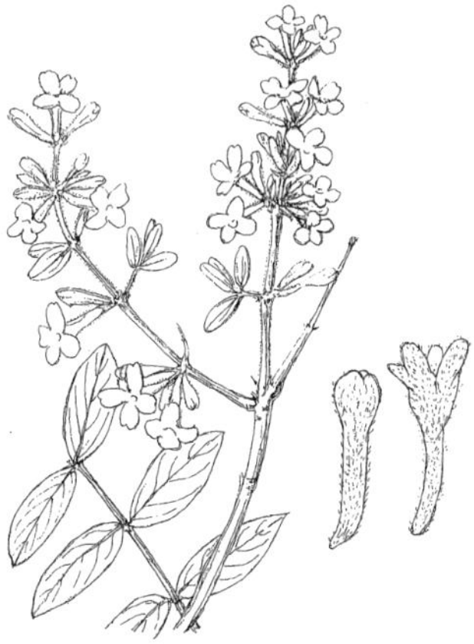

[処方用名] 芫花・陳芫花・醋芫花

[基　原] ジンチョウゲ科 Thymelaeaceae のフジモドキ *Daphne genkwa* Sieb. et Zucc. の花蕾。

[性　味] 辛・苦，寒。有毒

[帰　経] 肺・脾・腎

[効能と応用]

①瀉水除湿

陽実水腫の腹水・浮腫・尿量減少・便秘・脈が実などの症候に，甘遂・大戟・牽牛子などと用いる。

方剤例　舟車丸

②逐痰滌飲

懸飲すなわち胸部の痰飲積聚（胸水）による呼吸困難・咳嗽・胸脇痛などの症候に，甘遂・大戟などと使用する。

方剤例　十棗湯

③殺虫療癬

虫積の腹痛に，雄黄などと粉末にし呑服する。

頭部白癬症に，単味の粉末を豚脂で調製し外用する。

凍瘡に，甘草と煎汁にして外洗する。

臨床使用の要点

芫花は苦寒で，瀉水逐痰の峻薬である。とくに消痰飲積聚にすぐれ，痰飲喘咳・痛引胸脇および水腫脹満・二便不通に適する。

[参　考] 甘遂・大戟・芫花は，苦寒下泄・通利二便に働き瀉水逐痰の峻薬であり，水腫脹満・痰飲積聚の形症俱実に適する。薬力は甘遂がもっとも強く，大戟がこれに次ぎ，芫花はやや緩和であり，「甘遂は経隧の水湿を泄し，大戟は臓腑の水湿を泄し，芫花は窠嚢の水飲を泄す」といわれる。毒性についていえば，芫花が最烈で，甘遂・大戟はやや緩やかである。

[用　量] 1.5～3g，煎服。丸・散に入れてもよい。外用には適量。

[使用上の注意]

①一般に醋炒して用い，陳旧なものほどよい。

②元気が壮実でないものには軽々しく使用してはならない。陰寒の水腫や妊婦には禁忌。

③甘草に反す。

牽牛子（けんごし）

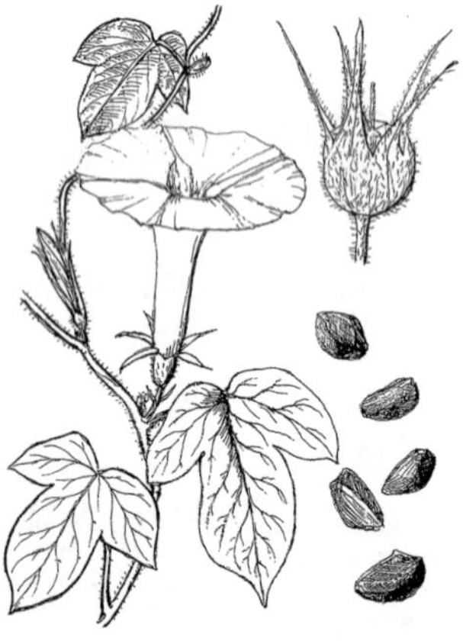

[処方用名] 牽牛子・牽牛・黒牽牛子・黒丑（ちゅう）・白牽牛子・白丑・黒白丑・二丑・ケンゴシ

[基　原] ヒルガオ科 Convolvulaceae のアサガオ *Pharbitis nil* Choisy，マルバアサガオ *P. purpurea* Voigt などの成熟種子。

[性　味] 苦・寒。有毒

[帰　経] 肺・腎・大腸

[効能と応用]

①行水通便

水腫実証の腫脹・浮腫・腹水・尿量減少・便秘などの症候に，粉末を生姜・大棗の煎湯で服用するか，甘遂・大戟・大黄などと用いる。

方剤例　禹功散・舟車丸

三焦気滞による便秘に，単味の粉末を生姜・大棗の煎湯で服用する。

②下気・消痰滌飲

痰飲壅滞による呼吸困難・咳嗽・顔目の浮腫などの症候に，葶藶子・杏仁・陳皮などと使用する。

方剤例　牽牛散

③殺虫消積

虫積の腹痛に，檳榔子・紫蘇などと用いる。

方剤例　牛榔丸

臨床使用の要点

牽牛子は苦寒で性降であり，通瀉の力が強く三焦の通達に長じ，気分に入り水湿の邪を二便より排出し，通利二便・下気行水・消痰滌飲の効能をもつので，「牽牛はよく気分に走(ゆ)き，三焦を通じ，気順なればすなわち痰逐・飲消し，上下は通快す」といわれる。気滞便秘の要薬であり，水腫脹満・三焦気滞・二便不通に適し，肺気壅滞・痰飲喘咳・面目浮腫にも用いる。また，殺虫消積に働くので虫積腹痛にも使用する。

[参　考]

①毒性は甘遂・芫花・大戟より少ない。

②少用すると大便を通じ，多用すると水のような瀉下をひきおこす。

③牽牛子には黒白の2種があり，古くは「色白きは上焦痰飲壅滞気逆を治し，色黒きは下焦鬱遏・二便不利を治す」とか「黒丑は薬力が速く，白丑はやや緩い」といわれたが，臨床的には両者はほぼ同じ効果をもつので，現在では分けずに使用している（黒白丑・二丑）。

[用　量] 3～9g，煎服。丸・散には1.5～3g。

[使用上の注意]

①煎じると効力が減少する。

②虚弱者には慎重を要する。妊婦には禁忌。

商　陸（しょうりく）

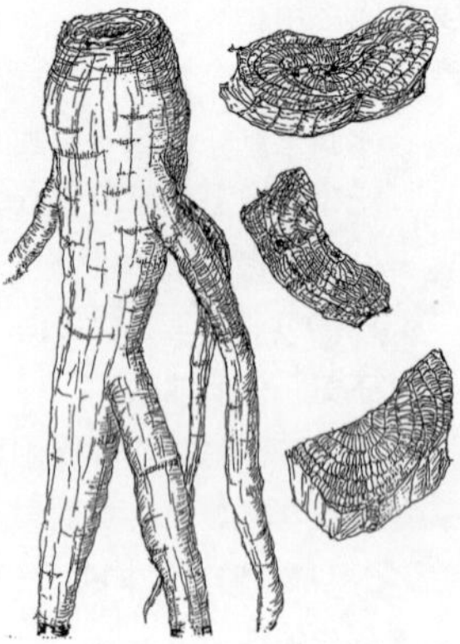

［処方用名］商陸・商陸根

［基　原］ヤマゴボウ科 Phytolaccaceae のヤマゴボウ *Phytolacca esculenta* Van Houtt，同属の *P. acinosa* Roxb. などの根。

［性　味］苦，寒。有毒

［帰　経］肺・脾・腎

［効能と応用］

①行水退腫

水腫実証の浮腫・腹水・尿量減少・便秘・脈が実などの症候に，檳榔子・沢瀉・茯苓などと用いる。

方剤例　疏鑿（そさく）飲子・商陸豆方

②散結消腫

癰腫瘡毒（皮膚化膿症）に，食塩とともに搗き砕き外用する。

臨床使用の要点

商陸は苦寒沈降し，通利二便・行水退腫の効能をもち，水腫脹満の実証に適する。外用すると消腫散結に働き，癰腫瘡毒に有効である。

［参　考］

①商陸には赤・白の２種があり，白色を使用する。赤色は毒性が強く，外用のみで内服には使用しない。

②効能は甘遂・芫花・大戟に近いが，薬力が劣る。

［用　量］３～９g，煎服。丸・散にしてもよい。外用には適量。

［使用上の注意］

①内服には醋煮し，外用には生で用いる。

②脾虚水腫・妊婦には禁忌。

続随子（ぞくずいし）

［処方用名］続随子・千金子・続随子霜・千金子霜

［基　原］トウダイグサ科 Euphorbiaceae のホルトソウ *Euphorbia lathyris* L. の成熟種子。

［性　味］辛，温。有毒

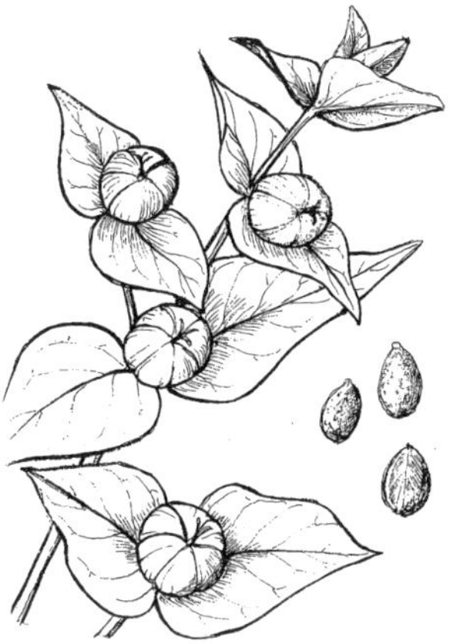

[帰　経] 肝・腎・大腸・膀胱

[効能と応用]

①逐水消腫

陽実水腫の腹水・浮腫・尿量減少・便秘などの症候に，単味であるいは大黄・檳榔子・葶藶子・防已などと用いる。

方剤例　続随子丸

②破血通経

血瘀による無月経・癥瘕痞塊（腹腔内腫瘤）に，他の活血薬と使用する。

③その他

攻毒殺虫の効能があり，悪瘡腫毒（皮膚化膿症）・薬食中毒などに，大戟・山慈姑・麝香などと使用する。

方剤例　紫金錠

毒蛇咬傷に，単味を搗きつぶして外用する。

臨床使用の要点

続随子は辛温で，大小腸を通利し，瀉下利水して逐水消腫に働き，瘀血積聚を攻下し破血通結するので，二便不利の水腫実証や瘀血経閉・癥瘕痞塊に用いる。また，攻毒殺虫の効能をもち，癰瘡腫毒・毒蛇咬傷にも有効である。

[用　量] 1～1.5 g，丸・散として内服。外用には適量。

[使用上の注意]

①圧搾し油を除いた続随子霜（千金子霜）を使用する。

②巴豆より毒性は弱いが，少量を短期間用いるにとどめる。

③中気不足の泥状便や妊婦には禁忌。

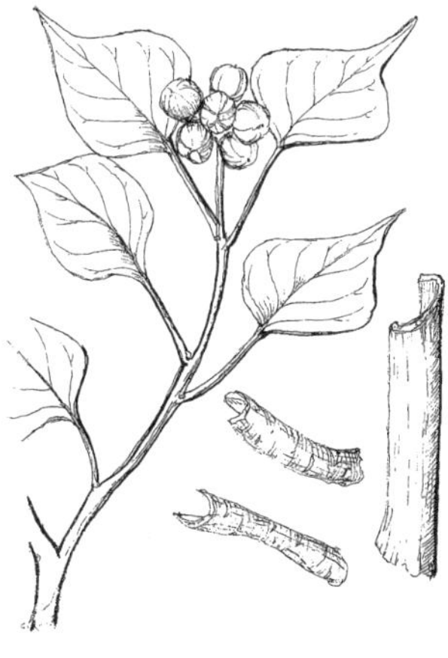

烏桕根皮（うきゅうこんぴ）

[処方用名] 烏桕根皮

[基　原] トウダイグサ科 Euphorbiaceae のナンキンハゼ *Sapium sebiferum* Roxb. のコルク皮を除去した根皮。樹皮も利用される。

[性　味] 苦，微温。有毒

[帰　経] 肺・脾・胃・大腸

[効能と応用]

①瀉下逐水

水腫実証の腹水・浮腫・尿量減少・便秘に，単味であるいは木通・檳榔子などと使用する。

②殺虫解毒

湿疹・皮膚化膿症・毒蛇咬傷などに，単味の粉末を外用する。

臨床使用の要点

烏桕根皮は沈降苦泄・温通腸胃により瀉下逐水に働くので，水腫二便不通に適する。外用すると殺虫解毒に働き，脚気湿瘡・胎毒癰腫・毒蛇咬傷に有効である。

[参　考] 効能は巴豆に似るが，薬力は緩和である。

[用　量] 9～12g，鮮品は30～60g，煎服。丸・散に入れてもよい。外用には適量。

[使用上の注意] 虚弱者には禁忌。

巴　豆（はず）

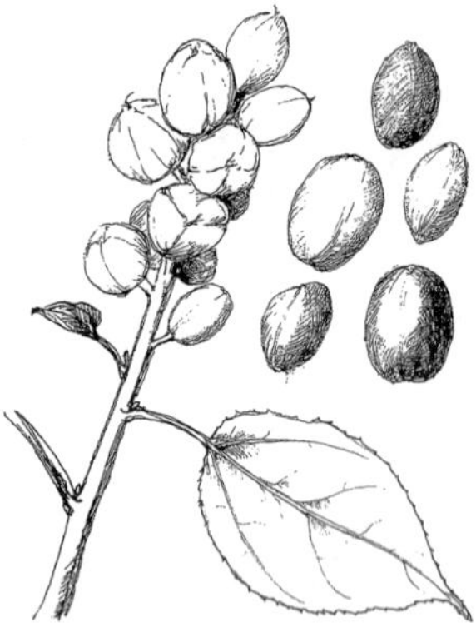

[処方用名] 巴豆・巴豆霜・巴霜・焦巴豆

[基　原] トウダイグサ科 Euphorbiaceae のハズ *Croton tiglium* L. の成熟種子。

[性　味] 辛，熱。大毒

[帰　経] 胃・大腸

[効能と応用]

①峻下寒積

寒滞食積が腸胃を阻結し腹痛・腹滞・便秘・四肢や腹の冷え・はなはだしいと意識障害を呈するときに，乾姜・大黄などと用いる。

方剤例　三物備急丸・走馬湯

②逐痰行水

水腫実証の腹水・腹満・尿量減少・便秘などに，杏仁とともに搗き砕き丸にして服用する。

住血吸虫や肝硬変の腹水には，絳礬あるいは乾漆・陳皮・蒼朮などと丸にして服用する。

方剤例　含巴絳礬丸・巴漆丸

寒実結胸の胸苦しい・痰が詰まる・四肢の冷え・汗が出るなどの症候に，貝母・桔梗などと使用する。

方剤例　白散

③温通祛積

小児の痰づまり（痰壅）や乳食停滞の便秘・腹満に，胆南星・六麴などと使用する。

方剤例　万応保赤丹

④解毒療瘡・蝕腐肌肉

癰疽疔毒（皮膚化膿症）に，雄黄・大黄などと丸とし服用する。

方剤例　疔癰百効丸

あるいは，乳香・乳薬などと膏にし外用してもよい。

方剤例　烏金膏・抜頭膏

臨床使用の要点

巴豆は辛熱で，生用すると峻下寒積に働き，腸胃の沈寒痼冷・宿食積滞を蕩滌するだけでなく，攻痰逐湿・利水退腫にも働き，通便利水の薬力が剛猛であるため，腸胃寒積の脘腹冷痛・大便秘結や痰飲腹水の脹満不通に用いる。

炒黒した焦巴豆あるいは圧搾して油を除去した巴豆霜は薬力がやや緩和であり，温通祛積・推陳致新の効能をもつので，小児の痰壅・乳食積滞に使用する。

外用すると解毒療瘡・蝕腐肌肉に働き，悪瘡疥癬に有効である。

[参　考] 巴豆の特性は「熱を得ればすなわち瀉を助け，冷を得ればすなわち瀉止む」であり，服用後に瀉下が生じないときは熱い粥をすすったりして薬力を助け，下痢が止まらなくなったときは冷たい粥をすすったり冷水を飲むとよい。中毒により激しい下痢が止まらなくなった場合は，黄連か緑豆の煎湯を服用する。

[用　量] 0.1～0.3 g，丸・散として服用。外用には適量。

[使用上の注意]

①毒性が強く，少量を皮膚につけても水泡が生じ，内服すると傷津・傷陰をひきおこしやすいので，軽々しく使用してはならない。

②寒実積滞がないとき・虚弱者・妊婦には禁忌。

③牽牛子を畏る。

第6章

利水滲湿薬（りすいしんしつやく）

利水滲湿薬は水道を通利して水湿を滲除する薬物で，薬味が淡のものが多いので淡滲利湿薬とも称する。また，服用すると小便が通暢し尿量が増すところから，利小便薬ともいわれる。

水湿が停滞貯留し，外溢すると浮腫が，内停すると脹満が，上攻すれば喘満咳逆が，下蓄すれば小便不利・癃閉が，下泄すると泄瀉が，それぞれあらわれる。利水滲湿薬は水湿の停滞を除くことにより，これらの症候を改善するのである。

利水滲湿薬は効能の違いによりおよそ3種に分けることができる。利水消腫に働くものは，水湿を滲利し小便を通利することにより，小便不利・泄瀉・浮腫・脹満などを除く。利水通淋の効能をもつものは，湿熱を清利し小便を通暢にして，小便渋痛・混濁を呈する淋証に有効である。利水退黄の効能をもつものは，湿熱を清利して黄疸を消退させる。このほか，痰飲・瘡疹・関節疼痛などにも効果がある。

利水滲湿薬は陰液を消耗するので，陰虚・津虚による小便不利や短渋，湿熱によらない滑精・遺精には，単独で使用してはならない。

茯　苓（ぶくりょう）

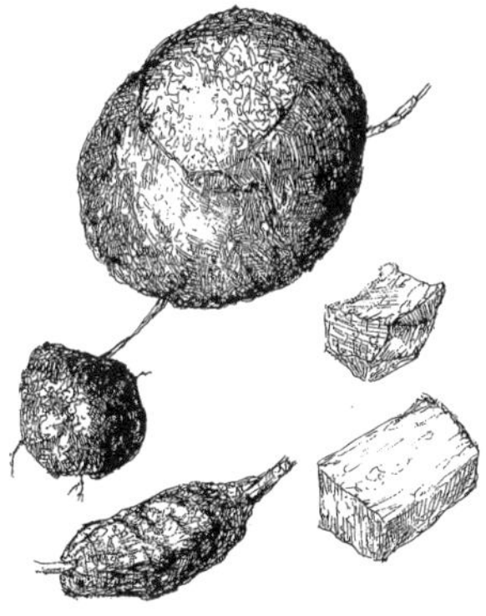

[処方用名] 茯苓・白茯苓・雲苓・雲茯苓・朱茯苓・辰茯苓・硃拌茯苓・朱砂拌茯苓・ブクリョウ

[基　原] サルノコシカケ科 Polyporaceae のマツホド *Poria cocos* Wolf の外層を除いた菌核。

[性　味] 甘・淡，平

[帰　経] 心・脾・胃・肺・腎

[効能と応用]

①利水滲湿

水湿停滞による尿量減少・浮腫などに，

猪苓・沢瀉・大腹皮などと用いる。

方剤例　四苓散・五苓散・茯苓導水湯

②健脾補中

脾虚の食欲不振・元気がない・腹鳴・腹満・泥状～水様便などの症候に，人参・白朮・山薬・蓮子などと用いる。

方剤例　四君子湯・啓脾湯・参苓白朮散

脾虚による水湿停滞で悪心・嘔吐・めまいなど痰飲の症候がみられるときは，半夏・陳皮・白朮・桂枝などと使用する。

方剤例　二陳湯・半夏白朮天麻湯・六君子湯・小半夏加茯苓湯・茯苓飲・苓桂朮甘湯

③寧心安神

心神不寧の不眠・不安感・驚きやすい・動悸などの症候に，人参・竜眼肉・酸棗仁・遠志・菖蒲・竜骨・牡蛎などと使用する。

方剤例　帰脾湯・安神定志丸・酸棗仁湯

臨床使用の要点

茯苓は甘淡・平で，甘で補い淡で滲湿し，補脾益心するとともに利水滲湿に働き，脾虚湿困による痰飲水湿・食少泄瀉および水湿内停の小便不利・水腫脹満に必須の品であり，心脾に入って生化の機を助け寧心安神の効能をもつので，心神失養の驚悸失眠・健忘にも有効である。

[参　考]

①マツホドは主として松の根に寄生して菌核を形成する。黒褐色の外皮が「茯苓皮」，内側の肉部が淡紅色を呈するものを「赤茯苓」，白色を呈するものを「白茯苓」，松根を抱くものを「茯神」という。

現在では，茯苓皮を除いた菌核全部を「茯苓」として利用することが多い。

②茯苓の特徴は「性質平和，補して峻ならず，利して猛ならず，よく輔正しまたよく祛邪す。脾虚湿盛，必ず欠くべからず」といわれるが，性質が緩やかであるところから補助薬として用いることが多い。

[用　量] 9～15g，煎服。

[使用上の注意]

①寧心安神には，少量の朱砂をまぶした朱砂拌茯苓（朱茯苓・辰茯苓・硃拌茯苓）を使用すると効力が強い。

②尿量が多いときには使用しない。

[附1] 茯苓皮（ぶくりょうひ）

マツホドの菌核の外皮。

[効能と応用] 利水消腫の効能により皮膚の水湿だけを除く。水腫に，桑白皮・生姜皮などと用いる。

方剤例　五皮飲

[用　量] 6～15g，煎服。

[附2] 赤茯苓（せきぶくりょう）

マツホドの菌核で内側の肉部が淡紅色のもの。

[効能と応用] 滲利湿熱の効能をもつ。

下注の排尿困難・排尿痛・尿が濃いなどの症候に，車前子・山梔子などと使用する。

[用　量] 6～15g，煎服。

[附3] 茯　神（ぶくしん）

マツホドの菌核の松根を抱く部分。

[効能と応用] 寧心安神の効能をもつ。心神不寧の不眠・驚きやすい・動悸・不安・健忘などに，遠志・竜歯・朱砂などと用いる。

方剤例　遠志丸

猪　苓（ちょれい）

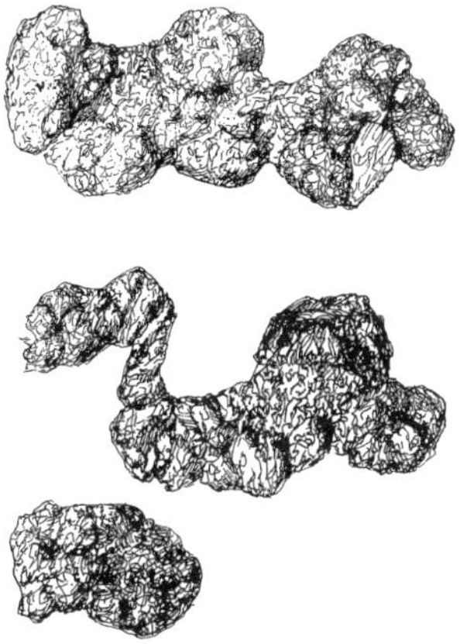

[処方用名] 猪苓・粉猪苓・チョレイ

[基　原] サルノコシカケ科 Polyporaceae のチョレイマイタケ *Polyporus umbellatus* Fries の菌核。

[性　味] 淡・甘，平

[帰　経] 腎・膀胱

[効能と応用]

①利水滲湿

水湿停滞による尿量減少・水腫・水様～泥状便・白色帯下などに，茯苓・沢瀉などと用いる。

方剤例　四苓散・五苓散

湿滞有熱の場合には，滑石・沢瀉・木通などと使用する。

方剤例　猪苓湯

臨床使用の要点

猪苓は甘淡・偏涼であり，水道を利し主に滲泄し，利水滲湿の常用薬である。利水消腫・利水止瀉・利湿清熱などすべての水湿に用いるが，水湿の偏熱にもっとも適する。

[参　考] 猪苓は茯苓よりも利水滲湿の効力が強いが，補益心脾の効能をもたない。

[用　量] 3～9g，煎服。

[使用上の注意] 淡滲で津液を消耗するので，水湿がない場合には使用してはならない。

沢　瀉（たくしゃ）

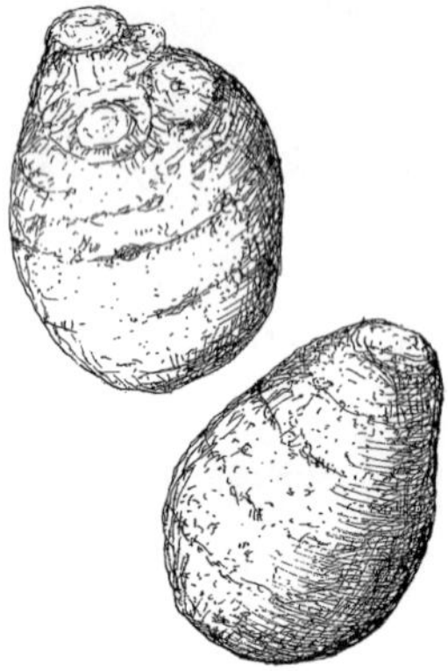

[処方用名] 沢瀉・建沢瀉・福沢瀉・炒沢瀉・塩沢瀉・タクシャ

[基　原] オモダカ科 Alismataceae のサジオモダカ *Alisma orientale* Juzepczuk の周皮を除いた塊茎。

[性　味] 甘・淡，寒

[帰　経] 腎・膀胱

[効能と応用]

①利水滲湿・泄熱

水湿停滞による尿量減少・水腫・泥状～水様便に，茯苓・猪苓などと用いる。

方剤例　四苓散・五苓散

挟熱の場合には，滑石・木通などと使用する。

方剤例　猪苓湯

湿熱下注の排尿痛・排尿困難・尿の混濁などには，滑石・木通・車前子・山梔子などと用いる。

方剤例　五淋散

②除痰飲

痰飲停留によるめまいに，白朮・茯苓・半夏などと使用する。

方剤例　沢瀉湯・半夏白朮天麻湯

③その他

滲湿泄熱の効能により，滞水を除き虚火を泄し，陰虚火旺を鎮める補助となり，

「腎火を瀉す」といわれ，腎陰虚に熟地黄・山薬・山茱萸などと使用する。

方剤例　六味地黄丸

臨床使用の要点

沢瀉は甘淡・寒で，寒で除熱し淡で滲湿し，腎経の虚火を泄し，膀胱の湿熱を除き，通利小便・祛湿泄熱・除痰飲の効能をもつ。湿熱内蘊による小便不利・短赤熱痛・淋瀝尿閉，心下停飲の頭暈目眩および水腫脹満・泄瀉，さらには陰虚火旺に用いる。

［参　考］沢瀉は利水滲湿の効力は茯苓とほぼ同じであるが，泄熱に働き補益の効能をもたない。「沢瀉は有瀉無補，茯苓は有瀉有補」といわれる。

［用　量］6～9g，煎服。

［使用上の注意］

①一般に塩炒した塩沢瀉（炒沢瀉）を用いる。

②大量で滑精をひきおこし，久服すると腎陰を損傷するので，腎虚でも火熱の症候がみられないときや滑精があるときは，使用しないほうがよい。

車前子（しゃぜんし）

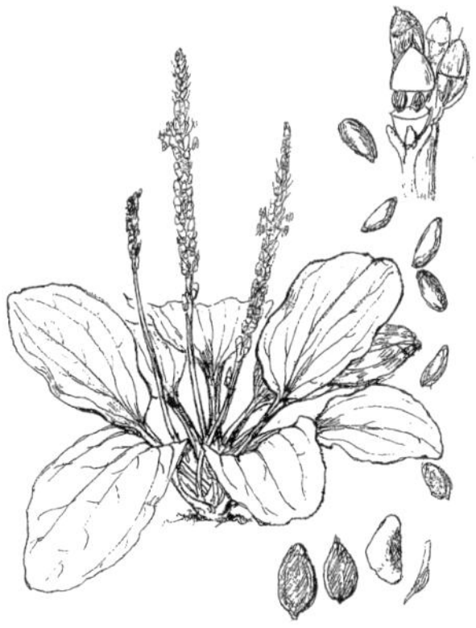

［処方用名］車前子・車前実・炒車前子・炒車前・シャゼンシ

［基　原］オオバコ科 Plantaginaceae のオオバコ *Plantago asiatica* L.，ムジナオオバコ *P. depressa* Willd. などの成熟種子。

［性　味］甘・淡，寒

［帰　経］肝・腎・肺・小腸

［効能と応用］

①清熱利水

湿熱内蘊の水腫・尿量減少・排尿痛・排尿困難・尿が濃いなどの症候に，滑石・木通・山梔子などと用いる。

方剤例　八正散・五淋散

②滲湿止瀉

暑温挟湿の嘔吐・下痢・尿量減少などの症候に，香薷・茯苓・猪苓などと使用する。

方剤例　車前子散

③清肝明目

肝熱による目の充血・腫脹・疼痛に，菊花・密蒙花・竜胆草・黄芩などと用いる。

方剤例　車前散

肝腎不足の視力減退・飛蚊症・角膜混濁・流涙などの症候には，熟地黄・菟絲子などと使用する。

方剤例　駐景丸

④化痰止咳

肺熱の咳嗽・多痰に，杏仁・桔梗・紫菀などと用いる。

臨床使用の要点

車前子は甘淡滑利で，淡で滲利し寒で清熱し降泄の性質をもち，湿熱の邪を清利下行する。清熱利水・滲湿止瀉に働き，清肝明目・止咳化痰の効能を兼ねているので，湿熱内蘊の水腫・小便不利・小便赤渋熱痛・白帯，暑湿泄瀉・目赤昏花・痰熱咳嗽などに適する。

[参　考]

①炒用すると利水止瀉に，生用すると化痰に働く。

②車前子・沢瀉は利水滲湿・泄熱に働くが，車前子は清肝明目・化痰止咳の効能も備えている。

[用　量] 3～9g，煎服。

[使用上の注意]

①布に包んで煎じる。

②湿熱がないもの・妊婦には禁忌。

[附] 車前草（しゃぜんそう）

オオバコの全草。シャゼンソウ。

[性　味] [帰　経] [効　能] 車前子とほぼ同じで，涼血解毒に偏するので，鼻出血・血尿・皮膚化膿症・炎症性下痢（熱痢）にも使用できる。

[用　量] 9～15g，鮮品は30～60g，煎服。

防　已（ぼうい）

[処方用名] 防已・粉防已・漢防已・木防已・広防已・ボウイ

[基　原] ツヅラフジ科 Menispermaceae のシマハスノハカズラ *Stephania tetrandra* S. Moore.（中国産）の根。日本では同科のオオツヅラフジ *Sinomenium acutum*

Rehd. et Wils.（日本産）の蔓性の根茎および茎を防已（漢防已）に当てており，これは中国における清風藤と同一基原である。木防已と称されるものはウマノスズクサ科のウマノスズクサ属植物 *Aristolochia fangchi* Wu やツヅラフジ科の *Cocculus trilobus* DC. などの根である。

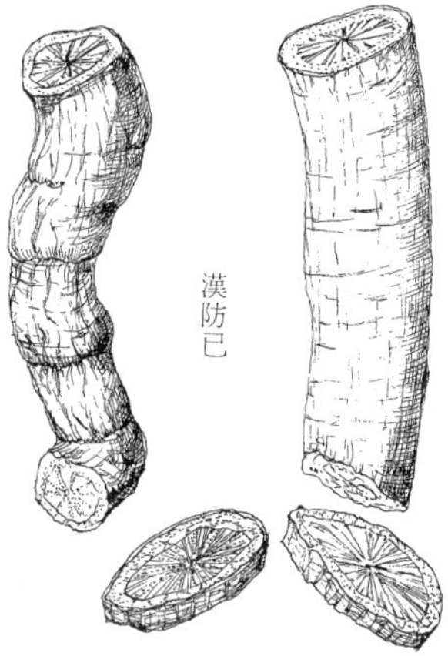

［性　味］大苦・辛，寒

［帰　経］膀胱・脾・肺・腎

［効能と応用］

①利水退腫

浮腫・関節水腫など水湿停滞に，黄芩・白朮・茯苓・桂枝などと用いる。

方剤例　防已黄耆湯・防已茯苓湯

腸間の水気（腹水）で腹満・口渇を呈するときに，椒目・葶藶子・大黄などと使用する。

方剤例　已椒藶黄丸

膈間の支飲（肺水腫）の呼吸困難に，茯苓・桂枝などと用いる。

方剤例　木防已湯・木防已加茯苓芒硝湯

②祛風止痛

風湿痺の関節痛・むくみ・運動障害などの症候に，防風・羌活・蒼朮・牛膝などと用いる。

方剤例　疎経活血湯

湿熱痺には，薏苡仁・滑石・茵蔯・知母などと使用する。

方剤例　宣痺湯・加減木防已湯

寒湿痺には，桂枝・烏頭・生姜などと使用する。

方剤例　防已湯

③その他

下焦血分の湿熱を除くので，下焦湿熱瘡毒（皮膚化膿症など）に牛膝・黄柏・薏苡仁などと使用する。

「腠理を通じ，九竅を利す」という効能があり，開竅の目的で使用することがある。

方剤例　防已地黄湯

臨床使用の要点

防已は苦寒で泄降し，利水清熱に働き，下焦血分の湿熱を泄し，辛散で祛風止痛を兼ね，利水消腫・祛風通絡止痛の効能をもつ。風水浮腫・小便不利・風湿痺痛・脚気腫痛，および下焦湿熱瘡毒などに適する。
漢防已は利水退腫にすぐれ，木防已は祛風止痛にすぐれている。

［用　量］3～9g，煎服。
［使用上の注意］大苦辛寒で胃気を傷りやすいので，体弱・陰虚・胃弱には用いない。

薏苡仁（よくいにん）

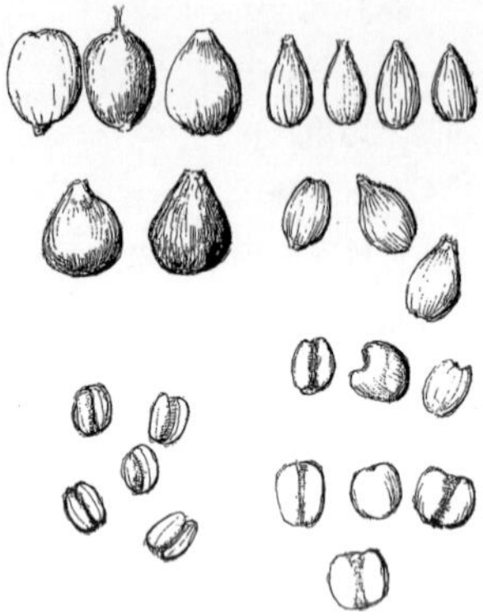

［処方用名］薏苡仁・苡仁・米仁・玉米・薏米・生苡仁・生米仁・生薏仁・炒苡仁・炒米仁・炒薏仁・ヨクイニン
［基　原］イネ科 Gramineae のハトムギ *Coix lachryma-jobi* L. var *ma-yuen* Stapf の種皮を除いた成熟種子。
［性　味］甘・淡，微寒
［帰　経］脾・胃・肺
［効能と応用］

①清利湿熱

湿熱内蘊による水腫・尿量減少などに，滑石・茯苓・通草などと用いる。
湿温の初期の頭重・悪風・発熱・身体が重い・胸苦しい・下痢などの症候に，藿香・杏仁・滑石・通草などと使用する。

方剤例　三仁湯・藿朴夏苓湯

②祛湿除痺

湿熱痺の関節痛・こわばりなどに，防已・滑石・黄柏などと使用する。

方剤例　宣痺湯・加減木防已湯・四妙散

湿痺の浮腫・むくみ・しびれ痛みにも，麻黄・蒼朮などと用いる。

方剤例　薏苡仁湯

③排膿消腫

肺癰（肺化膿症）に，芦根・桃仁・冬瓜仁などと使用する。

方剤例　葦茎湯

腸癰（虫垂炎など）に，牡丹皮・金銀花・紅藤・桃仁などと用いる。

方剤例　薏苡附子敗醤散・腸癰湯

④健脾止瀉

脾虚湿困の泥状～水様便に，白朮・茯苓・山薬などと用いる。

方剤例　参苓白朮散

湿盛の白色帯下にも，山薬・芡実などと使用する。

⑤その他

脾陰を滋補する効能があるので，脾陰虚に山薬・芡実・白扁豆などと用いる。

方剤例　珠玉二宝粥・参苓白朮散

臨床使用の要点

薏苡仁は甘淡・微寒で，甘淡で利湿し寒で清熱し，清利湿熱・健脾補肺の効能をもつので，脾虚湿困の食少泄瀉・水腫腹脹・脚気浮腫・小便不利・白帯などに適する。清利湿熱・排膿消腫により肺癰・腸癰に，清利湿熱・通利関節により湿痺拘攣に，それぞれ有効である。なお，甘・微寒で脾陰を滋補するので脾陰虚にも使用する。

[参　考]

①生用すると清利湿熱に，炒用すると健脾止瀉に働く。

②薏苡仁・茯苓・猪苓は淡滲利湿の薬物であり，水湿内停の小便不利・水腫脹満に用いる。利小便の力は猪苓がすぐれているが，補益には働かない。茯苓・薏苡仁はともに健脾の効能をもち，脾虚湿盛の水腫泄瀉に使用できる。薏苡仁は偏涼で清熱排膿に，茯苓は平性で寧心安神に働く。

[用　量] 9～30 g，煎服。

[使用上の注意] 薬力が緩和であり，大量を用いる必要がある。

冬瓜皮（とうがひ）

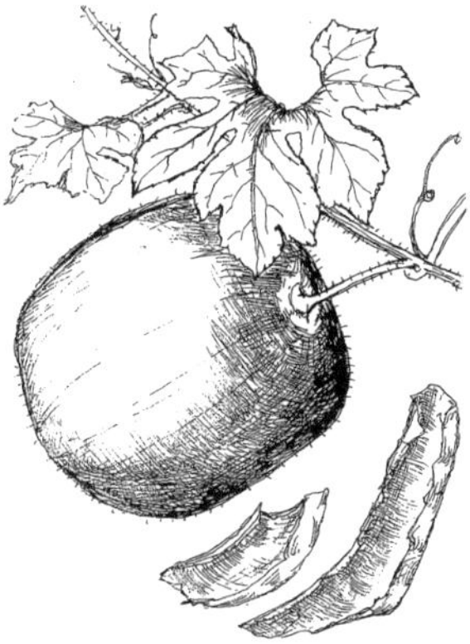

[処方用名] 冬瓜皮

[基　原] ウリ科 Cucurbitaceae のトウガン *Benincasa hispida* Cogn. の果実の皮部。

[性　味] 甘，微寒

[帰　経] 肺・胃・大腸・小腸

[効能と応用]

①清熱・利水消腫

浮腫・尿量減少に，茯苓皮・猪苓・沢瀉・車前子などと用いる。

臨床使用の要点

冬瓜皮は甘寒で，清熱利水消腫に働き，水腫脹満・胸膈気悶・小便不利に適するが，一般に補助薬として使用する。

[参　考] トウガンの果肉・果皮・種子は，古くはいずれも薬物として用いられ，果肉も祛湿瀉熱に働くが，現在では果皮と種子だけが薬用とされている。

冬瓜皮は清熱利水消腫に働く。冬瓜子（冬瓜仁）は寒滑で，上は肺の蘊熱を清し下は大腸の積垢を導き，肺癰・腸癰に用いるほか，利湿の効能により男子白濁・婦女帯下にも使用する。

[用　量] 15～30g，煎服。

赤小豆（せきしょうず）

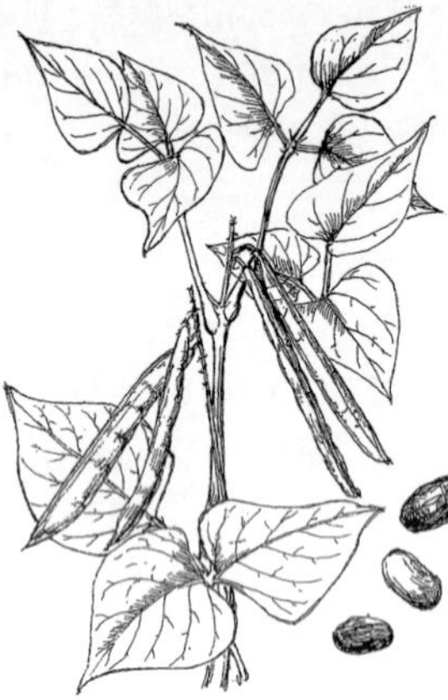

[処方用名] 赤小豆・紅小豆・紅豆・野赤豆

[基　原] マメ科 Leguminosae のツルアズキ *Phaseolus calcaratus* Roxb. またはアズキ *P. angularis* Wight の成熟種子。

[性　味] 甘・酸，微寒

[帰　経] 心・小腸

[効能と応用]

①利水消腫

浮腫・尿量減少に，鯉魚・桑白皮・茅根などと用いる。

方剤例　赤小豆鯉魚湯・赤小豆湯

②清熱利湿・退黄

湿熱蘊結による黄疸に，桑白皮・連翹・麻黄などと使用する。

方剤例　麻黄連翹赤小豆湯

③解毒排膿

湿熱蘊結による腸癰（腸の化膿症）・痔出血などに，薏苡仁・当帰などと使用する。

方剤例　赤小豆薏苡仁湯・赤小豆当帰散

癰腫（皮膚化膿症）の初期の発赤・腫脹・疼痛に，単味の粉末を水か酢で調製して外用する。

臨床使用の要点

赤小豆は甘酸・偏涼で下行し，水道を通利し水湿を下出して消腫し，湿熱を外泄して退黄し，かつ心経に入って降火行血して清熱解毒する。利水消腫・利湿退黄・清熱解毒の効能により，水腫・脚気・小便不利・黄疸・瘡毒などに適する。

[用　量] 9～30g，煎服。外用には適量。

椒　目（しょうもく）

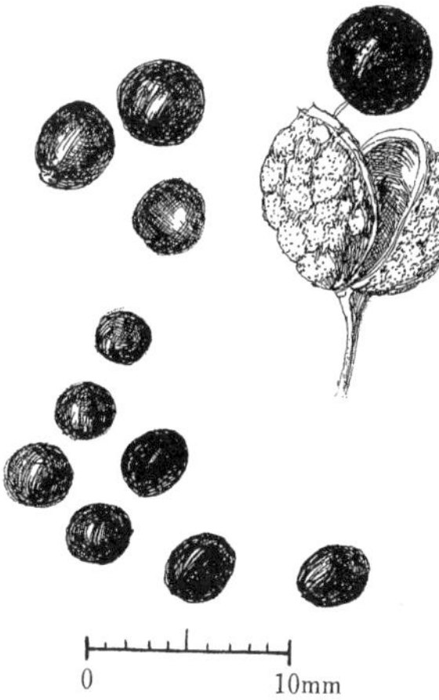

[処方用名] 椒目・川椒目

[基　原] ミカン科 Rutaceae のサンショウ属植物 *Zanthoxylum bungeanum* Maxim.，その他同属植物の種子。

[性　味] 苦，寒

[帰　経] 肺・脾・膀胱

[効能と応用]

①行水消脹

痰飲による腹水（腸間の水気）・腹満・呼吸困難・尿量減少などの症候に，防已・葶藶子・大黄などと用いる。

方剤例　已椒藶黄丸

臨床使用の要点

椒目は苦寒で泄降し，利気行水・消脹の効能をもつ。水気腫満・小便不利に適し，腫満による気上逆の喘にも有効である。

[参　考] 椒目は蜀椒（花椒・川椒）の種子である。蜀椒は辛熱で散寒燥湿するのに対し，椒目は苦寒で利気行水する。

[用　量] 3～9g，煎服。

[使用上の注意] 苦寒で中陽を損傷するので，虚寒には用いない。

玉米鬚（ぎょくべいしゅ）

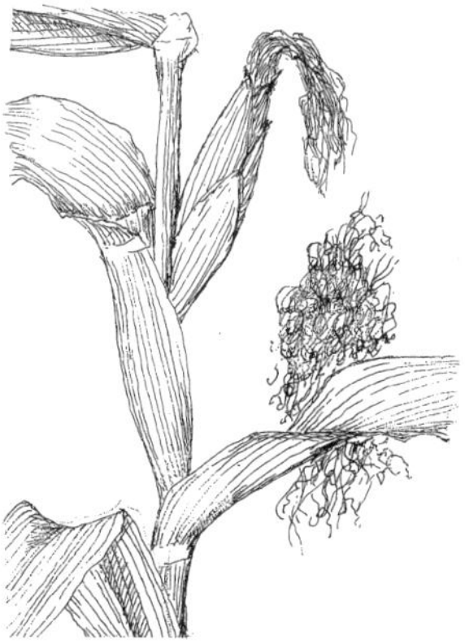

[処方用名] 玉米鬚

[基　原] イネ科 Gramineae のトウモロコシ *Zea mays* L. の花柱と柱頭。日本では「ナンバの毛」と称して流通する。

[性　味] 甘，平

[帰　経] 肝・腎・膀胱・心・小腸

[効能と応用]

①利水消腫

浮腫・尿量減少に，単味であるいは車前子・冬瓜皮などと用いる。

②退　黄

湿熱の黄疸に，単味であるいは茵蔯・鬱金などと使用する。

臨床使用の要点

玉米鬚は甘淡滲泄し，利水滲湿消腫するとともに退黄に働くので，水腫・小便不利および湿熱黄疸に適する。

[用　量] 15～30 g，大量で 60 g，煎服。

半辺蓮（はんぺんれん）

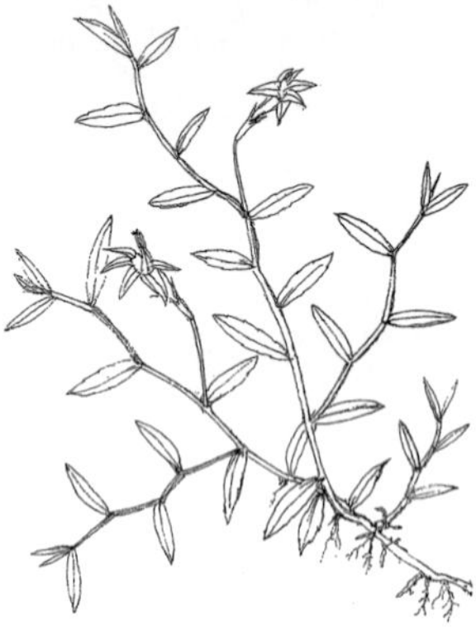

[処方用名] 半辺蓮

[基　原] キキョウ科 Campanulaceae のアゼムシロ *Lobelia chinensis* Lour. の全草。

[性　味] 甘・淡，微寒

[帰　経] 肺・肝・腎

[効能と応用]

①利水消腫

腹水・全身浮腫・尿量減少（肝硬変など）に，馬鞭草と用いる。大黄・枳実・大腹皮などと使用してもよい。

②清熱解毒

癰腫疔毒（皮膚化膿症）・蛇虫咬傷・打撲などの腫脹疼痛に，単味を大量に服用し，鮮品を搗き砕いて外用する。

臨床使用の要点

半辺蓮は甘淡・微寒で，甘淡で利水消腫し寒で清熱解毒に働くので，水腫腹脹・小便不利や癰腫疔毒・蛇虫咬傷などに適する。

[用　量] 15～30 g，鮮品は 30～60 g，煎服。外用は適量。

葫　芦（ころ）

[処方用名] 葫芦・葫芦殻・陳葫芦・陳葫芦瓢

[基　原] ウリ科 Cucurbitaceae のユウガオ *Lagenaria siceraria* Standl. またはフクベ *L. siceraia* Standl. var. *depressa* Hara の果実。

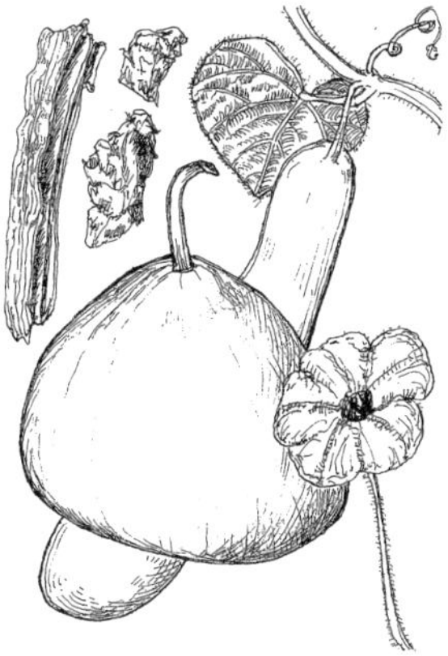

[性　味] 甘・淡，平

[帰　経] 心・小腸

[効能と応用]

①利水消腫

浮腫・尿量減少に，猪苓・茯苓・沢瀉などと用いる。

> **臨床使用の要点**
>
> 葫芦は味が淡で気が薄く，滲湿行水して皮膚腫脹を消退させるので，四肢面目浮腫・大腹水腫などに適する。

[用　量] 15 ～ 30 g，煎服。

[使用上の注意]

①陰寒水腫には無効であるから，使用してはならない。

②多服すると嘔吐・下痢をひきおこす。虚寒の滑泄には禁忌。

沢　漆（たくしつ）

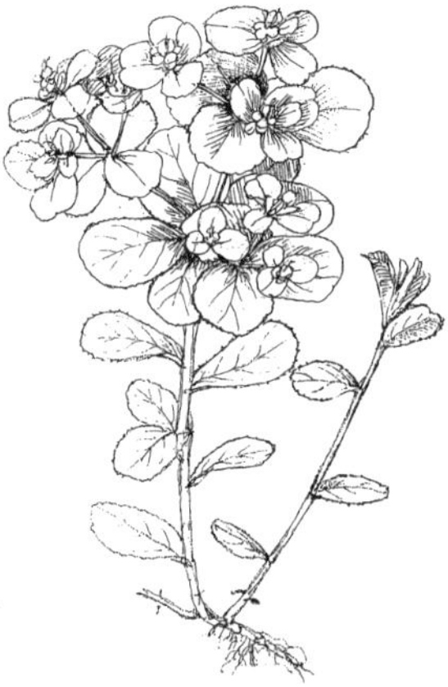

[処方用名] 沢漆・猫眼草・猫児眼睛草

[基　原] トウダイグサ科 Euphorbiaceae のトウダイグサ *Euphorbia helioscopia* L. の全草。

[性　味] 辛・苦，微寒。有毒

[帰　経] 肺・大腸・小腸

[効能と応用]

①逐水消腫

水腫実証の腹水・腹満・全身浮腫などに，単味を濃煎して膏としたり粉末を大棗で丸として服用するか，白朮・茯苓などと煎服する。

②清熱消痰・散結解毒

瘰癧（るいれき）（頸部リンパ節腫）・結核（皮下結節）などに，単味を濃煎して膏にして内服・外用する。

肺熱の咳嗽・黄色粘稠な痰などに，魚腥草・前胡・桑白皮などと用いる。

癬瘡（白癬症など）に，鮮品を搗きつぶして外用する。

臨床使用の要点

沢漆は苦寒で下行し，利水消腫・清熱消痰・散結解毒に働くので，腹水脹満・面目四肢浮腫に用い，瘰癧結核・肺熱痰嗽にも有効である。

[用　量] 6～9g，煎服。外用には適量。
[使用上の注意] 過量に使用すると顔面蒼白・四肢無力・めまい・嘔吐などをひきおこすので，用量は少なくすべきである。

木　通（もくつう）

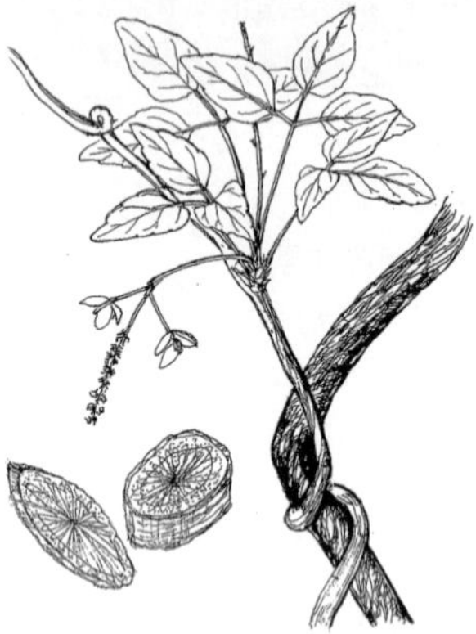

[処方用名] 木通・細木通・苦木通・潼木通・モクツウ
[基　原] アケビ科 Lardizabalaceae のアケビ *Akebia quinata* Decne. その他同属植物の蔓性茎を正品とする。その他，ウマノスズクサ科の *Hocquartia* 属，キンポウゲ科の *Clematis* 属などの異物同名品がある。
[性　味] 苦，寒
[帰　経] 心・肺・小腸・膀胱
[効能と応用]

①降火利水

心火が小腸に移ったために生じる焦躁・不眠・口内炎および排尿痛・尿道灼熱感・排尿困難などの症候に，生地黄・竹葉・甘草梢などと用いる。

方剤例　導赤散

湿脚気すなわち下腿の浮腫・痛み・尿量減少などの症候に，猪苓・桑白皮・檳榔子などと使用する。

方剤例　木通散

②宣通血脈

血瘀の無月経に，丹参・牛膝・桃仁・蒲黄などと使用する。
乳汁分泌不全に，穿山甲・王不留行・通草・漏芦などと用いる。
湿熱痺の関節痛・運動障害に，忍冬藤・海桐皮・桑枝などと用いる。

臨床使用の要点

木通は苦寒で通利清降し，上は心肺の火を清し，下は小腸膀胱の湿を導き，湿熱の邪を下行し小便として排出するので，降心火・利小便の効能をもち，兼ねて血脈関節を通利し経閉を通じ乳汁を下す。それゆえ，心煩目赤・不眠口瘡，熱淋渋痛・血淋・癃閉，黄色帯下・陰腫糜爛，水腫脚気，小便不利，湿熱痺痛・関節不利，乳汁不通，血瘀経閉などに用いる。

［参　考］

①≪本草綱目≫に「網細の孔あり，両頭みな通ず，ゆえに通草と名づくるは，すなわち今の木通なり。今の通草は，すなわち古の通脱木なり」と指摘されているように，木通の古称が「通草」であり，通草は古書に「通脱木」と記載されているので，注意が必要である。

②木通・茯苓は利水に働くが，茯苓は脾肺を補益し気を昇らせて水を下降させ，木通は心火を清降し肺灼を防いで水の上源を清める。それゆえ，茯苓は気虚・陽虚で気化できない水に用い，木通は心肺有熱で小腸・膀胱が不利になって生じた水に使用する。

［用　量］3～9g，煎服。

［使用上の注意］苦寒通利するので，湿熱がないとき・中焦虚寒・尿頻遺尿・妊婦には禁忌。

通　草（つうそう）

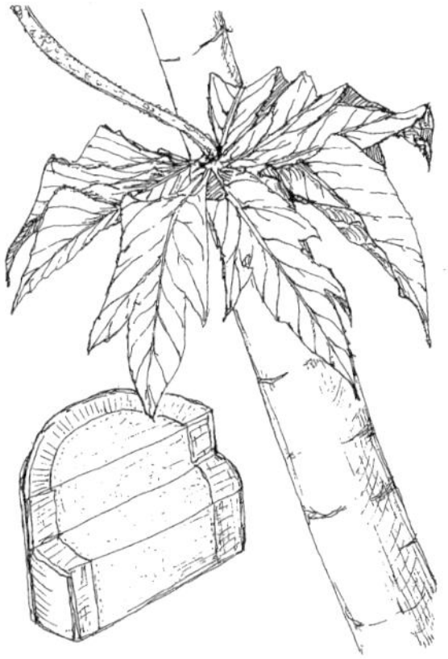

［処方用名］通草・白通草・大通草・方通草・絲通草

［基　原］ウコギ科 Araliaceae のカミヤツデ *Tetrapanax papyriferus* K. Koch の茎髄。

［性　味］甘・淡，寒

［帰　経］肺・胃

［効能と応用］

①清熱利水

湿熱下注の排尿痛・排尿困難に，木通・赤芍などと使用する。

方剤例　通草湯

湿温初期の発熱・悪寒・重だるい・尿量減少などの症候に，杏仁・薏苡仁・竹葉・滑石などと用いる。

方剤例　三仁湯

②通気下乳

乳汁の分泌不全に，穿山甲・川芎・猪蹄などと用いる。

方剤例　通乳湯

臨床使用の要点

通草は甘淡で気味ともに薄く，淡滲清降し引熱下行して小便から排出し，通行上達して乳汁を行らすので，清熱利水・通気下乳の効能をもつ。湿温尿赤・淋証・尿閉・水腫および乳汁不下に用いる。

［参　考］

①古称は「通脱木」であり，古書に記載されている「通草」は木通に相当するので，注意が必要である。

②木通・通草は清利湿熱と通乳の効能をもつ。木通は苦味で泄降の力が強く，心火を清し血分に入り，血脈関節を通利し通経下乳する。通草は甘淡で泄降の力は緩く，気分に入り肺熱を清し，また胃経に入り通気上達して下乳する。

［用　量］3～6g，煎服。

［使用上の注意］妊婦には禁忌。

灯心草（とうしんそう）

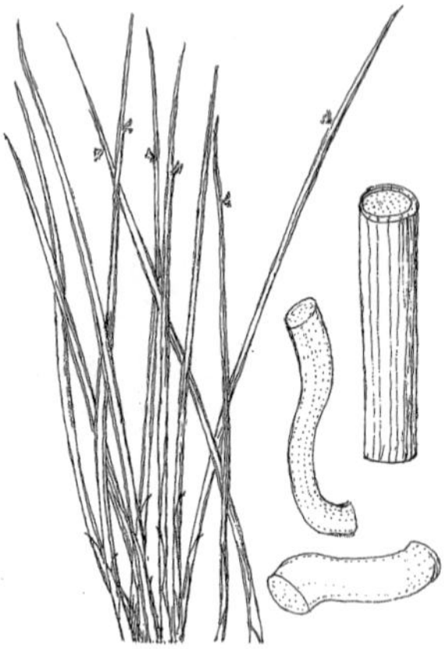

［処方用名］灯心草・灯心・灯草・灯芯草

［基　原］イグサ科 Juncaceae のイ *Juncus effusus* L. var. *decipiens* Buch. の茎髄または全草。

［性　味］甘・淡，微寒

［帰　経］心・肺・小腸

［効能と応用］

①清熱利水

熱淋の排尿困難・排尿痛などに，山梔子・滑石・甘草梢などと用いる。

方剤例　宣気散

②清心除煩

心熱による焦躁・小児の夜泣きなどに，淡竹葉などとティーバッグにして茶代わりに服用する。

臨床使用の要点

灯心草は甘淡・微寒で，寒で清熱し淡で滲利し，主に心火を清し上部の鬱熱を下行して小便として排出し，清熱利水・清心除煩の効能をもつ。熱証の小便赤渋熱痛・淋瀝不爽や心熱煩躁・小児夜啼などに適する。

ただし，薬力が弱いので，病状が軽浅なときか他の清熱利水薬の補助として

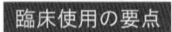

使用する。

［用　量］1.5～6g，煎服。

淡竹葉（たんちくよう）

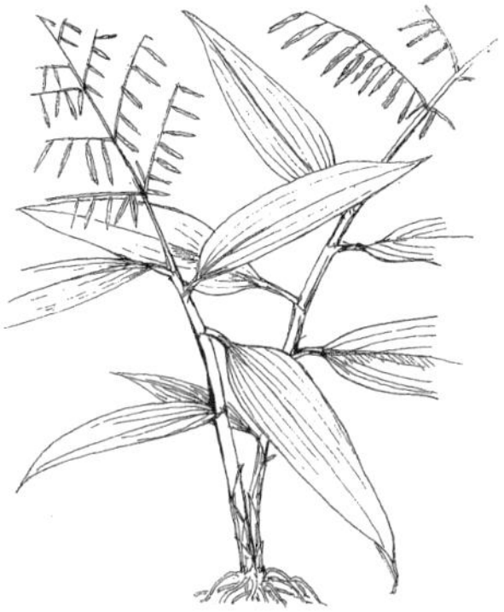

［処方用名］淡竹葉

［基　原］イネ科 Gramineae のササクサ *Lophatherum gracile* Brongn. の地上部。

［性　味］甘・淡，微寒

［帰　経］心・肺・小腸

［効能と応用］

①利水通淋

心熱が小腸に移ったことによる焦躁・不眠・口内炎および排尿痛・排尿困難などの症候に，生地黄・木通・灯心草・車前子などと用いる。

方剤例　導赤散

②清心除煩

心熱の焦躁・不眠や小児の夜泣きなどに，釣藤鈎・薄荷・灯心草などと使用する。

臨床使用の要点

淡竹葉は甘淡・微寒で，利水通淋により小腸・膀胱の湿熱を除き，兼ねて清心除煩し，清熱利水除煩の常用薬である。湿熱の小便短赤渋痛，心熱の煩躁口渇・口舌生瘡・小児夜啼などに用いる。

［参　考］淡竹葉・竹葉はほぼ同じ効能をもつが，竹葉は清心除煩にすぐれ，淡竹葉は利水にすぐれている。なお明代以前の淡竹葉はハチクであるので，注意が必要である。

［用　量］6～12g，煎服。

［使用上の注意］

①長時間煎じてはならない。

②妊婦には慎重を要する。

地膚子（じふし）

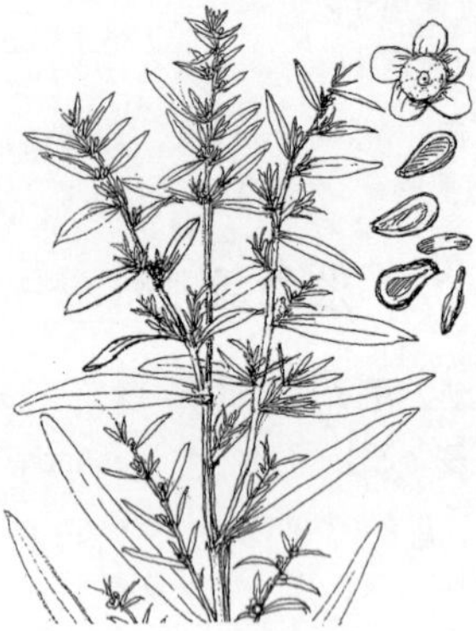

[処方用名] 地膚子

[基　原] アカザ科 Chenopodiaceae のホウキギ *Kochia scoparia* Schrad. の成熟果実。

[性　味] 辛・苦，寒

[帰　経] 腎・膀胱

[効能と応用]

①清湿熱・利小便

湿熱下注膀胱の排尿困難・排尿痛などの症候に，瞿麦・猪苓・滑石・甘草梢などと用いる。

方剤例　地膚子湯

②祛風止痒

皮膚の瘙痒・疥癬・湿疹・蕁麻疹などに，白鮮皮・蟬退・荊芥・薄荷などと用いる。

膣炎・外陰炎などの瘙痒に，蛇床子・苦参・白礬などと煎汁にし外洗する。

臨床使用の要点

地膚子は辛苦・寒で清利疏散し，外は皮膚の風を散じ，内は膀胱湿熱を清し，清湿熱・利小便に祛風止痒の効能を兼ねる。湿熱蘊積膀胱の小便不爽・赤渋疼痛に常用し，風湿の邪の外襲による皮膚湿疹・瘙痒・疥癬などに内服・外用して有効である。

[用　量] 9～15g，煎服。外用には適量。

[使用上の注意] 陰虚の小便短少赤渋には禁忌。

冬葵子（とうきし）

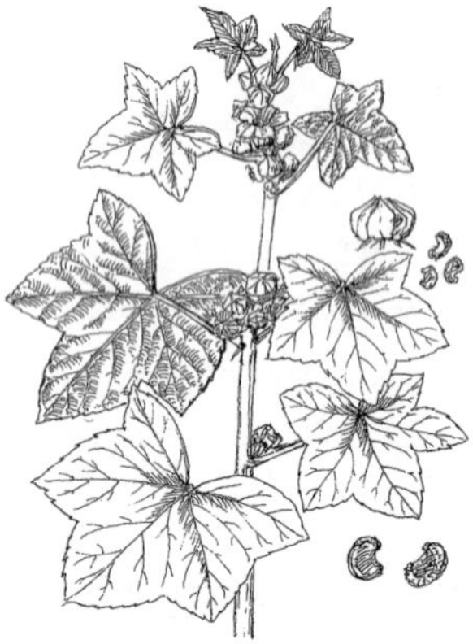

[処方用名] 冬葵子

[基　原] アオイ科 Malvaceae のフユアオイ *Malva verticillata* L. またはイチビ *Abutilon theophrasti* Medic. の種子。

[性　味] 甘，寒

[帰　経] 小腸・大腸・膀胱

[効能と応用]

①利水通淋

湿熱下注の排尿困難・排尿痛に，茯苓・車前子・木通・海金砂などと用いる。

方剤例　冬葵子散

石淋（尿路系結石）には，滑石・地竜などと使用する。

方剤例　治石淋方

妊娠水腫で身体が重だるい・尿量減少を呈するときに，茯苓などと用いる。

方剤例　葵子茯苓散

②潤腸通便

大便が硬く便秘するときに，単味の粉末を乳汁に溶かして服用する。

③下　乳

乳汁の分泌が悪く乳房が脹って痛むときに，砂仁と等分の粉末を服用するか王不留行・漏芦・黄耆・猪蹄などと用いる。

臨床使用の要点

冬葵子は甘寒滑利で滑下利竅し，利水通淋・潤腸通便の効能をもち下乳にも働く。水腫・小便不利・淋渋熱痛・大便燥結・乳汁不下などに適する。

[用　量] 6～15g，煎服。

[使用上の注意] 脾虚の泥状便には禁忌。滑胎に働くので，妊婦で水腫がない場合には慎重に使用する。

茵　蔯（いんちん）

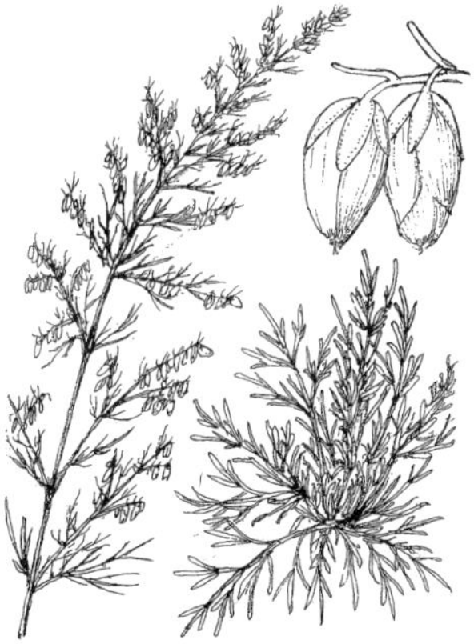

[処方用名] 茵蔯・茵陳・茵蔯蒿・茵陳蒿・綿茵蔯・綿茵陳・綿蔯・綿陳・インチンコウ

[基　原] キク科 Compositae のカワラヨモギ *Artemisia capillaris* Thunb. の幼苗。

[性　味] 苦，微寒

[帰　経] 脾・胃・肝・胆

[効能と応用]

①清熱除湿・退黄

湿熱燻蒸の陽黄すなわち鮮明な橘子色の黄疸・尿が濃く少量・腹満・発熱などの症候に，山梔子・黄柏・金銭草・大黄などと用いる。

方剤例　茵蔯蒿湯・胆道排石湯

肝胆湿熱でいらいら・怒りっぽい・胸脇痛・口が苦いなどを呈するときは，柴胡・鬱金などと使用する。

方剤例　清胆利湿湯・清胆瀉火湯

脾胃湿熱で腹満・泥状～水様便・むくみなどを呈するときは，茯苓・白朮・猪苓などと使用する。

方剤例　茵蔯五苓散

寒湿による陰黄すなわち暗黄色の黄疸・冷え・元気がない・脈が沈遅などを呈するときは附子・乾姜などと用いる。

方剤例　茵蔯四逆湯

暑湿・湿温の初期にも，藿香・白豆蔻・滑石などと使用する。

方剤例　甘露消毒丹・一加減正気散

湿熱内蘊による湿疹・蕁麻疹などの瘙痒・膨疹・滲出などを呈する皮疹に，黄柏・土茯苓などと用いる。単味の煎汁で外洗してもよい。

②その他

軽度の疏肝の効能をもち，陰虚などで強い疏肝ができないときに，柴胡・鬱金などの代用として使用することがある。

臨床使用の要点

茵蔯は苦・微寒で，苦で燥湿し寒で清熱し，清芬の気があって脾・胃・肝・胆の気分に入り，滲泄して利小便し，清熱除湿・退黄の効能をもち，黄疸に対する要薬である。湿熱燻蒸による陽黄の小便短赤・身目皆黄に適し，適当な配合を行えば寒湿鬱滞・胆汁外溢による色黄晦暗の陰黄にも有効である。また，暑温・湿温初期，湿瘡瘙痒などにも用いる。

[参　考] 茵蔯は，習慣的に中国と日本では使用部分が異なっており，外見もまったく異なる。

中国では，春の幼苗を採取して使用しており，嫩・綿軟・灰緑で香気の強いものがよいとされ，綿茵蔯と称する。

日本では，秋に花あるいは花穂を採取して用いている。

綿茵蔯のほうが効果が勝り，煎出時間も短くてよい。花あるいは花穂の場合には煎出時間を十分に長くする必要がある。

[用　量] 9～30g，煎服。外用には適量。

[使用上の注意] 虚黄・蓄血黄疸（溶血性黄疸）には使用しない。

滑　石（かっせき）

［処方用名］滑石・塊滑石・飛滑石・カッセキ

［基　原］加水ハロイサイト hydrated halloysite Al_2O_3・$2SiO_2$・$2H_2O$・$4H_2O$ を正品とする。今日では鉱物学的な滑石すなわち天然含水硅酸マグネシウム talc $3MgO$・$4SiO_2$・H_2O を使用することがあるので注意を要する。

［性　味］甘，寒

［帰　経］胃・膀胱・肺

［効能と応用］

①利水通淋・止瀉

湿熱蘊結による熱淋（尿路系炎症）・石淋（尿路結石）・血淋（尿路系の炎症性出血）の排尿困難・排尿痛に，木通・車前子・瞿麦・海金砂などと用いる。

方剤例　八正散・二金排石湯

湿熱による下痢・腹痛に，茯苓・薏苡仁・車前子などと用いる。

方剤例　三加減正気散・猪苓湯・黄芩滑石湯

②清熱解暑

暑邪による発熱・口渇・尿が濃い・下痢などの症候に，生甘草・白扁豆・佩蘭などと使用する。

方剤例　六一散・雷氏清涼滌暑法

暑温・湿温の発熱・頭重・身体が重だるい・悪心・腹満・尿が濃い・下痢などの症候には，薏苡仁・杏仁・竹葉・通草などと使用する。

方剤例　三仁湯・甘露消毒丹・杏仁滑石湯・滑石藿香湯

③祛湿斂瘡

湿疹・湿瘡（滲出の多い皮膚炎症）・あせも（痱子）に，枯礬・黄柏などと粉末にして外用する。

臨床使用の要点

滑石は甘寒で滑利であり，寒で清熱し滑で利竅し，利水通淋・清熱解暑に働き，夏に常用の清熱利湿薬である。湿熱蘊結による小便不利・淋瀝熱痛・尿血・尿閉，暑邪の煩渇・湿温の身熱・湿熱の瀉痢などに適する。外用すると収湿斂瘡に働き，湿瘡・湿疹・痱子に有効である。

［参　考］滑石・沢瀉・車前子は，通利小便・清泄湿熱の効能をもち，小便不利・水腫脹満・淋瀝渋痛・湿盛泄瀉に有効である。沢瀉は除痰飲・瀉腎火の効能ももち，痰飲眩暈・陰虚火旺にも使用できる。車前子は清肝明目・清肺化痰にも働くので，肝熱目赤・肺熱咳嗽にも適する。滑石は滑で利竅し清熱解暑に働く

ので，石淋渋痛・暑邪発熱にも効果がある。

[用　量] 9～15g，大量で24～30g，煎服。外用には適量。

[使用上の注意]

①黄豆大の塊に砕く（塊滑石）か，粉砕しふるいにかけた滑石粉を用いる。水を加えてすりつぶした懸濁液の沈澱物を乾燥して得た極細の粉末（飛滑石）を使用するのがもっともよい。

滑石粉・飛滑石は布包して煎じる。

②脾虚・熱病傷津・妊婦には禁忌。湿熱がない場合は用いない。

萹　蓄（へんちく）

[処方用名] 萹蓄・萹蓄草

[基　原] タデ科 Polygonaceae のミチヤナギ *Polygonum aviculare* L. の全草。

[性　味] 苦，平

[帰　経] 胃・膀胱

[効能と応用]

①利水通淋

湿熱下注による排尿痛・排尿困難・尿道の灼熱感・残尿感などの症候に，瞿麦・滑石・木通などと用いる。

方剤例　八正散

②殺虫止痒

湿疹・トリコモナス性腟炎など局所の瘙痒に，単味の煎汁で外洗する。

回虫・蟯虫・鉤虫など虫積腹痛に，単味であるいは榧子・檳榔子などと使用する。

臨床使用の要点

萹蓄は苦降下行し，膀胱湿熱を除き利水通淋するほか，殺虫止痒にも働く。湿熱下注の小便短赤・淋瀝渋痛および皮膚湿疹・陰道滴虫・虫積腹痛に適する。

[用　量] 9～30g，煎服。外用には適量。

[使用上の注意] 湿熱がないとき，および脾虚には禁忌。

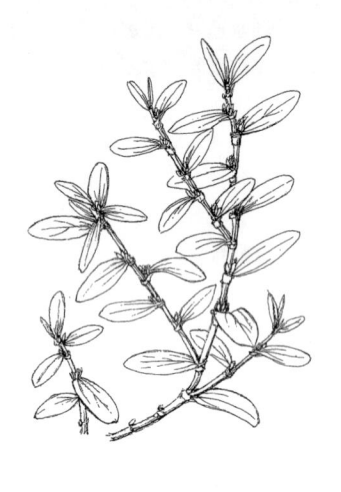

瞿　麦（くばく）

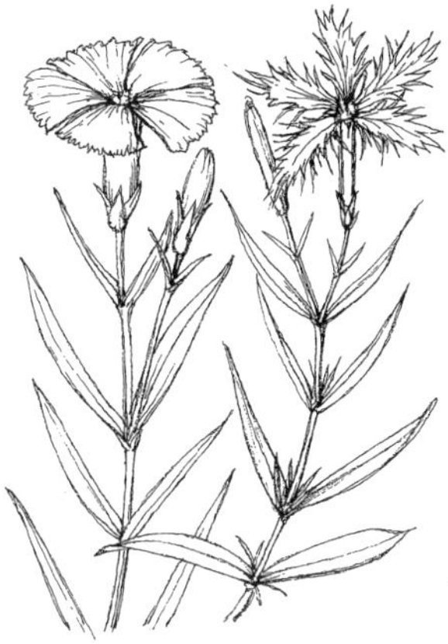

[処方用名] 瞿麦・瞿麦穂・巨麦

[基　原] ナデシコ科 Caryophyllaceae のエゾカワラナデシコ *Dianthus superbus* L. またはカラナデシコ *D. chinensis* L. の開花期の地上部。

[性　味] 苦，寒

[帰　経] 心・小腸

[効能と応用]

①利水通淋

熱淋の排尿痛・排尿困難・尿道の灼熱感・混濁尿あるいは血尿（血淋）に，萹蓄・山梔子・滑石などと用いる。

方剤例　八正散

石淋（尿路系結石）には，金銭草・海金砂・滑石などと使用する。

②破血通経

血瘀の無月経に，丹参・赤芍・益母草・紅花などと用いる。

臨床使用の要点

瞿麦は苦寒沈降し，心と小腸の火を清し利小便し，湿熱を除いて利水通淋するとともに破血通経する。熱淋・血淋・砂淋の小便淋瀝熱痛・短赤尿血など淋証の常用薬であり，婦女経閉不通にも用いる。このほか，癰腫瘡毒に外用すると消腫止痛に働く。

[参　考] 瞿麦・萹蓄は清熱利水・通淋の効能をもち，淋証に用いる。萹蓄は膀胱湿熱の専薬であり，湿熱交阻の小便不爽・短黄に適する・瞿麦は小腸を利し導熱し，尿道熱痛・尿血で熱が湿より重いときに適する。

[用　量] 9 ～ 30 g，煎服。外用には適量。

[使用上の注意] 苦寒沈降して破血に働くので，脾気虚や妊婦には禁忌。

石　葦（せきい）

[処方用名] 石葦

[基　原] ウラボシ科 Polypodiaceae のヒトツバ *Pyrrosia lingua* Farw., *P. sheareri* Ching などの葉。

[性　味] 甘・苦，微寒

ヒトツバ

[帰　経] 肺・膀胱

[効能と応用]

①利水通淋

熱淋（尿路系炎症）・血淋（炎症性出血）・石淋（尿路系結石）などの排尿困難・排尿痛に，車前子・滑石・木通・瞿麦などと用いる。

方剤例　石葦散

②清熱止血

血熱妄行による不正性器出血・吐血・鼻出血・血尿などに，単味であるいは涼血止血薬と用いる。

③その他

清肺熱に働くので，肺熱の喘咳に使用する。

臨床使用の要点

石葦は甘苦・微寒で，上は肺熱を清し下は膀胱を利し，水の上源を清して「源清ければすなわち流は自ずと潔し」のように利水通淋に働き，兼ねて清熱止血する。熱淋・血淋・石淋など淋証渋痛に適し，とくに血淋に有効であり，血熱吐衄・崩漏下血にも用いる。

[用　量] 6～9g，大量で30～60g，煎服。

海金砂（かいきんしゃ）

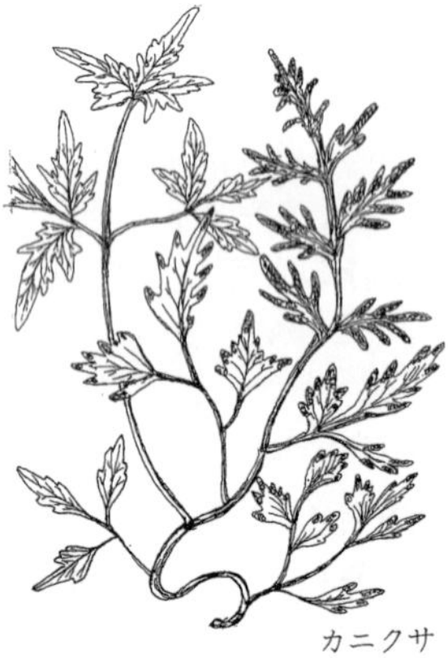
カニクサ

[処方用名] 海金砂・海金沙

[基　原] カニクサ科 Lygodiaceae のカニクサ *Lygodium japonicum* Sw. の成熟胞子。葉全体を粉末化した粗悪品が出回るので要注意である。

[性　味] 甘・鹹，寒

[帰　経] 膀胱・小腸

[効能と応用]

①利水通淋

膏淋（乳糜尿）・石淋（尿路結石）・砂淋（尿路砂状結石）・熱淋（尿路系炎症）などの排尿困難・排尿痛に，滑石・金銭草・石葦・

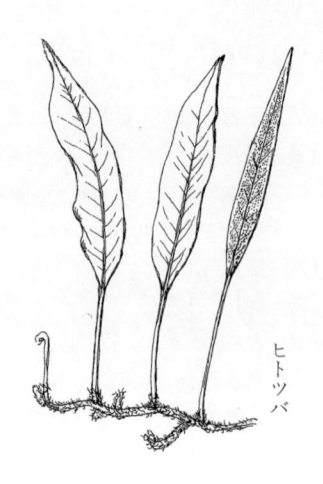

赤芍・茯苓などと用いる。

方剤例　海金砂散

臨床使用の要点

海金砂は甘淡で利水し，寒で清熱し下行の性質をもち，小腸・膀胱の血分湿熱を除き,水道を通利し利水通淋止痛に働く。淋証尿道作痛の要薬であり,石淋・砂淋・熱淋・膏淋の尿渋作痛・尿閉などに適する。

［用　量］6～12g，煎服。
［使用上の注意］腎陰虚には用いない。

萆　薢（ひかい）

［処方用名］萆薢・川萆薢・綿萆薢・粉萆薢・山萆薢
［基　原］萆薢には粉萆薢と綿萆薢の２種がある。粉萆薢はヤマノイモ科 Dioscoreaceae のヤマノイモ属植物 *Dioscorea hypoglauca* Palib, トコロ *D. tokoro* Mak. などの根茎（担根体）。綿萆薢は同属植物 *D. septemloba* Thunb., *D. futschauensis* R. Kunth などの根茎（担根体）。
［性　味］苦，平
［帰　経］腎・胃
［効能と応用］

①利湿祛濁

下焦湿濁による膏淋（乳糜尿）・排尿困難・帯下などに，茯苓・石菖蒲・烏薬などと用いる。

方剤例　萆薢分清飲

②祛風除痺

風湿痺の疼痛に，牛膝・薏苡仁・防已などと用いる。

③その他

湿熱を分利するので，皮膚湿疹・下焦湿熱の瘡毒などに，土茯苓・黄柏などと使用する。

臨床使用の要点

萆薢は苦平で気が薄く，利湿祛濁・祛風除痺の効能をもつ。小便混濁・白帯

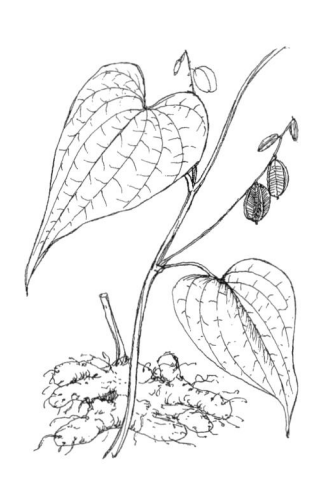

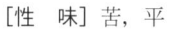

過多・腰膝関節痛などに適し，とくに下焦湿濁の膏淋に著効がある。また，分利湿熱に働くので皮膚湿熱瘡毒にも用いる。

古人は萆薢について，「治湿に最も長じ，治風はこれに次ぎ，治寒すなわちもっとも次ぐ」と総括している。

［参　考］綿萆薢は祛風除湿に，粉萆薢は利湿祛濁にすぐれている。

［用　量］6～12g，煎服。

［使用上の注意］陰虚滑精・腎虚腰痛には禁忌。

金銭草（きんせんそう）

［処方用名］金銭草・過路黄・銅銭草・対坐草・大葉金銭草・大金川草

［基　原］シソ科 Labiatae のカキドウシ *Glechoma hederacea* L. subsp. *grandis* Hara の全草が正品であると考えられるが，他にマメ科 Leguminosae のヌスビトハギ属植物 *Desmodium styracifolium* Merr. やサクラソウ科 Primulaceae のオカトラノオ属植物 *Lysimachia christinae* Hance. の全草も同様に利用される。異物同名品が多い生薬であるが，これら3種以外に由来するものは使用すべきでない。

［性　味］甘・鹹・淡，微寒

［帰　経］肝・胆・腎・膀胱

［効能と応用］

①利水通淋・排石止痛

湿熱蘊結による熱淋（尿路系炎症）・砂淋（尿路系の砂状結石）・石淋（尿路系結石）の排尿痛・排尿困難に，単味を煎じて茶代わりに服用するか海金砂・滑石・鶏内金などと用いる。

方剤例　二金排石湯

胆石にも，柴胡・茵蔯・鬱金・山梔子・枳実などと使用する。

方剤例　肝胆管結石方

②清熱祛湿・退黄

湿熱の黄疸に，山梔子・茵蔯などと用いる。

③清熱消腫

瘡癤疔毒（皮膚化膿症）・虫蛇咬傷・熱傷などに，鮮品を搗き砕いて外用する。

臨床使用の要点

金銭草は甘鹹淡・微寒で，甘淡で利水し鹹で軟堅し寒で清熱し，利水通淋・排石止痛に働き，清熱祛湿・退黄ならびに清熱消腫の効能ももつ。湿熱蘊結による砂淋・石淋・熱淋の尿渋作痛や黄疸に適する。搗きつぶして外用すると悪瘡腫毒に対し消腫の効果がある。

[参　考] 金銭草・萹蓄・瞿麦・石葦・海金砂は清熱利水通淋に働き，熱淋渋痛に有効である。萹蓄は苦寒沈降し，膀胱湿熱のみを清し，通淋止痛するほか燥湿殺虫に働く。瞿麦は苦寒降泄の力が猛烈で，主に心と小腸の火を清し，熱淋・血淋に常用し，破血通経にも働く。石葦は清肺通淋するとともによく止血し，血淋にもっとも適し，血熱吐衄・肺熱喘咳にも有効である。海金砂は主に膀胱・小腸経の湿熱を清し，尿道疼痛をよく止めるので，通淋止痛の要薬であり，諸淋渋痛に用いる。金銭草は清熱利水・通淋排石に働き，砂淋・石淋に対する要薬であり，退黄の効能をもつので湿熱黄疸にも有効である。

[用　量] 15 ～ 30 g，鮮品は 60 ～ 150 g，煎服。外用には適量。

[使用上の注意] 長期間持続して服用しなければ有効ではなく，一般に 1 カ月以上を要する。

第7章

祛風湿薬（きょふうしつやく）

肌肉・経絡・筋骨の間にある風湿の邪を祛除して痺痛(ひつう)を解除する薬物を，祛風湿薬という。

痺証は，風寒湿邪が侵襲して経絡を阻滞し，気血の流行が不暢になって形成される。主な症候は，肢体関節などの疼痛・だるさ・しびれ・重い・ひきつり・拘縮などである。ただし，風・寒・湿の各邪のいずれが勝っているかによって，症候もやや異なっている。

風邪が勝ると，疼痛部位が遊走性で固定しないので，行痺（風痺）と称する。

湿邪が勝ると，重だるい・こわばり・しびれ・固定性の疼痛などを呈し，着痺（湿痺）という。

寒邪が勝ると，強い疼痛・ひきつり・冷えなどを呈し，痛痺（寒痺）とよぶ。

このほか，風寒湿邪が化熱して熱痺になることもあり，関節の腫脹・発赤・熱感・疼痛がみられる。

祛風湿薬は祛風・散寒・除湿・清熱・通絡・止痛など異なった効能をもっており，一部の薬物は補肝腎・強筋骨にも働くので，痺証の症候に応じた適切な薬物を選択する必要がある。

痺証はかなり複雑であるから，祛風湿薬を用いるときには症候に応じて適切な配合を行うことも必要であり，それによって効果を高めることができる。痺証の初期で風寒湿邪が表にあるときは，解表薬を配合して邪を外解し，慢性に経過して筋骨経絡に入ったときには，活血通絡薬を配合して邪の稽留を防ぐ。風勝のときは祛風止痛薬を，寒盛のときは辛温散寒薬を，湿盛のときは利湿薬を，熱証が強ければ苦寒清熱薬を，久病体弱で気血不足をともなうときは補気養血薬を，肝腎不足を呈するときは補肝腎薬を，それぞれ加える。

一般に祛風湿薬は辛散・温燥で傷陰耗血しやすいので，陰虚・血虚には慎重を要する。

独　活（どっかつ）

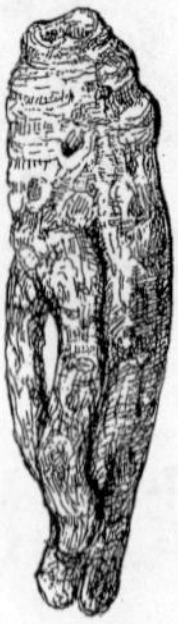

［処方用名］独活・川独活・香独活・九眼独活・大活・トウドクカツ・ドクカツ

［基　原］セリ科 Umbelliferae のシシウド *Angelica pubescens* Maxim.（香独活），*A. megaphylla* Diels, *A. laxiflora* Diels（以上，川独活），その他同属植物の地下部。異物同名品が多く，「九眼独活」と称されるものはウコギ科 Araliaceae のウド *Aralia cordata* Thunb. の地下部である。

［性　味］辛・苦，微温

［帰　経］肝・腎・膀胱

［効能と応用］

①祛風勝湿・止痛

風寒湿痺のしびれ痛みが腰以下に顕著な場合に，桑寄生・杜仲・牛膝・当帰などと用いる。

方剤例　独活寄生湯・三痺湯・大防風湯

風寒湿邪の外感による頭痛・関節痛・悪寒・発熱などの症候にも，防風・荊芥・羌活・川芎などと使用する。

方剤例　荊防敗毒散・羌活勝湿湯

頭痛・歯痛などに，単味であるいは細辛・川芎などと使用する。

方剤例　清上蠲（けんつう）痛湯

臨床使用の要点

独活は辛苦・温で，辛で散じ苦で燥し微温で通じ，祛風勝湿・通経活絡・蠲（けん）痺（ぴ）止痛に働き，とくに在下在裏の伏風を除く。それゆえ，両足湿痺・腰膝酸重痺痛に適し，伏風頭痛・風牙腫痛にも有効である。

［参　考］独活・羌活は祛風勝湿に働き，よく併用する。羌活は辛温燥烈で発散力が強く，主に肌表の風や寒湿を散じるので，風寒在表の頭痛・身痛および上部の風寒湿痺に適する。独活は微温で辛散の力も緩和であり，筋骨の間の風湿を除き，下部の腰膝筋骨の風湿痺痛に適し，かつ伏風頭痛にも有効である。

［用　量］3～9g，煎服。

［使用上の注意］風寒湿邪が存在せず，気血不足で生じた痺証には禁忌。

秦　艽（じんぎょう）

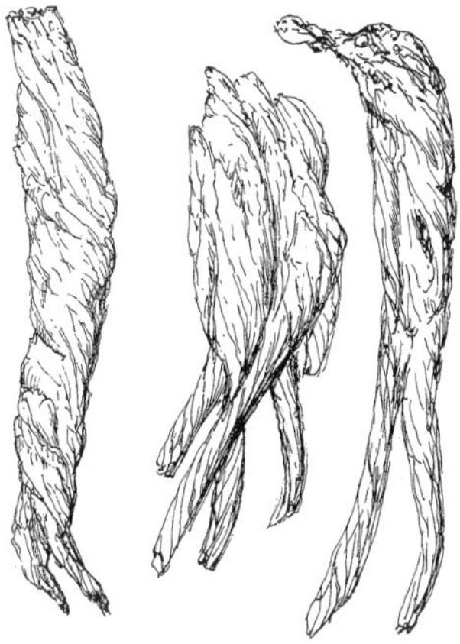

[処方用名] 秦艽・西秦艽・左秦艽

[基　原] リンドウ科 Gentianaceae のリンドウ属植物 *Gentiana macrophylla* Pall., *G. dahurica* Fisch., *G. crassicaulis* Duthie などの根。これらの植物は他の同属植物の地下部に由来する「竜胆」とは異なり，根が太い。

[性　味] 苦・辛，平

[帰　経] 胃・大腸・肝・胆

[効能と応用]

①祛風除湿・通絡舒筋

風湿痺の関節痛・筋肉のひきつりに，羌活・独活・防風・川芎などと用いる。

方剤例　大秦艽湯

湿熱痺の関節疼痛・発赤・熱感などにも，防已・忍冬藤・赤芍・牡丹皮などと使用する。

②化湿退黄

湿熱黄疸に，茵蔯・山梔子・金銭草などと用いる。

③退虚熱・除蒸

陰虚の骨蒸潮熱に，青蒿・地骨皮・鼈甲・知母などと使用する。

方剤例　秦艽鼈甲湯・秦艽扶羸（ふるい）湯・秦艽湯

小児の疳熱（寄生虫による消化不良症の発熱）にも，黄連・檳榔子・鶏内金などと使用する。

臨床使用の要点

秦艽は辛散苦泄し，性質が偏潤で不燥であり，「風薬中の潤剤」と称される。祛風除湿して通絡舒筋し，とくに営血中の風湿の邪を捜除し和血するところに特長があり，外感風邪の肢体酸痛および風湿痺痛・関節拘攣・筋骨不利に対する常用薬であり，寒湿・湿熱を問わず応用できる。また，苦で降泄し二便を通利して湿熱を外出し退黄に働くので，湿熱黄疸にも適し，清虚熱・除蒸の効能により，虚労骨蒸潮熱・小児疳熱にも用いる。

[参　考] 秦艽・蒼耳子は祛風除湿に働く。蒼耳子は温和で通達し，痺痛拘攣にも用いるが，風寒頭痛・鼻淵流涕・皮膚風湿瘙痒などによく使用される。秦艽は平性で，風湿痺痛に寒湿・湿熱を問わず応用でき，骨蒸労熱・小児疳熱・黄疸

にも有効である。

[用　量] 3～9g，煎服。

[使用上の注意] 虚寒の疼痛には禁忌。

蒼耳子（そうじし）

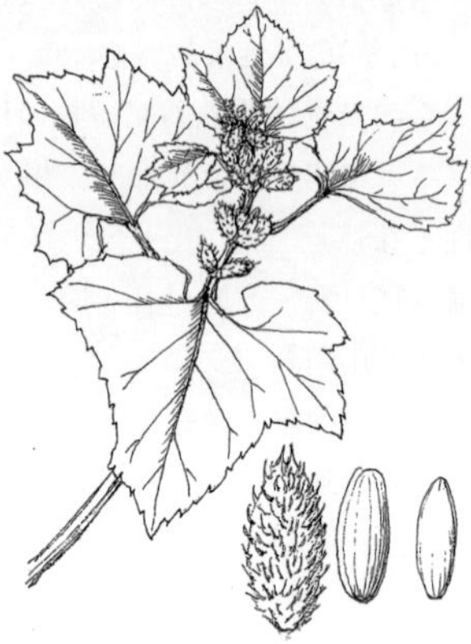

[処方用名] 蒼耳子

[基　原] キク科 Compositae のオナモミ *Xanthium strumarium* L. の成熟果実。

[性　味] 甘・苦，温。小毒

[帰　経] 肺・脾

[効能と応用]

①散風通竅

風寒の頭痛や鼻淵（副鼻腔炎）の鼻閉・鼻汁に，辛夷・白芷・薄荷などと用いる。

方剤例　蒼耳散

②除湿止痛

風湿痺の関節痛・ひきつりに，防風・羌活・独活・当帰・川芎などと使用する。

③祛風止痒

風湿による皮疹の瘙痒に，白蒺藜・蟬退・地膚子・白鮮皮などと使用する。

臨床使用の要点

蒼耳子は甘苦・温で，温和で疏達し苦で燥湿し，甘緩で峻ではなく，散風祛湿・疏散宣通の効能をもつ。「諸子みな降るも，蒼耳ひとり昇る」といわれるように，上は巓頂（頭頂）に達して通竅止痛し，下は足膝に外は皮膚に達するので，風寒頭痛・鼻淵流涕・瘡疹瘙痒・痺痛拘攣などに有効である。

[用　量] 3～9g，煎服。

[使用上の注意]

①燥烈ではないので虚証にも応用してよいが，血虚の頭痛・痺痛に用いてはならない。

②大量に服用すると，中毒により死亡する危険性がある。

[附] 蒼耳草（そうじそう）

オナモミの全草である。

[性　味] 苦・辛，微寒。有毒

[帰　経] 肺

[効能と応用] 蒼耳子とほぼ同じであるが，解毒の力が強いので，癰疽疔癤（皮膚化膿症）・湿毒瘙痒・虫咬・蜂刺などに外用したり，細菌性下痢などに内服する。

[用　量] 乾燥品は6～9g，鮮品は9～15g，煎服。外用には適量。

[使用上の注意] オナモミは全株に毒があり，果実（蒼耳子）の毒性がもっとも強く，鮮葉は乾燥葉より，若い葉は古い葉より毒性が強い。過量に服用すると，中毒により死亡することがある。

木　瓜（もっか）

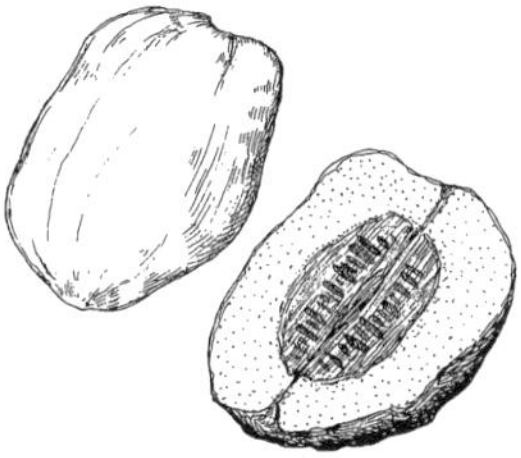

[処方用名] 木瓜・宣木瓜・陳木瓜・モッカ

[基　原] バラ科 Rosaceae のボケ *Chaenomeles lagenaria* Koidz，の成熟果実。

日本産の木瓜はカリン *C. sinensis* Koehn. の成熟果実で，中国では光皮木瓜の名称で市販される。

[性　味] 酸，温

[帰　経] 肝・脾

[効能と応用]

①平肝舒筋

血虚肝旺による筋肉痙攣に，熟地黄・白芍・当帰・川芎などと用いる。

方剤例　補肝湯

霍乱転筋すなわち急激な嘔吐・下痢にともなう筋肉痙攣に，呉茱萸・蘇葉・生姜などと使用する。

方剤例　≪仁斎直指方論≫木瓜湯・木萸湯

②和中祛湿

暑湿挾湿による悪心・嘔吐・下痢・はなはだしいと筋肉痙攣などの症候に，藿香・厚朴・半夏などと用いる。

方剤例　六和湯

湿痺あるいは脚気による下腿浮腫・関節の腫脹や疼痛・下肢の無力あるいはしびれ感などの症候に，寒湿であれば呉茱萸・羌活・当帰・川芎などと，湿熱であれば黄柏・萆薢などと使用する。

方剤例　虎骨木瓜丸・鶏鳴散・≪奇効良方≫木瓜湯・続断丹

③その他

生津止渇の効能をもつので，胃津不足の食欲不振・口渇などの症候に，烏梅・

石斛・沙参などと使用する。

臨床使用の要点

木瓜は酸湿で香気を有し，酸味で肝に入り平肝舒筋活絡に働き，温香で脾に入り和中化湿して肌腠の湿滞も除く。血虚肝旺の転筋および霍乱転筋など一切の転筋腿痛の要薬であると同時に，湿侵肌肉の湿痺および傷及足脛の脚気に対する要薬でもある。このほか，和中祛湿と酸以生津の効能により消食・止渇にも働く。

[参　考] 中国・安徽省宣城産の宣木瓜が良質である。
[用　量] 3～9g，煎服。
[使用上の注意] 陰虚の腰膝痺痛・傷食積滞には用いない。

蒼　朮（そうじゅつ）

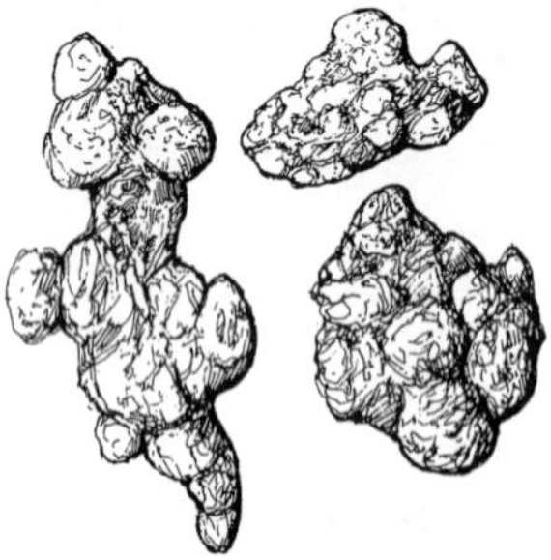

[処方用名] 蒼朮・茅蒼朮・茅朮・製蒼朮・炒蒼朮・生蒼朮・ソウジュツ
[基　原] キク科 Compositae のホソバオケラ *Atractylodes lancea* DC., シナオケラ *A. lancea* DC. var. *chinensis* Kitam. の根茎。前者に由来するものを茅蒼朮あるいは古立蒼朮と称し，良質品は切断面に白いカビ状物が析出してくる。
[性　味] 辛・苦，温
[帰　経] 脾・胃
[効能と応用]

①祛風除湿

風湿痺・寒湿痺などによる関節や肢体の疼痛に，防風・羌活・桂枝・秦艽などと用いる。

方剤例　二朮湯・薏苡仁湯・桂枝加朮附湯・大防風湯

湿熱痺の関節痛・発赤・腫脹・熱感などにも，黄柏・牛膝・薏苡仁などと使用する。

方剤例　二妙散・三妙丸・四妙丸・疎経活血湯

②燥湿健脾

湿困脾胃の腹満・胸苦しい・悪心・嘔吐・下痢・舌苔が白膩などの症候に，厚朴・陳皮などと使用する。

方剤例 平胃散・胃苓湯

③散寒解表

外感風寒の頭痛・無汗・発熱・悪寒などの症候に，白芷・藁本などと用いる。

方剤例 神朮散

④除障明目

夜盲・青盲（視神経萎縮・中心性網膜炎など，外見が正常で視力減退をきたす眼疾）・外障（角膜混濁）・内障（白内障など透光体の混濁）などに，胡麻仁・猪肝などと用いる。

方剤例 蒼朮丸

臨床使用の要点

蒼朮は辛苦・温で芳香燥烈であり，辛苦で開散し芳燥で化湿し，外は風湿の邪を散じ，内は湿濁の鬱を化し，祛風除湿・燥湿健脾の効能をもつ。湿邪の病には表裏上下を問わず使用でき，温燥であるから風寒湿痺・寒湿吐瀉・痰飲水腫・舌苔垢膩などに適するが，燥湿の効能により湿熱の脚膝腫痛・痿軟無力などにも応用できる。このほか，除障明目にも働き，内障・外障・青盲・夜盲などにも有効である。散寒解表の効能もあるが，解表剤にはあまり用いない。

［参　考］

①蒼朮は江蘇省茅山一帯のものが良質で，茅蒼朮（茅朮）とよばれる。

②生蒼朮がもっとも辛燥で，フスマと炒した炒蒼朮はやや辛燥の性質が減弱し，米のとぎ汁につけ黒色に蒸した製蒼朮がもっとも辛燥の性質が弱い。

［用　量］３～９g，煎服。

［使用上の注意］苦温燥烈であるから，陰虚内熱・気虚多汗には禁忌。

威霊仙（いれいせん）

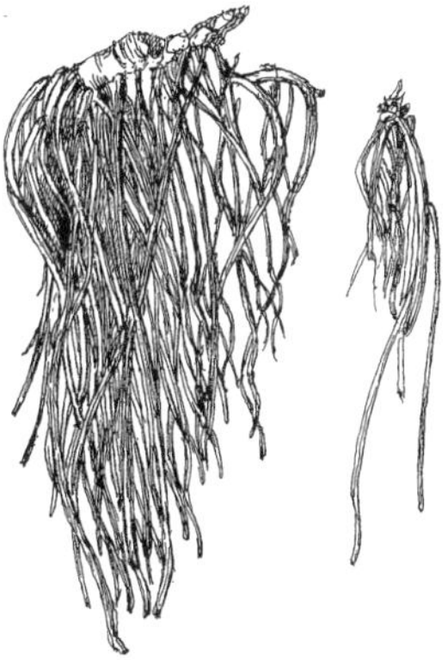

［処方用名］威霊仙・鉄霊仙・イレイセン

［基　原］キンポウゲ科 Ranunculaceae のシナボタンヅル *Clematis chinensis* Osbeck，その他同属植物の地下部。古来の正品はカザグルマ *C. patens* Morr. et Decne. またはテッセン *C. florida* Thunb. である。異物同名品にユリ科のサルトリイバラ属植物 *Smilax* spp. の地下部に由来するものなどがあるが，使用すべきでない。

［性　味］辛・鹹，温

［帰　経］膀胱

［効能と応用］

①祛風除湿・通絡止痛

風湿痺痛あるいは半身不随（癱瘓（たんたん）麻木）に，単味の粉末を酒で服用するか，当帰・川芎・独活・防已・蒼朮などと用いる。

方剤例　二朮湯・疎経活血湯・霊仙除痛飲・神応丸

②消痰逐飲

痰飲積滞による咳嗽・呼吸困難・悪心・嘔吐などに，半夏・草果・生姜などと用いる。

③その他

骨の軟化の効能があるので，諸骨が咽にささったときに，単味 30 〜 40 g を煎じて徐々に飲み下す。

臨床使用の要点

威霊仙は辛鹹走散し温で通利し，強い祛風除湿・通絡止痛の効能をもつので，風湿痺痛・麻木癱瘓（たんたん）に適する。また，消痰逐飲にも働くので痰飲積聚に使用し，諸骨鯁咽に対し軟化の作用をもつ。

［用　量］3 〜 9 g，煎服。

［使用上の注意］走竄し気血を耗散するので，気血虚弱には用いない。

桑　枝（そうし）

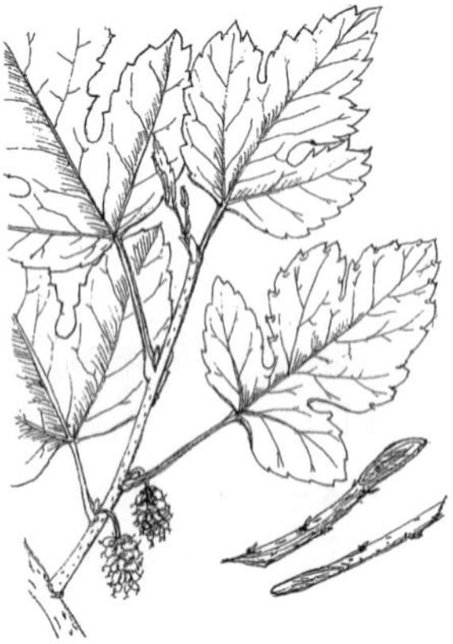

［処方用名］桑枝・嫩桑枝・炒桑枝

［基　原］クワ科 Moraceae のカラグワ *Morus alba* L. の若枝。

［性　味］苦，平

［帰　経］肝

［効能と応用］

①祛風湿・通経絡・利関節

風湿痺の関節痛・四肢のひきつり・運動障害などの症候に，防已・威霊仙・絡石藤・独活・羌活などと用いる。

方剤例　桑枝湯・桑絡湯・蠲痺（けんぴ）湯

②行水退腫

浮腫・脚気（下腿浮腫）に，単味を水煎服用する。

臨床使用の要点

桑枝は苦平で，祛風湿・通経絡に働き，四肢に達して関節を利し止痛するので，風湿痺痛・四肢拘攣および外感風邪による肢体酸痛などの常用薬である。また，利水退腫の効能をもち，浮腫・脚気にも有効である。

[用　量] 9～15g，煎服。

蚕　砂（さんしゃ）

[処方用名] 蚕砂・晩蚕砂・原蚕砂・蚕沙・晩蚕沙・蚕矢・晩蚕矢
[基　原] カイコガ科 Bombycidae のカイコ *Bombyx mori* L. の糞便。
[性　味] 甘・辛，温
[帰　経] 肝・脾・胃
[効能と応用]

①祛風除湿

風寒湿痺の関節痛あるいは半身不随（癱瘓（たんたん）麻木）に，単味を袋に入れ蒸して温湿布するか，蘄蛇（きんだ）（大白花蛇，五歩蛇）・䗪虫・全蝎などと内服する。

方剤例　蚕蛇湯

湿熱痺の関節痛・高熱・舌苔が黄膩などの症候にも，防已・滑石・山梔子・薏苡仁などと使用する。

方剤例　宣痺湯

皮疹の瘙痒には，単味の煎湯で外洗するか，白鮮皮・地膚子・白蒺藜などと煎服する。

②闢穢化濁

暑湿の邪による嘔吐・下痢・口渇・腹痛・筋肉の痙攣などの症候に，薏苡仁・山梔子・黄連・木瓜・呉茱萸などと用いる。

方剤例　蚕矢湯

臨床使用の要点

蚕砂は辛甘発散で祛風し温燥で除湿し，祛風除湿するとともに胃腸の湿濁を化すので，風湿痺痛・癱瘓（たんたん）麻木・瘡疹瘙痒および暑湿傷中の吐瀉転筋に適する。湿温身痛にも清熱除湿・通絡止痛の薬物とともに使用する。

[参　考] 蚕砂・木瓜は和中祛湿に働き，湿痺拘攣・暑湿傷中の吐瀉転筋に用いる。
蚕砂は祛風に長じ，風湿痺痛には風重・湿重を問わずに使用し，瘡疹瘙痒にも

常用する。木瓜は和中除湿と平肝舒筋にすぐれ，暑湿傷中の吐瀉転筋のほか血虚肝旺の筋脈失養による攣急疼痛にも用い，肺気腫痛にも有効である。

［用　量］6～9g，煎服。外用には適量。

伸筋草（しんきんそう）

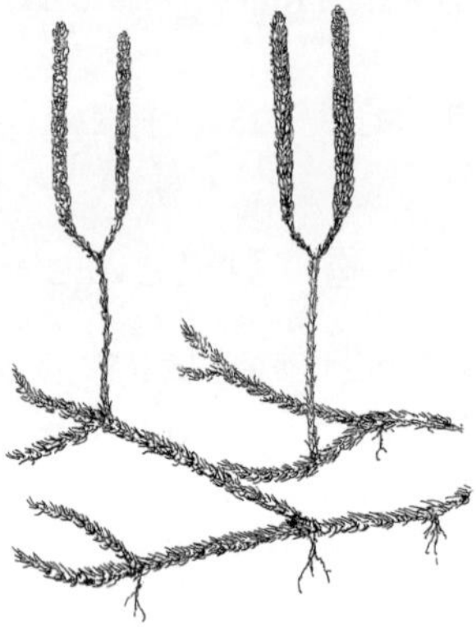

［処方用名］伸筋草

［基　原］ヒカゲノカズラ科 Lycopodiaceae のヒカゲノカズラ *Lycopodium clavatum* L. の全草。

［性　味］苦・辛，温

［帰　経］肝・腎

［効能と応用］

①祛風寒湿・舒筋通絡

風寒湿痺の関節痛・運動障害・皮膚のしびれなどの症候に，単味であるいは絲瓜絡・松節・尋骨風・威霊仙などと用いる。

②利水退腫

水腫に，胡芦巴・檳榔子などと使用する。

> **臨床使用の要点**
>
> 伸筋草は苦辛・温で，祛風寒湿・舒筋通絡の効能をもち，風寒湿痺の関節疼痛・屈伸不利・肌膚麻木などに適する。利水退腫にも働くので，水腫に使用する。

［用　量］9～15g，煎服。

［使用上の注意］妊婦には禁忌。

老鸛草（ろうかんそう）

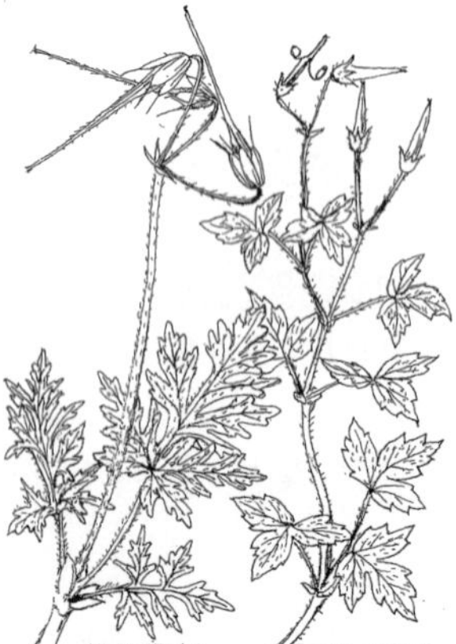

［処方用名］老鸛草・老鸛嘴

［基　原］フウロソウ科 Geraniaceae のキクバフウロ *Erodium stephanianum* Willd.，ミツバフウロ *Geranium wilfordii* Maxim. などの全草。

［性　味］苦・微辛，平

［帰　経］肝・腎

［効能と応用］

①祛風除湿・活血通絡

風湿痺の関節痛・ひきつり・しびれあるいは打撲外傷などに，単味を濃煎し蜂蜜で膏（老鸛草膏）にして服用するか，当帰・鶏血藤・紅花・桂枝などと用いる。

方剤例　老鸛草酒

②止　瀉

湿熱の下痢に，単味を水煎服用する。

臨床使用の要点

老鸛草は辛散苦燥で，祛風除湿・活血通絡の効能をもち，風湿痺痛・拘攣麻木および跌打損傷などに適する。このほか，湿熱瀉痢にも有効である。

［用　量］9～15g，大量で30～60g，煎服。

豨薟草（きれんそう）

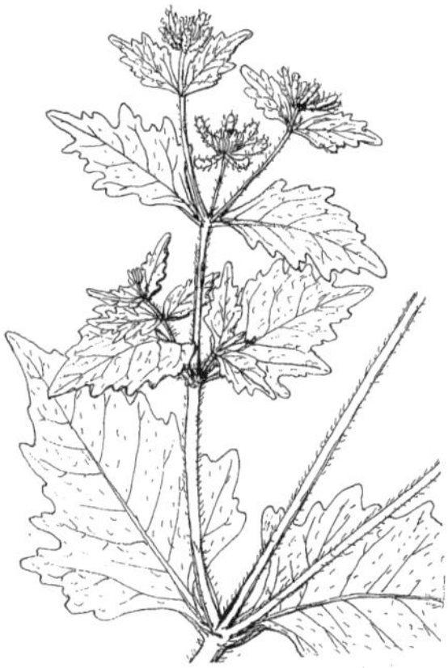

［処方用名］豨薟草

［基　原］キク科Compositaeのツクシメナモミ *Siegesbeckia orientalis* L.，メナモミ *S. orientalis* L. subsp. *pubescens* Kitam.，コメナモミ *S. glabrescens* Mak. などの全草。

［性　味］辛・苦，寒。小毒

［帰　経］肝・腎

［効能と応用］

①祛風湿・強筋骨

風湿痺の関節痛・腰や膝がだるく無力・四肢麻痺あるいは中風の半身不随などに，単味を酒で蒸したのち蜜丸にして服用するか，蒼耳子・五加皮・臭梧桐・当帰などと用いる。

方剤例　豨薟丸・豨桐丸・豨薟散

②化湿熱・除風痒

蕁麻疹・湿疹などの瘙痒に，白鮮皮・蒼耳子・白蒺藜・地膚子などと使用する。

方剤例　治風疹方

③その他

瘧疾に単味で用いたり，蛇・蜂の咬刺傷に鮮品を搗きつぶして外用する。

臨床使用の要点

豨薟草は辛散苦燥で，筋骨の間の風湿を除くので，風湿痺の筋骨疼痛・腰膝無力・四肢麻痺あるいは中風癱瘓（たんたん），さらに皮膚風湿瘡疹の瘙痒に適する。

［参　考］生用すると，辛苦・寒で化湿熱・除風痒に働き，湿熱瘡瘍・皮膚風疹・湿毒瘙痒などに有効である。酒で蒸製すると，辛甘・温で祛風逐湿に補益肝腎・強筋骨の効能が加わるので，四肢麻痺・筋骨疼痛・腰膝酸軟などに効果がある。

［用　量］9～15g，煎服。

［使用上の注意］

①作用が緩慢であり，長期間服用しないと効果がない。

②風湿の邪がなければ使用してはならない。

臭梧桐（しゅうごとう）

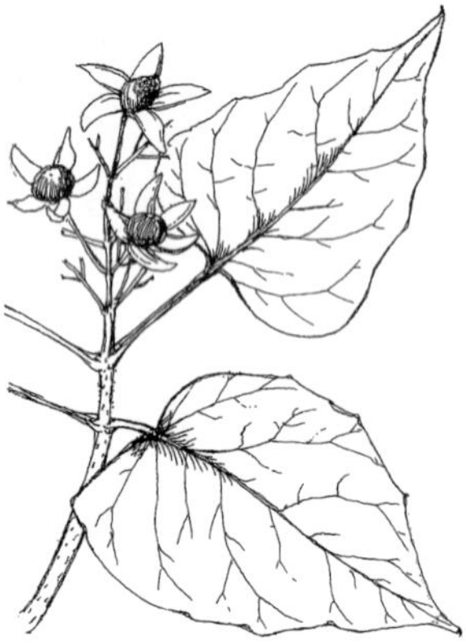

［処方用名］臭梧桐・八角梧桐

［基　原］クマツヅラ科 Vervenaceae のクサギ *Clerodendron trichotomum* Thunb. の葉および幼枝。

［性　味］辛・苦・甘，涼

［帰　経］肝・脾

［効能と応用］

①祛風除湿

風湿痺の関節痛・運動障害などに，単味であるいは豨薟草などと用いる。

方剤例　豨桐丸

皮膚の瘙痒に，単味の煎汁を外用する。

②平肝陽

肝陽上亢のめまい・頭痛に，単味で使用する。

臨床使用の要点

臭梧桐は辛甘苦・涼であり，祛風除湿の効能をもち，内服すると風湿痺痛に，外用すると皮膚湿痒に有効である。また，平肝陽にも働き，肝陽上昇の眩暈頭痛に用いる。

［参　考］臭梧桐・豨薟草は，風湿痺痛や風疹湿疹の皮膚瘙痒に有効である。豨薟

草は筋骨の間の風湿を除くので中風癱瘓にも使用でき，臭梧桐は平肝陽に働き肝陽眩暈頭痛に有効である。

[用　量] 9～15g，鮮品は30～60g，煎服。粉末を呑服するときは，1回3g。外用には適量。

鑽地風（さんじふう）

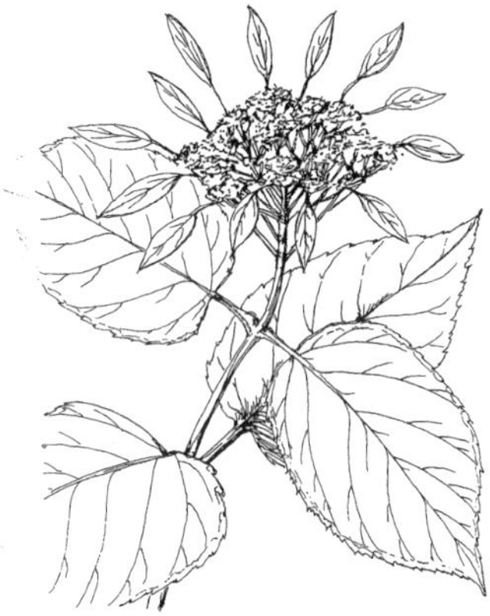

[処方用名] 鑽地風・追地風・地風

[基　原] ユキノシタ科 Saxifragaceae のイワガラミ属植物 *Schizophragma integrifolium* Oliv. の根皮。

[性　味] 辛・淡，涼

[帰　経] 肝・腎

[効能と応用]

①祛風除湿・舒筋活血

風湿痺の関節痛に，千年健・五加皮・丹参・牛膝などと用いる。

湿脚気すなわち下腿の腫れ・だるさ・しびれなどに，防已・木瓜・薏苡仁などと使用する。

臨床使用の要点

鑽地風は辛淡・涼で，祛風除湿・舒筋活血・通経絡・利関節の効能をもち，腿膝痺痛・脚気麻木に対する常用薬である。

[用　量] 6～12g，煎服あるいは酒浸。

天仙藤（てんせんとう）

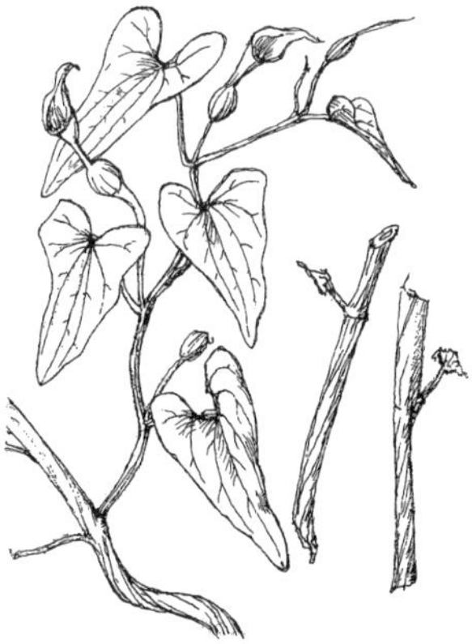

[処方用名] 天仙藤・青木香藤・馬兜鈴藤

[基　原] ウマノスズクサ科 Aristolochiaceae のウマノスズクサ *Aristolochia debilis* Sieb. et Zucc., マルバノウマノスズクサ *A. contorta* Bunge. などの葉をつけた茎。

[性　味] 苦，温

[帰　経] 心・肺・脾・腎

[効能と応用]

①祛風化湿・活血通絡

風湿痺の関節痛・運動障害などに，姜黄・羌活などと用いる。

方剤例　≪沈氏尊生書≫天仙藤散

②利気行水

妊娠水腫に，香附子・蘇葉・木瓜などと用いる。

方剤例　≪証治準縄≫天仙藤散

腹痛に，単味を酒煎して服用する。

臨床使用の要点

天仙藤は苦燥温通し，活血通絡・祛風化湿の効能をもつので，風湿痺痛・四肢酸痛・関節不利および痰注臂痛に効果がある。また利気行水にも働き，妊娠水気腫脹や胸腹諸痛にも有効である。

[用　量] 6～9g，煎服。

松　節（しょうせつ）

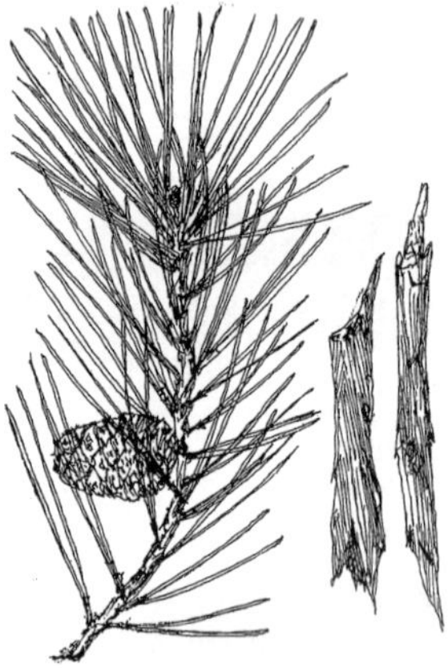

[処方用名] 松節・油松節

[基　原] マツ科 Pinaceae のマツ属植物 *Pinus tabulaeformis* Carr., *P. massoniana* Lam. などの枝に生じる瘤状物。

[性　味] 苦，温

[帰　経] 肝・腎

[効能と応用]

①祛風燥湿

風寒湿痺の関節痛に，単味を酒に浸けて服用するか，羌活・独活・威霊仙・防風などと用いる。

臨床使用の要点

松節は苦燥温通し，祛風燥湿の効能をもち，筋骨の間の風湿を除くので，風寒湿痺の関節疼痛に適する。

[参　考] 松節・桑枝は祛風湿に働き風湿痺痛に適する。松節は温燥で寒湿のみに用いるのに対し，桑枝は平性で寒熱にかかわらず使用できる。

[用　量] 9～15g，煎服。酒につけてもよい。

[使用上の注意] 陰虚有熱には禁忌。

絡石藤（らくせきとう）

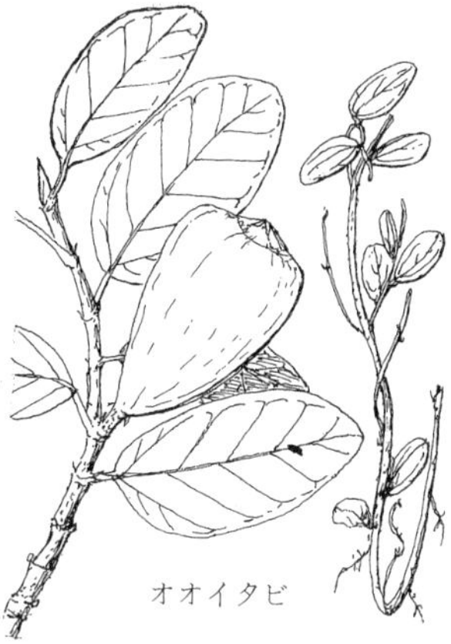

[処方用名] 絡石藤

[基　原] クワ科 Moraceae のオオイタビ *Ficus pumila* L. の幼枝を正品とする。異物同名品としてキョウチクトウ科 Apocynaceae のタイワンテイカカズラ *Trachelospermum jasminoides* Lem. の帯葉茎枝をはじめとする多種が出回る。

[性　味] 苦，微寒

[帰　経] 心・肝・腎

[効能と応用]

①祛風湿・舒筋活絡

風湿痺の関節痛・筋肉のこわばりに，千年健・木瓜・海風藤などと用いる。

風湿熱痺の関節の発赤・熱感・腫脹・疼痛には，単味であるいは防已・薏苡仁・黄柏・忍冬藤などと使用する。

②涼血消腫

癰疽腫痛（皮膚化膿症）に，皂角刺・乳香・栝楼仁などと使用する。

方剤例　止痛霊宝散

咽喉の腫脹・閉塞（扁桃周囲炎など）に，単味の煎汁を少しずつ飲み下すか，桔梗・射干・木通などと用いる。

方剤例　絡石湯

臨床使用の要点

絡石藤は苦・微寒で，祛風通絡・涼血消腫の効能をもつ。風湿痺痛・筋脈拘攣の有熱のものに適し，咽喉腫痛・瘡瘍熱毒にも有効である。

[参　考] 絡石藤・清風藤・海風藤・海桐皮は，祛風湿・通経絡の効能をもち，風湿による疼痛拘攣・肢体屈伸不利に用いる。絡石藤は微寒で涼血消腫にも働き，風湿痺痛の偏熱のものに適し，血熱毒盛の咽喉腫痛・癰腫不消にも有効である。清風藤は通経絡・利小便の効能ももち，浮腫尿少・脚気湿腫にも使用する。海風藤は温経通絡し，跌打損傷瘀痛にも効果がある。海桐皮は腰膝痺痛・麻木に適し，外用すると燥湿殺虫にも働いて疥癬・牙痛に有効である。

［用　量］9～15g，煎服。浸酒してもよい。

［使用上の注意］陽虚の畏寒便溏には禁忌。

清風藤（せいふうとう）

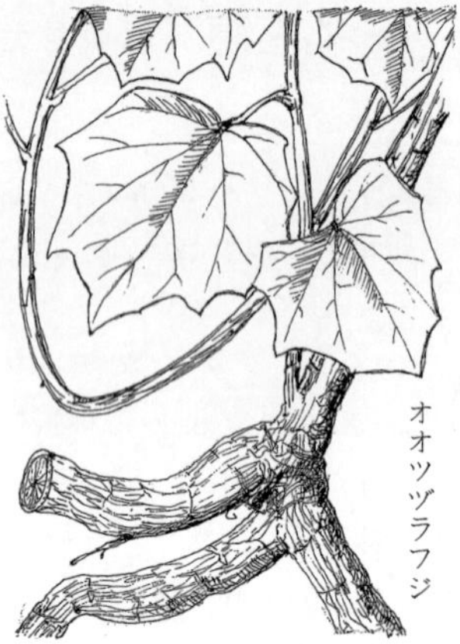

［処方用名］清風藤・青風藤

［基　原］ツヅラフジ科 Menispermaceae のオオツヅラフジ *Sinomenium acutum* Rehd. et Wils. あるいはアワブキ科 Sabiaceae のアオカズラ *Sabia japonica* Maxim. の茎および根茎。

［性　味］苦・辛，温

［帰　経］肝・脾

［効能と応用］

①祛風除湿・通経活絡

風湿痺の関節痛・しびれなどに，単味を煎熬し膏にするか，酒につけて服用する。他の祛風湿薬を配合して用いてもよい。

熱痺で関節痛・熱感・発赤・腫脹を呈するときは，防已・薏苡仁などと使用する。

方剤例　清防飲

②散瘀消腫

打撲外傷の腫脹・疼痛に，単味の煎汁を外用するか，当帰・紅花などと内服する。

③利小便

浮腫・尿量減少あるいは下腿浮腫に，茯苓皮・薏苡仁・防已などと使用する。

臨床使用の要点

清風藤は辛温で疏達し苦で燥湿し，祛風除湿・通経活絡の効能をもつので，風湿痺痛・麻木瘙痒に適し，散瘀消腫にも働き，跌打瘀腫に外用・内服してよい。また，利小便の効能もあり，浮腫尿少・脚気湿腫にも有効である。

［参　考］日本では清風藤を漢防已（防已）として使用しているので，注意が必要である。

［用　量］9～15g，煎服。煎熬して膏にするか酒につけてもよい。外用には適量。

海桐皮（かいとうひ）

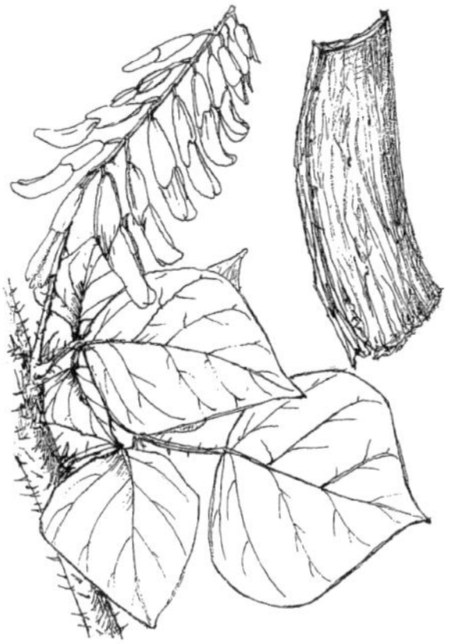

[処方用名] 海桐皮・刺桐皮

[基　原] マメ科 Leguminosae のデイゴ *Erythrina variegata* L. の樹皮。

[性　味] 苦・辛，平

[帰　経] 肝・腎

[効能と応用]

①祛風湿・通経絡

風湿痺による腰膝の疼痛・しびれ・ひきつりなどに，牛膝・薏苡仁・五加皮などと用いる。

方剤例　海桐皮酒・海桐皮散

②化湿泄熱

湿熱蘊結による下肢の発赤・熱感・疼痛に，萆薢・木通などと使用する。湿熱の下痢にも用いることがある。

③殺　虫

疥癬に，木槿皮・蛇床子などと粉末にし油で調整して外用する。齲歯の歯痛に，単味の煎汁で口を漱ぐ。

臨床使用の要点

海桐皮は辛散苦泄で下降し，祛風除湿・通行経絡に働いて病所に直達し，下半身の風湿痺痛・麻木・脚気・痛風に適する。また，化湿泄熱の効能をもつので，熱痺・湿熱の脚部熱病にも有効であり，湿熱瀉痢にも用いる。外用すると化湿殺虫に働き，皮膚疥癬・風虫牙痛（虫歯の痛み）に効果がある。

[用　量] 6～9g，煎服。外用には適量。

海風藤（かいふうとう）

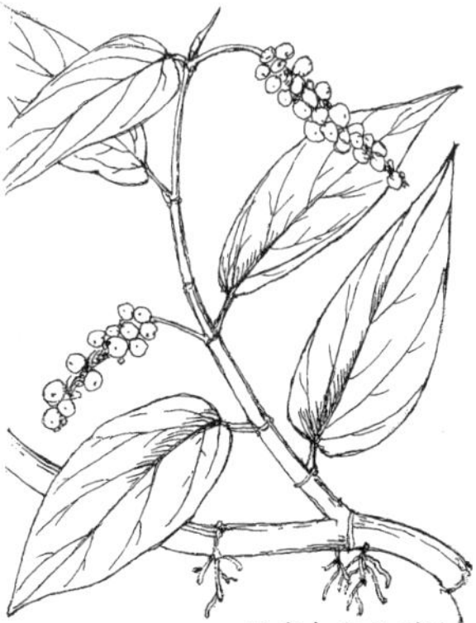

フウトウカズラ

[処方用名] 海風藤

[基　原] コショウ科 Piperaceae のフウトウカズラ *Piper kadsura* Ohwi の蔓性の茎。

[性　味] 辛・苦，微温

[帰　経] 肝・脾

[効能と応用]

①祛風湿・通経絡

風寒湿痺の関節痛・筋肉のひきつりなどに，羌活・独活・桂枝・当帰などと用いる。

方剤例　蠲痺湯（けんぴ）

打撲外傷にも，三七・䗪虫・紅花などと使用する。

臨床使用の要点

海風藤は辛散・苦燥・温通し，祛風湿・通経絡の効能をもち，常用する祛風通絡止痛の要薬である。風寒湿痺の関節疼痛・筋脈拘攣あるいは跌打損傷に適する。

[用　量] 9～15g，煎服。

五加皮（ごかひ）

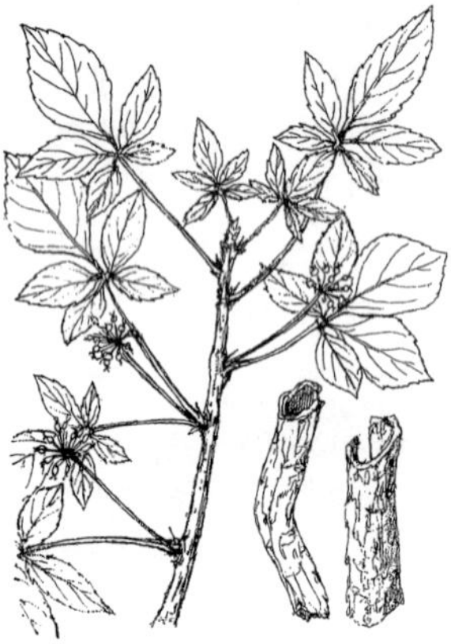

[処方用名] 五加皮・南五加皮・南五加

[基　原] ウコギ科 Araliaceae のウコギ *Acanthopanax gracilistylus* W. W. Smith, マンシュウウコギ *A. sessiliflorus* Seem., エゾウコギ *A. senticosus* Harms. などの根皮。これらを「南五加皮」と称する。北五加皮はガガイモ科 Asclepiadaceae の *Periploca sepium* Bunge の根皮である。

[性　味] 辛・苦，温

[帰　経] 肝・腎

[効能と応用]

①祛風湿

風湿痺の湿邪偏盛による関節痛・拘縮・むくみ・腰以下が重だるいなどの症候に，単味であるいは木瓜・松節などと用いる。

方剤例　五加皮散・五加皮丸

②補肝腎・強筋骨

肝腎不足による腰や膝がだるく痛む・軟弱無力・半身不随・インポテンツあるいは小児の脚力が弱い・なかなか歩行しないなどの症候に，牛膝・杜仲・続断などと使用する。

方剤例　五加皮酒

③利水消腫

浮腫・下腿のむくみ・尿量減少などに，大腹皮・生姜皮・茯苓皮などと使用する。

方剤例　五皮飲

臨床使用の要点

五加皮は辛甘・温で芳香を有し，風湿の邪を外散し肝腎陽気を温補する。祛風湿・止痺痛および補肝腎・強筋骨・起痿弱の効能をもつ。風湿侵襲による関節疼痛・屈伸不利・腫痛拘攣を主治し，肝腎陽虚の陽萎・陰湿・腰脊冷痛・小児行遅の要薬でもあり，肝腎不足の風湿痺にもっとも適し，酒に浸して服用すると効果はさらによい。また，利水消腫にも働くので，皮水腫脹・脚気浮腫にも有効である。なお，皮膚湿痒にも外用・内服して効果がある。

[参　考] 五加皮は南五加皮（南五加）が正品であるが，中国では北五加皮（北五加・香五加）を使う地方もある。

北五加皮は効能が悪く，副品であり，毒性があり過量・長期の服用で中毒をひきおこすので，使用しないほうがよい。

[用　量] 3～9g，煎服。酒に浸すのがよい。外用には適量。

[使用上の注意] 陰虚火旺には禁忌。

徐長卿（じょちょうけい）

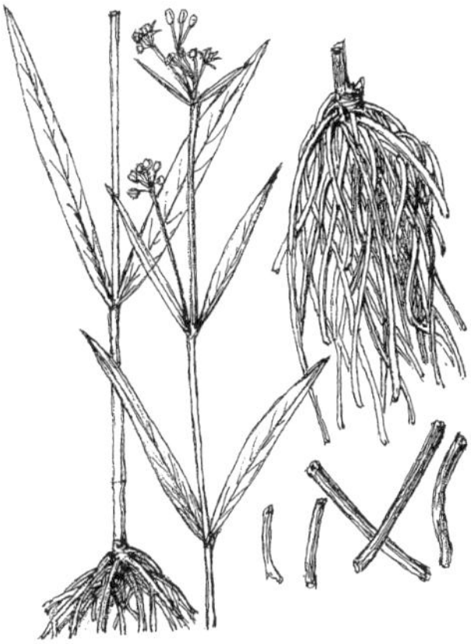

[処方用名] 徐長卿・寮刀（ちょう）竹・淋疾草

[基　原] ガガイモ科 Asclepiadaceae のスズサイコ *Cynanchum paniculatum* Kitag. の地下部，あるいは全草。

[性　味] 辛，温

[帰　経] 肺・胃・肝・腎

[効能と応用]

①祛風止痛

風湿痺の関節痛に，単味を酒につけて，あるいは木防已などと用いる。

胃痛・腹痛に，単味であるいは木香・延胡索・香附子などと使用する。

齲歯の歯痛に，単味の煎汁で口を漱ぎ内服する。

月経痛に，月季花・川芎などと使用する。

②利水消腫

腹水・水腫に，単味を水煎服する。

淋痛（排尿痛・排尿困難）・帯下などにも用いる。

③活血通経・解毒

打撲損傷・毒蛇咬傷に，単味を搗きつぶして外用する。

蕁麻疹（風疹）などの瘙痒に，単味の煎液を外洗・内服する。

④その他

止咳・安神の効能ももつので，喘息や乗り物酔いにも使用する。

臨床使用の要点

徐長卿は辛温で，祛風止痛・利水退腫に働くので，風湿痺痛および胃痛・牙痛・痛経ならびに腹水水腫に適し，活血解毒の効能もあるため跌打損傷・毒蛇咬傷・皮膚瘡疹作痒にも用いる。このほか，止咳・安神にも働く。

［参　考］徐長卿は人名であり，この人が本品を常用したためにこの名がついた。

［用　量］6～15g，煎服。酒に浸してもよい。粉末を呑服するときは，1.5～3g。外用には適量。

虎　杖（こじょう）

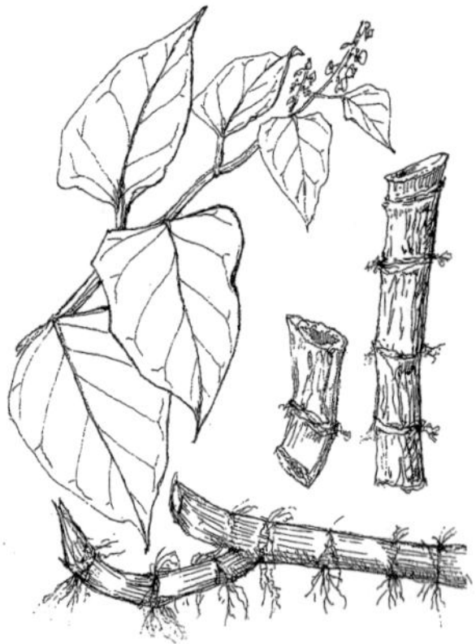

［処方用名］虎杖・活血竜・川筋竜・舒筋竜

［基　原］タデ科 Polygonaceae のイタドリ *Polygonum cuspidatum* Sieb. et Zucc. の地下部。

［性　味］微苦・酸，平

［帰　経］肝・腎

［効能と応用］

①祛風湿

風湿痺の関節痛に，単味であるいは防已・防風・秦艽などと用いる。

②利湿通淋

湿熱の黄疸に，単味であるいは金銭草などと使用する。

淋濁（排尿困難・尿の混濁）・白色帯下に，単味で用いる。

③破瘀通経

無月経・産後の瘀滞腹痛に，単味で用いる。

打撲損傷に，単味を内服・外用する。

④解毒消腫

癰腫瘡毒（皮膚化膿症）・熱傷・毒蛇咬傷などに，単味を服用し，粉末を油で調製して外用する。

> **臨床使用の要点**
>
> 虎杖は微苦酸・平で，祛風利湿・通淋・破瘀通経・解毒消腫の効能をもつ。風湿痺痛・湿熱黄疸・淋濁白帯・経閉癥瘕・産後瘀痛・跌打損傷・癰腫瘡毒・蛇咬・燙傷などに適する。

[用　量] 9～30 g，煎服。浸酒・丸・散にしてもよい。外用には適量。
[使用上の注意] 妊婦には禁忌。

穿山竜（せんざんりゅう）

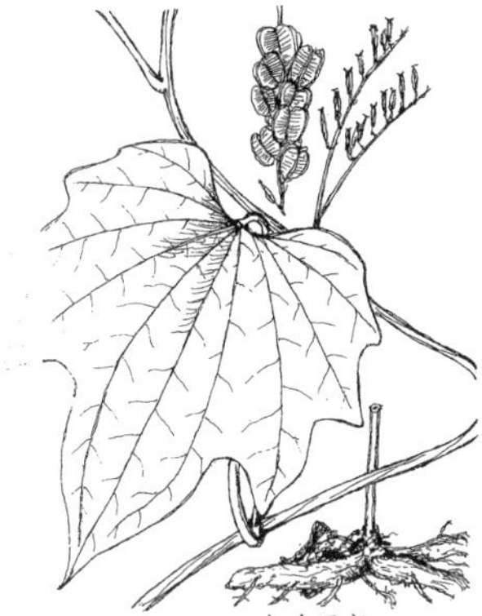

ウチワドコロ

[処方用名] 穿山竜・穿地竜・穿竜骨・山常山・爬山虎
[基　原] ヤマノイモ科 Dioscoreaceae のウチワドコロ *Dioscorea nipponica* Makino の根茎（担根体）。
[性　味] 苦，平
[帰　経] 肝
[効能と応用]

①舒筋通絡・活血止痛

風湿痺の関節痛およびねんざの疼痛に，単味であるいは紅糖を加えて煎服する。

腹痛に，単味で用いる。

②祛痰止咳

痰の多い咳嗽に，単味で用いる。

③その他

搗きつぶしたり粉末にして外用すると，癰腫瘡毒（皮膚化膿症）に効果がある。

> **臨床使用の要点**
>
> 穿山竜は苦平で，舒筋通絡・活血止痛の効能をもつ。風湿痺痛・扭傷（捻挫）腰腿疼痛・腹痛などに著効を示す。祛痰止咳にも働き，痰多喘咳に用いる。

[用　量] 15～30 g，煎服。酒につけてもよい。外用には適量。

尋骨風（じんこつふう）

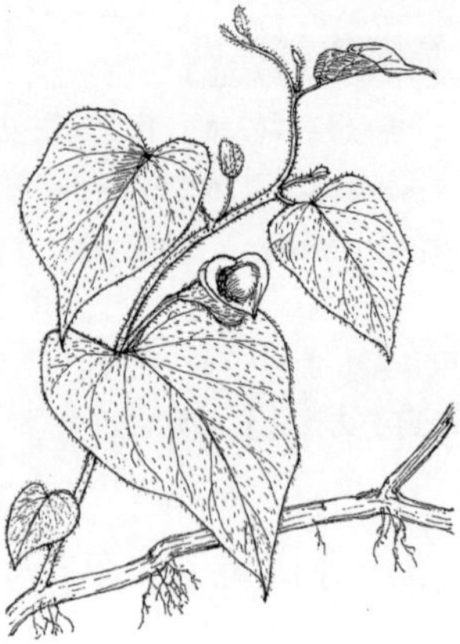

［処方用名］尋骨風・巡骨風・白毛藤・馬蹄香・猫耳雑草

［基　原］ウマノスズクサ科 Aristolochiaceae のウマノスズクサ属植物 *Aristolochia mollissima* Hance の地下部あるいは根をつけた全草。

［性　味］辛・苦，平

［帰　経］肝・腎

［効能と応用］

①祛風湿・利関節・通絡活血

風湿痺の関節痛・運動障害に，単味であるいは清風藤・秦艽・防風などと用いる。

②止　痛

胃痛に，烏賊骨・陳皮などと用いる。

疝気の睾丸痛に，単味で使用する。

③止　血

外傷出血に，搗きつぶして外用する。

臨床使用の要点

尋骨風は辛苦・平で香気を有し，祛風湿・通経絡・利関節に働き，かなり強い止痛の効能をもつ。風湿痺痛・肢体麻木・筋骨拘攣および跌打損傷腫痛・胃痛・疝痛などに適する。

［用　量］9g～15g，煎服。浸酒してもよい。外用には適量。

桑寄生（そうきせい）

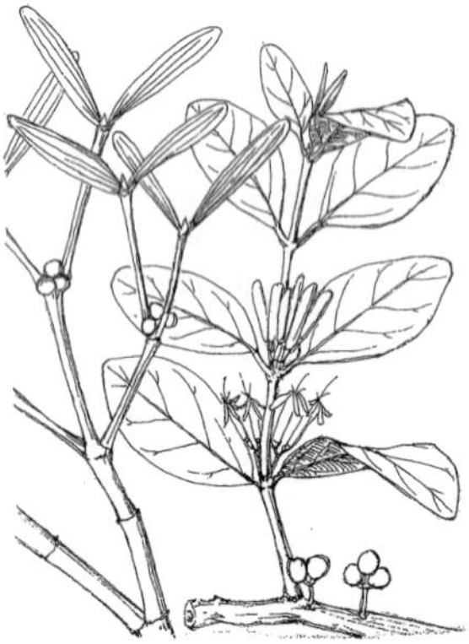

［処方用名］桑寄生

［基　原］ヤドリギ科 Loranthaceae の各種植物の帯葉茎枝で，古来多種が利用されてきた。主な原植物にヤドリギ *Viscum album* L.var. *coloratum* Ohwi, *Loranthus parasiticus* Merr., オオバヤドリギ *L. yadoriki* Sieb. などがある。

［性　味］苦・甘，平

[帰　経] 肝・腎

[効能と応用]

①祛風湿・養血・強筋骨

肝腎不足の風湿痺による腰や膝がだるく無力・関節痛・運動障害などの症候に，独活・牛膝・熟地黄・当帰・杜仲などと用いる。

方剤例　独活寄生湯・筋骨痺痛方

②補肝腎・安胎

精血不足による胎動不安（妊娠中の下腹痛）・胎漏下血（妊娠中の性器出血）・習慣性流産などに，菟絲子・続断・阿膠などと使用する。

方剤例　寿胎丸・桑寄生散

臨床使用の要点

桑寄生は苦甘・平で偏潤であり，血中の風湿を除き養血・潤筋通絡・強筋骨に働くので，風湿痺が久しく続いて肝腎精血を損傷し筋骨不利・腰膝酸痛を呈するときにもっとも適する。また肝腎に入り養血益精して安胎に働くので，肝腎精血不足の胎動不安・胎漏下血・習慣流産・乳汁不下および妊娠腰痛にも常用する。

[用　量] 9～15g，煎服。

[使用上の注意] 祛邪（祛風湿）の力が有余し，補養（益精養血・補肝腎）の力は不足であるから，滋補薬として使用してはならない。

千年健（せんねんけん）

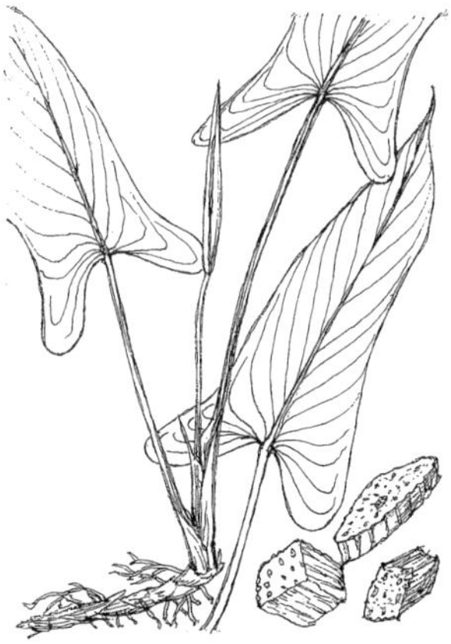

[処方用名] 千年健・千年見・年健

[基　原] サトイモ科 Araceae のホマロメナ属植物 *Homalomena occulta* Schott の根茎。

[性　味] 辛・苦，温

[帰　経] 肝・腎

[効能と応用]

①祛風湿・強筋骨

風湿痺の関節痛・筋骨無力などの症候に，鑽地風・虎骨・牛膝・枸杞子などと用いる。

臨床使用の要点

千年健は辛散・苦燥・温通し，祛風湿・強筋骨の効能をもつので，風湿痺痛・

筋骨無力に有効である。とくに老人に適する。

［用　量］6～12g，煎服あるいは酒につける。

［使用上の注意］陰虚火旺には禁忌。

石楠葉（せきなんよう）

［処方用名］石楠葉・石楠藤・石南葉

［基　原］バラ科 Rosaceae のオオカナメモチ *Photinia serrulata* Lindl. の葉。日本ではツツジ科のシャクナゲに石南の字をあてて，その葉が石南葉として流通しているが，誤りであり代用してはならない。

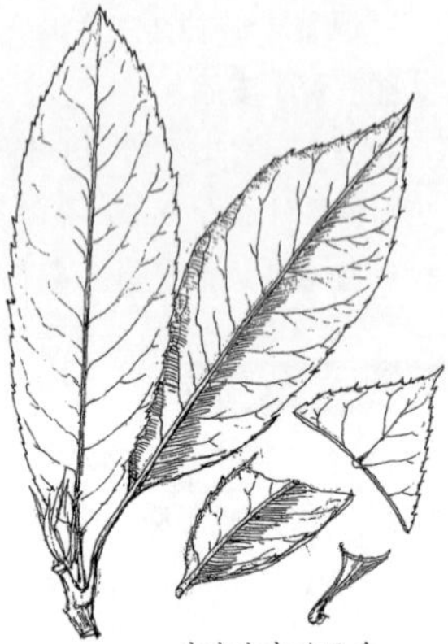

オオカナメモチ

［性　味］辛・苦，平。小毒

［帰　経］肝・腎

［効能と応用］

①祛風止痛・補肝腎・強筋骨

肝腎不足の風湿痺による関節痛・腰背がだるく痛む・腰や膝がだるく無力などの症候に，千年健・牛膝・枸杞子などと用いる。

頭痛に，白芷・川芎などと使用する。

蕁麻疹（風疹）の瘙痒に，単味を水煎服用する。

臨床使用の要点

石楠葉は辛苦・平で，祛風止痛するとともに補肝腎・強筋骨に働くので，肝腎不足の風湿痺にもっとも適し，風湿痺痛・腰背痠疼・腎虚脚弱に用いる。このほか，頭風頭痛・風疹などにも有効である。

［用　量］6～12g，煎服。酒に浸してもよい。

鹿蹄草（ろくていそう）

［処方用名］鹿蹄草・鹿銜（がん）草・鹿啣（がん）草・鹿含草

［基　原］イチヤクソウ科 Pyrolaceae のイチヤクソウ属植物 *Pyrola rotundifolia* L. subsp. *chinensis* H. Andres，チョウセンイチヤクソウ *P. rotundifolia* L. などの全草。日本産はイチヤクソウ *P. japonica* Klenze およびベニバナイチヤクソウ *P. incarnata* Fischer である。

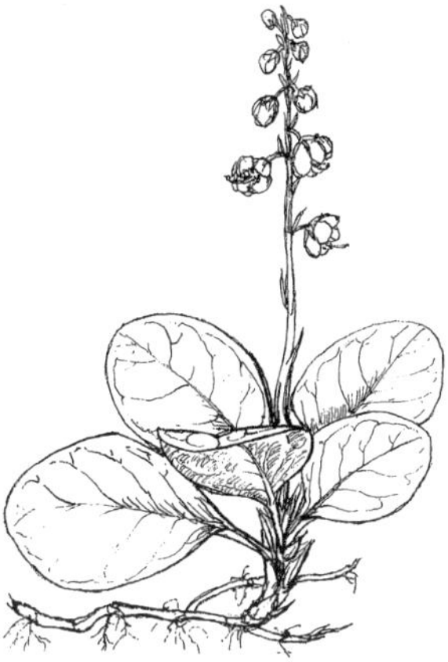

[性　味] 甘・苦，温
[帰　経] 肝・腎・肺
[効能と応用]

①祛風除湿・補肝腎・強筋骨

肝腎不足の風湿痺による関節痛・腰や膝がだるく無力などの症候に，桑寄生・牛膝・独活などと用いる。

②止　血

喀血に，白芨・花蕊石などと用いる。
性器出血には，地楡炭などと使用する。
外傷出血にも，鮮品を搗きつぶして外用する。

臨床使用の要点

鹿蹄草は甘苦・温で，祛風湿するとともに補肝腎・強筋骨に働き，風湿痺痛・腰膝無力に適する。また，止血の効能をもち，吐血・咳血・崩漏に内服し，外傷出血に外用する。

[用　量] 9～15 g，大量で 30 g，煎服。粉末を内服してもよい。外用には適量。

虎　骨（ここつ）

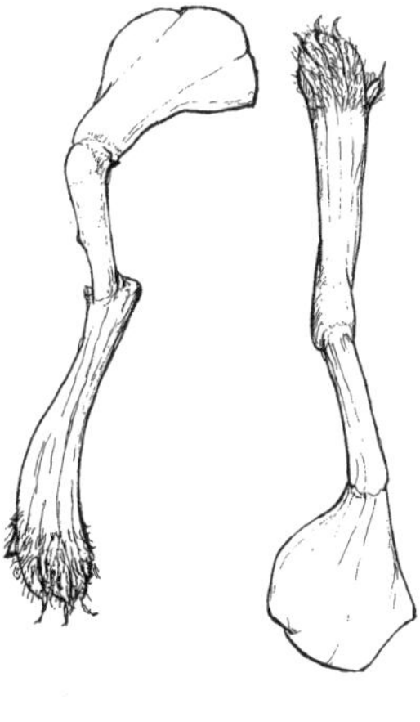

[処方用名] 虎骨・虎脛骨・炙虎骨
[基　原] ネコ科 Felidae のトラ *Panthera tigris* L. の骨格。
[性　味] 辛・甘，温
[帰　経] 肝・腎
[効能と応用]

①祛風止痛

風寒湿痺の全身関節の遊走性疼痛・ひきつり・冷えなどの症候に，単味を酒につけて服用するか，木瓜・威霊仙・烏頭などと用いる。

方剤例　虎骨木瓜酒

②強筋健骨

肝腎不足による筋骨軟弱・腰や膝がだるく無力などの症候に，熟地黄・白芍・

当帰・亀板などと使用する。

方剤例 虎潜丸

③安神定驚

心神不寧の驚きやすい・動悸・健忘などの症状に，竜骨・遠志などと用いる。

方剤例 予知散

臨床使用の要点

虎骨は辛散温通し，祛風止痛するとともに強筋健骨の効能をもつ。風寒湿痺の風盛による関節走注疼痛・四肢拘攣あるいは肝腎虚寒の腰脚軟弱・筋骨無力に適する。また，安神定驚にも働き，驚悸健忘などに有効である。

[参 考]

①虎骨には頭骨・頸骨・身骨・四肢骨の別があり，脛骨がとくにすぐれている。

②虎骨・五加皮・桑寄生・千年健・石楠葉・鹿蹄草は，いずれも祛風湿・強筋骨の効能をもつ。五加皮は利水祛湿消腫にも働き，桑寄生は補肝腎・養血安胎の効能をもち，千年健は酒につけると有効で老人に適し，石楠葉は祛風補腎に働き風疹・頭風頭痛にも有効であり，鹿蹄草は止血にも働く。虎骨は祛風止痛・強筋健骨の効能をもち，薬力がもっとも強く，安神定驚にも働く。

[用 量] 3～9g，煎服。丸・散・酒浸にして使用してもよい。

[使用上の注意]

①香油（ごま油）で揚げたのちに使用する。

②血虚火盛には用いない。

[附] 豹 骨（ひょうこつ）

ヒョウの骨格。

[性 味] [帰 経] [効 能] [用 量] ともに虎骨と同じで，効力がやや劣る。

白花蛇（びゃっかだ）

[処方用名] 白花蛇・蘄蛇肉（きんだにく）・金銭白花蛇

[基 原] 白花蛇には大・小の2種がある。大型のもの（蘄蛇）はクサリヘビ科 Viperidae のヒャッポダ *Agkistrodon acutus* Günther の内臓を除去して乾燥したものであり，小型のもの（金銭白花蛇）はコブラ科 Elapidae のアマガサヘビ *Bungarus multicinctus* Blyth. の幼蛇から内臓を除去して乾燥したもの。

[性 味] 甘・鹹，温。有毒

[帰　経] 肝

[効能と応用]

①祛風湿・通経絡

風湿痺の関節痛・ひきつりなどの症候に，羌活・秦艽・五加皮などと用いる。

方剤例　白花蛇酒

中風の半身不随・顔面神経麻痺などに，全蝎・当帰・羌活などと使用する。

麻風（癩）の知覚麻痺に，烏梢蛇・雄黄などと用いる。

方剤例　駆風散

②定驚搐

破傷風の後弓反張・項背のこわばり・痙攣などに，烏梢蛇・蜈蚣などと使用する。

方剤例　定命散

五歩蛇

臨床使用の要点

白花蛇は甘鹹・温で，祛風湿・通経絡に働き，「内は臓腑に走き，外は皮膚に達する」といわれ，血分に壅滞した内外風毒を除き，截風（さいふう）の要薬と称される。風湿痺・中風癱瘓（たんたん）・口眼喎斜・麻風・疥癬などに有効である。また，肝に入って祛風し驚搐を止める。定驚搐の効能をもつので，破傷風・小児驚搐にも使用する。

[用　量] 3～6g，金銭白花蛇は1条，煎服。丸・散・酒浸にしてもよい。粉末を呑服するときは，0.5～1g。

[使用上の注意] 陰虚・血虚・内熱生風には禁忌。

烏梢蛇（うしょうだ）

[処方用名] 烏梢蛇・烏蛇

[基　原] ナミヘビ科 Colubridae の *Zaocys dhumnades* Cantor の内臓を除去して乾燥したもの。

[性　味] 甘，平

[帰　経] 肝

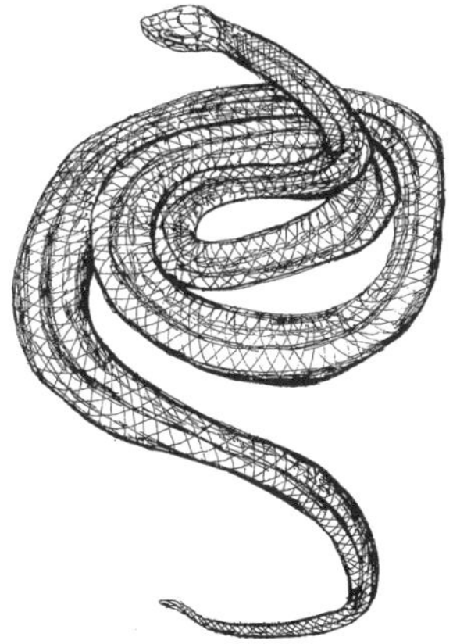

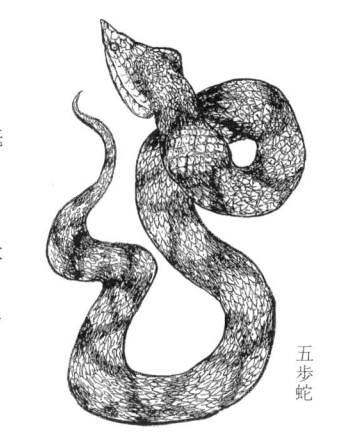

[効能と応用]

①祛風湿・通経絡

風湿痺の関節痛・ひきつりに，威霊仙・烏頭・全蝎などと用いる。

方剤例　烏蛇丸

麻風（癩（らい））の知覚麻痺に，苦参・蒼耳子・皂角などと使用する。

方剤例　三蛇癒風丹

②定驚搐

破傷風の項背のこわばり・後弓反張などに，蜈蚣・白花蛇などと用いる。

方剤例　定命散

癲癇の痙攣に，全蝎・蜈蚣・白附子・天南星などと使用する。

方剤例　五癇丸

臨床使用の要点

烏梢蛇は甘平・無毒で，祛風湿・通経絡・定驚搐の効能をもつ。風湿痺痛・麻風・疥癬・癲癇抽搐・破傷風などに適する。

[参　考] 烏梢蛇は白花蛇とほぼ同じ効能をもち，薬力がやや穏やかである。

[用　量] 6～15g，煎服。粉末を呑服するときは，1～2g。

[使用上の注意] 陰虚・血虚生風には禁忌。

接骨木（せっこつぼく）

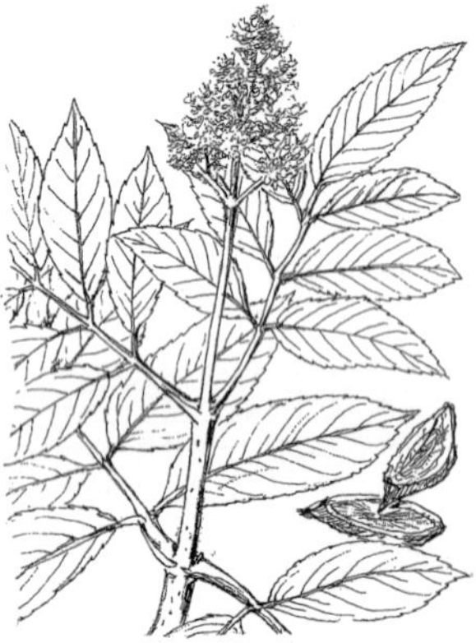

[処方用名] 接骨木・続骨木・順筋枝・接骨丹・接骨草・扦扦活（せんせん）

[基　原] スイカズラ科 Caprifoliaceae の *Sambucus williamsii* Hance, ニワトコ *S. Sieboldiana* Bl. などの茎枝。

[性　味] 甘・苦，平

[帰　経] 肝・腎

[効能と応用]

①祛風利湿・舒筋活絡・活血止痛

風湿痺の関節痛に，防風・桑枝・老鸛草などと用いる。単味を水煎し患部を温湿布してもよい。

打撲外傷の腫脹・疼痛に，当帰・赤芍・川芎などと使用する。

骨折・筋挫傷には，乳香・自然銅・当帰などと使用する。

方剤例　折傷筋骨方

②その他

祛瘀利水の効能をもつので，慢性腎炎の水腫などに玉米鬚・車前子などと用いる。

臨床使用の要点

接骨木は甘苦・平で，祛風利湿・舒筋通絡・活血止痛の効能をもつ。風寒湿痺の筋骨酸痛・跌打損傷の瘀血腫痛・筋骨折傷・脚気水腫・風疹・汗疹などに，内服・湯浴して有効である。とくに続筋接骨の効能にすぐれ，名と実が符合している。

[用　量] 9～15g，煎服。外用には適量。

[使用上の注意]

①鮮品がもっともよく，乾燥品はやや効力が劣り，炒用すると効果がほとんど消失する。

②多服すると嘔吐する。

③妊婦には禁忌。

第8章

行気薬（こうきやく）

気分を調理し，気機（気の昇降出入）を疏暢して気滞を消除する薬物を，行気薬（理気薬）という。

気滞とは，体内の気の流通が舒暢せずに停滞した状態であり，寒暖不適・精神抑鬱・情緒変動・飲食不節・痰飲・湿濁・損傷瘀血などさまざまな原因で生じる。

気分の病変である気滞が関与する臓腑は，主に肝・脾胃・肺である。肝の疏泄が失調した肝鬱気滞では，いらいら・怒りっぽい・憂鬱・胸脇部が脹って苦しい・疝痛・月経不順などが，脾胃の昇降が失調した脾胃気滞では，腹満・腹痛・食欲不振・噯気・呑酸・悪心・嘔吐・下痢・テネスムスなどが，肺の宣降が失調した肺気壅滞では，呼吸困難・胸苦しい・咳嗽などが，それぞれみられる。

行気薬は辛温芳香のものが多く，疏肝解鬱・降逆止嘔・行気消脹・降気平喘などの効能をもち，上述の症候に適合する。

行気薬の使用にあたっては，病態に応じた適切な選薬と配合を行うべきである。たとえば脾胃気滞であれば，理脾和胃の行気薬を選択するほか，食積が原因であれば消食導滞薬を，脾胃虚弱による場合には健脾薬を，湿熱には清熱化湿薬を，寒湿には温中燥湿薬を，それぞれ配合する。肝鬱気滞であれば養肝・柔肝・暖肝散寒・活血調経などの薬物を，肺気壅滞であれば祛痰・化飲・平喘止咳・潤肺などの薬物を，それぞれ配合する必要がある。

なお，行気薬は辛温香散で耗気傷陰しやすいので，陰虚・気虚には慎重に用いなければならない。

香附子（こうぶし）

[処方用名] 香附子・香附・香附米・生香附・製香附・コウブシ

[基　原] カヤツリグサ科 Cyperaceae のハマスゲ *Cyperus rotundus* L. の塊状に肥大した根茎。表面をみがいて，ひげ根や鱗葉を取り去ったものが良品である。

[性　味] 辛・微苦・微甘，平

[帰　経] 肝・三焦

[効能と応用]

①理気解鬱

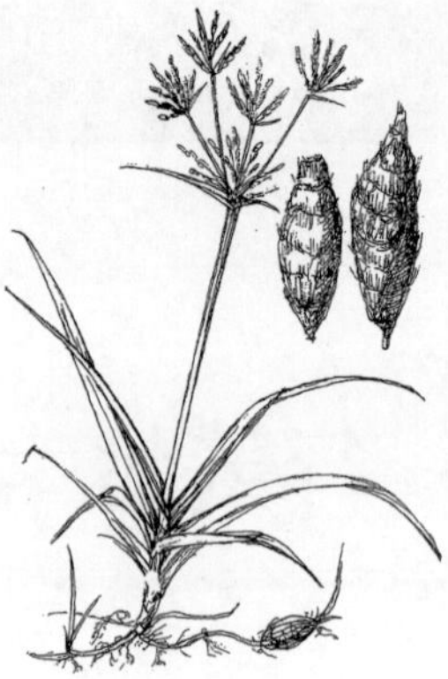

肝鬱気滞の胸脇が脹って痛む・腹満・憂鬱などの症候に，柴胡・川芎・枳殻などと用いる。

方剤例　柴胡疏肝散

気・血・痰・湿・熱・食の六鬱による胸苦しい・嘔吐・呑酸・消化不良などの症候には，川芎・蒼朮・山梔子などと使用する。

方剤例　越鞠丸

寒凝気滞の腹満・腹痛には，高良姜・乾姜・桂枝などと用いる。

方剤例　良附丸

寒滞肝脈による両側下腹痛（疝気腹痛）には，呉茱萸・小茴香・烏薬などと使用する。

②調経止痛

肝鬱気滞による月経不順・月経痛に，当帰・川芎・白芍・艾葉などと用いる。

方剤例　香附芎帰湯・艾附丸

臨床使用の要点

香附子は辛散・苦降・甘緩で芳香走竄し，平性で寒熱に偏らず，理気の良薬であり，舒肝理気解鬱に働き，三焦気滞を消除する。気行れば血行り，肝気が舒暢すれば血行は通暢し，気血が疏泄調達すると月経は調い疼痛が止むので，調経止痛の要薬でもある。それゆえ，肝鬱気滞による胸脇脘腹脹痛・月経不調・経行腹痛および胎産諸病に対する常用薬であり，「気病の総司，女科の主帥」と称されている。

[参　考] 理気解鬱には生用し，調経止痛には醋炒するか炒炭した製香附を用いる。

[用　量] 6～12g，煎服。丸・散剤に用いてもよい。

[使用上の注意]

①芳香辛散であるから，単独で用いたり多量・長期に使用すると，気血を耗損する恐れがある。

②気虚無滞・陰虚血熱には禁忌。

木　香（もっこう）

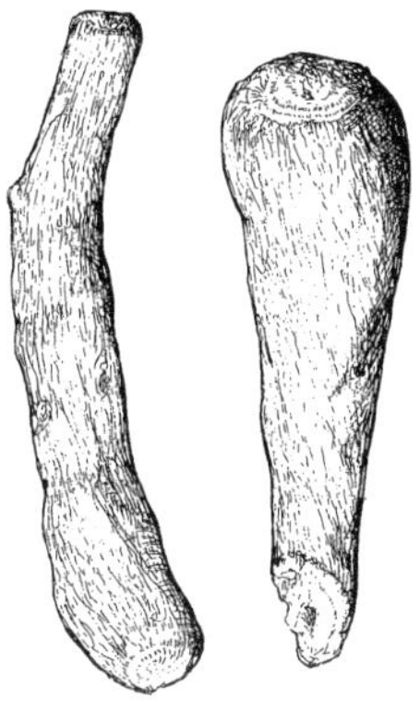

[処方用名] 木香・広木香・雲木香・煨木香・モッコウ

[基　原] キク科 Compositae のトウヒレン属植物 *Saussurea lappa* Clarke の根を正品とする。異物同名品が多く注意が必要である。

[性　味] 辛・苦，温

[帰　経] 肺・肝・脾・胃・大腸・三焦

[効能と応用]

①行気止痛

胃腸気滞の腹満・腹痛・悪心・嘔吐などの症候に，砂仁・藿香・陳皮などと用いる。

方剤例　木香調気散・香砂二陳湯

食積や湿熱による腹満・腹痛・便秘あるいは下痢・テネスムスなどの症候には，黄連・枳実・檳榔子・大黄などと使用する。

方剤例　香連丸・木香檳榔丸

②健脾消食・止瀉

脾胃気虚の気滞による腹満・悪心・少食・食欲不振・慢性の下痢などの症候に，人参・白朮・茯苓・半夏・縮砂などと用いる。

方剤例　香砂六君子湯・香砂枳朮丸

臨床使用の要点

木香は辛散・苦降して温通し，芳香で燥し，昇りかつ降り，三焦を通利して，とくに脾胃の気滞を行らせ，行気止痛の要薬であり健脾消食を兼ねる。それゆえ，胸腹気滞脹痛・嘔吐瀉痢・裏急後重・食積不消・不思飲食などに適する。また，少量を滋補剤に配合すると，芳香宣通により滋膩重滞を防ぎ，補して滞らない効果が得られる。

[参　考]

①生用すると行気止痛に，煨くと止瀉に働く。

②青木香はウマノスズクサ科のウマノスズクサの根で，催吐・解毒・消腫の効能をもつ。木香とはまったく異なるので，混同しないように注意すべきである。

[用　量] 1.5～6 g，煎服。丸・散として用いてもよい。

[使用上の注意]

①精油を含むので長く煎じてはならず，後下すべきである。

②香燥であるから，陰虚・津虚には用いない。

烏　薬（うやく）

［処方用名］烏薬・天台烏薬・台烏薬・烏薬片・ウヤク

［基　原］クスノキ科 Lauraceae のテンダイウヤク *Lindera strychnifolia* F. Vill. の肥大根。

［性　味］辛，温

［帰　経］脾・肺・腎・膀胱

［効能と応用］

①行気散寒止痛

中寒気滞の腹痛・腹の冷えに，沈香・香附子・生姜などと用いる。

方剤例　烏沈湯・香烏散

寒凝気滞による両下腹部の冷えと痛み・陰嚢の収縮・疝気（ヘルニアなどの疼痛）などには，小茴香・木香・川楝子・茘枝核などと使用する。

方剤例　天台烏薬散

寒鬱気逆による胸腹の脹った痛み・呼吸困難・呼吸促迫には，沈香・檳榔子などと使用する。

方剤例　四磨湯

気滞血瘀による腹満・腹痛・月経痛などには，延胡索・当帰・木香などと用いる。

方剤例　烏薬湯・加味烏薬湯

②温腎縮尿

腎陽不足・膀胱虚冷による頻尿や遺尿に，益智仁・山薬などと用いる。

方剤例　縮泉丸

臨床使用の要点

烏薬は辛開温通し，上は脾肺に走（ゆ）き下は腎・膀胱に達し，行気散寒止痛・温腎縮尿の効能をもつ。それゆえ，寒鬱気逆の胸腹脹痛・上気喘急，寒疝腹痛および気滞血凝の腹痛・痛経，さらに膀胱虚冷の遺尿・頻尿に適する。

［参　考］烏薬・木香・香附子は行気止痛に働くが，それぞれ特徴がある。香附子は薬性が平で芳香走竄（そうざん）し，舒肝気・解鬱結・調経止痛に偏し，肝鬱気滞による胸脇脘腹脹痛・月経不調・経行腹痛に適する。木香は辛温香燥で昇かつ降に働き，胃腸・三焦を通利して止痛し，かつ健脾消食するので，気滞食積の胸腹脹痛・嘔吐瀉痢後重および不思飲食に適する。烏薬は辛温で作用が緩和であり，順気散寒して気滞寒凝を除き，腎・膀胱に下通して膀胱の冷気を除き温腎

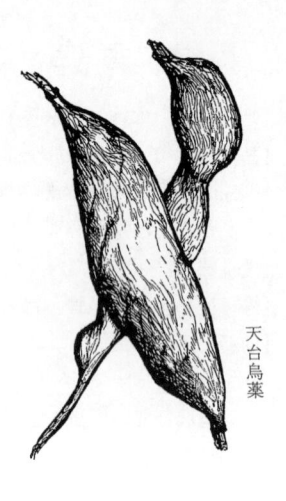

縮尿して小腹冷痛・寒疝尿頻を改善する。

[用　量] 3～9g，煎服。丸・散として用いてもよい。

[使用上の注意] 薬力は剛猛ではないが，辛温走竄して散気耗血するので，気血不足・内熱には用いないほうがよい。

陳　皮（ちんぴ）

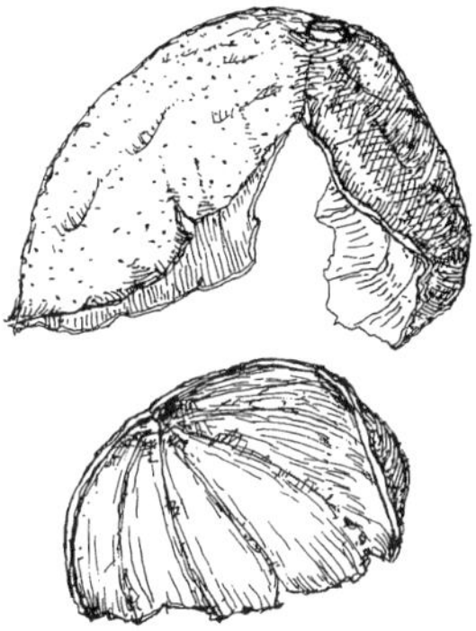

[処方用名] 陳皮・広陳皮・陳広皮・新会皮・橘皮・チンピ・キッピ

[基　原] ミカン科 Rutaceae のオオベニミカン *Citrus tangerina* Hort. ex Tanaka, コベニミカン *C. erythrosa* Tanaka その他同属植物の成熟果皮。正名は橘皮。日本市場のものはウンシュウミカン *C. unshiu* Marcov. およびコウジミカン *C. eiocarpa* Hort. ex Tanaka に由来するものである。

[性　味] 辛・苦，温

[帰　経] 脾・肺

[効能と応用]

①理気健脾

脾胃気滞の腹満・悪心・嘔吐・下痢などに，木香・縮砂・半夏・枳殻などと用いる。

痰湿阻滞による痞え・腹満・悪心・嘔吐・舌苔が膩などの症候には，蒼朮・厚朴などと用いる。

方剤例　平胃散

脾胃虚弱の食欲不振・少食・腹満などには，人参・白朮・茯苓などと使用する。

方剤例　六君子湯

②燥湿化痰

痰湿壅肺による胸苦しい・咳嗽・多痰などの症候に，半夏・茯苓・炙甘草などと用いる。

方剤例　二陳湯

臨床使用の要点

陳皮は辛散苦降し，薬性が温和で芳香醒脾にも働き，理気健脾・和胃止嘔・燥湿化痰にすぐれ，脾肺二経の気分薬である。脾胃気滞の胸腹脹満・食少吐瀉・消化不良，ならびに痰湿壅肺の喘満痰多に適する。

[参　考]

①古いものほど効能がすぐれているので，「陳皮」とよぶ。

②陳皮は補助薬として用いられることが多く，人参・白朮に配分すると健脾益気を助けて滋滞させず，半夏・茯苓に配すると化痰を強め，蒼朮・厚朴と用いると燥湿を増強する。

③健脾和中には陳皮が，理肺化痰には橘紅が，和中化湿のみで燥散したくないときには橘白が，それぞれ適している。

[用　量] 3～9g，煎服。

[使用上の注意] 温燥に偏するので，津虚・実熱には用いない。また，耗気するので，気滞・痰湿がない場合は使用せず，気虚や吐血には慎重に用いる。

[附１] 橘　紅（きっこう）

橘皮の内層である橘白を除去した部分（フラベドウ）。

[性　味] 辛・苦，温

[帰　経] 肺・脾

[効能と応用] 温燥の性質が橘皮より強く，発表散寒・行気寛中・燥湿化痰にすぐれているので，外感風寒の咳嗽多痰・肺寒の咳嗽に適する。

[用　量] 3～6g，煎服。

[附２] 橘　白（きっぱく）

橘皮の内層の白い部分（アルベドウ）。

[性　味] 辛・苦，温

[帰　経] 肺・脾

[効能と応用] 陳皮と効能は同じで燥散の性質がほとんどなく，和中化湿にすぐれている。

[用　量] 3～6g，煎服。

[附３] 橘　絡（きつらく）

橘瓤上の筋膜（中果皮と内果皮の間の線維管束）で，網の目状をしている。桔絡ともいう。

[性　味] 甘・苦，平

[帰　経] 肝・肺

[効能と応用] 通絡化痰・順気活血に働くので，痰滞経絡・咳嗽胸脇作痛・痰中帯

血などに適する。

[用　量] 3～6g，煎服。

[附4] 橘　核（きっかく）

ミカン属植物の種子。

[性　味] 苦，温

[帰　経] 肝・腎

[効能と応用] 理気散結止痛に働き，寒疝腹痛・睾丸腫脹疼痛の要薬であり，川楝子・延胡索・木香などと用いる。

方剤例　橘核丸

腎虚の腰痛にも，杜仲などと使用する。

[用　量] 3～12g，煎服。

[附5] 橘　葉（きつよう）

ミカン属植物の葉。

[性　味] 苦・辛，平

[帰　経] 肝・胃

[効能と応用] 苦降辛散で肝胃二経の滞気を疏散し，疏肝解鬱・行気散結にすぐれている。

肝鬱気滞の胸悶脇痛に，柴胡・鬱金・赤芍などと用いる。

肝胃気滞の乳癰腫痛に，蒲公英・金銀花・全栝楼などと使用する。

方剤例　橘葉栝楼湯

痰火凝結の乳房腫塊にも，夏枯草・貝母・穿山甲などと用いる。

[用　量] 6～15g，煎服。

青　皮（せいひ）

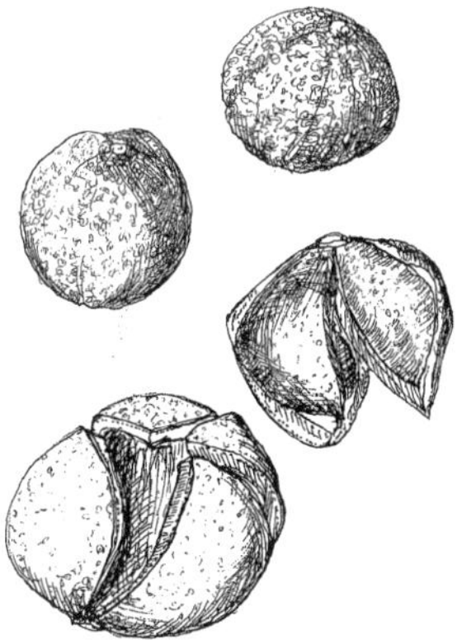

[処方用名] 青皮・小青皮・細青皮・均青皮

[基　原] ミカン科 Rutaceae のオオベニミカン *Citrus tangerina* Hort. ex Tanaka, コベニミカン *C. erythrosa* Tanaka その他同属植物の成熟前の果皮。

[性　味] 苦・辛，温

[帰　経] 肝・胆・脾・胃

[効能と応用]

①疏肝破気

肝鬱気滞の胸脇部が脹って痛む・憂鬱・いらいら・怒りっぽいなどの症候に，柴胡・鬱金・香附子などと用いる。

気滞血瘀による肝腫・脾腫には，丹参・鼈甲・莪朮などと用いる。

肝鬱化火による乳癰（乳腺炎）には，蒲公英・栝楼・橘葉などと使用する。

方剤例　橘葉栝楼散

気滞痰凝による乳房の腫塊には，貝母・夏枯草・穿山甲などと使用する。

寒滞肝脈による疝気（ヘルニアなど）の腫脹・疼痛には，烏薬・木香・小茴香などと用いる。

方剤例　天台烏薬散

②消積化滞

食積による腹満・腹痛・腐臭のある噯気・呑酸などの症候に，神麴・山楂子・麦芽などと用いる。

方剤例　青皮丸

臨床使用の要点

青皮は辛苦・温で，気は峻烈で沈降下行し，疏肝破気・散結消堅止痛・消積化滞に働く。肝鬱気滞の脇痛乳癰や寒疝腹痛，食積痰滞の胸悶脹痛・気逆などに適する。

[参　考]

①疏肝には醋炒したほうがよい。

②橘皮と青皮は同一物で老嫩の違いがあり，効能も異なっている。橘皮は成熟した果皮で，薬力は緩和で軽くて上浮し，脾肺の気分を理し，行気健脾・燥湿化痰にすぐれている。青皮は未成熟な果皮で，性質が峻猛で沈降下行し，肝胆の気分を疏し消積化滞にも働く。それゆえ，「陳皮は昇浮し，脾肺に入り高きを治して通を主る，青皮は沈降し，肝胆に入り低きを治して瀉を主る」と概括されている。肝病が脾に及び肝脾不和を生じた場合には，両者を併用するのがよい。

[用　量] 3～9g，煎服。丸・散に入れてもよい。

[使用上の注意] 性質が峻烈で元気を損傷するので，気虚には使用しないほうがよい。

枳　実（きじつ）

[処方用名] 枳実・小枳実・江枳実・生枳実・炒枳実・キジツ

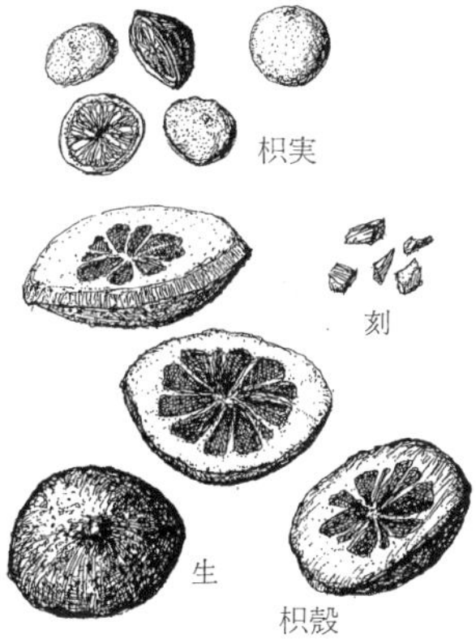

［基　原］ミカン科 Rutaceae のダイダイ *Citrus aurantium* L.,　イチャンレモン *C. wilsonii* Tanaka, カラタチ *Poncirus trifoliata* Rafin. などの幼果。

［性　味］苦，微寒

［帰　経］脾・胃・大腸

［効能と応用］

①破気消積

腸胃湿熱積滞による腹痛・便秘あるいは下痢・裏急後重などの症候に，大黄・黄連・沢瀉・神麴などと用いる。

方剤例　枳実導滞丸

熱結の便秘・腹満・腹痛に，大黄・芒硝などと用いる。

方剤例　大承気湯

気滞血瘀の腹痛・腹満などの症候には，桃仁・紅花・赤芍などと使用する。

方剤例　通導散・枳実芍薬散

②化痰消痞

胸脇の痰飲で胸が痞えて苦しい・呼吸促迫などを呈するときに，半夏・陳皮・茯苓などと用いる。

方剤例　導痰湯・滌痰湯

痰濁阻滞胸陽による胸痛・胸の痞えなどの症候には，厚朴・薤白・桂枝などと使用する。

方剤例　枳実薤白桂枝湯

寒凝気滞の胃痛・上腹部の痞えなどの症候には，生姜・橘皮などと使用する。

方剤例　橘皮枳実生姜湯

飲食停滞・脾胃不運の上腹部の痞え・腹満・食欲不振などの症候に，白朮・茯苓・黄連・乾姜・厚朴などと用いる。

方剤例　枳実消痞丸・枳朮丸

臨床使用の要点

枳実は苦寒で下降し，気鋭力猛で破気消積・化痰除痞に働き，脾胃の気分薬である。積滞内停・気機受阻による痞満脹痛・便秘・瀉痢後重には，気血痰食を問わず用いる。薬力が猛烈であるところから，「衝墻倒壁の功あり」「消痰癖，祛停水，逐宿食，破結胸，通便閉，これにあらざれば能(あた)わざるなり」といわれている。

［参　考］

①炒用すると薬性が緩和になる。

②枳実と枳殻は基原が同じであり，夏至前に採取した幼果で小さなものが枳実，秋季に採取した成熟果実で大きなものが枳殻である。李時珍は「枳実と枳殻は，性味効用ともに同じ，上世また分別なく，魏晋以来，はじめて実と殻の用を分つ」と述べているが，枳実の効能は猛烈で枳殻は緩和である。破積導滞・通利大便には枳実を，理気寛中・消除脹満には枳殻を用いる。

［用　量］3～9g，大量で30g，煎服。散・丸に入れてもよい。

［使用上の注意］破気に働き正気を消耗するので，体壮邪実に用いる。虚弱者・妊婦には使用しない。

［附］枳　殻（きこく）

ダイダイ・イチャンレモンの成熟果実。

［性　味］［帰　経］［効　能］枳実と同じで，作用が緩和であり，理気寛胸・消脹除痞にすぐれており，胸腹気滞の痞滞脹痛に適する。

［用　量］［使用上の注意］枳実と同じ。

厚　朴（こうぼく）

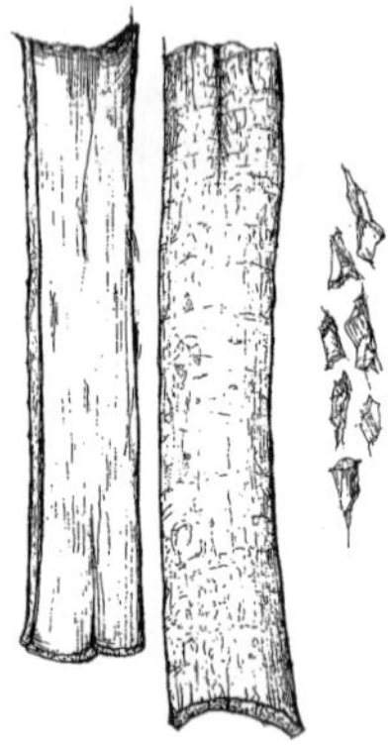

［処方用名］厚朴・川朴・川厚朴・製川朴・姜厚朴・コウボク

［基　原］モクレン科 Magnoliaceae のカラホウ *Magnolia officinalis* Rehd. et Wils. およびその変種 var. *biloba* Rehd. et Wils. の樹皮。前者を川朴・湖北厚朴，後者を温州厚朴として区別することがある。

日本産（和厚朴）はホウノキ *M. obovata* Thunb. の樹皮で，日局品である。

［性　味］苦・辛，温

［帰　経］脾・胃・肺・大腸

［効能と応用］

①行気化湿

湿困脾胃・食積気滞の腹満・腹痛・下痢などに，蒼朮・陳皮などと用いる。

方剤例　平胃散

寒湿には，乾姜・草豆蔻・木香などと使用する。

方剤例　厚朴温中湯・厚朴生姜甘草半夏人参湯

②下気除満

熱結や裏実気滞の腹満・腹痛・便秘に，枳実・大黄などと用いる。

方剤例　厚朴三物湯・大承気湯

③燥湿化痰・下気降逆

痰湿壅肺の咳嗽・呼吸困難に，麻黄・杏仁・半夏などと用いる。

方剤例　厚朴麻黄湯

臨床使用の要点

厚朴は苦辛・温で，苦で下気し辛で散結し温で燥湿し，下気除満・燥湿化痰の効能をもち，有形の実満を下すとともに無形の湿満を散じる。それゆえ，食積停留・気滞不通の胸腹脹満・大便秘結，湿滞傷中の胸腹満悶・嘔吐瀉痢に適する。また，燥湿化痰・下気降逆にも働き，痰湿壅肺・肺気不降による喘咳にも有効である。

[参　考]

①生姜と同煮した製川朴（姜厚朴）は，温中散寒の効能が強くなる。

②臨床的には，配合の違いによりさまざまな効能を発揮する。湿滞には蒼朮を助けて燥湿健脾に，気滞には木香を助けて行気止痛に，食滞には枳実を補佐して消痞除脹に，痰滞には半夏を補佐して燥湿化痰に，寒凝には乾姜を助けて温中散寒に，熱結には大黄を助けて瀉熱導滞に，肺気壅滞には麻黄・杏仁を補佐して下気平喘に，それぞれ働く。

③厚朴・枳実は有形の実満を除き無形の湿満を散じる。厚朴は苦温燥湿して除満の力が強く，燥湿化痰にすぐれ湿満により適している。枳実は苦降下行し気鋭力猛であり，宿食を逐(お)い便閉を通じるので，実満により適している。

[用　量] 3～9g，煎服。丸・散に入れてもよい。

[使用上の注意] 温燥に偏し行気の力が強いので，内熱津虚・脾胃気虚には用いない。妊婦にも使用しないほうがよい。

[附] 厚朴花（こうぼくか）

カラホウなどの花蕾。川朴花ともいう。

[性　味] [用　量] 厚朴と同じ。

[効　能] 寛中利気・開鬱化湿に働き，肝胃気滞・湿困脾胃の腹満に用いる。

砂　仁（しゃにん）

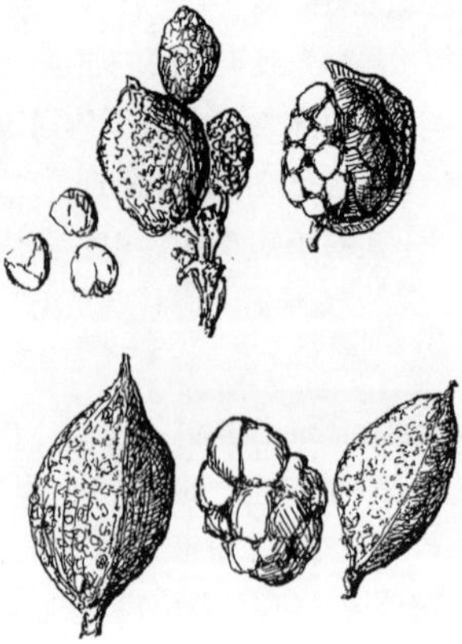

［処方用名］砂仁・縮砂仁・縮砂・春砂仁・陽春砂・陽春砂仁・シュクシャ

［基　原］ショウガ科 Zingiberaceae のヨウシュクシャ *Amomum villosum* Lour. の種子団塊。市場で「陽春砂」とされるものは，その成熟果実である。なお日局の縮砂は *A. xanthioides* Wall. ex Bak. に由来する。

［性　味］辛，温

［帰　経］脾・胃・腎

［効能と応用］

①行気止痛・消食

脾胃気滞・食積による腹満・痞え・腹痛などに，木香・枳実などと用いる。

方剤例　香砂枳朮丸

②開胃止嘔

湿困脾胃の悪心・嘔吐・痞え・腹満・食欲不振に，厚朴・陳皮・白豆蔻・半夏などと使用する。

方剤例　香砂二陳湯

脾胃気虚の食欲不振・悪心・嘔吐には，人参・白朮・茯苓などと使用する。

方剤例　香砂六君子湯

妊娠嘔吐に，単味の粉末を呑服したり噛んで服用するか，半夏・竹筎・黄芩などと用いる。

③温脾止瀉

脾虚寒湿積滞の水様下痢・腹痛に，乾姜・肉豆蔻などと用いる。

方剤例　縮砂丸

④理気安胎

胎動不安（切迫流産の腹痛など）に，白朮・桑寄生・続断などと用いる。

臨床使用の要点

砂仁は辛散温通し芳香で理気し，温で燥にすぎず，行気して気を破らず，調中して傷中しない特性があり，中下二焦の気滞を行らせ，とくに脾胃に働く醒脾和胃の良薬である。行気和中・醒脾消食・開胃止嘔の効能をもつので，脾胃気滞の脘腹脹痛・嘔吐食少・瀉痢や食積不消に適する。また，理気安胎の効能をもち，妊娠気滞の胎動不安にも有効である。

［参　考］砂仁は，中国の広東・広西などで産する陽春砂仁と，ベトナム・タイなどで産する縮砂が区別され，陽春砂仁が上質とされている。

［用　量］3～6g，煎服。丸・散に入れてもよい。

［使用上の注意］

①煎剤には，後下するか粉末を冲服する。

②辛散温燥であるから，陰虚火旺には用いない。

［附］砂仁殻（しゃにんこく）・砂仁花（しゃにんか）

ヨウシュクシャの果殻・花。それぞれ春砂殻・春砂花ともいう。

［性　味］［効　能］砂仁と同じで，温性が少なく薬力が弱いので，脾胃気滞に用いる。

［用　量］砂仁と同じ。

白豆蔻（びゃくずく）

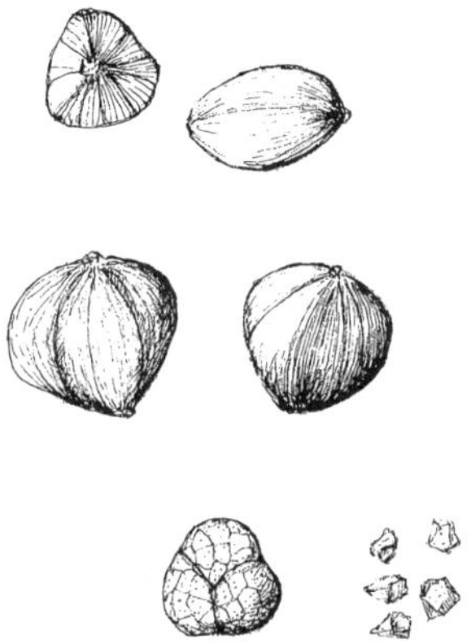

［処方用名］白豆蔻・白仁蔻・紫豆蔻・紫蔻・空白蔻

［基　原］ショウガ科 Zingiberaceae のビャクズク属植物 *Amomum kravanh* Pierre ex Gagnep. の成熟果実。

［性　味］辛，温

［帰　経］肺・脾・胃

［効能と応用］

①行気温中

寒湿気滞の胸苦しい・腹満・腹痛などの症候に，厚朴・木香などと用いる。

方剤例　利膈寛中飲

②化湿消痞

湿温初期の胸苦しい・食欲がない・舌苔が濁膩などの症候に，薏苡仁・杏仁・厚朴・滑石などと用いる。

方剤例　三仁湯・黄芩滑石湯

③温胃止嘔

胃寒の嘔吐に，藿香・半夏・陳皮などと使用する。

方剤例　白豆蔻湯

④開胃消食

食積の食べたくない・少食・消化不良などの症候に，砂仁・陳皮・神麴など

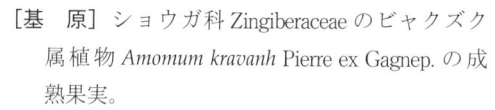

と使用する。

⑤その他

解酒毒の効能をもつので，二日酔いのめまい・嘔吐・痞えなどの症候に，砂仁・葛花・沢瀉などと用いる。

方剤例　葛花解酲湯

臨床使用の要点

白豆蔻は辛散温通して香燥であり，上・中二焦の気滞を行らせ，肺に上行して宣邪理気し，脾胃に入って化濁除寒し，行気温中・化湿消痞・温胃止嘔・開胃消食の効能をもつ。それゆえ，上中二焦の寒湿気滞による胸悶不暢・脘腹脹痛・不飢嘔吐・呃逆反胃，湿温初期の胸悶不飢・舌苔濁膩，脾胃気滞の不飢食少や食積不消などに適する。このほか解酒毒にも働くので酒酔不醒にも有効である。

[参　考]

①殻つきの仁を「白豆蔻」，殻を除いた仁を「白蔻仁」というが，効能は同じである。

②白豆蔻・砂仁は性味が同じで，行気寛中・化湿除痞・健脾消食の要薬である。砂仁は香竄で気濁であり，中・下焦に作用し，温脾止瀉・理気安胎にも働く。白豆蔻は芳香で気清であり，中・上焦に作用し，宣通肺気にも働く。

[用　量] 3～6g，煎服。丸・散に入れてもよい。

[使用上の注意]

①煎剤には後下する。

②辛燥で助熱耗気するので，火昇による嘔気・熱証の腹痛・気虚には用いない。

[附] 豆蔻殻（ずくかく）・豆蔻花（ずくか）

Amomum kravanh の果殻・花。

[性　味] [効　能] 白豆蔻と同じで，温性がやや少なく薬力が弱い。寛中利気・和胃化濁の効能を利用し，脾胃気滞の脘腹脹痛・嘔悪食少などに用いる。

[用　量] 3～6g，煎服。丸・散に用いてもよい。

川楝子（せんれんし）

[処方用名] 川楝子・金鈴子・苦楝子・楝実

[基　原] センダン科 Meliaceae のトウセンダン *Melia toosendan* Sieb. et Zucc. の成熟

果実。正名は「苦楝子」。

[性　味] 苦，寒。小毒

[帰　経] 肝・胃・小腸・膀胱

[効能と応用]

①疏泄肝熱・解鬱止痛

肝鬱気滞・化火の胸脇部や胃部の脹った痛み・いらいら・口が苦いなどの症候に，延胡索・木香などと用いる。

方剤例　金鈴子散

肝腎陰虚の肝鬱で胸脇部や胃部の脹った痛み・口や咽の乾燥感・乾嘔・潮熱・舌質が紅絳で乾燥・無苔～少苔などを呈するときに，生地黄・枸杞子・麦門冬などと用いる。

方剤例　一貫煎

②行気止痛

寒疝の両下腹部の冷え痛み・陰嚢の収縮などの症候に，温熱の呉茱萸・小茴香・青皮などと使用する。

方剤例　導気湯・天台烏薬散・金萸丸

睾丸の腫脹・疼痛など湿熱下注の疝痛にも，黄柏・車前子などと用いる。

③殺　虫

虫積の腹痛に，檳榔子・使君子・雷丸などと用いる。

臨床使用の要点

川楝子は苦寒で性降であり，疏泄肝熱・解鬱止痛に働き，疏泄して燥さないため「疏肝の潤薬」といわれ，肝鬱化火・肝胃気滞の胸脇脘腹脹痛に適するほか,「瀉腎火」の効能をもつので肝腎陰虚の肝鬱には必ず使用する。このほか,肝・膀胱・小腸に入り行気止痛するので，湿熱下注による睾丸腫痛や小腸疝痛にも常用する。駆虫にも働き，虫積腹痛にも応用する。

[参　考]

①一般には生用し，疝痛には塩炒して用いる。

②寒疝に有効であるが，苦寒の性味を改変するために必ず辛温薬を配合する必要がある。

③殺虫の効能は，根皮あるいは樹皮である苦楝皮のほうが強い。

[用　量] 3～9g，煎服。

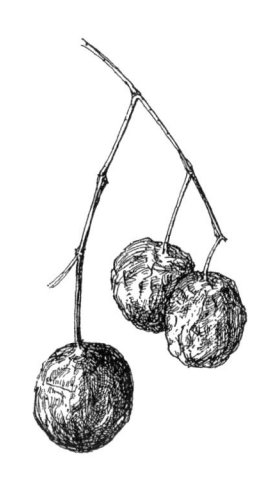

薤 白（がいはく）

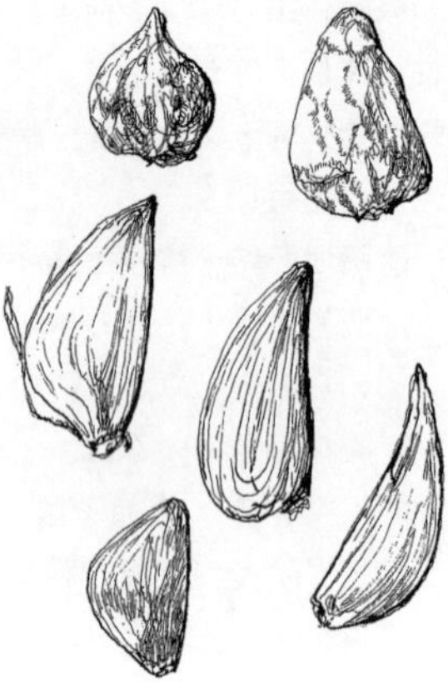

[処方用名] 薤白・薤白頭

[基 原] ユリ科 Liliaceae のラッキョウ *Allium bakeri* Regel，チョウセンノビル *A. macrostemon* Bge. の地下鱗茎。

[性 味] 辛・苦，温

[帰 経] 肺・胃・大腸

[効能と応用]

①通陽散結

寒痰凝滞・胸陽不宣による胸痺で胸背痛・胸苦しい・呼吸困難・喀痰などを呈するときに，栝楼・半夏・枳実・桔梗などと用いる。

方剤例 栝楼薤白白酒湯・栝楼薤白半夏湯・栝楼薤白桂枝湯

②下気行滞

腸胃気滞の下痢・テネスムスに，柴胡・枳実・白芍などと使用する。

方剤例 四逆散加薤白方

臨床使用の要点

薤白は辛散苦降し，温通して滑利であり，上は胸中の陽気を宣通し陰寒の凝結を散じ，下は大腸の気滞を行らせる。それゆえ，水飲痰濁停聚の胸痺の喘息咳唾・心痛徹背・短気・不得臥などに有効で，「胸痺の要薬」といわれ，また痢疾の裏急後重にも用いる。上は胸痺を開き下は気滞を泄するのは，凝鬱を条達できるからである。

[用 量] 6～12 g，煎服。

[使用上の注意] 気虚無滞には用いない。

檳榔子（びんろうじ）

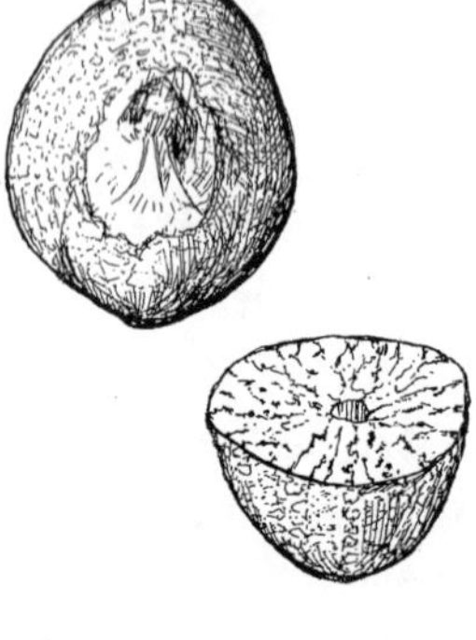

[処方用名] 檳榔・檳榔子・花檳榔・檳榔片・大腹子・海南子・鶏心榔榔・ビンロウジ

[基 原] ヤシ科 Palmae のビンロウジュ *Areca catechu* L. の成熟種子。

[性 味] 苦・辛，温

[帰 経] 胃・大腸

[効能と応用]

①行気消積・瀉下

食積気滞の腹満・腹痛・便秘・排便がすっきりしないなどの症状に，木香・大黄などと用いる。

方剤例　木香檳榔丸

湿熱下痢のテネスムスには，木香・黄連・赤芍などと使用する。

方剤例　芍薬湯

②利水消腫

脚気の腫脹・疼痛に，木瓜・呉茱萸・陳皮などと用いる。

方剤例　鶏鳴散・九味檳榔湯

水腫実証には，沢瀉・木通などと使用する。

③殺　虫

線虫・回虫・蟯虫などの虫積に，南瓜子・烏梅・雷丸などと用いる。

④その他

截瘧（さいぎゃく）の効能をもち，瘧疾（マラリアなどの悪寒・発熱の発作を呈する疾患）に常山・草果などと使用する。

方剤例　截瘧七宝飲

臨床使用の要点

檳榔子は苦降・辛散・温通し，降気行滞に働き，気を下降させて痰を行らせ水を消し，滞破して積を除き食を化すので，降気破滞・通行導滞・利水化湿の効能をもち，さらに殺虫・截瘧に働く。それゆえ，虫積腹痛・痰湿作瘧・瀉痢後重・食積痰滞・胸腹脹悶・水腫脚気などに適する。

[用　量] 6～15 g，単味では 30～120 g，煎服。

[使用上の注意] 耗気降気するので，気虚下陥には禁忌。

大腹皮（だいふくひ）

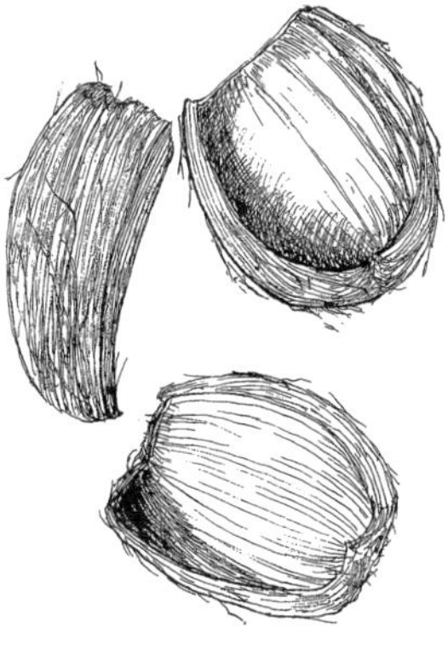

[処方用名] 大腹皮・大腹絨・ダイフクヒ

[基　原] ヤシ科 Palmae のビンロウジュ *Areca catechu* L. の成熟果皮。

[性　味] 辛，微温

[帰　経] 脾・胃・大腸・小腸

[効能と応用]

①下気寛中

湿阻気滞の腹満・痞え・排便がすっきりしないなどの症候に，藿香・厚朴・茯苓などと用いる。

方剤例　藿香正気散

②行水消腫・止瀉

水湿外溢の全身浮腫・尿量減少などに，生姜皮・茯苓皮・桑白皮などと用いる。

方剤例　五皮飲

脚気の腫脹・疼痛に，檳榔子・牽牛子・桑白皮・木通などと用いる。

湿困脾胃の腹満・下痢に，茯苓・厚朴・茵蔯・蒼朮などと用いる。

方剤例　一加減正気散・五加減正気散

臨床使用の要点

大腹皮は辛・微温で宣発の力を備え，行気疏滞・寛中除脹により無形の気滞を散じるとともに，行水消腫により有形の水湿を除き止瀉にも働く。気滞湿阻の胸腹積水・痞悶脹満および水気外溢の皮膚脚気水腫に有効である。

[参　考] 大腹皮と檳榔子は，同じビンロウジュの果皮と種子で効能が似ているが，檳榔子のほうが行気の効能が強く瀉下に働き殺虫の効能をもち，大腹皮は止瀉に働く。

[用　量] 3～9g，煎服。

[使用上の注意] 耗気するので，気虚には慎重を要する。

甘　松（かんしょう）

[処方用名] 甘松・甘松香

[基　原] オミナエシ科 Valerianaceae の *Nardostachys chinensis* Batal. の根茎。

[性　味] 辛・甘，温

[帰　経] 脾・胃

[効能と応用]

①行気止痛・開胃醒脾

脾胃受寒の気滞による胸苦しい・腹満・腹痛・食欲不振などの症候に，香附子・砂仁・藿香などと用いる。

方剤例　大七香丸

②その他

収湿抜毒の効能があるので，湿脚気の水腫に，荷葉・藁本などと煎汁にし外

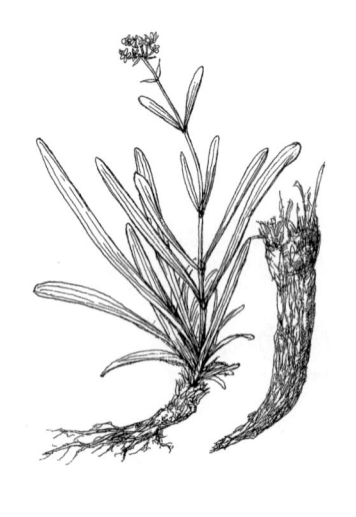

洗する。

臨床使用の要点

甘松は辛香行散し，温で熱さず，甘で膩滞せず，香で燥さず，行気止痛・醒脾開胃の佳品であり，気鬱胸悶・胃脘疼痛に適する。

［用　量］3～6g，煎服。外用には適量。

［使用上の注意］血熱には禁忌。

香　櫞（こうえん）

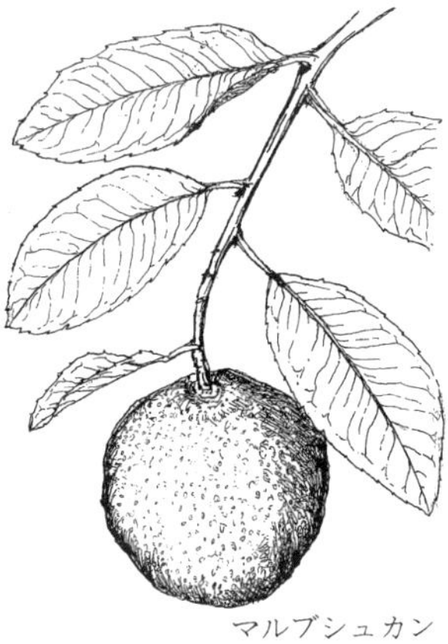

マルブシュカン

［処方用名］香櫞・陳香櫞・香櫞皮

［基　原］ミカン科 Rutaceae のマルブシュカン *Citrus medica* L. あるいはイチャンレモン *C. wilsonii* Tanaka の成熟果皮。

［性　味］辛・苦・酸，温

［帰　経］肝・脾・肺

［効能と応用］

①行気止痛・舒肝和胃

肝気不舒・脾胃気滞による腹満・痞え・胸脇部が脹って苦しい・嘔吐・噯気・食欲不振などの症候に，香附子・白豆蔻・陳皮などと用いる。

②寛胸化痰

痰飲による咳嗽・胸苦しいなどの症候に，半夏・茯苓・生姜などと使用する。

臨床使用の要点

香櫞は辛行苦降し気は清香で，肝・脾・肺に入る。主に舒肝理気行滞に働き，肝気不舒・脾胃壅滞による胸脇満悶・胃脘作痛・悪心嘔吐・食欲不振に常用する。また，清香で順気化痰の効能をもつので，痰多気逆の咳嗽に適し，薬力の緩やかな理気化痰・止咳薬である。

［参　考］香痰・青皮はいずれも疏肝和胃に働くが，香櫞は薬力が緩やかである。

［用　量］3～9g，煎服。丸・散に入れてもよい。

仏　手（ぶしゅ）

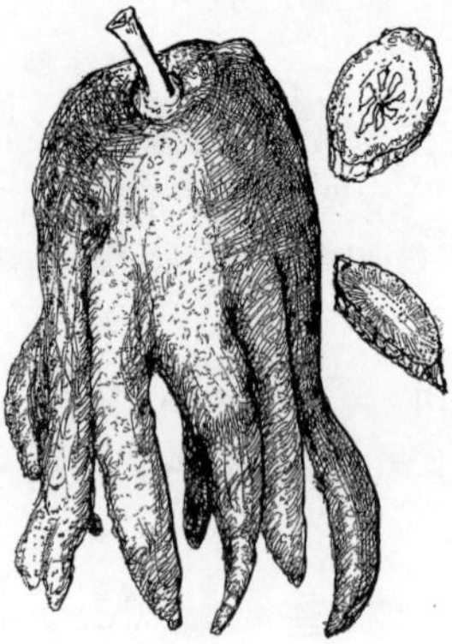

[処方用名] 仏手・仏手柑・仏手片・鮮仏手・陳仏手

[基　原] ミカン科 Rutaceae のブシュカン *Citrus medica* L. var. *sorcodactylus* Swingle の成熟果皮。

[性　味] 辛・苦・酸，温

[帰　経] 肝・脾・胃・肺

[効能と応用]

①舒肝和胃・行気止痛

肝鬱気滞・肝胃不和による胸脇部の脹った痛み・腹満・痞え・嘔吐・食欲不振などの症候に，香附子・木香・青皮などと用いる。

②その他

止咳化痰にも働き，咳嗽に使用する。

臨床使用の要点

仏手は芳香で辛散・苦降・温通し，舒肝和胃・行気止痛・醒脾開胃にすぐれ，肝胃気滞の胸脇脹痛・食少嘔吐に適している。化痰にも働き，痰気咳嗽にも用いる。

[参　考]

①仏手と香櫞はいずれも舒肝和胃・行気止痛に働くが，清香の気は仏手がすぐれ醒脾開胃・理気快膈の力が強い。

②仏手・陳皮は理気化痰に働くが，行気止痛の効能は仏手が，化痰の効能は陳皮が，それぞれすぐれている。

[用　量] 3～9g，煎服。

[使用上の注意] 気滞をともなわないときや陰虚火旺には用いない。

[附] 仏手花（ぶしゅか）

ブシュカンの花。

性味は微苦・温で，醒脾開胃・快膈止嘔の効能をもち，適応・用量は仏手とほぼ同じである。

沈　香（じんこう）

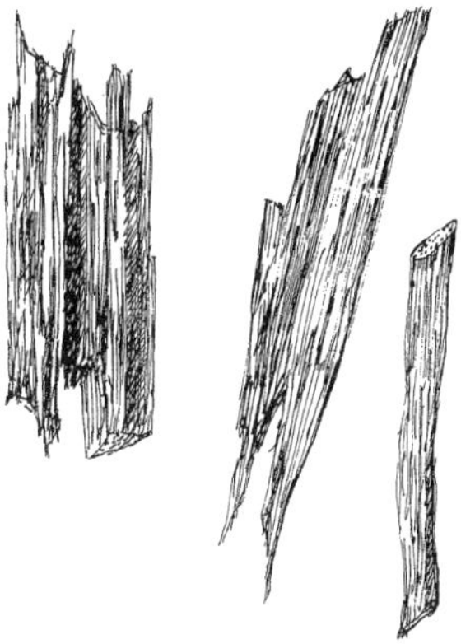

［処方用名］沈香・沈香片・沈香屑・盔沈香

［基　原］ジンチョウゲ科 Thymelaeaceae の *Aquilaria agallocha* Roxb.，*A. sinensis* Gilg などの材中に黒色の樹脂が沈着したもの。

［性　味］辛・苦，温

［帰　経］脾・胃・腎

［効能と応用］

①行気止痛

気滞による胸脇の痞満・疼痛や月経不順・下腹部痛に，香附子・砂仁などと用いる。

方剤例　沈香降気散

痰飲内停の気滞による胸の痞え・疼痛には，木香・半夏・茯苓などと使用する。

方剤例　沈香化気丸・沈香墜痰丸

②温中止嘔

胃寒の嘔吐・吃逆に，丁香・白豆蔻・柿蒂などと使用する。

方剤例　沈丁二香散

③温腎納気・降逆平喘

腎陽虚の不納気による吸気性呼吸困難に，附子・肉桂・熟地黄・補骨脂・五味子・人参・蛤蚧・胡桃肉などと用いる。

方剤例　黒錫丹・沈香湯

胸部寒凝気滞の胸苦しい・呼吸困難・呼吸促迫などの症候に，烏薬・木香・檳榔子などと使用する。

方剤例　沈香四磨湯

臨床使用の要点

沈香は芳香辛散・温通散寒し質重で沈降し，行気止痛・温中止嘔・温腎納気・降逆平喘に働き，「温にして燥せず，行りて泄さず，脾を扶けて運行を倦かさず，腎に達して導火帰原し，降逆の功ありて，破気の害なし」と称され，理気の佳品である。寒凝・痰湿阻滞による気滞の胸痞腹脹・胸腹疼痛・嘔吐呃逆，および腎陽虚寒の気逆喘急に適する。また，男子精冷・大便虚秘にも用いてよい。

［参　考］沈香・肉桂は下腹部疼痛に有効であるが，沈香は気滞に，肉桂は陽虚に適する。

［用　量］1～3g，冲服。丸・散に入れてもよい。

[使用上の注意]

①煎薬には入れず，粉末や磨汁を冲服する。

②気虚下陥・陰虚火旺には禁忌。

[附] 沈香麹（じんこうきく）

沈香・檀香・木香・降香・藿香・陳皮・青皮・穀芽・麦芽・鬱金・烏薬・砂仁・白豆蔲・枳殻・厚朴・檳榔子・柴胡・葛根・白芷・羌活・防風・桔梗・前胡・甘草を粉末にし，小麦粉と練って糊状にしたものを，塊状にかため発酵させたもの。

理気化滞・調中和胃・止痛止瀉・舒肝消脹などの効能をもち，肝胃気滞の疼痛に適する。

[用　量] 3～6g，包煎。

檀　香（だんこう）

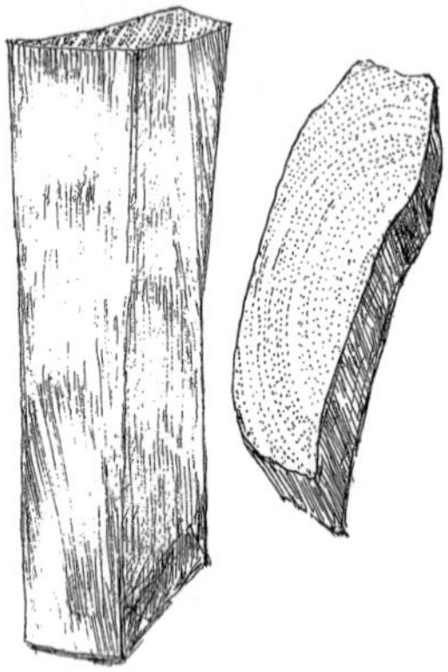

[処方用名] 檀香・白檀香

[基　原] ビャクダン科 Santalaceae のビャクダン *Santalum album* L. の木質心材。

[性　味] 辛，温

[帰　経] 脾・胃・肺

[効能と応用]

①行気止痛

寒凝気滞による胸腹の疼痛に，白豆蔲・丁香・沈香・烏薬・延胡索などと用いる。

方剤例　沈香磨脾散・聚香飲子・寛胸丸

気滞血瘀の腹痛・狭心痛などに，丹参・紅花などと使用する。

方剤例　丹参飲

②温胃止嘔

胃寒の疼痛・嘔吐に，菖蒲・丁香・木香などと用いる。

方剤例　菖蒲散

臨床使用の要点

檀香は辛散温通し芳香を有し，肺胃の気分に入り，宣発気滞・暢膈寛中・温胃散寒に働き，理気の要薬である。滞気・逆気による胸腹疼痛，胃寒の疼痛嘔吐あるいは噎膈（いつかく）嘔吐に適する。

[用　量] 1～3g，煎服。丸・散に入れてもよい。

[使用上の注意] 陰虚火旺・気分熱盛・吐衄には用いない。

柿　蒂（してい）

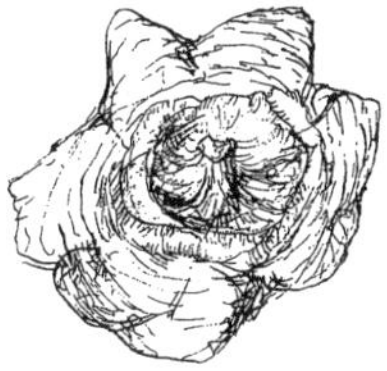

[処方用名] 柿蒂・柿銭・シテイ

[基　原] カキノキ科 Ebenaceae のカキ *Diospyros kaki* L. f. の果蒂。

[性　味] 苦・渋，平

[帰　経] 胃

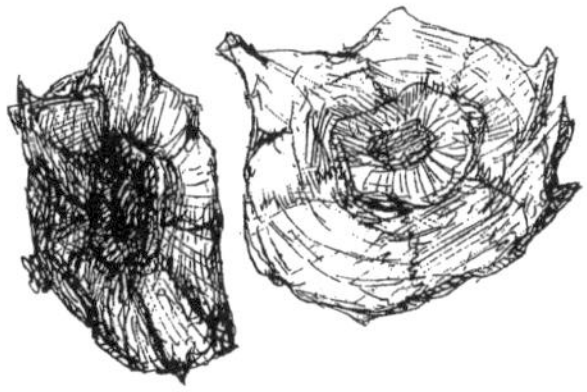

[効能と応用]

①降気止涼

胃寒の吃逆（しゃっくり・呃逆）に，丁香・生姜などと用いる。

方剤例　柿蒂散・丁香柿蒂散

胃熱の吃逆には，竹筎・黄連・代赭石などと使用する。

方剤例　竹筎黄連柿蒂湯・柿蒂代赭散

気虚の吃逆には，人参・丁香などと使用する。

方剤例　柿銭散

陽虚の吃逆には，附子・人参・丁香などと用いる。

方剤例　丁附柿蒂散

臨床使用の要点

柿蒂は苦・微温で，逆気を下降し，止呃の要薬であり，胃気上逆の呃逆に適する。寒熱虚実にもとづき適当な配合を行えば著効が得られる。

[用　量] 3～12g。煎服。丸・散に入れてもよい。

[附] 柿　霜（しそう）

干し柿（柿餅）の表面にできる白霜であり，加工して餅塊にするので「柿霜餅」ともいう。

[性　味] 甘，涼

[帰　経] 肺・胃

[効能と応用] 甘涼清潤で清熱生津・潤肺止咳に働くので，喉痛・口内炎・肺熱燥咳・肺癆喀血などに用いる。

[用　量] 3～9g，冲服。

茘枝核（れいしかく）

[処方用名] 茘枝核・大茘核・茘仁

[基　原] ムクロジ科 Sapindaceae のレイシ *Litchi chinensis* Sonn. の成熟種子。

[性　味] 甘，温

[帰　経] 肝・腎

[効能と応用]

①行気止痛・散寒

寒滞肝脈による寒疝（ヘルニアなど）の下腹部の冷え・陰嚢腫大などに，橘核・小茴香・川楝子などと用いる。

方剤例　茘枝散・茘核散・茘枝橘核湯

気滞による胃痛や婦人の下腹痛に，木香・香附子などと用いる。

方剤例　茘香散・蠲痛散

臨床使用の要点

茘枝核は甘温で，肝経血分に入り，血中の滞気を行らせ寒邪を散じ，行気散寒止痛の効能をもつので，肝鬱気滞寒凝による疝気・睾丸腫痛にもっとも適する。また，温行散滞の効能により胃痛・婦女少腹血気刺痛にも有効である。

[用　量] 5～9g，煎服。丸・散に入れてもよい。

[使用上の注意] 寒凝気滞がない場合には用いない。

玫塊花（まいかいか）

[処方用名] 玫塊花

[基　原] バラ科 Rosaceae のマイカイ *Rosa rugosa* Thunb. var. *pleva* Reg. の花蕾。

[性　味] 甘・微苦，温

[帰　経] 肝・脾

[効能と応用]

①行気活血・疏肝止痛

肝胃不和の胃痛・胸脇部が脹って痛む・曖気・食欲不振などの症候に，香附子・川楝子などと用いる。

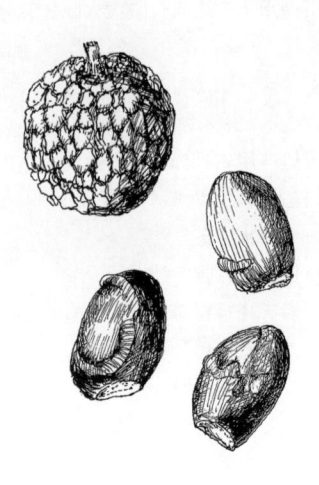

月経不順や打撲捻挫などに，当帰・川芎・沢蘭などと使用する。

臨床使用の要点

玫塊花は甘苦で芳香があり，柔肝理脾して行気活血・疏肝止痛に働くので，肝胃不和の胃脘部や脇部の悶痛・脹満に適する。また，理気活血の効能により，月経不順・損傷疼痛・心絞痛などにも有効である。

［用　量］3～9g，煎服。

路路通（ろろつう）

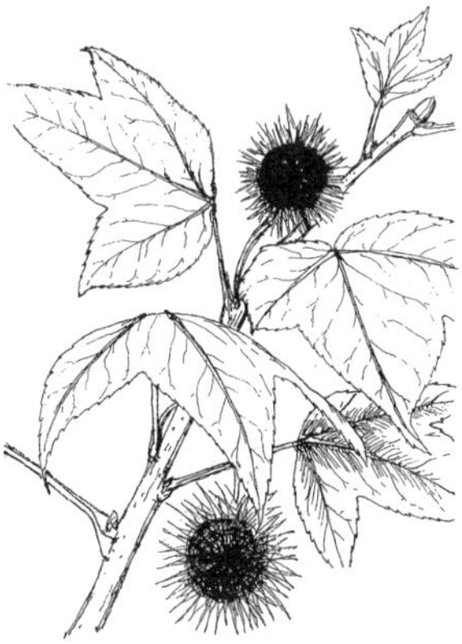

［処方用名］路路通・楓果・丸孔子

［基　原］マンサク科 Hamamelidaceae のフウ *Liquidambar formosana* Hance の成熟果実。

［性　味］苦・微渋，平

［帰　経］肝・胃

［効能と応用］

①行気寛中・活血通絡

胃気滞の腹痛・腹満・排便がすっきりしないなどの症候に，木香・烏薬・枳殻などと用いる。

肝鬱血虚の月経不順・経血量が少ない・腹満などの症候に，当帰・益母草・香附子などと使用する。

風湿痺の疼痛・しびれ・筋肉のひきつりなどに，桑寄生・独活・川芎などと使用する。

②利水消腫

水湿による浮腫に，茯苓皮・冬瓜皮・桑白皮などと用いる。

臨床使用の要点

路路通は苦平で，行気寛中・活血通絡に利水消腫を兼ね，通利の性質により経絡の留滞を駆逐し除湿するので，行気調経・理痺利水の補助薬として使用する。

［用　量］3～9g，煎服。

［使用上の注意］月経過多・妊婦には用いない。

第9章

理血薬（りけつやく）

血分の病変を調理する薬物を，理血薬と統称する。

血分の病変は，血虚・血熱・血瘀・出血（血溢）の4種に大別でき，それぞれ補血・涼血・行血（活血化瘀）・止血が治法になる。

本章では，活血化瘀薬と止血薬について述べる（補血薬は「補益薬」で，涼血薬は「清熱薬」で詳述している）。

第1節　活血化瘀薬（かっけつけおやく）

血脈を疏通し瘀血を消散する薬物を，活血化瘀薬という。

活血化瘀薬は性味が辛温のものが多く，辛で散瘀化滞し，温で血脈を通行して血行を促進し，通行血脈・消散瘀血・止痛の効能をあらわす。

主として，気血瘀滞による痛経経閉（月経痛・無月経）・産後瘀阻（産後の悪露停滞）・癥瘕痞塊（腹腔内腫瘤）・跌打損傷（打撲捻挫などの外傷），および関節痺痛（血行不良による関節痛）・瘡瘍腫毒（化膿症）・瘀血阻滞による出血などに用いる。

活血化瘀薬を用いる場合には，「気行ればすなわち血行り，気滞ればすなわち血凝す」の理論にもとづき，行気薬を配合することが多い。また，血瘀をひきおこした原因の違いにより，寒凝気滞による血瘀には温裏散寒薬を，関節痺痛には祛風湿薬を，癰疽腫痛には清熱解毒薬を，癥瘕積聚には軟堅散結薬を，それぞれ配合する必要がある。

なお，多くの薬物が活血通経の効能をもち，堕胎催産（流早産の誘発）に働くものもあるので，月経過多・血虚無滞の経閉および妊婦には，慎重を要するか禁忌である。

川　芎（せんきゅう）

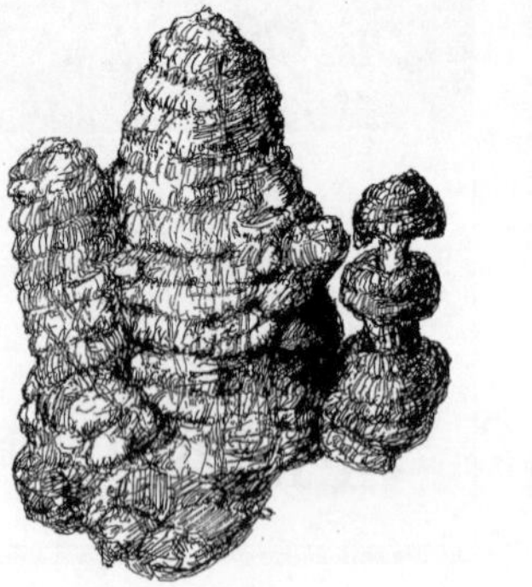

[処方用名] 川芎・芎藭・川藭・大川芎・撫芎・センキュウ

[基　原] セリ科 Umbelliferae のマルバトウキ属植物 *Ligusticum chuanxiong* Hort. の根茎。原名は芎藭。

日本産は，同科のセンキュウ *Cnidium officinale* Mak. の根茎を通常湯通しして乾燥したものである。

[性　味] 辛，温

[帰　経] 肝・胆・心包

[効能と応用]

①活血行気

気血瘀滞による月経不順・無月経・月経痛・難産・胎盤残留などに，当帰・白芍・熟地黄などと用いる。

方剤例　四物湯

肝鬱気滞・血瘀の胸脇痛には，柴胡・香附子・白芍などと使用する。

方剤例　柴胡疏肝散

瘀血痺阻心脈による狭心痛には，紅花・丹参・赤芍などと使用する。

方剤例　冠心Ⅱ号

火毒壅盛の気滞血瘀による癰疽腫痛（皮膚化膿症など）には，当帰・穿山甲・皂角刺などと用いる。

方剤例　透膿散

打撲外傷による内出血の腫脹・疼痛には，当帰尾・桃仁・没薬などと用いる。

方剤例　治打撲一方・折衝飲

②祛風止痛

風寒の頭痛に，白芷・細辛・防風などと用いる。

方剤例　川芎茶調散

風熱の頭痛に，菊花・白僵蚕・石膏などと用いる。

方剤例　川芎散

風湿の頭痛に，羌活・独活・防風などと用いる。

方剤例　羌活勝湿湯

血虚の頭痛に，養血の当帰・白芍・熟地黄や散風の蔓荊子・菊花などと使用する。

方剤例　加味四物湯

風寒湿痺の関節痛に，防風・細辛・独活・杜仲・続断などと使用する。

方剤例　三痺湯・独活寄生湯

臨床使用の要点

川芎は辛温香竄で「走(ゆ)きて守らず」，頭巓に上行し，血海に下達し，皮毛に外徹し，四肢に傍通し，「血中の気薬」である。辛散温通により活血化瘀・行気止痛に働くので，寒凝気滞血瘀の月経不調・経閉痛経・癥瘕腹痛，肝鬱気滞血瘀の脇肋疼痛，瘀血痺阻心脈の胸痺絞痛，気滞血瘀の癰疽腫痛，跌打損傷の瘀血腫痛などに用いる。また，辛温昇散・疏通し，頭目に上行し皮膚に外達し，祛風止痛の効能をもち，頭痛・風湿痺痛に対する良薬であり，とくに頭痛には風寒・風熱・血虚・気虚・血瘀を問わず，配合が適切であれば有効である。ただし，発表の力は強くなく，止痛にすぐれている。

［用　量］3～9g，煎服。

［使用上の注意］辛温昇散であり，過量に用いると真気を走泄させる弊害があるので，陰虚気弱で労熱多汗を呈するときには禁忌であり，気逆嘔吐・肝陽頭痛・月経過多などには使用すべきではない。

延胡索（えんごさく）

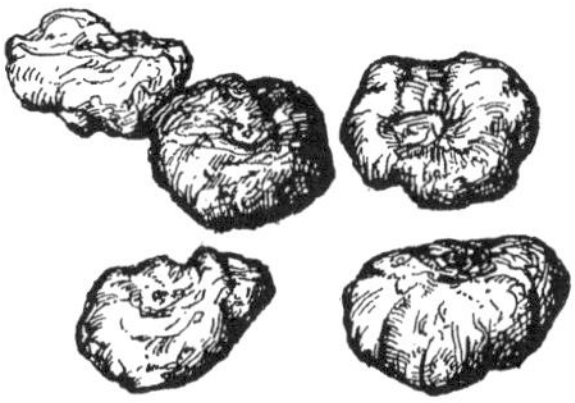

［処方用名］延胡索・玄胡索・元胡索・元胡・玄胡・炒延胡・エンゴサク

［基　原］ケシ科 Papaveraceae のヤブケマン属植物 *Corydalis yanhusuo* W. T. Wang の塊茎。

［性　味］辛・苦，温

［帰　経］肝・脾・心・肺

［効能と応用］

①活血行気・止痛

気滞血瘀による月経痛・無月経・腹腔内腫瘤および産後瘀阻の腹痛などに，当帰・川芎・三棱・莪朮などと用いる。

方剤例　延胡索散・玄胡索散

肝鬱気滞・血瘀による胸脇痛・上腹部痛には，川楝子などと用いる。

方剤例　金鈴子散

打撲外傷による身体痛や腫脹には，当帰・川芎・桃仁・乳香などと使用する。

寒滞肝脈による気血凝滞の疝気疼痛（両下腹～大腿内側・陰部などの冷え痛み）には，呉茱萸・小茴香・烏薬などと使用する。

臨床使用の要点

延胡索は辛散・苦泄・温通し，肝・心の血分に入るとともに，脾・肺の気分にも入り，血中の気を利し気中の血を行らせて，「通じればすなわち痛まず」の効果をあげ，活血行気・止痛の良薬であり，一身上下の諸痛で気滞血瘀によるものにすべて有効である。脘腹脇痛，婦女の気滞血瘀による経閉・痛経・癥瘕および産後瘀阻，跌打腫痛，ならびに寒滞肝脈の疝気作痛によく用いる。

[参　考]

①醋炒すると効能が強くなる。

②延胡索・乳香・没薬・五霊脂は常用の活血止痛薬であるが，止痛の力は延胡索がもっとも強く，応用する部位も広汎で持続時間が長く，毒性をもたないので，活血行気止痛の佳品である。

[用　量] 3～9g，煎服。粉末にして呑服する場合は，1回1.5～3gを湯で服用する。

[使用上の注意]

①瘀滞のない虚痛・月経先期・血熱妄行には使用しない。

②妊婦には禁忌。

降　香（こうこう）

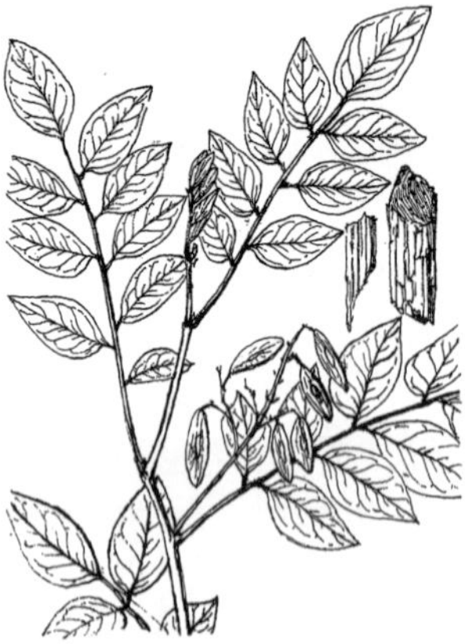

[処方用名] 降香・降真香・紫降香・降香片・降香屑

[基　原] マメ科 Leguminosae の *Dalbergia odorifera* T. Chen の根の心材。あるいはミカン科 Rutaceae の *Acronychia pedunculata* Miq. の茎の心材。

[性　味] 辛，温

[帰　経] 心・肝・脾

[効能と応用]

①散瘀止血定痛

気滞血瘀の胸脇疼痛に，鬱金・桃仁・絲瓜絡などと用いる。

瘀血痺阻心脈の狭心痛に，紅花・丹参・川芎などと用いる。

方剤例　冠心Ⅱ号

打撲外傷の腫脹・疼痛に，乳香・没薬・三七などと使用する。

創傷の出血には，単味の粉末を外用する。

②降気闢穢化濁

穢濁（えだく）内阻による悪心・嘔吐・腹痛などに，藿香・木香などと用いる。

臨床使用の要点

降香は辛散温通し芳香で化濁し，下降の性質をもち，気分に入って降気闢穢化濁するとともに，血分に入って散瘀止血定痛する。穢濁内阻の悪心嘔吐腹痛，および気滞血瘀の胸脇疼痛・瘀血痺阻心脈の胸痺刺痛に適する。また，跌打損傷の瘀腫疼痛や外傷出血など，体内外の出血に内服・外用ともに有効である。

［用　量］3～6g，煎服あるいは丸・散として用いる。外用には適量。

［使用上の注意］

①陰虚火旺・血熱妄行には禁忌。

②瘀滞がないときには，耗気傷血の弊害があるので用いない。

鬱　金（うこん）

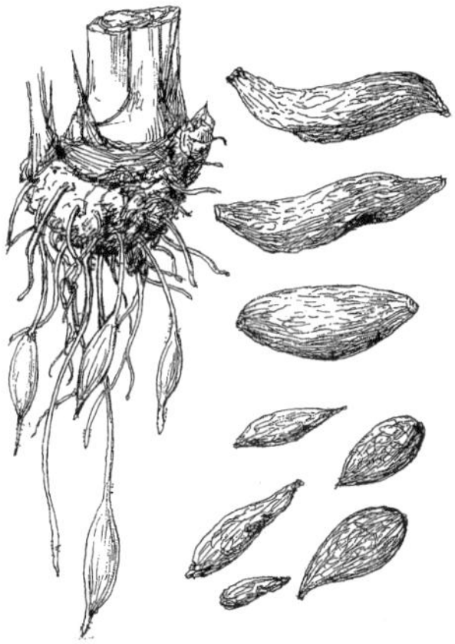

［処方用名］鬱金・玉金・川鬱金・川玉金・広鬱金・広玉金・宇金・郁金（中国）（玉は鬱と同音で，その代用文字，郁は鬱の略字である）

［基　原］ショウガ科 Zingiberaceae のウコン *Curcuma longa* L.，ならびにハルウコン *C. aromatica* Salisb. の塊根（紡錘根）。市場では前者を広玉金，後者を川玉金と称し，断面の色は前者では鮮黄色，後者では灰黒色である。

［性　味］辛・苦，寒

［帰　経］心・肺・肝・胆

［効能と応用］

①行気破瘀

気滞血瘀による胸脇部や乳房が脹って痛む・腹満・腹痛・月経痛などの症候に，柴胡・香附子・白芍・当帰などと用いる。

方剤例　推気散・宣鬱通経湯

気血瘀滞による狭心痛には，栝楼・薤白・紅花・丹参などと使用する。

気滞血瘀による脇下の腫瘤・脹って苦しい・疼痛などには，莪朮・丹参・鼈甲・牡蛎などと用いる。

②清心解鬱

湿温の痰濁蒙閉清竅による意識障害に，菖蒲・竹瀝・滑石・山梔子などと使用する。

方剤例　菖蒲鬱金湯

温熱病の痰熱蒙閉清竅による高熱・意識障害・うわごとなどには，牛黄・黄連・山梔子などと用いる。

方剤例　牛黄清心丸

痰熱内閉による癲癇発作・狂躁状態・煩躁などには，明礬・蜈蚣・香附子などと用いる。

方剤例　白金丸・癲癇散

③涼血止血

血熱瘀滞による吐血・鼻出血・血尿あるいは倒経（代償月経）などに，生地黄・牡丹皮・山梔子などと用いる。

方剤例　生地湯

④利胆退黄

肝胆湿熱蘊蒸による黄疸・胆石などに，茵蔯・山梔子・金銭草などと使用する。

臨床使用の要点

鬱金は辛苦・寒で，辛開苦降し芳香により宣達し寒で清熱し，心・肝二経に入り兼ねて肺・胆にも入り，気分に入って行気解鬱し血分に入って涼血破瘀する，「血中の気薬」である。行気解鬱・破瘀止痛の効能により気滞血瘀の胸脇脘腹脹痛・痛経に，破瘀涼血止血するので血熱瘀滞の吐血衄血・尿血および婦女倒経に，涼血清心・行気解鬱に働くために熱病神昏・癲癇発狂に，宣鬱散結・舒肝利胆退黄の効能をもつので湿熱黄疸・胆結石に，それぞれ有効である。

[参　考]

①広鬱金（広玉金）は行気解鬱にすぐれ，川鬱金（川玉金）は活血化瘀にすぐれている。

②日本では歴史的に「姜黄」を「ウコン」とよんでいるために，一般に鬱金という名称で姜黄が用いられている。色調がまったく異なっており，鬱金は表面が灰褐色で断面が黄色，あるいは表面・断面ともに灰黒色である。全体にいわゆる「ウコン色」をしているのは姜黄であるから，混同しないようにされたい。鬱金を欲するときは，「玉金」と指示するほうが間違いないようである。

[用　量] 3～9g，煎服。

[使用上の注意] 丁香を畏（おそれ）る。

姜　黄（きょうおう）

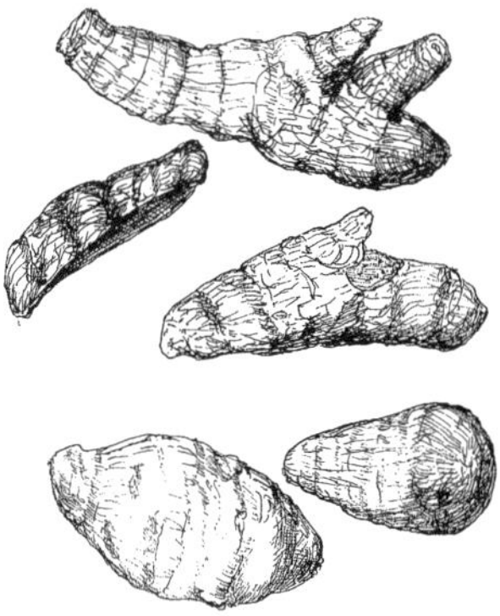

［処方用名］姜黄・片姜黄・ウコン

［基　原］ショウガ科 Zingiberaceae のウコン *Curcuma longa* L. ならびにハルウコン *C. aromatica* Salisb. の根茎を湯通しして乾燥したもの。

［性　味］苦・辛，温

［帰　経］脾・肝

［効能と応用］

①破血行気・通経止痛

気滞血瘀による胸脇部痛・腹痛・月経不順・無月経・月経痛・腹腔内腫瘤あるいは産後瘀阻の腹痛などに，柴胡・香附子・白芍・当帰などと用いる。

方剤例　姜黄散・姜黄丸

打撲外傷の腫脹・疼痛に，桃仁・蘇木・乳香などと使用する。

方剤例　姜黄湯

②祛風勝湿

風湿痺の肩背～上肢の疼痛に，羌活・防風・当帰などと用いる。

方剤例　蠲痺湯・舒筋湯

③その他

行気散結・温散寒遏の効能をもつので，火鬱三焦に白僵蚕・蟬退などと鬱熱を透散する目的で用いられる。

方剤例　昇降散

臨床使用の要点

姜黄は辛苦で温性であり，辛散・苦泄・温通し，辛温により風寒を外散し内は気血を行らせ，苦温により寒湿を外泄し内は瘀血を破るので，活血通経・行気止痛・祛風勝湿の効能をもつ。気滞血瘀による胸脇脘腹疼痛・肢体竄痛・経閉腹痛あるいは産後瘀阻・跌打損傷などに有効である。また，辛散横行し肢臂を行り筋脈を通利し祛風勝湿するので，風湿痺の関節不利・肩臂酸痛によく用いる。

［参　考］

①姜黄は日本では習慣的に「ウコン」とよばれており，生薬市場でも鬱金と誤って用いられている。いわゆる「ウコン色」をしているのが姜黄であるから，

処方上は間違えないようにする必要がある。

②姜黄・鬱金は活血破瘀・行気止痛に働くが，姜黄は辛温行散するので寒凝の気滞血瘀に適し，鬱金は苦寒降泄するので血熱の瘀滞に適する。このほか，姜黄は祛風勝湿して痺証に効果があり，鬱金は清心涼血の効能をもつ。

［用　量］3～9g，煎服。

［使用上の注意］

①妊婦には慎重を要する。

②活血行気の力が強いので，邪実血瘀のないときや虚痛には使用しない。

三　棱（さんりょう）

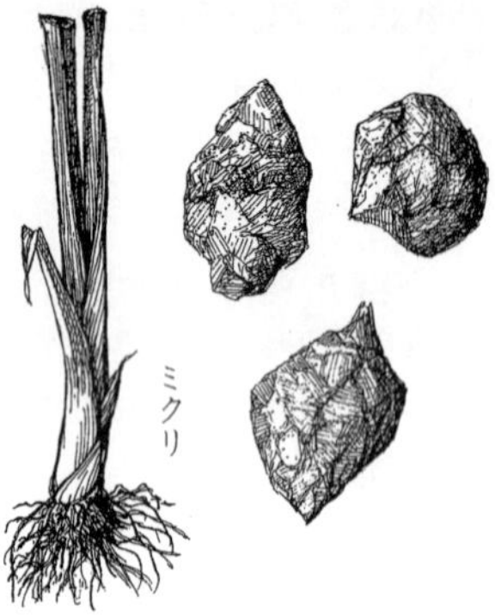

［処方用名］三棱・荊三棱・京山棱・山棱・醋三棱

［基　原］ミクリ科 Sparganiaceae のミクリ *Sparganium stoloniferum* Buch.-Ham. あるいはカヤツリグサ科 Cyperaceae のウキヤガラ *Scirpus yagara* Ohwi の通常外皮を去った塊根。市場では前者を荊三棱，後者を黒三棱と称しており，植物名（中国名）と薬材名が逆転しているので注意を要する。

［性　味］苦，平

［帰　経］肝・脾

［効能と応用］

①破血行気

血瘀気結の腹腔内腫瘤（肝腫・脾腫など）に，鬱金・莪朮・鼈甲・丹参などと用いる。

血瘀の無月経・月経痛や産後瘀阻の腹痛に，莪朮・延胡索・川芎などと使用する。

方剤例　三棱丸

子宮外妊娠破裂の腹腔内血腫に，丹参・乳香・没薬などと使用する。

方剤例　宮外孕方（きゅうがいよう）

②消積止痛

食積停留による腹痛・腹満に，青皮・莪朮・麦芽などと用いる。

方剤例　三棱煎

臨床使用の要点

三棱は苦平で泄降し，肝脾二経の血分に入り，血中の結を破るとともに，気分において行気消積・止痛する。血瘀気結の癥瘕積聚を消散し，「堅はこれを削す」の効能をあらわすほか，破瘀通経して血瘀の経閉痛経や産後瘀阻にも有効である。また，行気開胃・消食止痛に消磨開散の効能を兼ね，食積停留の腹満脹痛にも適する。

［参　考］醋炒すると止痛消瘀の効能が強くなる。

［用　量］3〜9 g，煎服。

［使用上の注意］

①月経過多・妊婦には禁忌。

②攻堅破積して正気を損傷しやすいので，虚弱者には人参・白朮など扶正薬とともに用い，祛邪して傷正しないように配慮する必要がある。

莪　朮（がじゅつ）

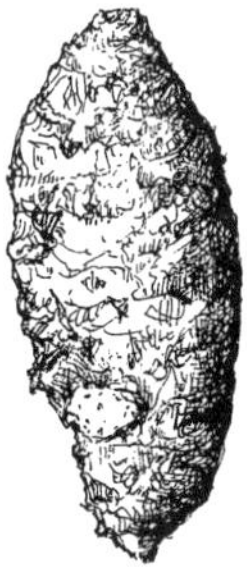

根茎を乾燥させたもの

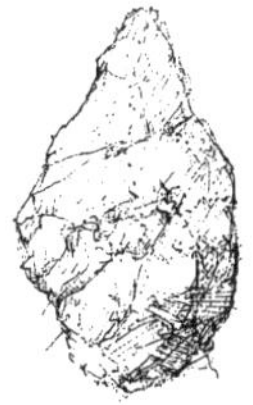

根茎の外皮を剥いで乾燥させたもの

［処方用名］莪朮・蓬莪朮・蒁（じゅつ）薬・醋莪朮・ガジュツ

［基　原］ショウガ科 Zingiberaceae のガジュツ *Curcuma zedoaria* Rosc. の根茎をよく蒸して乾燥したもの。

［性　味］苦・辛，温

［帰　経］肝・脾

［効能と応用］

①行気破血

気滞血瘀による腹腔内腫瘤・無月経・月経痛あるいは産後瘀阻の腹痛に，三稜・川芎などと用いる。

方剤例　三稜丸

肝腫・脾腫には，三稜・紅花・赤芍などと使用する。

子宮外妊娠破裂の腹腔内血腫に，赤芍・丹参・三稜・没薬などと使用する。

方剤例　宮外孕二号方

打撲外傷の腫脹・疼痛に，単味で内服・外用する。

②消積止痛

飲食積停による胸腹部の痞え・腹痛・腹満・悪心・嘔吐などに，三稜・青皮・麦芽などと用いる。

方剤例　莪朮丸

③その他

破血消癥の効能を利用し，単味であるいは三稜とともに注射剤をつくり，子宮頸癌・外陰癌・皮膚癌・口唇癌に試用して一定の効果をあげている。

臨床使用の要点

莪朮は辛散・苦泄・温通し，肝脾の気分に入り，性が峻で消削し，気中の血滞を破るとともに消積止痛する。気滞血瘀の癥瘕積聚・経閉痛経や産後瘀阻・跌打腫痛，飲食積滞の脘腹脹痛・嘔吐酸水などに適する。

[参　考]

①醋炒すると止痛消瘀の効能が強まる。

②莪朮と三棱は効能が似ており，破血行気・消積止痛に働くが，行気には莪朮がすぐれ，破血には三棱がすぐれている。三棱は苦平で香気がなく，肝脾の血分に入って「血中の気」を破り，破血通経の力が強い。莪朮は苦辛温で香気を有し，肝脾の気分に入り「気中の血」を破り，破気消腫の力が強い。
ただし，気血は相互に関連が強く，血を行らせるにはまず気を行らせる必要があるために，血瘀の経閉・癥瘕や食積腹痛などには両者を併用するのがよい。ただし，両薬ともに攻堅消積の効能があり正気を損傷しやすいので，人参・白朮などを配合し攻補兼施することも必要である。

[用　量] 3～9g，煎服。外用は適量。

[使用上の注意] 妊婦には禁忌。

蘇　木（そぼく）

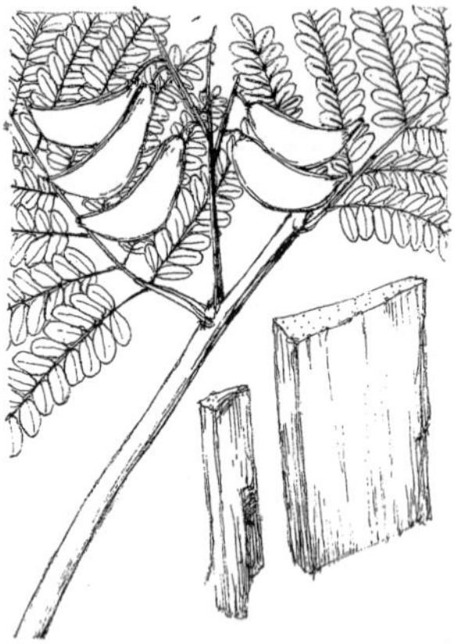

[処方用名] 蘇木・蘇方木・ソボク

[基　原] マメ科 Leguminosae のスホウ *Caesalpinia sappan* L. の心材。

[性　味] 甘・鹹・辛，平

[帰　経] 心・肝・脾

[効能と応用]

①活血祛瘀・消腫止痛

血瘀の月経痛・無月経あるいは産後瘀阻の腹痛に，当帰・川芎・紅花・桃仁などと用いる。

方剤例　通経丸

打撲外傷の腫脹・疼痛に，乳香・紅花・血竭などと用いる。

方剤例　八厘散・通導散

②その他

祛風和血の効能があるので，蕁麻疹の瘙痒や中風・破傷風などにも使用される。

臨床使用の要点

蘇木は鹹で入血し辛で走散し，活血祛瘀・消腫止痛の効能をもち，傷科の主薬であり，婦科にもよく用いる。跌打損傷の瘀腫疼痛，婦女の血滞経閉痛経・産後瘀阻などに適する。なお，「表裏の風気を発散す」といわれ，祛風和血の効能をもつので，古くは中風・破傷風に，近代はじんましんの瘙痒に用いている。

［参　考］

①李時珍は「少用すればすなわち和血し，多用すればすなわち破血す」と述べており，参考にするとよい。

②蘇木・紅花は効能が似ており，活血通経・消瘀止痛に働き，婦科調経・傷科止痛の常用薬であり，少用では和血し多用すると破血する。紅花は温性で催生堕胎に働き，蘇木は偏涼で祛風和血に働く。

［用　量］3～9g，煎服。

［使用上の注意］走散動血するので，血虚無瘀や妊婦には禁忌。

毛冬青（もうとうせい）

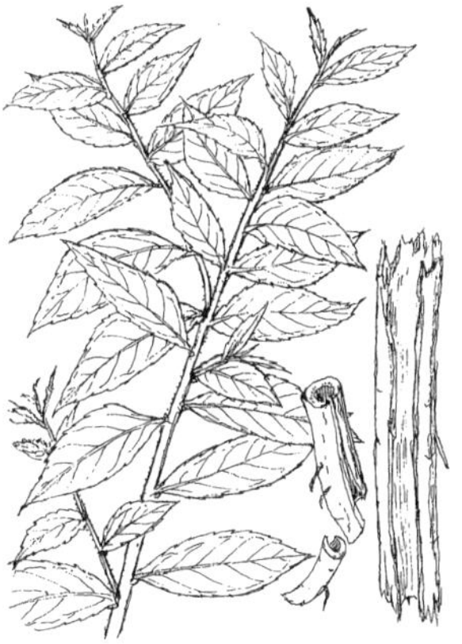

［処方用名］毛冬青・毛披（もうひ）樹根・烏尾丁・毛冬青根

［基　原］モチノキ科 Aquifoliaceae のモチノキ属植物 *Ilex pubescens* Hook. et Arn. の根。

［性　味］辛・苦，寒

［帰　経］心・肝・肺

［効能と応用］

①活血通脈

閉塞性血栓血管炎（バージャー病）に，単味の煎剤・錠剤・シロップ剤あるいは注射剤として使用し，血液循環促進・抗菌・消炎の効果がある。煎汁を外用すると止痛・祛腐・生肌の効果があり，金銀花・当帰・玄参・甘草などを配合すると効力が強くなる。

冠性心疾患の狭心痛に，煎剤あるいは注射剤を用いると，冠状動脈拡張・血流量増加・症状改善の効果がある。丹参・鬱金・延胡索・川芎などと使用してもよい。

脳血管障害後遺症に，単味で用いると有効である。

中心性網膜炎の急性水腫型に，煎剤・錠剤・注射剤を用いると循環改善・水腫吸収促進・視力改善の効果がある。養肝明目の熟地黄・枸杞子・菟絲子などと用いると効果が強まる。

②清熱解毒

熱傷・癰腫瘡毒（皮膚化膿症）・瘡口感染などに，単味を煎服するか粉末を油で調製し外用する。

③祛痰止咳

肺熱の咳嗽・呼吸促進に，単味であるいは黄芩・桑白皮・枇杷葉などと用いる。

臨床使用の要点

毛冬青は辛苦・寒で，辛で散結し苦で泄降し寒で清熱し，活血通脈・清熱解毒・祛痰止咳に働く。近年になり閉塞性血栓血管炎・冠心痛心絞痛・脳血栓・中心性網膜炎などによく用いられている。このほか，燙傷癰腫や肺熱喘咳にも有効である。

［用　量］60～120 g，大量では 500 g（血管炎に対し），煎服。筋注には 2 m*l*（生薬約 8 g）～4 m*l*, エキス顆粒は 1 包（生薬約 60 g）を 2 回服用。外用には適量。

［使用上の注意］

①煎剤に入れるときは，6～8時間先煎する。

②妊婦には慎重を要する。

丹　参（たんじん）

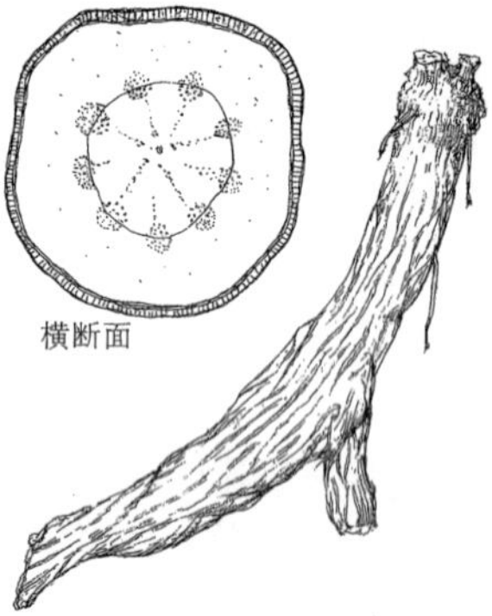

横断面

［処方用名］丹参・紫丹参・血丹参

［基　原］シソ科 Labiatae のタンジン *Salvia miltiorrhiza* Bunge の根。

［性　味］苦，微寒

［帰　経］心・肝

［効能と応用］

①活血祛瘀

血熱瘀滞による月経不順・月経痛・無月経・腹腔内腫瘤あるいは産後瘀阻の腹痛・悪露排出不全に，単味の粉末を酒で服用するか，当帰・赤芍・益母草・沢蘭などと用いる。

方剤例　丹参散

瘀血痺阻心脈による狭心痛に，川芎・紅花などと用いる。

方剤例　冠心Ⅱ号

肝鬱気滞血瘀の脇痛に，鬱金・香附子・当帰などと使用する。

瘀血阻滞による胸腹刺痛に，檀香・砂仁などと使用する。

方剤例　丹参飲

近年は以下の状況にも使用されている。

子宮外妊娠破裂による腹腔内血腫に，乳香・没薬・当帰・桃仁・紅花などと用いる。

方剤例　宮外孕方

肝腫・脾腫に，柴胡・牡丹皮・鼈甲・牡蛎・三棱・莪朮などと使用する。

②涼血消腫

癰腫瘡毒（皮膚化膿症など）に，金銀花・連翹・蒲公英・乳香・没薬などと用いる。

方剤例　消乳湯

風湿熱痺による関節の腫脹・疼痛・発赤・熱感に，単味であるいは蒼朮・黄柏・牛膝・赤芍・牡丹皮などと使用する。

③清心除煩

熱入営分の焦躁・不眠・夜間の高熱などに，犀角・生地黄・玄参などと用いる。

方剤例　清営湯

心神不安の不眠に，単味のチンキ剤を服用する。

臨床使用の要点

丹参は苦・微寒で，苦で泄降し寒で清熱し，心肝二経の血分に入り，活血祛瘀・涼血消腫・清心除煩に働く。主として涼血活血通経の効能をもつので，血熱瘀滞による月経不調・経閉痛経・癥瘕積聚，産後瘀阻の悪露不尽・少腹作痛にもっとも適し，瘀血阻滞による心腹刺痛や肝鬱脇痛にも有効である。また，涼血消腫・通経止痛の効能により癰腫瘡毒・熱痺疼痛に，清心除煩・安神定志の効能により熱入営血の心煩不寝に，それぞれ効果がある。

［参　考］

①先人は「一味の丹参散，効は四物湯に同じ」と指摘し，丹参に補血の効能があるとしているが，実際には祛瘀通経の薬物であり，「瘀血祛（のぞ）けばすなわち新血生ず」の意味であり，四物湯のような補血の効能はもっていない。

②丹参・川芎は活血調経に働き，瘀血諸痛・癰腫瘡毒・関節痺痛に用いられる。川芎は辛温で活血行気・散寒止痛に働き，寒凝の気滞血瘀に適する。丹参は苦寒で涼血活血・通経止痛に働き，血熱の瘀滞に適する。また，川芎は祛風止痛により頭痛に有効であり，丹参は清心安神により煩熱神昏に有効である。

［用　量］3～15g，大量で30～60g，煎服。

［使用上の注意］

①純虚で瘀滞がないときや虚寒には使用してはならない。

②藜芦に反する。

益母草（やくもそう）

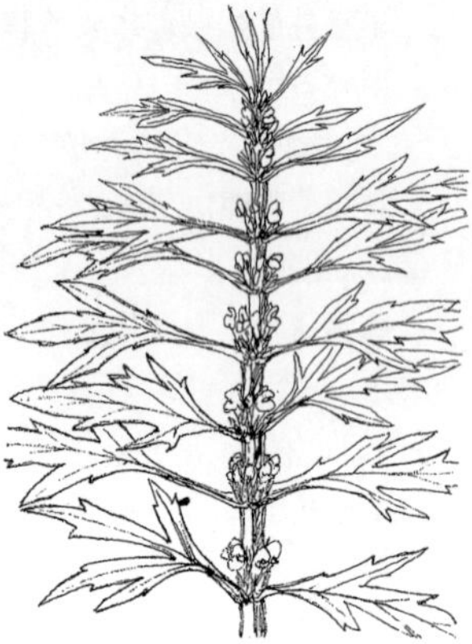

［処方用名］益母草・茺蔚草・坤草・ヤクモソウ

［基　原］シソ科 Labiatae のホソバメハジキ *Leonurus sibiricus* L. およびメハジキ *L. japonicus* Houtt. の全草。

［性　味］辛・微苦，微寒

［帰　経］肝・心・腎

［効能と応用］

①活血祛瘀

血瘀による月経不順・月経痛・無月経あるいは産後瘀阻の腹痛・悪露停滞・性器出血などに，単味を砂糖と煎じつめた益母膏を服用するか，当帰・赤芍などと用いる。

方剤例　益母丸

難産や残留胎盤に，麝香・当帰・川芎などと使用する。

方剤例　送胞湯

打撲外傷の内出血による腫脹・疼痛に，単味を内服・外用するか，他の活血化瘀薬と用いる。

②利水退腫

浮腫・尿量減少（腎炎など）に，茅根・車前子・桑白皮・白朮・茯苓などと使用する。

③その他

清熱解毒・消腫に働くので，乳癰（乳腺炎）や疔瘍腫毒（皮膚化膿症）に用いる。

臨床使用の要点

益母草は辛散苦泄し微寒で清熱し，心肝二経の血分に入り，活血祛瘀に働いて，婦科経産にもっとも適用するので，「益母」の名がある。主に血脈阻滞の月経不調・経行腹痛および産後血滞の腹痛・悪露不尽に用い，跌打損傷の瘀血腫痛にも有効である。このほか，利水退腫・消腫解毒にも働き，浮腫小便不利・癰腫瘡毒にも補助的に用いる。

［用　量］12～30ｇ，煎服。外用は適量。

［使用上の注意］

①血虚無瘀には用いない。

②崩漏下血には，祛瘀生新の効能により効果をあらわし，止血の効能をもつわけではないので，瘀滞がない場合には使用してはならない。

③腎炎水腫などには60～120ｇ（鮮品では120～240ｇ）ぐらいを使用しないと効果はない。

［附］茺蔚子（じゅういし）

ホソバメハジキやメハジキの分果。小胡麻・三角胡麻ともいう。

［性　味］［効　能］益母草とほぼ同じで，涼肝明目・益精養血・調経の効能ももっている。

肝熱による頭痛・目赤腫痛・角膜混濁（翳膜）などに，青葙子・決明子・竜胆草などと用いる。

肝腎不足の視力減退に，生地黄・枸杞子・石決明などと使用する。

［用　量］3～9ｇ，煎服。

［使用上の注意］瞳孔散大には用いない。

沢　蘭（たくらん）

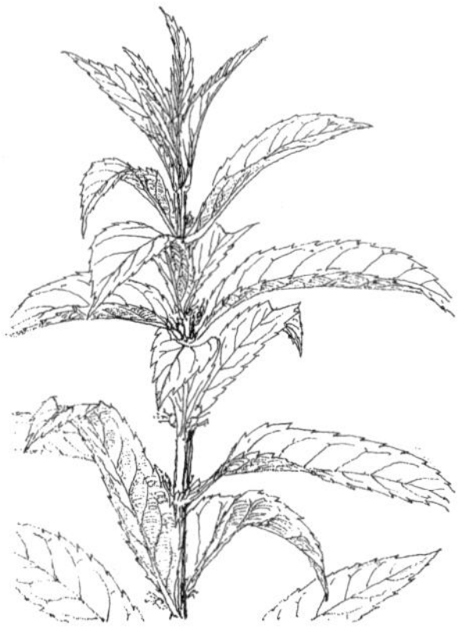

［処方用名］沢蘭・沢蘭葉

［基　原］シソ科 Labiatae のシロネ *Lycopus lucidus* Turcz. の全草。市場ではしばしば蘭草との混乱がみられる。

［性　味］苦・辛，微温

［帰　経］肝・脾・腎

［効能と応用］

①活血祛瘀

血瘀による無月経・月経痛・月経不順・腹腔内腫瘤あるいは産後瘀阻の腹痛などに，当帰・白芍などと使用する。

方剤例　沢蘭湯

打撲外傷の内出血による腫脹・疼痛に，乳香・没薬・三七などと用いる。

瘡瘍腫毒（皮膚化膿症）に，金銀花・生甘草・当帰などと使用する。

②利水退腫

産後の水腫や血虚浮腫に，防已など利水消腫薬と用いる。

臨床使用の要点

沢蘭は苦辛で芳香があり，温性で通達し，肝脾の鬱を舒暢して活血祛瘀・利水に働く。辛散で肝鬱を除き活血通経・祛瘀散結して正気を傷つけないので，婦科常用の活血調経の要薬になっており，血脈瘀滞による月経不調・経閉・癥瘕および産後血滞腹痛などに用いる。跌打損傷・瘡瘍腫痛にも祛瘀消腫止痛の効果を示す。また，芳香舒脾により水湿を下行させ，利水退腫の効能をもってはいるが，薬力は弱く他の利水薬とともに用いなければ効果がない。

[参　考] 沢蘭・益母草は行血祛瘀・利水退腫に働き，月経不調・経閉痛経・産後瘀阻・浮腫・小便不利に用いられる。益母草は涼性に偏し血熱有瘀に適し，利水の効力は沢蘭に勝る。沢蘭は舒肝和営・活血通経に働き，効力が緩和で峻ではないので，瘀血阻滞には寒熱を問わず使用できる。

[用　量] 6～12g，煎服。外用には適量。

[使用上の注意] 薬力は緩和で峻ではないが，活血のみで補益の効能はないので，瘀血がなければ使用しない。

馬鞭草（ばべんそう）

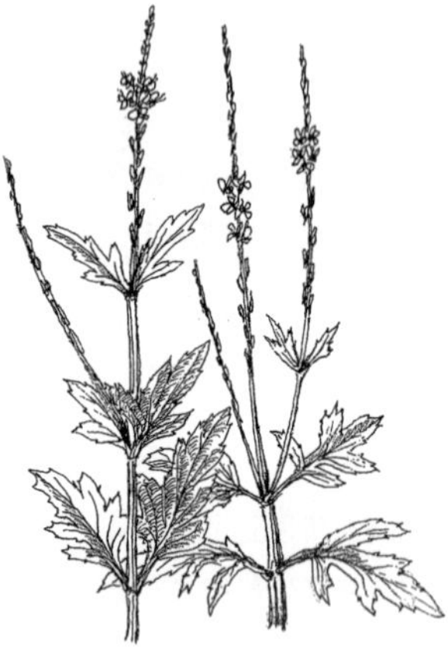

[処方用名] 馬鞭草

[基　原] クマツヅラ科 Verbenaceae のクマツヅラ *Verbena officinalis* L. の全草。

[性　味] 苦，微寒

[帰　経] 肝・脾

[効能と応用]

①活血通経

血瘀による月経痛・無月経・腹腔内腫瘤などに，丹参・沢蘭・三棱・莪朮などと用いる。

打撲外傷に，紅花・桃仁・落得打などと使用する。

②利水消腫

腹水に，劉寄奴・半辺蓮などと用いる。

浮腫・尿量減少に，牛膝・木瓜・車前子などと使用する。

③截瘧（さいぎゃく）

瘧疾（マラリアなど）に，単味の煎剤を用いる。

④清熱解毒

乳癰（乳腺炎）・瘡毒（皮膚化膿症）に，単味を水煎服用する。外用してもよい。湿毒の下痢・膿血便に，単味を水煎服用する。

臨床使用の要点

馬鞭草は苦で下降し寒で清熱し，肝脾二経の血分に入り，活血散瘀・涼血通経するとともに，利水・截瘧・解毒に働く。それゆえ，血瘀の経閉痛経・癥瘕積聚および跌打損傷に用い，血熱有瘀にもっとも適している。このほか，水腫脚気・瘧疾寒熱・湿熱泄痢・咽喉腫痛・悪瘡癰毒などにも有効である。

［用　量］6～9g，大量で15～30g，煎服。外用には適量。

［使用上の注意］血虚には禁忌。

牛　膝（ごしつ）

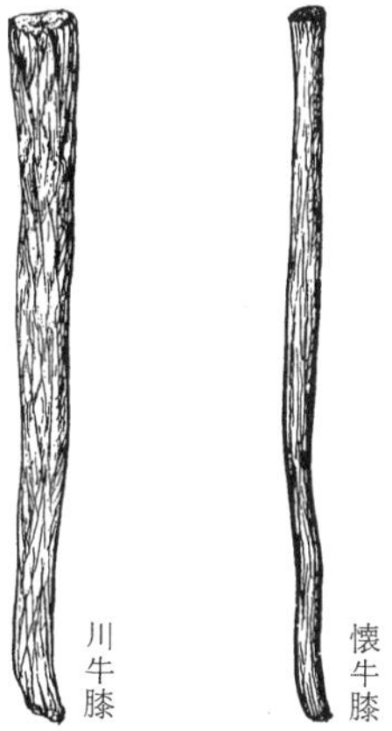

［処方用名］牛膝・牛夕・懐牛膝・淮牛膝・川牛膝・ゴシツ（淮は懐と同音で，その代用文字である。また夕は膝と同音）

［基　原］ヒユ科 Amaranthaceae のイノコズチ属植物 *Achyranthes bidentata* Bl. あるいは同科の *Cyathula officinalis* Kuan の根。市場では前者を懐牛膝，後者を川牛膝と称する。後者は前者に比して根が太くてかたく，日局に適合しない。

［性　味］苦・酸，平

［帰　経］肝・腎

［効能と応用］

①活血祛瘀

血瘀による月経痛・月経周期延長・無月経・腹腔内腫瘤および難産・残留胎盤などに，当帰・桃仁・赤芍・紅花などと用いる。

方剤例　牛膝散・脱花煎

打撲外傷の腫脹・疼痛に，当帰・桃仁・紅花・乳香・没薬・延胡索などと使用する。

②舒筋利痺

湿熱蘊結による下肢の関節痛・しびれ・熱感・腫脹などに，蒼朮・黄柏などと用いる。

方剤例　三妙丸・四妙丸・疎経活血湯

寒湿痺の関節痛・冷えなどには，独活・羌活・防風・細辛などと用いる。

方剤例　大防風湯・三痺湯・独活寄生湯

③補肝腎・強筋骨

肝腎不足の腰や膝がだるく無力・腰痛などの症候に，熟地黄・杜仲などと使用する。

方剤例　虎潜丸

④利水通淋

湿熱下注の排尿痛・排尿困難・血尿などに，瞿麦・滑石・通草などと使用する。

方剤例　牛膝湯

⑤引血下行

血熱の鼻出血・吐血・喀血などに，清熱涼血の側柏葉・茅根・小薊などと用いる。陰虚火旺による歯齦の腫脹疼痛・口内炎・歯齦出血などに，石膏・知母・熟地黄・麦門冬などと用いる。

方剤例　玉女煎

肝陽上亢の頭痛・めまい・ふらつきなどに，代赭石・竜骨・牡蛎・玄参などと使用する。

方剤例　鎮肝熄風湯

臨床使用の要点

牛膝は苦酸・平で，下行して肝腎二経に直達し，活血祛瘀に働くので，血瘀による経閉・痛経・月経後期・癥瘕および難産・胞衣不下（残留胎盤）に適し，舒筋利痺の効能をもつので風湿痺痛の腰膝関節疼痛や扭傷閉挫の瘀血作痛にも用いる。また，利水通淋の効能により血淋・熱淋の尿道渋痛・尿血に有効であり，酒製すると補肝腎・強筋骨に働いて肝腎不足の腰膝酸痛・筋骨無力に適する。このほか，引血下行の効能により，上炎の虚火を下降し導熱下泄するので，血熱妄行の吐血・衄血や陰虚火旺の喉痺・歯痛・口瘡および肝陽上亢の眩暈頭痛にも効果がある。「諸薬を引き下行す」といわれ，下行の引経薬としてもよく用いる。

[参　考]

①懐牛膝は補肝腎・強筋骨にすぐれ，川牛膝は活血化瘀にすぐれている。

②生用すると活血祛瘀・引血下行に，酒製すると補肝腎に，それぞれ強く働く。

③牛膝は宣導下行の効能が主体であり，補益肝腎の力は続断・杜仲などに劣る。

[用　量] 6～12 g，大量で 30 g，煎服。

[使用上の注意] 脾虚の泄瀉・夢精滑精・月経過多・妊婦などには禁忌。

［附］土牛膝（どごしつ）

イノコズチ属植物の野生品種。杜牛膝ともいう。

［性　味］微苦・酸，寒

［帰　経］肝・腎

［効能と応用］牛膝とほぼ同じであるが，瀉火解毒にも働くので，咽喉腫痛・白喉（ジフテリア）・痄腮（耳下腺炎）・口内炎・丹毒・癰腫（皮膚化膿症）・淋証などによく用いられる。

［用　量］3～9g，煎服。

鶏血藤（けいけつとう）

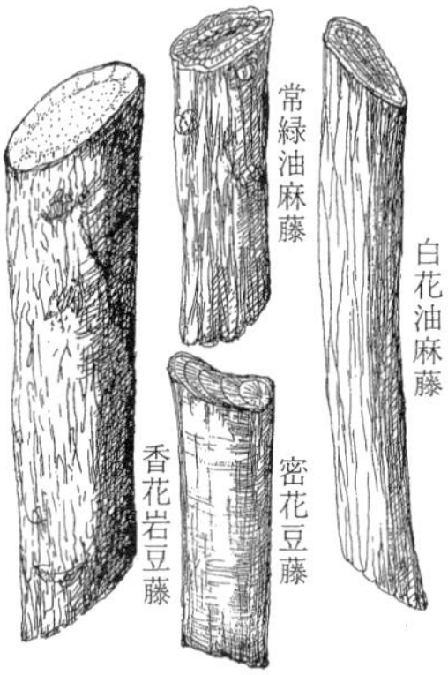

［処方用名］鶏血藤

［基　原］マメ科 Leguminosae の *Spatholobus suberectus* Dunn, 同科のナツフジ属植物 *Millettia dielsiana* Harms などの蔓茎。

［性　味］苦・微甘，温

［帰　経］肝・腎

［効能と応用］

①活血補血

血虚による月経不順・月経痛・無月経に，当帰・熟地黄・赤芍・川芎などと用いる。

②舒筋通絡

風湿痺の疼痛・しびれなどに，羌活・独活・防風・威霊仙などと使用する。

血虚の肢体のしびれ・運動麻痺に，黄耆・当帰・川芎・紅花などと使用する。

打撲外傷の腫脹・疼痛に，当帰・桃仁・穿山甲などと用いる。

臨床使用の要点

鶏血藤は苦甘で温性であり，活血補血・舒筋通絡に働き，活血の効能が強い。血虚の経閉・月経不調・痛経，血虚の肢体麻木・癱瘓（たんたん），および風湿痺痛・跌打損傷などに適する。

［参　考］鶏血藤膏は，南五味子・糯米・麦芽・紅花・続断・牛膝・黒豆などと加工したものであり，効能は鶏血藤と同じで補血の効力が強い。一般に6～9gを酒か湯に溶いて沖服する。

［用　量］9～15g，大量で60g，煎服。酒につけて服用してもよい。

王不留行（おうふるぎょう）

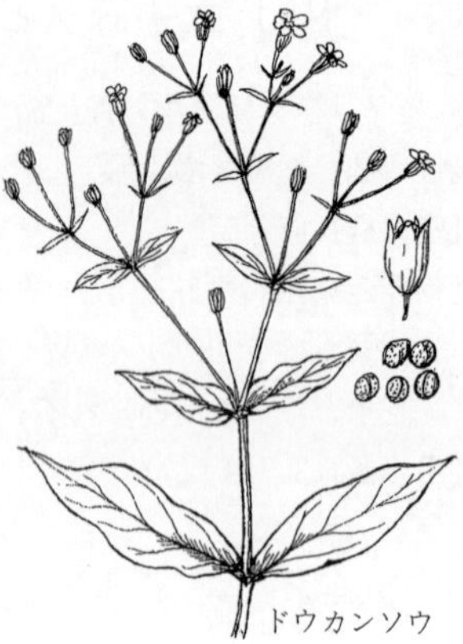

[処方用名] 王不留行・王不留・留行子

[基　原] ナデシコ科 Caryophyllaceae のフシグロ属植物 *Merandrium* spp. の全草が正品であると考えられるが，現在中国では同科のドウカンソウ *Vaccaria pyramidata* Medic. の種子を多く使用している。その他クワ科のオオイタビ *Ficus pumila* L. の成熟果殻，ノボタン科のノボタン *Melastoma candidum* D. Don の幹・根・果実など，本生薬の基原はきわめて混乱している。

[性　味] 苦，平

[帰　経] 肝・胃

[効能と応用]

①通経下乳

血瘀による月経痛・無月経に，川芎・桃仁・紅花などと用いる。

乳脈不通による乳汁分泌不全に，穿山甲・通草・瞿麦などと使用する。

方剤例　涌泉散（ゆうせん）

乳癰（乳腺炎）の初期の腫脹・疼痛に，蒲公英・夏枯草・栝楼などと使用する。

②利水通淋

淋証の排尿困難・排尿痛に，滑石・瞿麦・石葦などと用いる。

臨床使用の要点

王不留行は苦平で，「行きて住（とどま）らず，走きて守らず」で，苦泄宣通して血分に入り血脈を利し，陽明・衝任をもっぱら通利し，上は乳汁不下を通じ下は経閉を通じる。現在では下乳の専薬として用いられ，消腫止痛にも働くので乳癰の要薬でもある。また，利水通淋にも働き，淋病渋痛・小便不利にも泄降の効果がある。

[参　考]

①乳癰に有効なのは，「血乳同源」で，血滞れば乳閉じ血行れば乳下り，乳汁が流暢すれば血脈も通利し，癰腫も消散するからである。

②王不留行・穿山甲は活血通経下乳に働き，「穿山甲・王不留は，婦人これを服せば乳は常に流る」といわれており，通経下乳の要薬である。穿山甲は走竄し泄降の力が猛烈であり，通絡散風・消腫潰癰・托毒排膿にも働く。王不留行は利水通淋に働く。

［用　量］3～9g，煎服。

［使用上の注意］妊婦には禁忌。

月季花（げっきか）

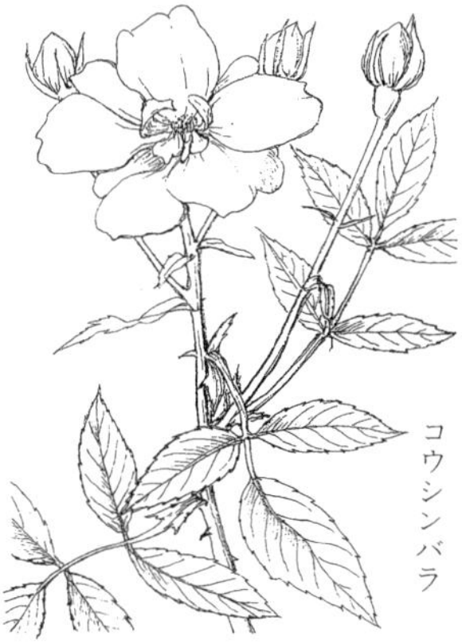

［処方用名］月季花・月月紅

［基　原］バラ科 Rosaceae のコウシンバラ *Rosa chinensis* Jacq. の花蕾あるいは開きはじめの花弁。

［性　味］甘，温

［帰　経］肝・脾

［効能と応用］

①活血調経

肝鬱気滞・経脈阻滞による月経不順・月経痛・胸腹部の脹った痛みなどに，丹参・益母草・当帰・香附子などと用いる。

②消腫解毒

癰腫瘡毒（皮膚化膿症）に，鮮品を搗き砕いて外用する。

③その他

活血散癰消腫の効能があり，瘰癧の腫脹・疼痛に，夏枯草・貝母・牡蛎などと用いる。

臨床使用の要点

月季花は甘温通利し，血運を暢調し気滞を行らせ，良好な活血調経の効能をもつので，肝鬱不舒・経脈阻滞の月経不調・胸腹脹痛などに適する。外用すると消腫解毒し，活血散滞消腫に働くので瘰癧腫痛にも効果がある。

［用　量］3～6g，煎服。外用には適量。

［使用上の注意］脾胃虚弱・妊婦には禁忌。

絲瓜絡（しからく）

［処方用名］絲瓜絡

［基　原］ウリ科 Cucurbitaceae のヘチマ *Luffa cylindrica* Roem. の成熟果実を適度に腐敗させて得られる網状繊維束。

［性　味］甘，平

［帰　経］肺・胃・肝

[効能と応用]

①行血通絡

気血阻滞による胸脇部の疼痛・筋肉や関節の鈍痛・乳腺炎の腫脹疼痛などに用いる。胸脇痛には栝楼皮を，筋骨痠痛には桑枝を，乳癰腫痛には蒲公英を，それぞれ配合するとよい。

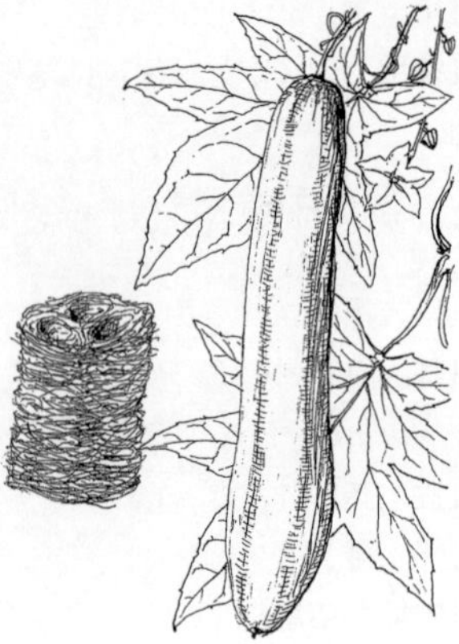

臨床使用の要点

絲瓜絡は甘平で，宣通経絡に働くと同時に下乳の効能をもつので，胸脇作痛・乳癰などに使用する。効力が緩やかであるから補助薬として用いることが多い。

[用　量] 6～15 g，煎服。

桃　仁（とうにん）

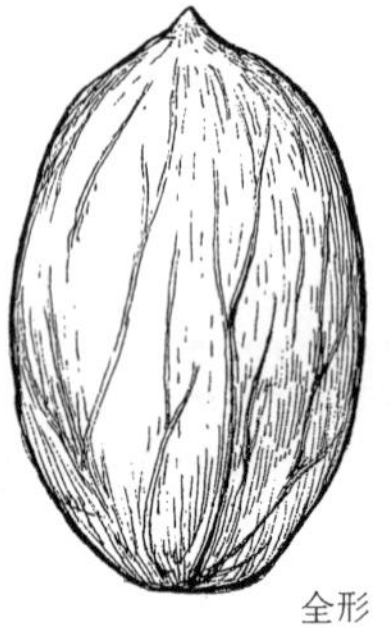
全形

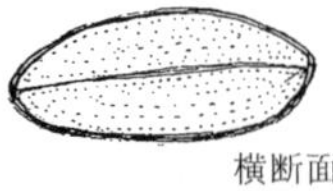
横断面

[処方用名] 桃仁・光桃仁・桃仁泥・トウニン

[基　原] バラ科 Rosaceae のモモ *Prunus persica* Batsch, ノモモ *P. davidiana* Fr. などの成熟種子。

[性　味] 苦・甘，平

[帰　経] 心・肝・大腸

[効能と応用]

①破瘀行血

血瘀による無月経・月経痛・腹腔内腫瘤などに，紅花・赤芍・当帰などと用いる。

方剤例　桃紅四物湯

産後瘀阻による悪露停滞・下腹痛・下腹部の腫瘤などを呈するときに，当帰・川芎・炮姜などと用いる。

方剤例　生化湯

蓄血の狂躁状態・下腹部が硬く脹るなどの症候に，水蛭・虻虫・大黄などと使用する。

方剤例　抵当湯

打撲外傷による内出血の腫脹・疼痛に，紅花・穿山甲・大黄などと使用する。

方剤例　復元活血湯・桃仁湯

火毒壅盛の気滞血瘀による肺癰（肺化膿症）・腸癰（虫垂炎など）に，芦根・薏苡仁・冬瓜仁・牡丹皮・紅藤・大黄などと用いる。

方剤例　葦茎湯・大黄牡丹皮湯・腸癰湯

②潤腸通便

腸燥便秘に，杏仁・麻子仁・柏子仁・郁李仁などと用いる。

方剤例　五仁丸・潤腸丸

③その他

止咳平喘の効能をもつので，気逆の喘咳・胸膈痞満に，杏仁などと用いる。

方剤例　双仁丸

臨床使用の要点

桃仁は苦甘で平性であり，心肝二経の血分に入り，苦で泄降導下して破瘀し，甘で気血を暢和して生新し，破瘀の効能が生新に勝るので，行瘀通経の常用薬である。それゆえ，瘀血積滞の経閉・痛経・癥瘕，産後瘀阻の塊痛・悪露不行，蓄血の発狂，跌打損傷の瘀痛，肺癰・腸癰などに常用する。また，油脂を豊富に含有し潤腸通便に働くので，陰虚津枯の腸燥便秘にも適用するが，効力が十分ではないので潤燥滋陰薬を配合する必要がある。このほか，止咳平喘にも働くので気逆喘咳にも用いる。

[参　考] 桃仁・杏仁は止咳平喘・潤腸通便の効能をもつが，杏仁は気分に偏し降気消痰にすぐれ，桃仁は血分に偏し破瘀生新にすぐれている。

[用　量] 6～9g，煎服。

[使用上の注意]

①種皮を除き搗き砕いて用いるのがよい（桃仁泥）。

②桃仁は「走きて守らず」「瀉多補少」であるから，瘀血がないものや泥状便には用いない。妊婦には禁忌。

紅　花（こうか）

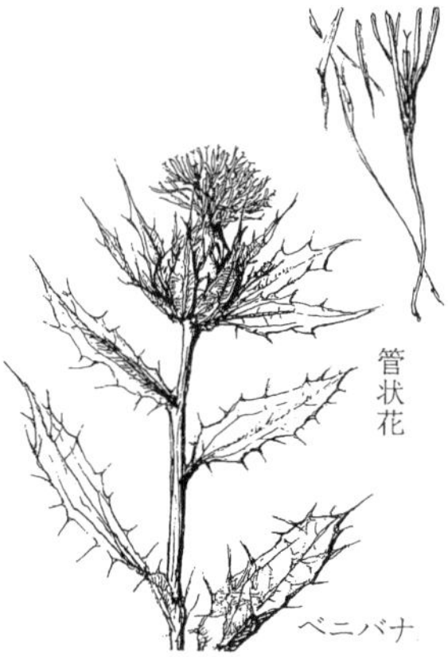

[処方用名] 紅花・杜紅花・南紅花・草紅花・紅藍花・コウカ

[基　原] キク科 Compositae のベニバナ *Carthamus tinctorius* L. の管状花。

[性　味] 辛，温

[帰　経] 心・肝

[効能と応用]

①活血通経

血瘀による無月経・月経痛・腹腔内腫瘤などに，当帰・川芎・赤芍・桃仁などと用いる。

方剤例　桃紅四物湯・活血通経湯・紅藍花酒・紅花湯

難産や胎児死亡の娩出に，川芎・当帰・牛膝などと用いる。

方剤例　脱花煎

②祛瘀止痛

打撲外傷による内出血の腫脹・疼痛に，蘇木・血竭などと使用する。

方剤例　八厘散

熱毒内盛・気血瘀滞による癰疽（皮膚化膿症）の腫脹・疼痛に，清熱解毒の蒲公英・連翹・赤芍などと使用する。

血瘀による狭心痛に，川芎・丹参などと用いる。

方剤例　冠心Ⅱ号

臨床使用の要点

紅花は辛散温通し，心肝二経の血分に入り，活血通経・祛瘀止痛に働く。血瘀の経閉・痛経・癥瘕，難産・死胎・産後悪露不行，跌打損傷の瘀血腫痛，瘀血脇痛・癰腫などに適する。

「多用すればすなわち破血し，少用すればすなわち養血す」といわれ，大量では辛温走散し破血通経に働き，少量では舒肝・和血養血する。

[用　量] 3～9g，大量で9～15g，和血養血には1～2g，煎服。

[使用上の注意]

①妊婦・月経過多には禁忌。

②出血傾向があり瘀滞がみられない場合には用いない。

③「過用すれば血行止まずして斃（たお）れしむ」とあるように，過量を用いてはならない。

[附] 番紅花（ばんこうか）

アヤメ科 Iridaceae のサフラン *Crocus sativus* L. の柱頭および花柱の上部。西紅花。蔵紅花・サフランともいう。

[性　味] 甘，寒

[帰　経] 心・肝

[効能と応用] 活血化瘀・通経の効能は紅花と同じで薬力がはるかにすぐれ，涼血解毒・解鬱安神にも働くので，紅花と同様に使用するほか，温病の熱入営血に

も用いる。

［用　量］1～3g，煎服。

五霊脂（ごれいし）

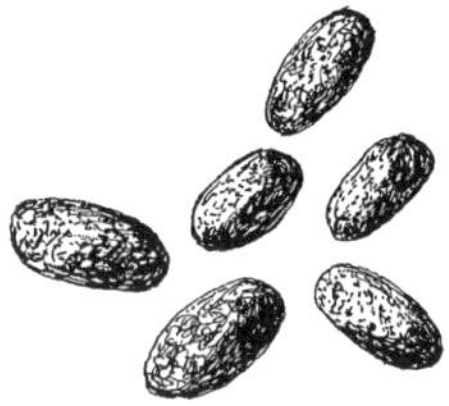

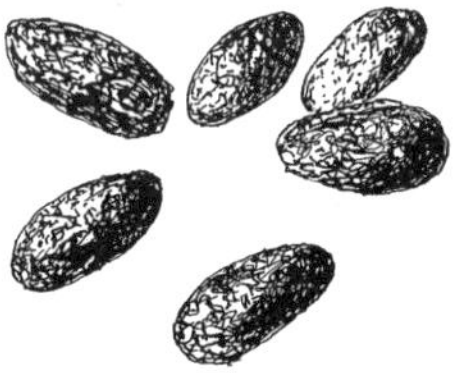

［処方用名］五霊脂・醋霊脂・霊脂炭

［基　原］ムササビ科 Petauristidae の動物 *Trogopterus xanthipes* Milne. Edwards., *Pteromys volans* L. などの糞便。

［性　味］甘，温

［帰　経］肝

［効能と応用］

①通利血脈・散瘀止痛

気滞血瘀の胸脇痛・上腹部痛に，延胡索・香附子・没薬などと用いる。

方剤例　手拈散（しゅねんさん）

血瘀による月経痛・無月経や産後瘀阻の腹痛に，蒲黄などと用いる。

方剤例　失笑散

②祛瘀止血

血瘀による不正性器出血・月経過多で紫黒色の凝血塊や下腹痛などをともなうときに，丹参・生地黄・阿膠などと使用する。

臨床使用の要点

五霊脂は甘緩不峻で温通し，主に肝経血分に入り，通利血脈・散瘀止痛に働き，一切の血瘀気滞作痛の要薬である。心腹脇肋血滞諸痛・婦女経閉痛経・産後瘀阻に適している。炒用すると，「行中有止」で祛瘀するとともに止血に働くので，瘀血による婦女崩漏・月経過多に有効である。

［参　考］生用すると行血に，炒炭すると止血に働く。醋炒すると行血の効能が強くなる。

［用　量］3～9g，煎服。

［使用上の注意］

①妊婦・血虚無瘀には禁忌。

②気濁で煎服すると臭いが悪いので，胃気虚弱のものは服用しないほうがよい。

③「人参は最も五霊脂を怕（おそ）る」「人参を悪み，人を損ず」とあり，人参とは配合しない。

劉寄奴（りゅうきど）

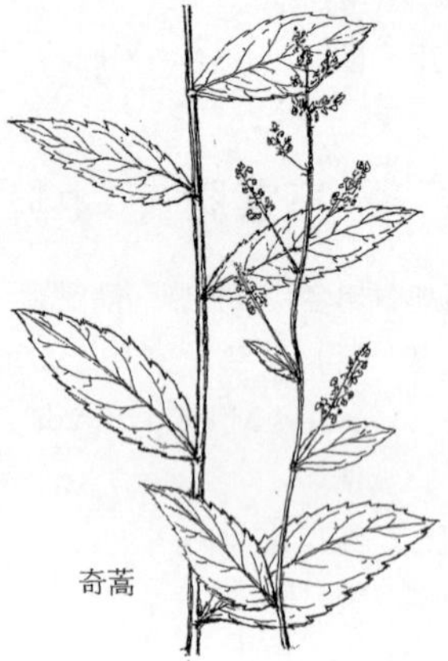

奇蒿

[処方用名] 劉寄奴・北劉寄奴・陰行草・鈴茵蔯・南劉寄奴・奇蒿・化食丹

[基　原] ゴマノハグサ科 Scrophulariaceae のヒキヨモギ *Siphonostegia chinensis* Benth., あるいはキク科 Compositae のヨモギ属植物 *Artemisia anomala* S. Moore の全草。市場では前者を北劉寄奴（陰行草・鈴茵蔯），後者を南劉寄奴（奇蒿）として区別する。

[性　味] 北劉寄奴（陰行草）：辛・苦，涼
南劉寄奴：苦，温

[帰　経] 心・肝・脾・肺・腎・膀胱

[効能と応用]

①破血通経・消脹止痛

血瘀による無月経・腹腔内腫瘤や産後瘀阻の腹痛に，当帰・川芎・延胡索・紅花・三棱・莪朮などと用いる。

方剤例　紫葳散

打撲外傷の腫脹・疼痛に，単味の粉末を酒で服用するか，骨砕補・延胡索などと用いる。

方剤例　治折傷方

②止血消腫

血淋（炎症性の血尿）・血痢（炎症性の血便）に，単味を水煎服する。

創傷出血や瘡部の腫脹・疼痛あるいは熱傷に，単味の粉末を散布する。

③清熱利湿

湿熱の黄疸・尿量減少・帯下などに，単味を水煎服用する。

④下気除脹

湿熱による腹満や気滞血瘀による腫脹に，単味を水煎服用する。

臨床使用の要点

北劉寄奴は，辛散苦泄し涼で清熱し，活血祛瘀・止血・清熱利湿・下気除脹に働く。それゆえ，血滞経閉・産後瘀阻・腹中血滞結痛・跌打損傷・血淋血痢・黄疸腫脹・小便不利などに用いる。

南劉寄奴は，苦で泄降し温で通行し，破血通経・消脹止痛の効能が強く，瘀血阻滞の経閉不通・産後瘀阻・跌打損傷・創傷出血などに適する。

両者に大差はないが，涼性と温性の違いがあり，用量もやや異なるので，注

意が必要である。

［参　考］劉寄奴には南北の2種があり，やや性味・効能が異なる。

北劉寄奴は，華北・東北・西北などで用いられており，商品中ではもっとも広く使用されている。鈴茵蔯とも称され，綿茵蔯に似た効能をもつ。

南劉寄奴は，江蘇南部・上海・浙江・江西・福建などで用いられており，消食の効能があるところから「化食丹（かしょくたん）」ともよばれる。歴代の本草には本品が記載されているようである。

［用　量］北劉寄奴は9～15g，大量で30～60g，煎服。南劉寄奴は3～9g，煎服。外用には適量。

［使用上の注意］降泄行散の性質をもつので，気血虚弱・脾虚泄瀉・無瘀滞には禁忌。

凌霄花（りょうしょうか）

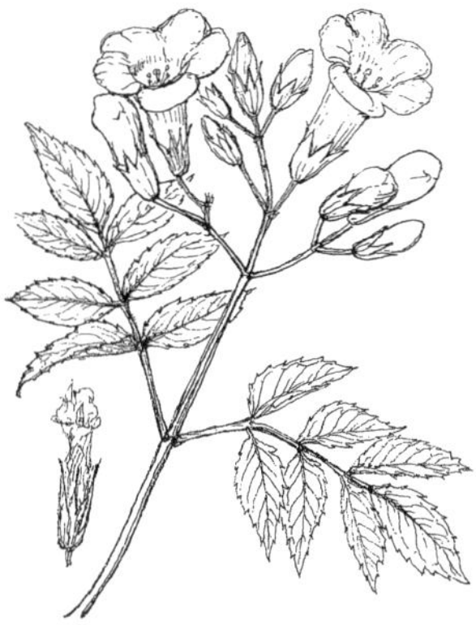

［処方用名］凌霄花・紫葳

［基　原］ノウゼンカズラ科 Bignoniaceae のノウゼンカズラ *Campsis grandiflora* Loisel. の花。

［性　味］辛，微寒

［帰　経］肝・心包

［効能と応用］

①行血破瘀

血瘀による月経不順・無月経・腹腔内腫瘤などに，赤芍・牡丹皮・紅花などと用いる。

方剤例　紫葳散

瘧母（ぎゃくも）すなわち気滞血瘀の脇下腫瘤に，䗪虫・鼈甲・大黄などと使用する。

方剤例　鼈甲煎丸

②涼血祛風

血熱風盛による温まったり夜間になると増強する全身瘙痒に，単味であるいは生地黄・赤芍などと用いる。

湿疹に，雄黄・明礬・黄連などと粉末にし外用する。

方剤例　凌霄花散

臨床使用の要点

凌霄花は辛で行散し微寒で清熱し，行血破瘀するとともに涼血祛風に働く。瘀血阻滞の経閉癥瘕および血熱風盛の周身風痒・皮膚湿癬などに用いる。

[用　量] 3～9g，煎服。外用には適量。
[使用上の注意] 妊婦には禁忌。

急性子（きゅうせいし）

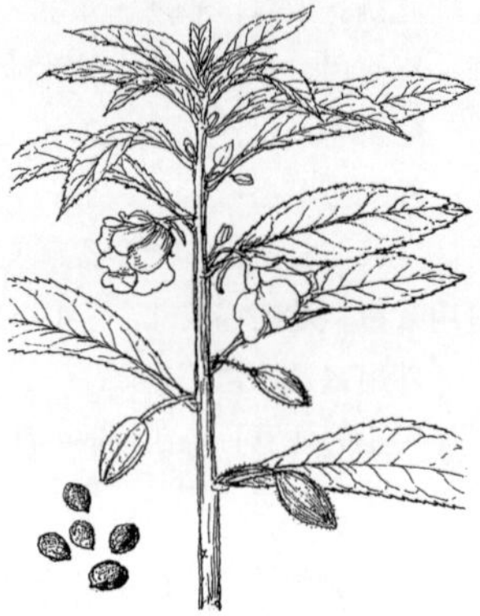

[処方用名] 急性子・鳳仙花子
[基　原] ツリフネソウ科 Balsaminaceae のホウセンカ *Impatiens balsamina* L. の種子。
[性　味] 微苦，温。小毒
[帰　経] 心・肝
[効能と応用]
①行瘀通経・消積散結
血瘀による無月経・腹腔内腫瘤などに，丹参・沢蘭・三棱・莪朮などと用いる。
咽に小骨が刺さったときに，威霊仙と用いる。
②その他
食道癌に，威霊仙・栝楼・牡蛎・半枝蓮などと用い，服用開始時に症状の軽減をみている。

臨床使用の要点
急性子は苦で泄結し温で通行し，行瘀通経・消積散結に働き，経閉不通・少腹硬痛や癥瘕積塊に用いる。

[用　量] 3～9g，煎服。
[使用上の注意] 血虚無瘀には禁忌。

[附] 鳳仙花（ほうせんか）

ホウセンカの全草。
[性　味] 甘，温
[効能と応用] 活血調経・解毒の効能をもつので，月経不順・月経痛・産後瘀阻の腹痛・毒蛇咬傷などに用いる。
[用　量] 3～9g，煎服。

血　竭（けっけつ）

[処方用名] 血竭・麒麟血・麒麟竭

[基　原] ヤシ科 Palmae のキリンケツヤシ *Daemonorops draco* Bl. の果実が分泌する紅色樹脂を塊状に固めたもの。

[性　味] 甘・鹹，平

[帰　経] 心・肝

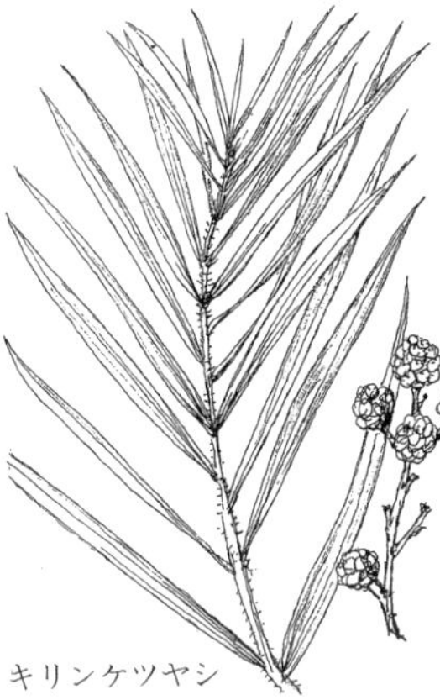

キリンケツヤシ

[効能と応用]

①活血散瘀・止痛

打撲・骨折などの腫脹・疼痛に，乳香・没薬・紅花・当帰・赤芍などと用いる。

方剤例　七厘散・麒麟血散

瘀血による月経痛・無月経および産後瘀阻の腹痛に，当帰・三棱・莪朮などと使用する。

方剤例　和血通経湯

②止血斂瘡生肌

外傷の出血・鼻出血・歯齦出血などに，蒲黄とともに外用する。

癰疽（皮膚化膿症）や外傷の瘡口が癒合しないときに，象皮・乳香・没薬・赤石脂などと粉末にし外用する。

方剤例　生肌散

臨床使用の要点

血竭は甘鹹で血分に入り，内服すると活血散瘀止痛に働き，跌打損傷の瘀血腫痛や内傷血瘀の心腹諸痛・経閉痛経および産後瘀阻などに有効である。外用すると止血生肌斂瘡に働き，金創出血・瘡口不収などに効果がある。外科傷科の要薬である。

[用　量] 1～1.5g，丸・散として用いる。外用には粉末を適量。

[使用上の注意]

①煎剤には入れない。

②瘀血がなければ服用しない。

自然銅（しぜんどう）

[処方用名] 自然銅・煅自然銅

[基　原] 黄鉄鉱 Pyrite FeS_2。本来の自然銅は天然の銅 Copper（Cu）であろう。

[性　味] 辛，平

[帰　経] 肝

[効能と応用]

①散瘀止痛・接骨続筋

打撲・筋挫傷・骨折などの腫脹・疼痛に，乳香・没薬・当帰・羌活などと用いる。

方剤例　自然銅散

腰痛（ぎっくり腰）にも，䗪虫などと用いる。

臨床使用の要点

自然銅は辛平で，血分に入って行血し，散瘀止痛し骨折の癒合を促進するので，外科・傷科の接骨続筋の要薬であり，跌打骨折の瘀滞疼痛に用いる。

[参　考] 自然銅・血竭は活血散瘀・止痛に働き，外科傷科の要薬である。血竭は止血生肌・斂瘡の効能をもち，金瘡出血・瘡瘻不斂に必ず用いる。自然銅は接骨続筋にすぐれ，筋骨折傷の常用薬である。

[用　量] 3～9g，煎服。煅いた細末を丸・散にして呑服するときは，0.3～1g。

[使用上の注意]

①陰虚火旺・血虚無瘀には禁忌。

②性質が剛堅であるから，効果があればすぐに中止し，過服してはならない。

乳　香（にゅうこう）

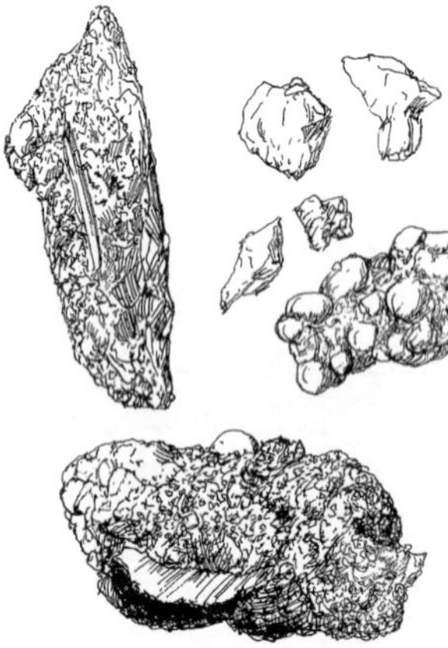

[処方用名] 乳香・製乳香・明乳香・燻陸香

[基　原] カンラン科 Burseraceae の *Boswellia carterii* Birdw., その他同属植物の樹幹から滲出する膠状の樹脂。

[性　味] 辛・苦，温

[帰　経] 心・肝・脾

[効能と応用]

①活血止痛

気滞血瘀による月経痛・無月経・腹腔内腫瘤・腹痛などに，没薬・当帰・丹参などと用いる。

方剤例　活絡効霊丹

打撲外傷による腫脹・疼痛に，没薬・紅花・血竭などと使用する。

方剤例　七厘散

②消腫生肌

癰疽（皮膚化膿症）の腫脹・疼痛の初期に，没薬・金銀花・天花粉・皂角刺などと用いる。

方剤例　仙方活命飲

癰疽・瘰癧（頸部リンパ節腫）・痰核（皮下結節）などが慢性化した場合は，没薬・麝香・雄黄などと使用する。

方剤例　醒消丸

瘡口が収斂しない場合に，没薬とともに粉末とし外用する。

方剤例　海浮散

③伸筋活絡

痺証の疼痛・拘縮などに，羌活・没薬・当帰などと用いる。

方剤例　趁痛散（ちんつうさん）・小活絡丹・程氏蠲痺湯（けんぴとう）

臨床使用の要点

乳香は，苦泄・辛散・温通し，気香で走竄し，内は臓腑を宣通し，外は経絡を透達し，活血消瘀に働き，活血と消瘀を通じて止痛・伸筋・消腫・生肌の効能をあらわす。瘀血阻滞の心腹諸痛・跌打損傷作痛・癰疽瘡腫・痺証拘攣および瘡瘍潰爛・肌肉不生など，内・婦・外・傷各科のすべてに応用できる。止痛の力が強いので，とくに外科・傷科の常用要薬であり，内服・外用ともに良効がある。

［用　量］3～9g，煎服。外用は適量。

［使用上の注意］

①炒して油分を除いたうえで使用する。

②妊婦・瘀滞のないもの・潰破した化膿症には禁忌。

③苦く気濁（臭いがよくない）であり，多量に服用すると悪心・嘔吐をひきおこす。

没　薬（もつやく）

［処方用名］没薬・製没薬・炙没薬

［基　原］カンラン科 Burseraceae の *Commiphora myrrha* Engl., *Balsamodendron ehrenbergianum* Berg. などの樹幹の傷口から流出して凝固した樹脂。

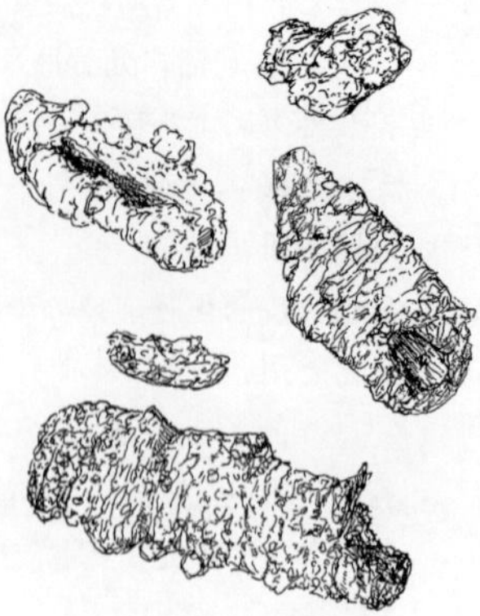

[性　味] 苦・辛，平

[帰　経] 肝

[効能と応用]

①散瘀止痛

血瘀による胸痛・腹痛・月経痛・無月経・腹腔内腫瘤などに，当帰・紅花・延胡索・乳香などと用いる。

方剤例　没薬散・活絡効霊丹

打撲外傷の腫脹・疼痛に，乳香・紅花・血竭などと使用する。

方剤例　七厘散

②消腫生肌

癰疽（皮膚化膿症）の腫脹・疼痛の初期に，乳香・金銀花・天花粉などと使用する。

方剤例　仙方活命飲

慢性化したときは，乳香・麝香・雄黄などと用いる。

方剤例　醒消丸

瘡口が収斂しないときは，乳香との粉末を外用する。

方剤例　海浮散

臨床使用の要点

没薬は苦泄・辛散・温通し，香気で走竄し，行瘀散血により止痛・消腫・生肌の効能をあらわし，外科・傷科の要薬である。跌打腫痛・経閉痛経・癥瘕腹痛および癰疽腫痛・久潰不斂などに有効である。

[参　考] 没薬・乳香は効能がほぼ同じであり，活血止痛・消腫生肌の効能をもつ。乳香は辛温香潤で血中の気を行らせ舒筋活絡に働くのに対し，没薬は苦泄の力が強く行瘀散結にすぐれ伸筋の効能がない。乳香は調気に偏し，没薬は行瘀に偏するところから，気血瘀滞の疼痛に対しては両者を配合するほうが効果が強い。

[用　量] 3～9g，煎服。外用には適量。

[使用上の注意]

①炒し油分を去って用いる。

②妊婦・瘀滞のないものには禁忌。

③味が苦く気濁（臭いがよくない）であり，多量に服用すると嘔吐をひきおこす。

穿山甲（せんざんこう）

[処方用名] 穿山甲・山甲・炙山甲・炮甲片・山甲片・炮甲珠・山甲珠・炙甲片

[基　原] センザンコウ科 Manidae のミミセンザンコウ *Manis pentadactyla* L. の鱗甲。

[性　味] 鹹，微寒

[帰　経] 肝・胃

[効能と応用]

①通経下乳

瘀血による無月経・腹腔内腫瘤に，当帰・赤芍・紅花・大黄などと用いる。

方剤例　穿甲散

産後の乳脈不通による乳汁鬱滞・分泌不全に，単味の粉末を酒で服用するか，王不留行・当帰・通草などと用いる。

方剤例　涌泉(ゆうせん)散

②消腫排膿

癰腫（皮膚化膿症）の初期に，金銀花・天花粉・乳香などと使用する。

方剤例　仙方活命飲

化膿したが排膿しないときは，黄耆・当帰・皂角刺などと使用する。

方剤例　透膿散

瘰癧（頸部リンパ節腫）・痰核（皮下結節）にも，夏枯草・貝母・牡蛎・玄参などと用いる。

③通絡散風

風湿痺の関節痛・肢体のこわばり・運動障害などに，羌活・防風・川芎などと用いる。

方剤例　透経解攣湯

風湿頑痺の関節変形には，地竜・蜈蚣・白花蛇・烏梢蛇などと使用する。

臨床使用の要点

穿山甲は鹹で軟堅し走竄行散し，内は臓腑に通じ，外は経絡を透達し，病所に直達して，通経下乳・消腫排膿・通絡散風の効能をあらわす。瘀血の経閉・癥瘕痞塊および経絡阻滞の乳汁不下に対してすばやい下乳通経の効果を示し，風寒湿痺の肢体拘攣・強直・疼痛不得屈伸に対しても通絡捜風・通痺解結の佳品である。さらに，瘰癧結核および癰腫初期あるいは膿成不潰にもよく用い，膿未成は消散し已成は潰破し，とくに膿成将潰の際に最適であり，托毒排膿す

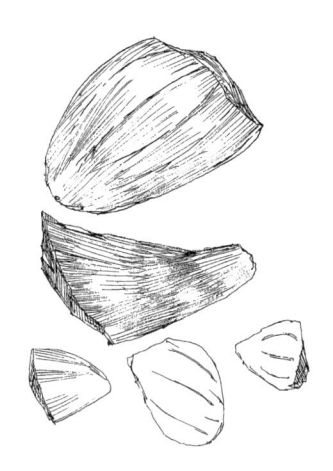

るので，外科の良薬でもある。

[用　量] 3～9g，煎服。散として用いるときは，1回1～1.5gを服用する。

[使用上の注意]

①黄色になるまで炒して用いる。

②行散の力が強いので，過量を使用してはならない。

③妊婦・癰疽が潰破したのちには禁忌。

■ 乾　漆（かんしつ）

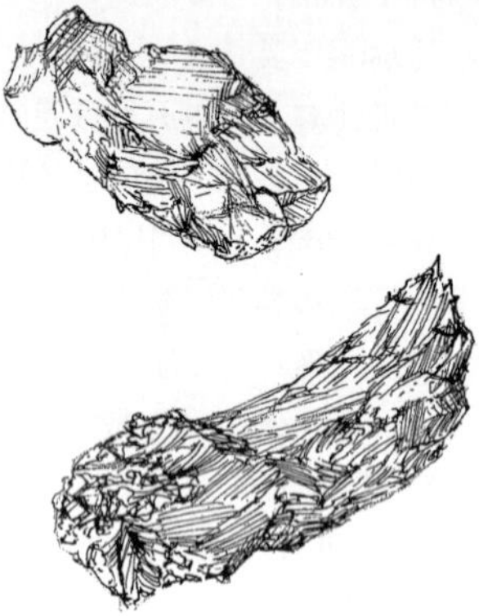

[処方用名] 乾漆

[基　原] ウルシ科 Anacardiaceae のウルシ *Rhus verniciflua* Stokes の樹皮を傷つけて滲出する漆汁。

[性　味] 辛・苦，温。有毒

[帰　経] 肝・胃

[効能と応用]

①祛瘀破癥

血瘀による無月経・腹腔内腫瘤・肌膚甲錯などに，桃仁・紅花・牛膝・三棱・莪朮・水蛭・䗪虫などと用いる。

方剤例　万病丸・大黄䗪虫丸

②消積殺虫

虫積の腹痛などに，檳榔子・雷丸・鶴虱・烏梅などと用いる。

臨床使用の要点

乾漆は辛温散結し，気味が濃厚で下降して攻堅し，肝経血分に入って活血通経・祛瘀破癥し，胃腸に入って消積導滞・殺虫する。瘀血阻滞による経閉癥瘕および虫積腹痛などに適する。破血消瘀導滞の効力が強いので，「年深堅結の積滞を削り，日久凝血の瘀血を破る」と称されている。

[用　量] 1～3g，丸あるいは散として用いる。

[使用上の注意]

①煎剤には入れない。

②気味が厚濁で胃気を損傷しやすく，胃虚のものが服用すると嘔吐をひきおこす。

③久服すると営血を損傷するので，体虚無瘀のものは注意を要する。妊婦には使用しないほうがよい。

水　蛭（すいてつ）

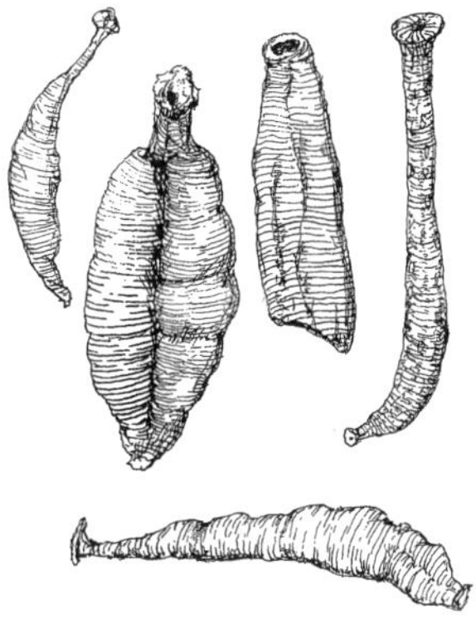

［処方用名］水蛭

［基　原］ヒルド科 Hirudidae のウマビル *Whitmania pigra* Whitman，チャイロビル *W. acranulata* Whitman, チスイビル *Hirudo nipponia* Whitman などの全虫体。

［性　味］鹹・苦，平。有毒

［帰　経］肝

［効能と応用］

①破血逐瘀・消癥

血瘀による無月経・腹腔内腫瘤などに，桃仁・䗪虫・虻虫・三棱・莪朮・大黄などと用いる。

方剤例　抵当湯・大黄䗪虫丸

打撲外傷の腫脹・疼痛に，牽牛子・大黄などと使用する。

方剤例　奪命散

②その他

生きた水蛭を外用し吸血させると，癰腫（皮膚化膿症）・丹毒に有効である。

臨床使用の要点

水蛭は鹹で入血し苦で泄結し，肝経血分に入って破血逐瘀・消癥し，瘀血停滞の経閉癥瘕・跌打損傷の瘀血作痛に対する良薬である。このほか，活水蛭を外用し吸血させると癰腫・丹毒が消退する。

［用　量］3～6g，煎服。丸・散に入れるときは，1回1～1.5g。

［使用上の注意］

①妊婦には禁忌。

②血虚無瘀には用いない。

䗪　虫（しゃちゅう）

［処方用名］䗪虫・地鱉虫・土鱉虫・土元

［基　原］ゴキブリ科 Blattidae のシナゴキブリ *Eupolyphaga sinensis* Walker，サツマゴキブリ *Opisthoplatia orientalis* Burmeister などの雌の成虫体。

［性　味］鹹，寒。小毒

［帰　経］肝

[効能と応用]

①破血逐瘀・消癥

血瘀による無月経・腹腔内腫瘤や産後瘀阻の腹痛に，水蛭・䗪虫・桃仁・大黄などと用いる。

方剤例　大黄䗪虫丸・下瘀血湯

瘧母すなわち気滞血瘀による脇下の腫塊・疼痛などに，柴胡・牡丹皮・桃仁などと使用する。

方剤例　鼈甲煎丸

子宮外妊娠破裂の急性腹痛・腹腔内の腫塊に，炮穿山甲・桃仁・海藻・当帰・前胡・没薬・牡蛎などと使用する。

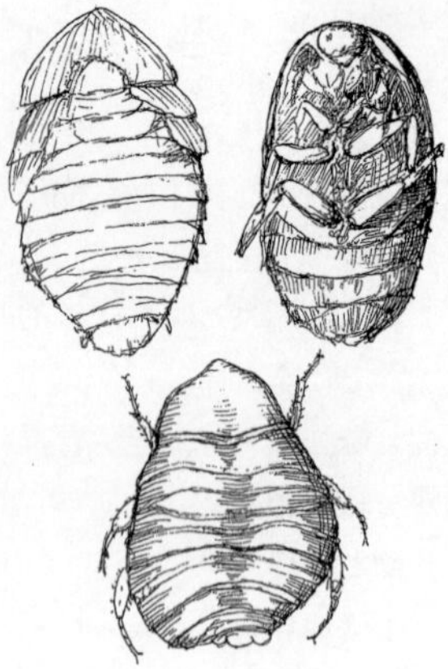

②続筋接骨

打撲・骨折による腫脹・疼痛に，当帰・川芎・桃仁・乳香・没薬・自然銅などと使用する。

方剤例　接骨方

臨床使用の要点

䗪虫は鹹寒で入血軟堅し，逐瘀血・消癥瘕・通経閉・続筋骨に働くので，瘀血の経閉・癥瘕積聚および産後瘀阻・筋骨折傷の瘀血腫痛に有効である。婦科では逐瘀通経，内科では散結消癥，傷科では接骨続筋の要薬である。文献上は，木舌腫強・乳汁不通に対し活血消腫・通経下乳の効能があると書かれているが，臨床的にはあまり用いていない。

[参　考]

①最近では，慢性肝炎・肝硬変初期などの肝脾腫大や子宮外妊娠の腹腔内血腫に用いられている。薬性が緩和であり，虚証挟瘀に用いることができる。

②䗪虫・水蛭・虻虫はいずれも動物薬で，破血逐瘀・消癥の効能をもっている。虻虫は苦寒泄降し通行経絡・通利血脈・破血消癥の効力がもっとも猛烈である。水蛭は虻虫より作用が緩和で持続性があり，「遅緩よく入り，遅緩なればすなわち血を生じて傷らず，よく入ればすなわち堅積を破りやすし」といわれ，破血消癥の佳品であり，生きたまま外用すると吸血消腫する。䗪虫は作用がより平穏で，婦科の通経・内科の消癥・傷科の接骨によく用い，破堅逐瘀・療傷止痛の良薬である。

[用　量] 6～9g，煎服。丸・散として用いるときは，1回1～1.5g。

[使用上の注意] 妊婦には禁忌。

虻　虫（ぼうちゅう）

[処方用名] 虻虫・蝱虫・蜚虻

[基　原] アブ科 Tabanidae の昆虫 *Tabanus bivittatus* Mats. またはその他同属昆虫の雌の全虫体。

[性　味] 苦，微寒。有毒

[帰　経] 肝

[効能と応用]

①破血逐瘀・消癥

血瘀による無月経・腹腔内腫瘤などに，桃仁・水蛭・䗪虫などと用いる。

方剤例　抵当湯・大黄䗪虫丸・地黄通経丸

打撲損傷の腫脹・疼痛に，牡丹皮と用いる。

臨床使用の要点

虻虫は苦で泄結し寒で清熱し，肝経血分に入って経絡を行らせ血脈を通利し，破血逐瘀・消癥に働く。血瘀による経閉癥瘕・跌打瘀血などに用いる。

[用　量] 1.5～3g，煎服。丸・散として用いるときは，1回0.3～0.6g。

[使用上の注意]

①翅足を去って用いる。

②虚弱者・妊婦には禁忌。

③薬力が猛烈で，服用後に激しい下痢をきたすことがある。

第2節　止血薬（しけつやく）

人体内外の出血を制止する薬物を，止血薬と統称する。

止血薬は，収渋止血・化瘀止血・涼血止血・温経止血などの違った効能をもつも

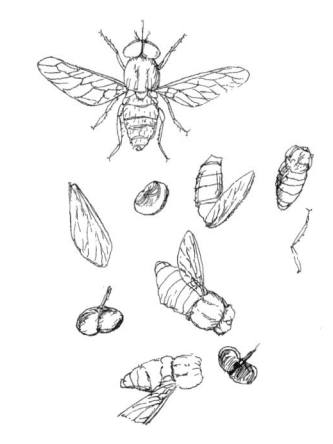

のがあるが，血液凝固を促進したり，血液が循経しない原因を除いて，すみやかに止血し，血液の消耗や失血過多による衰弱を防止する。

主として，血熱妄行・陰虚陽亢・瘀血阻滞・血不帰経・気不摂血などによる，喀血・衄血（鼻出血）・吐血・便血・尿血・崩漏下血（不正性器出血）・創傷出血などの多種の出血（血証）に使用する。

先人は止血薬を炮製し炭化させると止血効果が増強するという経験的認識をもっており，「焼灰の諸黒薬，みなよく血を止む」「紅は黒を見ればすなわち止む」と述べているが，実際には煅炭したのちの吸着・収斂による止血作用を強調しているのである。ただし，涼血止血薬などは炒炭したのちに効果が低下することもあり，「止血薬は生用を要す」という医家もあるほどである。炒炭を必要とするか否かは，薬性の違いを考慮すべきである。

止血薬の使用にあたっては，出血の原因と症状の違いにより，適切な選薬と配合を行う必要がある。血熱妄行には涼血止血薬と清熱涼血薬を，陰虚陽亢には涼血止血薬と滋陰潜陽降火薬を，瘀血阻滞には化瘀止血薬と行気活血薬を，気不摂血には収斂止血薬と益気健脾薬を，虚寒出血には温経止血薬を，それぞれ使用するのがよい。

また，大量出血に対して救急止血する場合を除き，一般には瘀血の症候の有無に注意し，瘀血が残っているときは活血化瘀薬を配合すべきであり，単に止血して瘀を残さないように注意しなければならない。出血の初期に収斂性の強い止血薬を用いないのは，瘀血阻滞をひきおこしやすいからである。また，寒涼性の止血薬も寒凝による血瘀気滞を生じやすいので，熱証の出血で瘀滞が明らかな場合は，大量の寒涼止血薬に活血行気薬を少量配合するのがよく，「止血して瘀を留めず」という配慮が必要である。

なお，出血過多で虚脱をおこした場合には，「有形の血は，速生することあたわず，無形の気，まさに急固するところなり」で，単に止血薬を用いるのではなく，人参などで補気固脱することが大切である。

蒲　黄（ほおう）

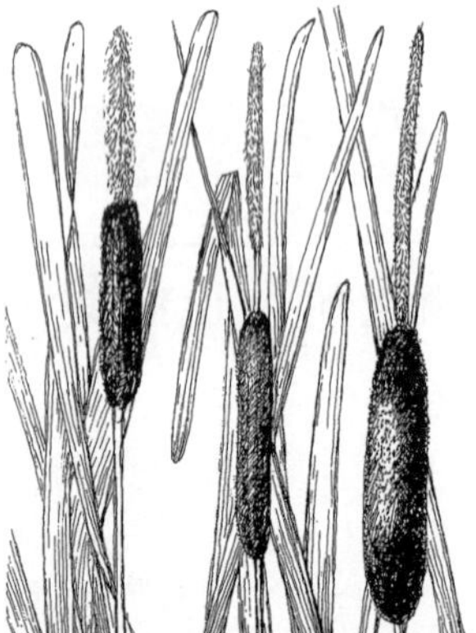

[処方用名] 蒲黄・生蒲黄・炒蒲黄・蒲黄炭

[基　原] ガマ科 Typhaceae のヒメガマ *Typha angustifolia* L., その他同属植物の成熟した花粉。

[性　味] 甘，平

[帰　経] 肝・心包

[効能と応用]

①止　血

鼻出血・歯齦出血・吐血・喀血・血尿・血便・

性器出血など各種の出血に，単味であるいは血余炭・棕櫚炭などと用いる。
外傷の出血には，烏賊骨と粉末にして外用する。

②活血散瘀

血瘀による月経痛・無月経・腹痛あるいは産後瘀阻などに，五霊脂と用いる。

方剤例　失笑散

打撲外傷の腫脹・疼痛に，単味であるいは桃仁・紅花・川芎などと使用する。
重舌・口内炎・舌出血に，単味を外用する。

③その他

散瘀止血と利水通淋の効能をもつので，血淋（炎症性尿路出血）の排尿痛・血尿に，冬葵子・生地黄などと用いる。

方剤例　蒲黄散

臨床使用の要点

蒲黄は甘緩で峻でなく平で寒熱に偏さず，肝・心包二経の血分に入り，止血散瘀し兼ねて利小便に働く。止血の効能により吐血・衄血・崩漏下血・外傷出血に良効を示し，活血散瘀の佳品でもあり，血瘀の経閉痛経・産後瘀阻・瘀血阻滞の心腹刺痛などに効果がある。また，止血化瘀と利水通淋の効能をもつので，血淋渋痛に有効である。

[参　考] 生用すると滑利行血に，炒用すると収渋止血に働くとされる。
≪神農本草経≫には「利小便，止血，散瘀血」と書かれ，止血と散瘀に働くとされてはいるが，生用行血・炒用止血とは指摘されていない。宋代の≪日華子本草≫に「破血消腫生用，補血止血炒用」とあり，明代の≪本草綱目≫にも同様に記載されているところから，今日までこの説が踏襲されている。ただし，臨床上は生蒲黄にも一定の止血効果があり，炒炭に拘泥する必要はない。

[用　量] 3～9g，煎服。冲服には1回3g。外用には適量。

[使用上の注意]

①包煎する。

②子宮収縮をひきおこすので，妊婦には禁忌。

三　七（さんしち）

[処方用名] 三七・参三七・田三七・田七・三七粉・山漆

[基　原] ウコギ科 Araliaceae のサンシチニンジン *Panax notoginseng* F. H. Chen の根。

[性　味] 甘・微苦，温

[帰　経] 肝・胃

[効能と応用]

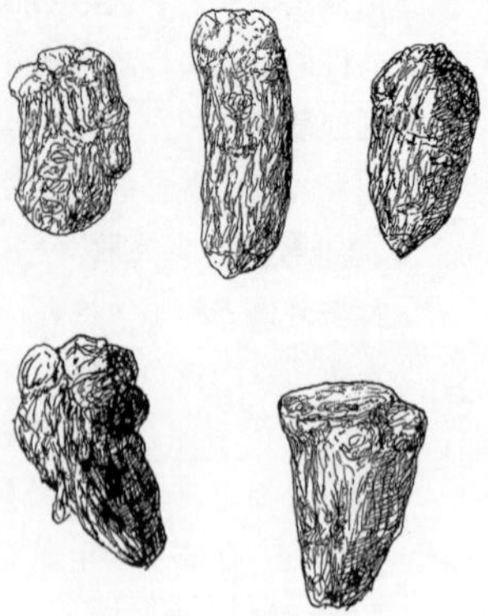

①散瘀止血

吐血・鼻出血・血便・不正性器出血および産後の出血過多など各種の出血に，単味の粉末を呑服するか，花蕊石・血余炭・阿膠・白芨・生地黄などの止血薬と用いる。

方剤例　化血丹・生地黄湯

外傷の出血に，単味の粉末を内服・外用する。

②消腫定痛

打撲外傷の内出血による疼痛・腫脹あるいは癰腫瘡瘍（皮膚化膿症）の腫脹・疼痛に，単味の粉末を呑服するか，乳香・没薬・䗪虫などと用いる。

方剤例　雲南白薬・七宝散

臨床使用の要点

三七は甘緩温通し苦降下泄し，散瘀止血・消腫定痛の効能をもつ。吐血・衄血・便血・血痢・血崩など一切の血証にすばやい効果を示し，外用すると金創出血を止め，かつ止血して瘀をとどめる弊害がないので，止血の要薬になっている。また，療傷止痛の佳品であり，跌打瘀痛・癰疽腫痛・血滞諸痛にも効果がある。

[参　考] 三七は古称を「山漆」といい，山間に産し漆のように粘って止血するところから名づけられたらしい。現在では田野で収穫されるため「田三七」と称する。

また，3年以上の植株で，秋に種子ができる前に採取したものを「春三七」，冬に種子が成熟したのちに採取したものを「冬三七」という。春三七のほうが質がよい。

[用　量] 3～9g，煎服。粉末を呑服するときは，1回1～3g。外用には適量。

[使用上の注意]

①高価であるから，粉末を呑服するのがよく，煎剤にも粉末を冲服すべきである。

②血虚無瘀には禁忌。

景天三七（けいてんさんしち）

[処方用名] 景天三七・費菜・養心菜

［基　原］ベンケイソウ科 Crassulaceae のホソバノキリンソウ *Sedum aizoon* L. の根を付けた全草。

［性　味］甘・微酸，平

［帰　経］心・肝

［効能と応用］

①散瘀止血

鼻出血・歯齦出血・喀血・吐血・皮下出血などに，単味を濃煎して用いるかシロップ剤・注射剤として使用する。

外傷出血に，単味を外用する。

②消腫定痛

打撲外傷の腫脹・疼痛に，酒・紅糖とともに煎服する。

③養心安神

心神不安の動悸・驚きやすい・焦躁感・不眠などの症候に，丹参・合歓花・柏子仁などと用いる。

臨床使用の要点

景天三七は甘酸・平で，散瘀止血・消腫定痛・養心安神の効能をもつ。咳血・吐血・衄血・歯齦出血・外傷出血などに，一味で良好な効果を示し，資源も豊富な止血薬である。跌打損傷の瘀血腫痛には散瘀消腫・療傷止血に働き，心神不安の驚悸煩躁・失眠には養心安神の効果があり，「養心菜」の名がある。

［用　量］15～30g，煎服。鮮品は30～60gを絞って汁を服用する。外用には適量。

菊葉三七（きくようさんしち）

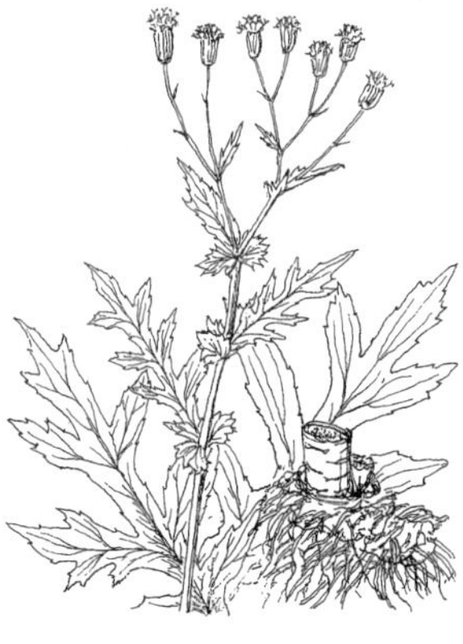

［処方用名］菊葉三七・菊三七・土三七

［基　原］キク科 Compositae のサンシチソウ *Gynura segetum* Merr. の根あるいは葉。

［性　味］甘・微苦，温

［帰　経］肝・胃

［効能と応用］

①散瘀止血

喀血・吐血・鼻出血に，単味を濃煎して服用するか粉末を呑服する。他の止血薬

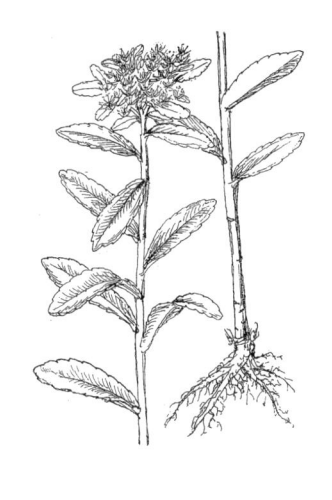

と用いてもよい。

打撲外傷には,単味を濃煎して酒で服用するか,他の止痛散瘀の薬物と用いる。

②解毒消腫

乳癰（乳腺炎）や咽喉の腫脹・疼痛に，鮮品の搗き汁を酒・水とともに服用する。鮮品を搗き砕いて外用してもよい。

臨床使用の要点

菊葉三七は甘苦・温で，散瘀止痛・解毒消腫の効果をもつ。衄血・吐血・外傷出血・跌打損傷に有効であり，癰疽瘡毒・乳癰腫痛・喉痺咽痛・蛇毒咬傷にも内服・外用して効果がある。

[用　量] 15～30 g，煎服。鮮品は30～60 gを絞り汁を服用する。外用には適量。

血余炭（けつよたん）

[処方用名] 血余炭・血余・髪炭・乱髪霜

[基　原] ヒトの頭髪を煅炭加工したもの。

[性　味] 苦，平

[帰　経] 肝・腎

[効能と応用]

①止血散瘀

鼻出血・喀血・吐血・血尿・血便・不正性器出血など各種の出血に，三七・花蕊石・陳棕炭・蓮房炭などと用いる。

方剤例　化血丹

外傷出血・鼻出血・歯齦出血などには，単味の粉末を直接散布するか，軟膏に調製して外用する。

②生肌斂瘡

皮膚潰瘍がなかなか癒合しないときに，露蜂房・蛇退皮などと焼炭し粉末にして服用する。単味の粉末を散布するか，膏に調製して外用してもよい。

熱傷に，粉末をワセリンで調製して外用する。

③その他

利小便の効能をもつので，小便不利に滑石・白魚などと用いる。

方剤例　滑石白魚散

臨床使用の要点

血余炭は苦平で，止血化瘀に働き，咳血・吐血・衄血・尿血・便血・崩漏下血など多種の血証に有効であり，血淋・崩漏・吐血によく用いる。外用すると止血生肌・斂瘡の効能があり，創傷出血・潰瘍不斂に適する。このほか，利小便にも働き，古方では小便不利に使用している。

［用　量］3～9g，煎服。粉末を沖服するときは，1回1.5～3g。外用には適量。
［使用上の注意］悪心をひきおこすことがあり，胃弱には使用しないほうがよい。

茜草根（せんそうこん）

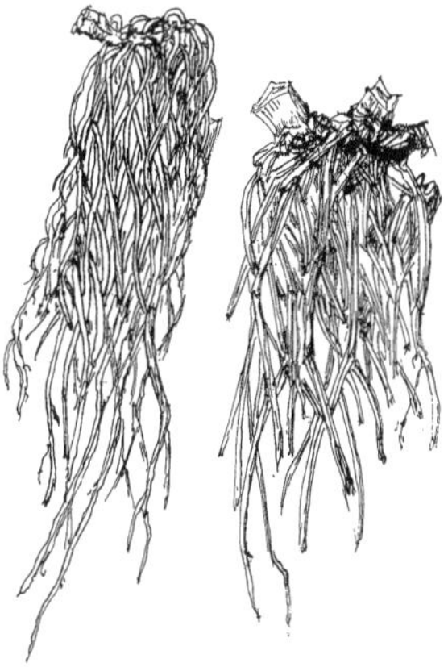

［処方用名］茜草根・生茜草・茜草・茜草炭・茹蘆・蘆茹・血見愁
［基　原］アカネ科 Rubiaceae のアカネ *Rubia cordifolia* L. の地下部。
［性　味］苦，寒
［帰　経］肝・心包
［効能と応用］

①止血化瘀

血熱有瘀の鼻出血・吐血・血便・不正性器出血・出血性下痢などに，生地黄・側柏葉・地楡・大薊・小薊などと用いる。

方剤例　十灰散・茜根散

虚寒の不正性器出血に，黄耆・烏賊骨・棕櫚炭などと使用する。

方剤例　固衝湯

外傷出血には，紫珠草・白芨などと粉末にし外用する。

②涼血行瘀

血熱瘀滞の月経痛・無月経や産後瘀阻の悪露停滞に，単味を酒とともに煎服するか桃仁・紅花・当帰・赤芍などと用いる。

打撲外傷に，紫草・丹参などと使用する。

臨床使用の要点

茜草根は苦で泄降し寒で清熱し，肝・心包二経の血分に入る。炒炭すると止血化瘀に働き，吐血・衄血・便血・尿血・崩漏下血に適し，生用では清血熱・行瘀血に働き，経閉不通・瘀阻腹痛に有効である。

［参　考］

①茜草根は古称を「茹蘆（じょろ）」「蘆茹（ろじょ）」といい，婦科の要薬であり，≪内経≫の血枯

経閉に対する「四烏鰂骨一藘茹丸」がもっとも古い方剤の一つである。

②生用すると清熱涼血・行瘀に，炒炭すると止血化瘀に働くが，生用しても止血するので習慣的に止血薬としてよく用いられ，血熱有瘀の出血にもっとも適する。

[用　量] 9～15g，煎服。外用には適量。

花蕊石（かずいせき）

[処方用名] 花蕊石・花乳石・煅花蕊石

[基　原] 蛇紋石を含む大理石 Ophicalcite〔主成分：炭酸カルシウム $CaCO_3$，ケイ酸マグネシウム $Mg_6Si_4O_{10}(OH)_8$〕。

[性　味] 酸・渋・辛，平

[帰　経] 肝

[効能と応用]

①止血化瘀

鼻出血・吐血・喀血・外傷出血などの出血で瘀滞をともなうときに，単味であるいは三七・血余炭などと用いる。

方剤例　花蕊石散・化血丹

外傷出血には，単味の粉末を外用してもよい。

打撲外傷の腫脹・疼痛に，乳香・没薬・血竭などと使用する。

臨床使用の要点

花蕊石は酸渋で収斂し辛で行散し，肝経血分に入り，化瘀止血に働く。吐血・喀血・衄血に瘀滞を兼ねるときに適し，外傷出血・瘀血腫痛にも有効である。

[参　考] 三七・菊三七・景天三七・血余炭・蒲黄・花蕊石は，いずれも化瘀止血薬であり，瘀血阻滞で血が経に帰さない多種の出血に用い，止血して瘀をとどめない特長がある。

三七は強力な化瘀止血薬で消腫定痛にも働き，止血療傷の要薬である。菊三七は効能が三七と同じで薬力が弱く，景天三七は三七と同じで確実な効能があり養心安神にも働く。血余炭は化瘀止血・生肌斂瘡し，蒲黄は化瘀止血・利水通淋に働く。茜草根は化瘀止血と涼血通経に働き，血熱の血瘀血溢に適する。花蕊石は一味で化瘀止血の専用薬である。

[用　量] 3～9g，煎服。粉末を丸・散にして呑服するときは，1回1～3g。外用には適量。

［使用上の注意］

①煎剤に入れるときは先煎するが，丸・散にして内服するほうがよい。

②瘀滞がないときには用いない。

白　芨（びゃっきゅう）

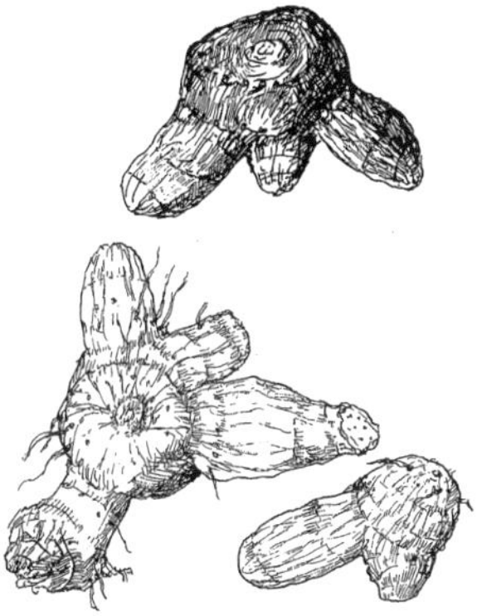

［処方用名］白芨・白及

［基　原］ラン科 Orchidaceae のシラン *Bletilla striata* Reichb. f. の塊茎。

［性　味］苦・甘・渋，微寒

［帰　経］肺・胃・肝

［効能と応用］

①収斂止血

喀血に，単味であるいは枇杷葉・藕節・蛤粉・阿膠・百合などと用いる。

方剤例　白芨枇杷丸・補肺彌洞丸

吐血に，単味であるいは三七・烏賊骨などと使用する。

方剤例　烏芨合剤

外傷の出血に，単味であるいは煅石膏と粉末にして外用する。

②消腫生肌

癰瘡腫毒（皮膚化膿症）の初期で潰破していないときに，金銀花・皂角刺・天花粉などと使用する。

方剤例　内消散

潰破したのち創口がなかなか癒合しないときは，単味の粉末を外用する。

裂肛・手足の皸裂・熱傷などにも，単味の粉末を油で調製して外用する。

臨床使用の要点

白芨は苦甘・涼で質が粘かつ渋であり，収斂止血の良薬で，補益肺胃の効能を兼ねるので，肺胃損傷による喀血・嘔血・衄血など多くの出血に有効である。また，苦で微寒であり，血分に入って泄熱し消腫生肌の効能をもつため，癰疽瘡瘍に已潰未潰を問わず使用でき，瘡瘍初期には内服すると散結消腫し，瘡瘍已潰の久不収口や皮膚皸裂には外用すると生肌斂創する。それゆえ特徴は「渋中有散，補中有破」と概括されている。

［用　量］3～9g，煎服。散を呑服するときは1回1～3g。外用には適量。

［使用上の注意］烏頭・附子に反す。

仙鶴草（せんかくそう）

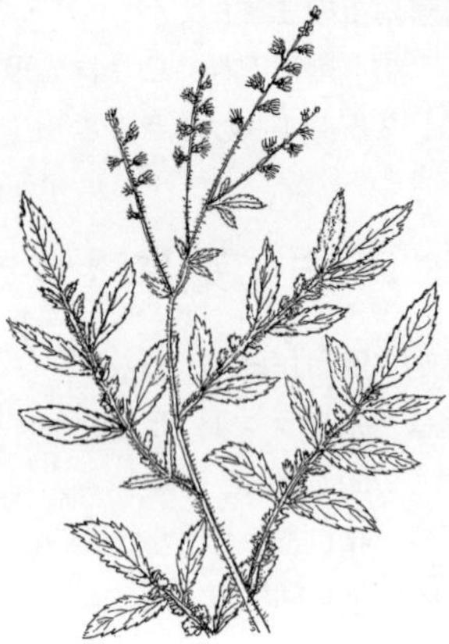

[処方用名] 仙鶴草・竜牙草・脱力草

[基　原] バラ科 Rosaceae のキンミズヒキ *Agrimonia pilosa* Ledeb. の全草。

[性　味] 苦・渋，平

[帰　経] 心・肝・脾・胃・大腸

[効能と応用]

①収斂止血

鼻出血・喀血・吐血・血尿・血便・性器出血など全身各所の種々の出血に，単味であるいは他の止血薬と用いる。

血熱妄行には生地黄・牡丹皮・側柏葉・藕節などと，虚寒出血には黄耆・党参・当帰・炮姜などと使用する。

②補虚強壮

元気がない・脱力感・疲労感などに，大棗などと用いる。

③その他

截瘧・止痢・解毒などの効能をもつので，瘧疾・血痢・癰瘡腫毒などに使用する。

臨床使用の要点

仙鶴草は苦渋で平性であり，収斂止血に働くので，吐血・喀血・衄血・便血・尿血・崩漏下血など多種の出血証に，寒熱虚実を問わず広く応用でき，効果も顕著である。中国江南の民間では「脱力草」と称し，補虚強壮・疲労回復の効能があるとしており，脱力労傷・精力萎頓などにも用いる。また，本草の文献上の記載によると截瘧・止痢・解毒などの効能があり，瘧疾・血痢・癰腫瘡毒などに使用している。

[用　量] 9～15 g，大量で 30～60 g，煎服。

藕　節（ぐうせつ）

[処方用名] 藕節・生藕節・藕節炭

[基　原] スイレン科 Nymphaeaceae のハス *Nelunbo nucifera* Gaertn. の根茎（藕）の節部。

[性　味] 渋，平

[帰　経] 肝・肺・胃・膀胱

［効能と応用］

①収渋止血・涼血化瘀

吐血・喀血・鼻出血・血尿・血便・不正性器出血などに，単味であるいは生地黄・側柏葉などと用いる。

方剤例　双荷散・小薊飲子

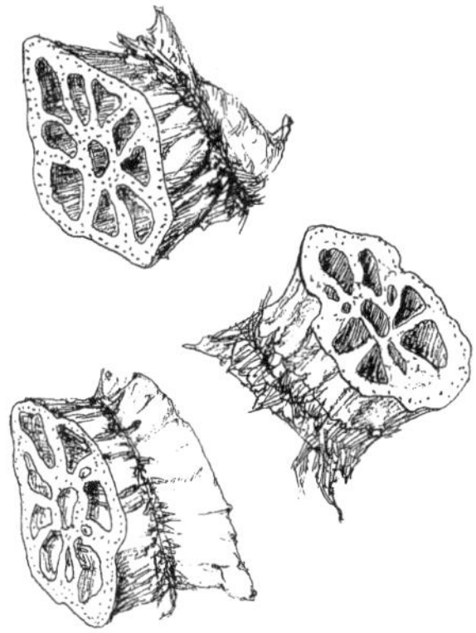

臨床使用の要点

藕節は渋平で，収渋止血兼化瘀に働き，止血して留瘀の弊害がない。衄血・吐血・喀血・尿血・便血・崩漏下血など多種の出血に使用できるが，薬力が緩やかであるため補助薬として用いることが多い。

［参　考］生藕節は涼血止血・化瘀に，藕節炭は止血のみに働くので，血熱出血には生用し，一般の出血には炒炭して用いる。

［用　量］10 ～ 30 g，煎服。鮮品をすって汁を服用するときは，60 g程度。

棕　櫚（しゅろ）

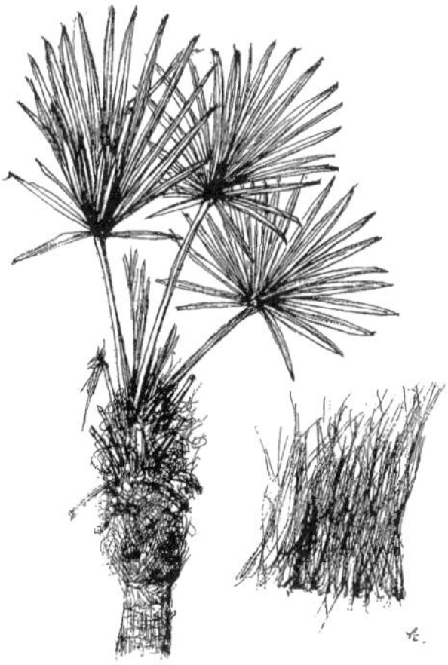

［処方用名］棕櫚・棕櫚炭・陳棕櫚・陳棕炭

［基　原］ヤシ科 Palmae のトウジュロ *Trachycarpus fortunei* Wendl. の葉鞘の繊維。

［性　味］苦・渋，平

［帰　経］肺・肝・大腸

［効能と応用］

①収渋止血

鼻出血・吐血・喀血・血尿・血便・不正性器出血などすべての出血に，単味であるいは血余炭・茅根・側柏葉・小薊・茜草などと用いる。

方剤例　黒散子・十灰散・固衝湯

臨床使用の要点

棕櫚は苦渋で平で，収斂固脱して収渋止血の力がかなり強く，出血にのみ用いる。吐血・衄血・喀血・尿血・便血・崩漏下血など一切の血証に有効である。

[参　考] 陳久のものほど良品で，「年久敗棕は入薬もっとも妙」といわれる。

[用　量] 6～15 g，煎服。

[使用上の注意]

①炒炭して用いる。

②収渋の性質があるので，出血過多で瘀血がない場合に適し，暴病出血で瘀滞がある場合や邪熱熾盛には使用しない。

紫珠草（しじゅそう）

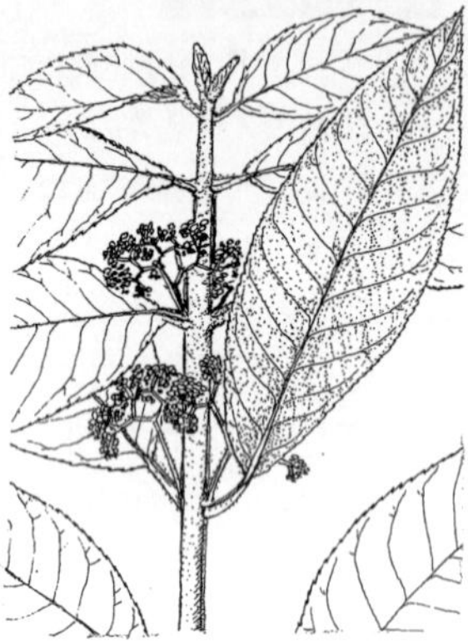

[処方用名] 紫珠草・紫珠・止血草

[基　原] クマツヅラ科 Verbenaceae のムラサキシキブ属植物 *Callicarpa macrophylla* Vahl（＝ *C. dunniana* Lével）またはその他同属植物の葉。

[性　味] 苦・渋，涼

[帰　経] 肺・肝・脾・胃・大腸

[効能と応用]

①収渋止血

鼻出血・喀血・吐血・血尿・血便・不正性器出血および外傷出血・手術創面の出血など各種の出血に，単味の濃煎汁や粉末を服用する。仙鶴草・旱蓮草・藕節などを配合してもよい。

外傷出血には，単味の粉末あるいは茜草・白芨を配合した止血粉を外用する。

②解毒消腫

癰腫瘡毒（皮膚化膿症）・毒蛇咬傷に，単味の煎汁で外洗する。

臨床使用の要点

紫珠草は苦渋で，肝脾の血分に入って収斂止血し，広く喀血・嘔血・衄血・尿血・便血・崩漏下血および創傷出血など各種の内外出血に用いる。また，苦涼で外用すると解毒消腫に働くので，癰腫瘡毒・毒蛇咬傷・水火燙傷にも効果がある。

[用　量] 9～15 g，鮮品で 30 g，煎服。粉末を呑服するときは，1回2～3 g。外用は適量。

百草霜（ひゃくそうそう）

[処方用名] 百草霜

[基　原] 柴や雑草を燃やしたあとに，かまどの煙出し，あるいは煙突の内部に付着する灰。

[性　味] 辛，温

[帰　経] 肺・胃・大腸

[効能と応用]

①収斂止血

喀血・吐血・鼻出血・不正性器出血などに，藕節・側柏葉・茅根・阿膠などと用いる。

鼻出血・歯齦出血・外傷出血などには，単味の粉末を外用する。

②消積止瀉

食滞の下痢に，山楂子・神麴・木香などと使用する。

血痢（炎症性の出血性下痢）には，黄連・木香などと用いる。

臨床使用の要点

百草霜は辛温で，収斂止血の効能をもつほか消積導滞・止瀉に働く。喀血・嘔血・衄血・外傷出血などに内服・外用し，積滞瀉痢にも使用する。

[参　考] 百草霜・白芨・仙鶴草・紫珠草・棕櫚炭・烏賊骨は，すべて収斂止血薬であり体内・外の多種の出血に用いる。

白芨は肺胃の出血を止め消腫生肌にも働く。仙鶴草は各種出血に対する効果が確実であり，補虚強壮・截瘧・止痢・療瘡の効能も兼ねる。紫珠草は止血の良薬で肺胃の止血にもっとも適し，解毒療瘡にも働く。棕櫚炭は強い効果をもつ止血の専用薬である。烏賊骨は収斂止血・止帯固精に働き止血と固渋にすぐれている。百草霜は収斂止血と消積導滞の効能をもつ。

[用　量] 3～9g，煎服。丸・散には半量。

黄　土（おうど）

[処方用名] 黄土・灶心土（そうしんど）・灶心黄土・伏竜肝

[基　原] 長年焚木で焼かれた黄土製かまどの中央部の焼け土。

[性　味] 辛，微温

[帰　経] 脾・胃

[効能と応用]

①温中摂血

虚寒の血便・吐血・鼻出血・不正性器出血など各種の出血に，附子・阿膠・生地黄などと用いる。

方剤例　黄土湯

②和胃止嘔

脾胃虚寒の嘔吐・反胃（食後長時間経過したのちの食物嘔吐）あるいは妊娠嘔吐に，単味であるいは半夏・乾姜・陳皮・砂仁などと使用する。

③その他

渋腸止瀉の効能をもつので，脾虚の慢性下痢に，附子・乾姜・肉豆蔻・白朮などと用いる。

臨床使用の要点

黄土は辛・微温で，温中して摂血止血するので，虚寒の気不摂血による便血・崩漏・吐血・衄血などに適し，とくに胃腸出血に効果がある。また，辛温で温中散寒・和胃止嘔に働くため，胃寒気逆の嘔吐・反胃に有効であり，妊娠嘔吐にも良効を示す。温中渋腸止瀉の効能もあり，脾虚久瀉不止に用いる。

[用　量] 15～30g，煎服。

[使用上の注意]

①布袋で包み，先煎する。

②熱証の出血や嘔吐には使用しない。

側柏葉（そくはくよう）

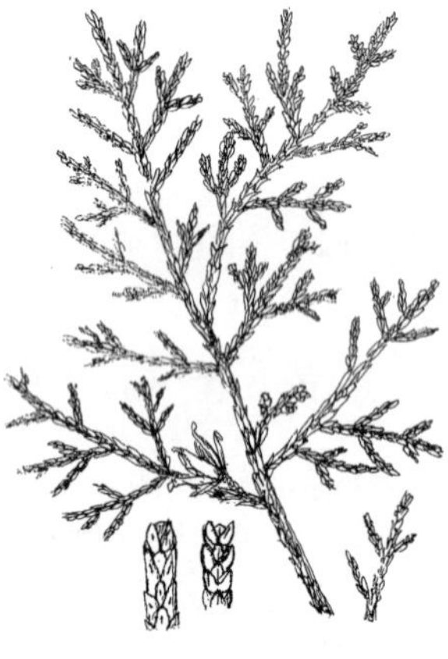

[処方用名] 側柏葉・生側柏葉・生側柏・側柏炭

[基　原] ヒノキ科 Cupressaceae のコノテガシワ *Thuja orientalis* L. の葉のついた枝。

[性　味] 苦・渋，微寒

[帰　経] 肺・肝・大腸

[効能と応用]

①涼血収斂止血

血熱妄行による鼻出血・喀血・吐血・血尿・血便・不正性器出血などに，単味であるいは生地黄・生艾葉などと用いる。

方剤例　四生丸

虚寒の気不摂血による出血には，炮姜・艾葉などと使用する。

方剤例　柏葉湯

②生発烏髪

青・中年の血熱による円形脱毛に，単味のチンキを塗布する。

病後体虚・肝腎不足の脱毛や早期白髪に，何首烏・女貞子・生地黄などと用いる。

方剤例　烏髪丸

③燥湿止帯

湿熱の帯下に，樗根皮・黄柏などと使用する。

方剤例　側柏樗根丸

④その他

近年になり，止咳祛痰の効能があるところから，肺熱乾咳・百日咳などに用いられている。

臨床使用の要点

側柏葉は苦渋・微寒で芳香があり，苦で燥湿し渋で収斂し寒で清熱し，涼血収斂止血するとともに生発烏髪・燥湿止帯の効能をもつ。血熱妄行の喀血・嘔血・衄血・尿血・便血・崩漏，および血熱脱髪や肝腎不足の鬚髪早白，ならびに湿熱帯下などに適する。

[用　量] 6～12g，煎服。

[使用上の注意] 苦寒であり，多服・久服すると，めまい・悪心・胃部不快・食欲減退などが生じる。

巻　柏（けんぱく）

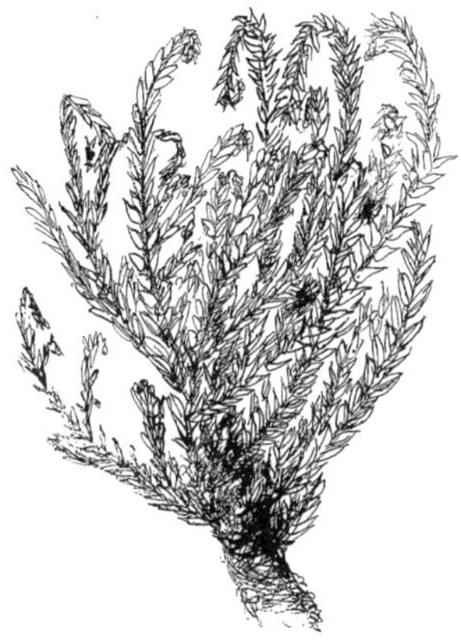

[処方用名] 巻柏・生巻柏・巻柏炭

[基　原] イワヒバ科 Selaginellaceae のイワヒバ *Selaginella tamariscina* Spring の全草。

[性　味] 生用 : 辛・甘，涼

熟用 : 甘，温

[帰　経] 肝・腎・大腸

[効能と応用]

①固下止血

脱肛下血に，側柏葉・棕櫚炭などと用いる。

②破瘀行血

血瘀の無月経に，当帰・桃仁・紅花などと使用する。

③通淋散結

湿熱下注の排尿困難・排尿痛・尿閉などに，石葦・海金砂・車前子などと用いる。

臨床使用の要点

巻柏は肝経血分に入り気堅質厚で，営血を調理し腸風脱肛を療する。生用すると辛涼で行血通経・通淋散結し，血瘀経閉・小便淋結に有効である。炒炭すると甘温で止血に働き，脱肛下血に適する。

［参　考］巻柏・側柏葉は止血に働くが，巻柏は甘涼で辛であり，側柏葉は苦涼で渋である。巻柏は辛で散結し甘で緩益し，止血し行血する。側柏葉は苦渋収斂し止血して行血せず，芳香で燥性であり袪湿するので，血中湿熱蘊積に適する。

［用　量］3～9g，煎服。

大　薊（たいけい）

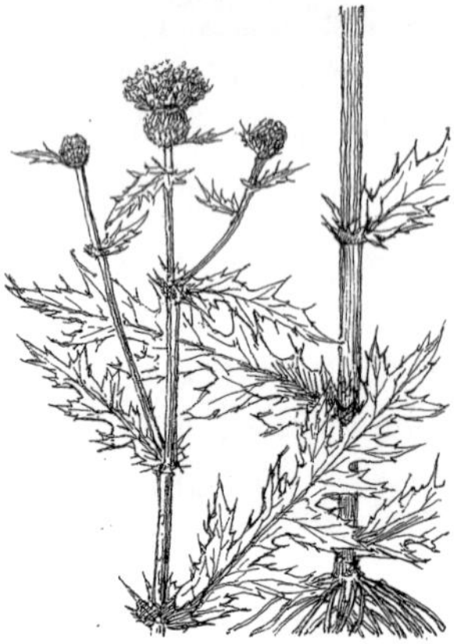

［処方用名］大薊・大薊草・大薊炭

［基　原］キク科 Compositae のノアザミ *Cirsium japonicum* DC. に非常に近縁な種，またその他同属植物の地下部または全草。

［性　味］甘・苦，涼

［帰　経］肝

［効能と応用］

①涼血止血・散瘀

血熱有瘀の鼻出血・吐血・喀血・血尿・不正性器出血などに，単味を濃煎するか鮮品の搗き汁を服用する。側柏葉・茅根・牡丹皮・生地黄などと用いてもよい。

方剤例　大薊飲・十灰散

外傷出血に，単味を搗きつぶして外用する。

②破血消腫

癰腫瘡毒（皮膚化膿症）に，単味の搗き汁を内服・外用する。

臨床使用の要点

大薊は甘苦・涼で，清熱涼血・止血し，苦泄により破血消腫・療瘡し，甘味を兼ねるが補益の効能はない。主に涼血止血して血熱挟瘀の吐衄下血・尿血崩漏に適し，内服外敷ともに散血消腫に働くので癰腫瘡毒に用いる。

［用　量］9～15g，煎服。鮮品の搗き汁を服用するときは60g。外用には適量。

小　薊（しょうけい）

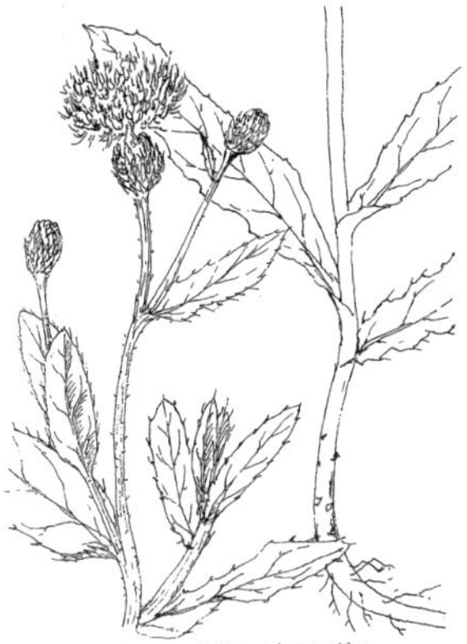
アレチアザミ

［処方用名］小薊・小薊草・小薊炭

［基　原］キク科 Compositae のアレチアザミ *Breea segetum* Kitam. の地下部または全草。類似した植物が多く，異物同名品が多い。

［性　味］甘，涼

［帰　経］心・肝・小腸・膀胱

［効能と応用］

①涼血止血・化瘀

血熱有瘀の鼻出血・吐血・喀血・血尿・血便・不正性器出血など各種出血に，大薊・側柏葉・茅根などと用いる。

方剤例　十灰散

血淋（炎症性の血尿）に，生地黄・山梔子・滑石・蒲黄などと使用する。

方剤例　小薊飲子

②その他

利水の効能をもち，黄疸・水腫などの尿量減少に使用する。また，軽度ではあるが破血消腫の効能があり，癰腫瘡毒にも用いる。

臨床使用の要点

小薊は甘涼で，涼血止血・化瘀に働き，兼ねて利水の効能をもつので，血熱挟瘀の吐血・喀血・衄血・尿血・崩漏下血に適し，とくに血淋尿血に有効であり，黄疸水腫・小便不利にも用いる。

［参　考］小薊と大薊は効能がほぼ同じであるが，涼血止血・解毒消腫の効能は大薊がすぐれており，小薊は利水の効能を兼ね血淋に有効である。

なお，≪別録≫では大・小薊が混称されており，≪証類本草≫≪救荒本草≫≪本草綱目≫に至ってはじめて基原・効能・応用などが明確に区分されるようになった。

［用　量］9～15g，鮮品で30～60g，煎服。外用には適量。

［使用上の注意］長時間煎じてはならない。

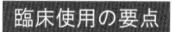

地　楡（ちゆ）

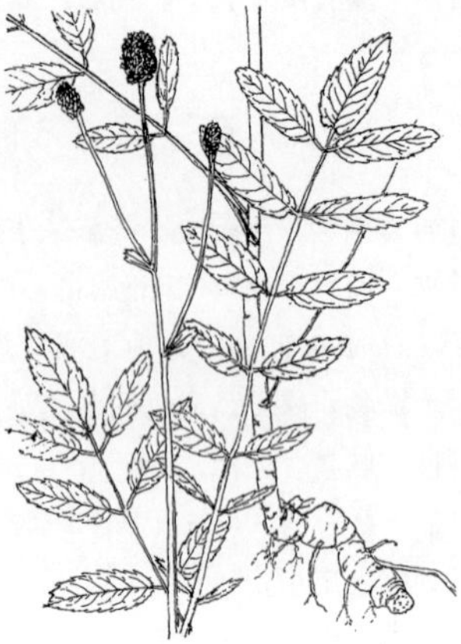

[処方用名] 地楡・生地楡・地楡炭

[基　原] バラ科 Rosaceae のワレモコウ

Sanguisorba officinalis L. の地下部。

[性　味] 苦・酸，微寒

[帰　経] 肝・胃・大腸

[効能と応用]

①涼血収渋止血

血熱による鼻出血・吐血・血尿などに，茜草根・藕節などと用いる。

血熱による血便や痔出血・出血性下痢に，槐角・生地黄・防風などと使用する。

方剤例　地楡槐角丸

湿熱による出血性下痢（血痢）には，黄連・木香などと使用する。

方剤例　地楡丸

血熱の不正性器出血に，生地黄・牡丹皮・黄芩などと用いる。

方剤例　涼血止崩湯

②消腫止痛・生肌斂瘡

癰腫瘡毒（皮膚化膿症）に，単味の粉末を散布するか単味の煎湯で洗う。金銀花・蒲公英・連翹などを配合した煎湯で洗うのもよい。

熱傷に，単味の粉末を麻油で調製するか，黄柏・大黄・寒水石・生石膏とともに粉末にし植物油で調製して外用する。

臨床使用の要点

地楡は苦酸・微寒で，苦で沈降し酸渋で収斂し寒で清熱し，「かつ清しその過泄を慮（おもんばか）らず，渋またそのあるいは滞るを慮らず」といわれ，清熱涼血・収渋止血の佳品である。「その性は沈降し下焦に入る」「古方下を断つに多くこれを用う」で，一切の血熱出血に使用できるが，とくに下焦火盛の血熱妄行による便血・痔血・血痢・崩漏下血などに適する。また，外用すると消腫止痛・生肌斂瘡の効能があり，癰腫瘡毒・水火燙傷に有効である。

[参　考]

①止血には炒炭し，外用には生用する。

②大薊・小薊・側柏葉・旱蓮草・羊蹄根・苧麻根・槐花・槐角・地楡は，いずれも涼血止血薬である。大薊・小薊は効能がほとんど同じで，大薊が止血解

毒にすぐれ，小薊は利水に働き血淋尿血に適する。側柏葉は生発烏髪の効能を兼ね血熱脱髪に良効がある。旱蓮草は養陰烏髪に働き肝腎不足の鬚髪早白に適する。槐花・槐角・地楡は腸風下血・血痢崩漏に対する要薬で，槐花・槐角は清肝降火に，地楡は消腫止痛・生肌斂瘡に働く。

［用　量］9～15g，煎服。外用には適量。

槐　花（かいか）

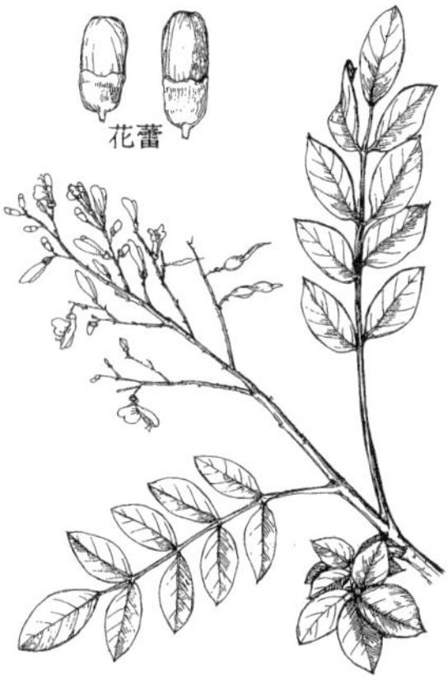

［処方用名］槐花・生槐花・槐花炭・槐米・槐花米・生槐米・槐米炭・カイカ

［基　原］マメ科 Leguminosae のエンジュ *Sophora japonica* L. の花もしくは花蕾。

［性　味］苦，微寒

［帰　経］肝・大腸

［効能と応用］

①涼血止血

大腸火盛や湿熱鬱結などによる血便・痔出血に，側柏葉・荊芥・枳殻・地楡などと用いる。

方剤例　槐花散

血熱の鼻出血・吐血などには，仙鶴草・茅根・側柏葉などと使用する。

②清肝降火

肝火上炎の目の充血・頭痛・いらいらなどの症候に，単味であるいは黄芩・菊花・夏枯草などと使用する。

臨床使用の要点

槐花は苦降・微寒で，肝・大腸の火を清し，涼血止血の効能をもつ。大腸火盛あるいは湿熱瘀結の大便下血・痔瘡出血に適し，血熱妄行の吐血・衄血・崩漏・血痢などにも有効である。また，清肝降火に働き，肝火上昇の目赤頭痛・心胸煩悶にも用いる。

［参　考］

①エンジュの花蕾を「槐米（槐花米）」といい，開花時に採取したものを「槐花」として区別することもある。効能はほぼ同じである。なお，果実が「槐角」である。

②生用すると清肝瀉火に，炒炭すると涼血止血に働く。

[用　量] 6～15 g，煎服。

[使用上の注意] 虚寒には用いない。

槐　角（かいかく）

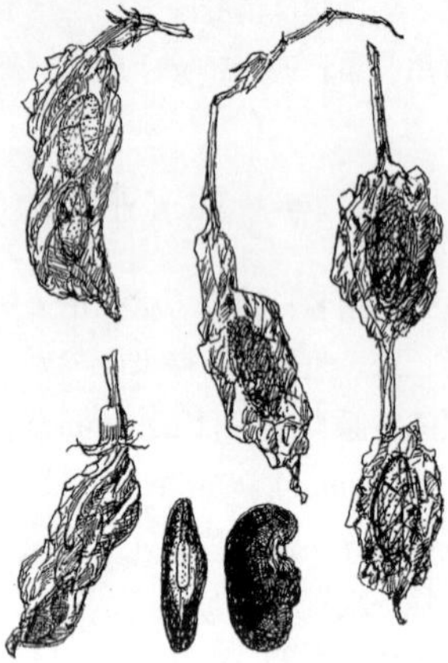

[処方用名] 槐角・槐実・槐角炭

[基　原] マメ科 Leguminosae のエンジュ *Sophora japonica* L. の成熟果実。

[性　味] 苦，寒

[帰　経] 肝・大腸

[効能と応用]

①涼血止血

大腸火盛や湿熱鬱結による血便・痔出血に，地楡・黄芩・当帰などと用いる。

方剤例　槐角丸

湿熱下注による不正性器出血・帯下には，側柏葉・地楡・魚腥草・金銀花などと使用する。

②清肝瀉火・明目

肝火上炎の頭痛・めまい・目の充血・いらいらなどの症候に，黄芩・黄連・赤芍・決明子などと用いる。

臨床使用の要点

槐角は苦寒沈降し，大腸の火を清し涼血止血に働くので，大腸火盛や湿熱瘀結による大便下血・痔瘡出血・血痢および湿熱下注の帯漏に有効であり，また肝経実火を降瀉するため肝火上炎の頭痛眩暈・目赤煩躁にも効果がある。

[参　考]

①清肝には生用し，止血には炒炭する。

②槐角と槐花は性味・効能がよく似ているが，涼血止血の効能は槐花がすぐれ，瀉熱下降の力は槐角がすぐれている。

[用　量] 6～15 g，煎服。

[使用上の注意] 虚寒には用いない。

苧麻根（ちょまこん）

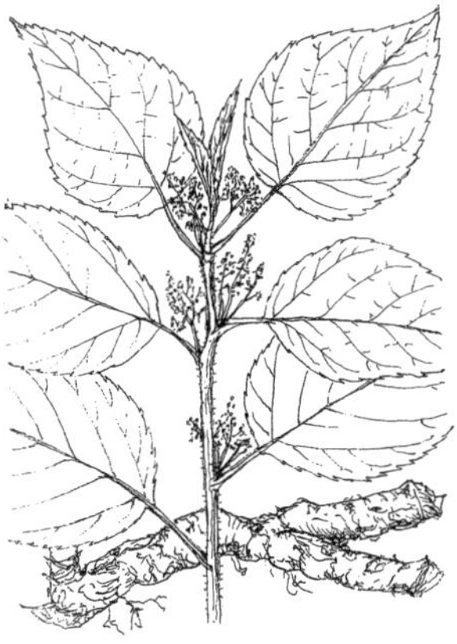

[処方用名] 苧麻根

[基　原] イラクサ科 Urticaceae のカラムシ *Boehmeria nivea* Gaud. の根。

[性　味] 甘，寒

[帰　経] 肝・心・腎・膀胱

[効能と応用]

①涼血止血

血熱による喀血・吐血・血尿・不正性器出血・皮下出血あるいは外傷出血に，単味を濃煎して服用する。

②清熱安胎

胎熱による妊娠中の下腹痛・性器出血などに，黄芩・竹筎・生地黄・当帰・阿膠などと用いる。

方剤例　苧根湯

③解毒通淋

癰腫瘡毒（皮膚化膿症）・痔の腫痛・蛇虫の咬傷などに，単味の鮮根の搗き汁を内服・外用する。金銀花・野菊花・蒲公英などを配合してもよい。

湿熱下注の排尿痛・血尿に，滑石・瞿麦・車前子・茅根などと用いる。

臨床使用の要点

苧麻根は甘寒で，涼血止血・清熱安胎・解毒通淋の効能をもつ。血熱妄行による咳血・吐血・尿血・崩漏・紫癜および外傷出血，懐胎蘊熱による胎動不安・胎漏下血，熱毒瘡瘍・蛇虫咬傷・痔瘡腫痛・熱淋尿血などに適する。

[用　量] 6～15g，煎服。外用には適量。

[使用上の注意] 寒性であるから，脾虚泄瀉や血分無熱には用いない。

羊蹄根（ようていこん）

[処方用名] 羊蹄根・羊蹄・土大黄・野大黄・波葉大黄・牛西西

[基　原] タデ科 Polygonaceae のギシギシ *Rumex japonicus* Houtt. またはキブネダイオウ *R. nepalensis* Spr. の根。

[性　味] 苦・渋，寒

[帰　経] 心・肝・大腸

[効能と応用]

①涼血止血

血熱による鼻出血・喀血・吐血・血尿・血便・痔出血・不正性器出血・皮下出血および外傷出血など多種の出血に，単味を濃煎して服用する。

外傷出血には，烏賊骨と等分の粉末にして外用する。

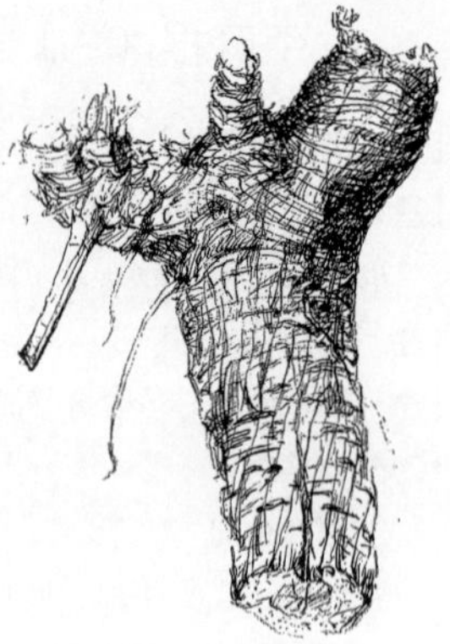

②清熱解毒・殺虫療癬

疥癬・頑癬・頭部脂漏性皮膚炎などに，煎湯あるいは醋とすりつぶした磨汁を外用する。

熱傷・化膿症などに，鮮根を搗きつぶして外用する。

外陰部の瘙痒に，単味の煎汁で洗う。

③泄熱通便

熱結便秘に，単味であるいは芒硝などと用いる。

臨床使用の要点

羊蹄根は苦渋・寒で，寒渋で清熱涼血止血し，苦寒で解毒殺虫・通便する。血熱妄行の喀血・嘔血・衄血・尿血・痔血・崩漏下血などに早い効果を示し，水火燙傷・無名腫毒（得体の知れない腫瘍）・疥瘡頑癬にも外用して効果がある。なお，泄熱通便の効力は大黄によく似ているので，「土大黄」といわれる。

[用　量] 9～15 g，煎服・外用には適量。

鉄莧菜（てっけんさい）

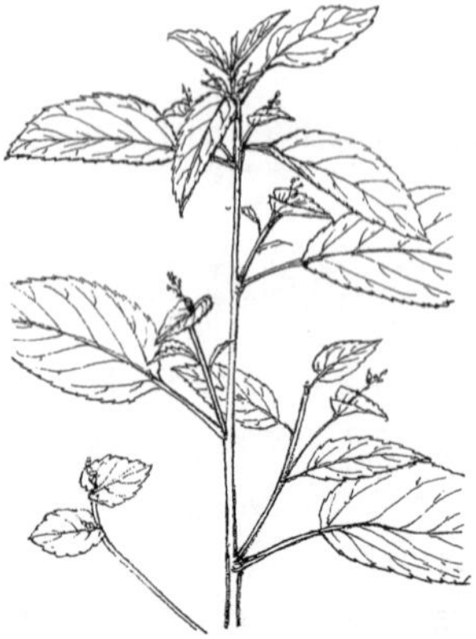

[処方用名] 鉄莧菜・血見愁・海蚌含珠

[基　原] トウダイグサ科 Euphorbiaceae のエノキグサ *Acalypha australis* L. の全草。

[性　味] 微苦・渋，涼

[帰　経] 肝・脾・大腸・膀胱

[効能と応用]

①涼血止血

血熱の吐血・鼻出血・血尿・血便・不正性器出血などに，単味であるいは側柏葉・茜草根・仙鶴草などと用いる。

外傷出血には，鮮品を搗きつぶして外用する。

②清熱解毒・止痢

細菌性下痢・アメーバ赤痢の下痢などに，単味であるいは馬歯莧・地錦草などと使用する。

癰腫瘡毒（皮膚化膿症）に，鮮品を搗きつぶして外用する。

臨床使用の要点

鉄莧菜は苦渋・涼で，涼血止血に働き，吐血・衄血・尿血・便血に用い，外傷出血に外用しても有効である。また，清熱解毒・治瀉止痢の効能もあり，細菌性赤痢・アメーバ赤痢に用い，外用すると癰腫瘡毒・湿疹に効果がある。

［用　量］15～30g，鮮品は倍量，煎服。外用には適量。

地錦草（ちきんそう）

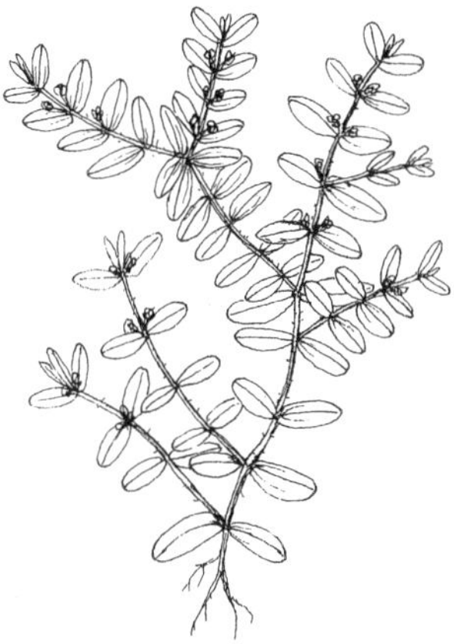

［処方用名］地錦草・鋪地錦・血見愁・麻雀蓑花・小虫臥草

［基　原］トウダイグサ科 Euphorbiaceae のニシキソウ *Euphorbia humifusa* Willd. の全草。

［性　味］微苦，平

［帰　経］肝・胃・大腸・膀胱

［効能と応用］

①収斂止血

喀血・血尿・不正性器出血などに，単味であるいは仙鶴草・側柏葉などと用いる。

外傷出血には，鮮品を搗きつぶして外用する。

②清熱利湿・止瀉

湿熱の黄疸に，単味であるいは茵蔯などと用いる。

湿熱の下痢に，単味であるいは馬歯莧・車前草・白頭翁などと使用する。

③その他

清熱解毒の効能をもつので，毒蛇咬傷・皮膚瘡毒（化膿症）に，鮮品を搗きつぶして外用する。

臨床使用の要点

地錦草は苦平で，良好な止血の効能をもち，喀血・尿血・崩漏下血・外傷出血などに適し，民間で非常によく用いられ，「血見愁」と称される。このほか，清熱利湿・止瀉・解毒の効能があるので，湿熱黄疸・泄瀉や毒蛇咬傷・瘡毒に用いる。

［参　考］「血見愁」と称される薬物は，鉄莧菜・茜草根など多種のものがあるので，注意が必要である。

［用　量］15～30g，大量で60～90g，煎服。外用には適量。

薺　菜（せいさい）

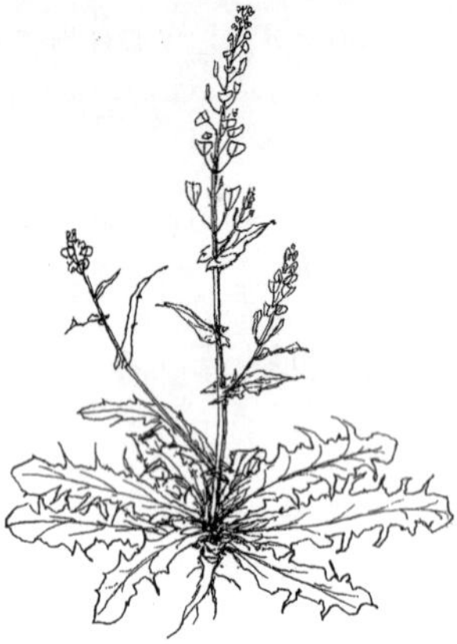

［処方用名］薺菜・薺菜子・薺菜花

［基　原］アブラナ科 Cruciferae のナズナ *Capsella bursa-pastoris* Medic. の全草。

［性　味］甘・淡，涼

［帰　経］肝・腎・膀胱

［効能と応用］

①涼血止血

血熱による出血に，単味であるいは他の止血薬と用いる。

②清熱利水

水腫・小便不利に，単味であるいは他の利水薬と用いる。

膏淋（乳糜尿）にも，単味で使用する。

③平肝明目

肝陽上亢のめまい・ふらつき・目の充血・眼痛などの症候に，青葙子・決明子などと使用する。

臨床使用の要点

薺菜は甘淡・涼で，涼血止血・清熱利水・平肝明目の効能をもち，各種出血および腎炎水腫・小便不利に民間で常用されている。近年は肝陽上亢の頭暈・目赤腫痛にも用いられ一定の効果がある。

［参　考］薺菜は全草，薺菜子は種子，薺菜花は花序であり，効能はいずれもほぼ同じである。

［用　量］30～60g，鮮品は120～240g，煎服。

第10章

化痰止咳平喘薬（けたんしがいへいぜんやく）

痰を消除する薬物を「化痰薬」，喘咳（呼吸困難・咳嗽）を軽減・制止する薬物を「止咳平喘薬」と称する。

喘咳と痰は病理的に密接な関連性があり，一般に喘咳には痰をともない，痰があると喘咳をひきおこしやすいので，治療上は化痰薬と止咳平喘薬が相互に配合されることが多い。化痰薬は，咳嗽多痰・痰の喀出困難・痰飲による呼吸困難，あるいは痰による癲癇・意識障害・癭瘤（甲状腺腫）・瘰癧（リンパ節腫）などに使用される。止咳平喘薬は咳嗽・呼吸困難・喘息などに用いられる。

痰と喘咳は，内傷・外感のいずれからでも生じるので，病態に応じた適切な薬物の配合が必要になる。外感の喘咳には解表薬，虚労の喘咳には補益薬，熱痰・燥痰には清潤薬，寒痰・湿痰には温燥薬，内風には熄風薬，癭瘤瘰癧は軟堅散結薬など，寒熱・虚実・表裏を考慮した配合が大切である。

このほか，痰は津液が停聚して生じるところから，痰に対しては調気が大切であることが指摘されており，「よく痰を治すものは，痰を治せずして気を治す，気順(めぐ)ればすなわち一身の津もまた気に随いて順る」といわれている。

咳嗽に喀血をともなうときは，出血を促進する強い刺激性のある化痰薬は禁忌である。また，外感の咳嗽には，収渋に働き邪をとどめる止咳薬は禁忌である。

化痰止咳平喘薬は，効能の違いによって温化寒痰薬・清化熱痰薬・止咳平喘薬の3種に分けることができる。

第1節　温化寒痰薬（おんかかんたんやく）

温化寒痰薬は温燥の性質をもち，白色で希薄な喀出しやすい多量の痰を呈する「寒痰」「湿痰」，さらに痰にともなって生じる咳嗽・呼吸困難・喘息および関節痛・流注膿瘍などに適する。効能を強めるために，臨床的には散寒・燥湿健脾などの薬物を配合することが多い。

温燥の性質により傷津・助火・動血しやすいので，熱痰・陰虚の燥咳・吐血・喀血などには用いない。

半　夏（はんげ）

［処方用名］半夏・生半夏・製半夏・清半夏・姜半夏・法半夏・半夏麹・竹瀝半夏・ハンゲ

［基　原］サトイモ科 Araceae のカラスビシャク *Pinellia ternata* Breitenbach の塊茎の外皮を除去して乾燥したもの。

［性　味］辛，温。有毒

［帰　経］脾・胃

［効能と応用］

①燥湿化痰

湿痰の咳嗽・多痰・胸苦しいなどの症候，あるいは痰濁上擾のめまい・動悸・不眠・悪心などの症候に，陳皮・茯苓・蒼朮・天麻などと用いる。

方剤例　二陳湯・半夏白朮天麻湯

なお，熱証をともなうときには，黄芩・栝楼・竹筎・竹瀝などを配合する。

方剤例　温胆湯・清気化痰丸

風痰による嘔吐・頭痛・めまい・肢体のしびれ・顔面神経麻痺・半身不随などの症候には，天南星などと用いる。

方剤例　玉壷丸・青州白丸子

②降逆止嘔

胃寒や痰飲の嘔吐には，生姜・茯苓などと用いる。

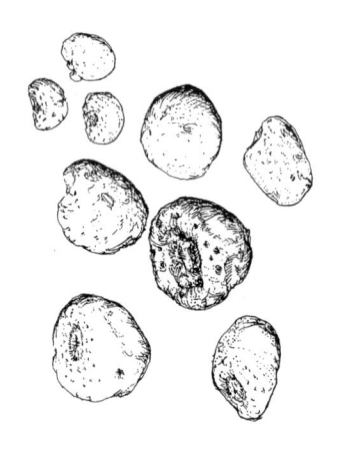

方剤例　小半夏湯・小半夏加茯苓湯

胃虚の嘔吐には，党参・生姜などと使用する。

方剤例　大半夏湯・乾姜人参半夏丸・六君子湯

胃熱の嘔吐には，黄連・竹筎などと用いる。

方剤例　黄連橘皮竹筎半夏湯・温胆湯

③消痞散結

痰熱による心窩部の痞えに，黄連・乾姜などと用い辛開苦降する。

方剤例　半夏瀉心湯

熱痰による小結胸で心窩部に圧痛があるときは，黄連・栝楼などと用いる。

方剤例　小陥胸湯

④その他

行湿通腸の効能をもつので，老人の虚秘に硫黄と使用する。

方剤例　半硫丸

生半夏を外用すると，皮膚化膿症に有効である。

臨床使用の要点

半夏は辛散温燥し，水湿を行らせ逆気を下し，水湿を除けば脾が健運して痰涎は消滅し，逆気が下降すると胃気が和して痞満嘔吐は止むので，燥湿化痰・和胃消痞・降逆止嘔の良薬である。それゆえ，脾虚生痰の多痰，痰濁上擾の心悸・失眠・眩暈，痰湿犯胃の悪心嘔吐・飲食呆滞・心下痞結にもっとも適する。また，適当な配合を行えば，痰湿挟熱の咳喘・胃虚や胃熱の嘔吐・痰湿入絡の痰核などにも使用できる。このほか，行湿通腸するので老人虚秘にも効果がある。生半夏を外用すると癰疽腫毒を消す。

［参　考］生用すると消腫散結に働く。生用では毒性が強いため，一般には炮製した製半夏を使用する。

製半夏には，以下のようなものがある。

清半夏：冷水に浸し頻回に水をかえて，なめても口がしびれない程度とし，乾燥したのち明礬と煮る。化痰燥湿にすぐれている。

姜半夏：水浸したのち生姜・明礬と煮る。降逆止嘔にすぐれている。

法半夏：水浸したのち甘草煎湯と石灰の混合液につける。毒性がないが，有効成分も消失するという説があり，あまり用いない。

半夏麴：半夏の粉末を小麦粉と混ぜ，生姜汁を入れて塊状にねり，発酵させる。化痰消食にすぐれている。

竹瀝半夏：竹瀝と煮る。化痰清熱にすぐれている。

［用　量］3～9g，煎服。外用には適量。

[使用上の注意]

①内服には製半夏を使用する。生半夏を用いる場合は，必ず等量の生姜と同煎する。

②辛散温燥であるから，陰虚の燥咳・傷津の口渇・出血には禁忌。

③烏頭に反する。

天南星（てんなんしょう）

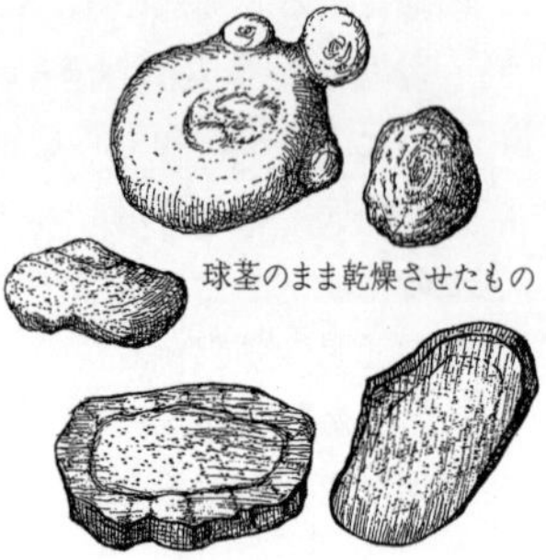

球茎のまま乾燥させたもの

切断して乾燥させたもの

[処方用名] 天南星・南星・生南星・製南星・テンナンショウ

[基　原] サトイモ科 Araceae のテンナンショウ属植物 *Arisaema consanguineum* Schott, *A. amurense* Maxim., その他同属植物の塊茎。

[性　味] 苦・辛，温。有毒

[帰　経] 肺・肝・脾

[効能と応用]

①燥湿化痰

頑痰・湿痰による咳嗽・多痰・胸が脹って苦しいなどの症候に，半夏・枳実・茯苓などと用いる。

方剤例　導痰湯・滌痰湯・白朮丸

寒痰の咳嗽・うすく多量の痰には，半夏・生姜・肉桂などと使用する。

方剤例　姜桂丸

肺熱で多痰を呈するときは，黄芩・半夏などと使用する。

方剤例　小黄丸

②祛風解痙

風痰によるめまい・半身不随・顔面神経麻痺・四肢のしびれなどに，半夏・白附子などと用いる。

方剤例　青州白丸子・定癇丸

破傷風の痙攣・牙関緊急・項部強直などの症候に，防風・天麻・全蝎・蜈蚣などと使用する。

方剤例　玉真散・五虎追風湯

③解毒消腫

瘡瘍癰腫（皮膚化膿症）・瘰癧痰核（リンパ節腫・しこり）に，生南星を醋とともにすりつぶした汁を塗布する。

毒蛇の咬傷に，鮮南星を搗き砕いて湿布するか，生南星と雄黄の粉末を白酒で調製して湿布する。

臨床使用の要点

天南星は苦温辛烈で，開泄走竄して強い燥湿の効能をもち，肺・脾の湿痰を除くだけでなく，肝経に入って経絡の風痰を除去し解痙に働く。中風痰壅や風痰による肢体麻痺・眩暈・驚癇・口眼喎斜，破傷風による四肢抽搐・口噤・項強，湿痰による咳嗽喘満多痰に有効である。このほか，生を外用すると解毒消腫の効果があり，癰腫瘡毒・痰核・蛇咬などに用いる。

［参　考］

①胆南星は天南星を牛の胆汁で製したものであり，性味が苦涼で燥烈の性質が大幅に減り，清化熱痰・熄風定驚の効能に変化している。

②天南星・半夏は燥湿化痰に効く。半夏は脾胃の湿痰のみを理し，止嘔消痞に働き「内守」の意義をもつ。天南星は辛散がはるかに勝り，肝経に入って経絡の風痰を除く。脾胃に属する湿痰には半夏を主体に天南星で補佐し，風痰には天南星を主体に半夏で補佐するのがよい。

［用　量］3～9g，煎服。外用には適量。

［使用上の注意］

①生を外用する以外は，一般に製南星を使用する。炮製の方法は半夏と同様である。

②燥烈有毒で傷陰堕胎しやすいので，熱極生風・血虚生風・陰虚咳嗽および妊婦には禁忌。

白附子（びゃくぶし）

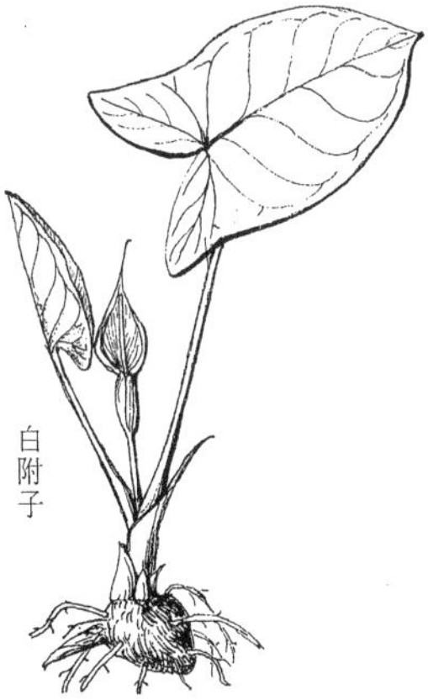

［処方用名］白附子・製白附子・関白附・禹白附

［基　原］サトイモ科 Araceae のリュウキュウハンゲ属植物 *Typhonium giganteum* Engl. の塊茎，あるいはキンポウゲ科 Ranunculaceae のキバナトリカブト *Aconitum coreanum* Raip. の塊根。両者はまったく異なる植物に由来し，市場では前者を「禹白附」とし，後者を「関白附」として区別しているが，「附子」の加工品との混同もみうけられるので注意が必要である。

［性　味］辛・甘，大温。有毒

［帰　経］胃・肝・脾

[効能と応用]

①祛風化痰・止痙・止痺

中風痰壅の顔面神経麻痺・半身不随・発語障害・喘鳴などの症候に，全蝎・蜈蚣・白僵蚕などと用いる。

方剤例 牽正散

風痰壅盛の嘔吐・痙攣などには，天南星・半夏・全蝎などと用いる。

方剤例 白附飲

破傷風の痙攣・牙関緊急などに，天南星・天麻・防風などと使用する。

方剤例 玉真散

痰厥の頭痛・めまい・悪心・嘔吐などに，天南星・半夏などと使用する。

②祛湿止痒

湿疹の瘙痒に，羌活・白蒺藜などと用いる。

粉末を外用してもよい。

臨床使用の要点

白附子は燥烈有毒で昇散し，祛風化痰燥湿に働き，「薬性を引き上行する」ので，頭面部の風痰実邪によく奏効する。中風による口眼喎斜や偏正頭痛・痰厥頭痛・風痰壅盛・破傷風などに有効である。祛湿止痒にも働くので，湿疹や疥癬風瘡の瘙痒に内服・外用するとよい。

[参　考]

①白附子には関白附と禹白附の違いがある。

関白附は，毒性が強く燥烈であり，祛寒湿・止痛にすぐれている。

禹白附は，祛風痰・熄風止痙の効能が強い。

②白附子・天南星は風痰に対する要薬である。白附子は昇性で上行し，頭面部の風痰実邪を除き祛寒湿にも働く。天南星は燥湿化痰・祛風定痙に働き，湿痰・風痰に有効であり，散血消腫の効能ももっている。禹白附の効能は天南星に相似している。

③白附子と附子（黒附子）は，いずれも温熱燥烈で有毒であり，祛寒湿・止痛に働くが，他は大いに異なっている。白附子は辛温燥烈で昇性があり，上焦に行って頭面部の風痰を除くのに対し，附子は辛熱で下焦に行き，腎陽を温補し陰邪を散じ，回陽救逆する。

[用　量] 3～6g，煎服。外用には適量。

[使用上の注意] 燥烈で傷陰しやすいので，陰虚陽亢の動風・陰虚有熱あるいは妊婦には禁忌。

白芥子（はくがいし）

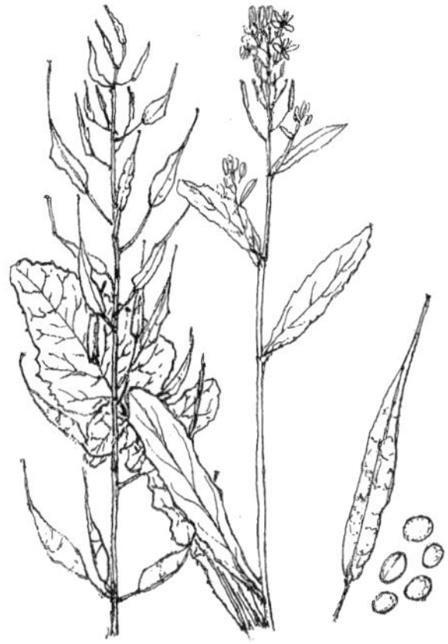

［処方用名］白芥子・炒芥子

［基　原］アブラナ科 Cruciferae のシロガラシ *Brassica alba* Boiss. の成熟種子。

［性　味］辛，温

［帰　経］肺・胃

［効能と応用］

①豁痰利気

寒痰壅肺によるうすい多量の痰・咳嗽・呼吸困難・胸脇部が脹って苦しいなどの症候に，蘇子・莱菔子などと用いる。

方剤例　三子養親湯

痰飲積滞胸脇の咳嗽・呼吸困難・胸痛などの症候に，甘遂・大戟などと用いる。

方剤例　控涎丹

②散結消腫

痰留経絡による肢体・関節の疼痛に，木香・没薬・木鼈子などと用いる。

方剤例　白芥子散

流注膿瘍や慢性で化膿傾向に乏しい炎症巣（陰疽）に，鹿角膠・麻黄・肉桂などと使用する。

方剤例　陽和湯

瘰癧痰核（頸部リンパ節腫・しこり）や陰疽に，葱白・白芥子の各等量をすりつぶして外用する。

臨床使用の要点

白芥子は辛温気鋭で走散し，豁痰涎・利気機・寛胸膈・通経絡の効能をもつので，痰阻気滞の咳逆胸痛・痰留経絡の肢体疼痛に有効であり，辛散走竄により散結消腫にも働くので，陰疽痰核に対し内服・外用ともに効果がある。古人は「痰は胸下および皮裏膜外にあれば，これにあらざれば除くことあたわず」と称している。

［参　考］白芥子・栝楼は利気滌痰に働き，痰濁が胸肺を阻滞した気機不利の胸痛胸満に有効である。栝楼は寒潤で，熱痰喘咳や痰熱互結の胸満痛・胸痺に適する。白芥子は温燥が激しく，寒痰喘咳や寒飲壅滞の胸脇支満刺痛および痰阻経絡の肢体麻木疼痛に適する。このほか，いずれも消腫するが，栝楼は陽瘡癰腫とくに内癰に用いられ，白芥子は陰疽漫腫痰核に使用される。

[用　量] 3～9g，煎服。外用には適量。

[使用上の注意]

①炒してやや焦がした炒芥子を使用する。

②白芥子は燥烈辛散で耗気傷陰動火しやすいので，気虚の久咳・肺虚の乾咳・陰虚火旺には禁忌。

■ 皂　角（そうかく）

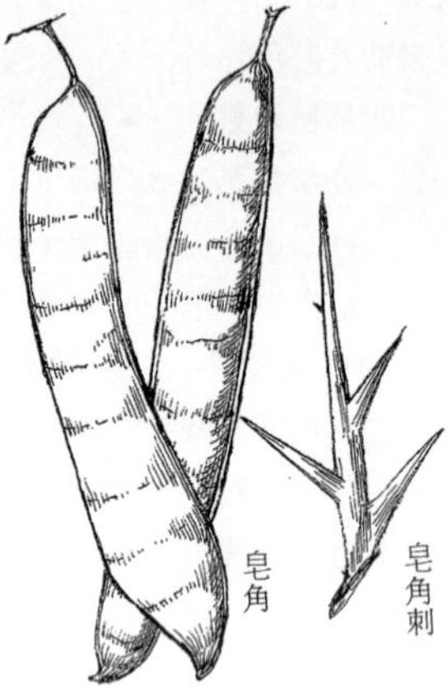

[処方用名] 皂角・皂莢・牙皂・猪牙皂・焦皂角

[基　原] マメ科 Leguminosae のトウサイカチ *Gleditsia sinensis* Lam. の果実。成熟品を皂角・大皂角，未熟品を牙皂・猪牙皂などとして区別する。

[性　味] 辛・鹹，温。小毒

[帰　経] 肺・大腸

[効能と応用]

①祛　痰

頑痰阻塞による喀出しにくい粘稠痰・胸苦しい・咳嗽・呼吸促迫などの症候に，単味の粉末を蜜丸にして大棗湯で服用する。

方剤例　皂莢丸

黄色の頑痰には，海浮石・海蛤粉などと用いる。

②通竅開閉

中風の意識障害・牙関緊急には，細辛・薄荷・天南星・半夏などと粉末にし，鼻中に吹きこみくしゃみさせて覚醒させる。

方剤例　通関散

癲癇で牙関緊急し痰盛を呈するときは，等量の明礬と粉末にして湯にとき，口に入れて催吐させる。

方剤例　稀涎散

燥結の便秘に，皂角炭を用いる。

方剤例　皂角散

③消腫止痒

癰腫瘡毒（皮膚化膿症）に外用する。

臨床使用の要点

皂角は辛鹹・温で，辛散走竄（そうざん）し鹹で軟堅消痰し，鼻に入ると噴嚏（くしゃみ）

をおこさせ，喉に入ると嘔吐させ，服用すると豁痰導滞・祛湿除垢し二便を通利し，強烈な祛痰・通竅の薬物である。それゆえ，頑痰壅盛の喘急脹満・中風口噤・癲癇盛・神昏不醒などに適用する。外用すると消腫止痒し，癰腫瘡毒に効果がある。

[参　考] 皂角（大皂角）は祛痰の力が強く，牙皂（猪牙皂）は開竅の力が強い。

[用　量] 1.5～6g，煎服。外用には適量。

[使用上の注意]

①内服には炒して焦がした焦皂角を用いる。

②丸・散剤として使用するほうがよい。

③辛散走竄し正気を損傷しやすいので，痰結邪実にのみ用い，虚弱者・妊婦・喀血には禁忌。

[附] 皂角刺（そうかくし）

トウサイカチの棘刺。皂刺・皂針ともいう。

[性　味] 辛，温

[帰　経] 肺・大腸・肝・胃

[効能と応用] 辛散温通し薬力が鋭利であり，病変部に直達するので，癰疽腫毒（皮膚化膿症）の潰破する前に，穿山甲・当帰・黄耆などと用いる。

方剤例　透膿散

また，捜風殺虫の効能もあり，疥癬・麻風（癩病）などにも使用する。

[用　量] 6～9g，煎服。

[使用上の注意] 癰疽腫毒の潰破後・妊婦には禁忌。

石胡荽（せきこずい）

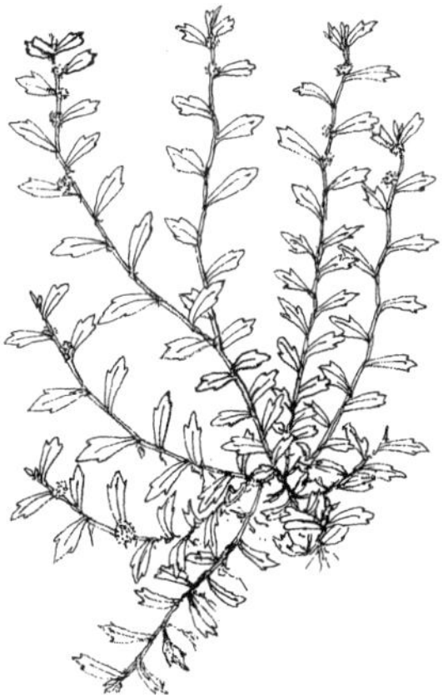

[処方用名] 石胡荽・鵝不食草

[基　原] キク科 Compositae のトキンソウ *Centipeda minima* A. Br. et Aschers. の全草。

[性　味] 辛，温

[帰　経] 肺・肝・脾

[効能と応用]

①通鼻竅

鼻閉に，粉末を鼻内に吹きこむか，辛夷・蒼耳子・細辛などと内服する。

②祛痰止咳

小児の百日咳に，煎汁をシロップに溶き頻回に服用させる。

③解毒消腫

癰瘡腫毒（皮膚化膿症）・毒蛇咬傷・打撲などに，新鮮品をたたきつぶして外用する。

臨床使用の要点

石胡荽は辛温で，通鼻利竅・止喘咳・消腫毒に働き，小児百日咳にとくに奏効する。

[用　量] 3～9g，煎服。外用には適量。

[使用上の注意] 辛辣で刺激性があるので，内服には多量に用いない。

鍾乳石（しょうにゅうせき）

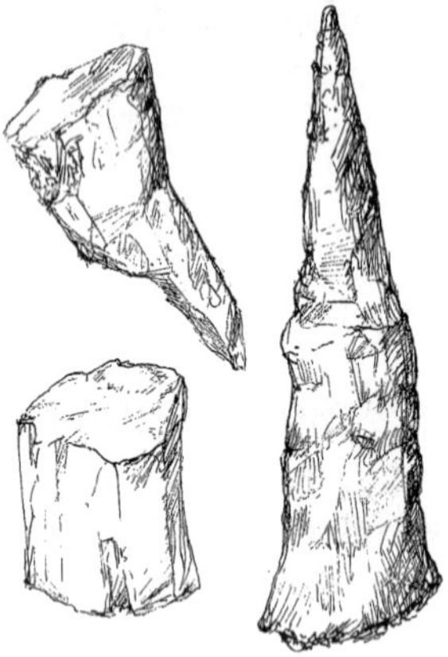

[処方用名] 鍾乳石・石鐘乳・滴乳石・鵝管石

[基　原] 炭酸塩類の鉱物鍾乳石 Stalactite の乳状石塊（主成分は炭酸カルシウム $CaCO_3$）。

[性　味] 甘，温

[帰　経] 肺・腎・胃

[効能と応用]

①温肺止咳

寒痰の咳嗽・呼吸困難・喘鳴に，麻黄・杏仁などと用いる。

方剤例　鐘乳丸

肺虚の咳嗽・呼吸困難には，山薬・薏苡仁などと用いる。

方剤例　鐘乳散

②温腎補陽

腎陽虚のインポテンツ・遺精・下肢無力・冷えなどに，熟地黄・鹿茸などと使用する。

③利竅下乳

胃虚による乳汁分泌不全に，漏芦・通草などと使用する。

方剤例　鐘乳湯

臨床使用の要点

鐘乳石は重く中空であり，甘温純陽で通達し，肺に入って温肺止咳し，腎に入って壮陽し，胃に入って通気し乳汁を通じる。それゆえ，肺虚寒喘・陽萎冷喘・脚弱冷痛・乳汁不下などに効果がある。

［用　量］９～15ｇ，煎服。
［使用上の注意］高熱・急性咳喘には禁忌。

第２節　清化熱痰薬（せいかねったんやく）

清化熱痰薬は甘・苦・鹹で寒涼の性質をもつものが多く，清熱化痰・潤肺上咳・軟堅散結に働き，肺熱による粘稠で濃い喀出しにくい痰，および痰熱にともなう癲癇・意識障害・中風・瘰癧・癭瘤などに使用される。臨床的には，病態に応じて清熱・滋陰・潤燥の薬物を配合する。

寒涼の性質をもつもので，脾胃虚寒・寒痰・湿痰には用いない。

貝　母（ばいも）

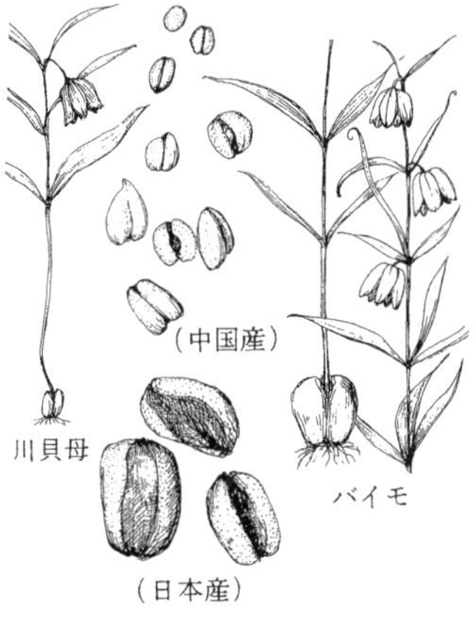

［処方用名］貝母・川貝母・川貝・京川貝・松貝・青貝・西貝・浙貝母・浙貝・象貝母・象貝・大貝・バイモ
［基　原］ユリ科 Liliaceae のアミガサユリ属植物各種 *Fritillaria* spp. の鱗茎。きわめて多種基原の生薬で，川貝・松貝・青貝・西貝などと称されるものは *F. cirrhosa* D. Don, *F. unibracteata* Hsiao et K. C. Hsia など，浙貝・大貝・象貝などと称されるものはアミガサユリ *F. thunbergii* Miq. に由来する。現在の日本市場品は大半が後者である。
［性　味］川貝母：苦・甘，微寒

浙貝母：苦，寒

[帰 経] 心・肺

[効能と応用]

①清化熱痰

外感風邪・痰熱壅肺の咳嗽・咽痛・黄色で粘稠な痰に，浙貝母に知母・黄芩・杏仁などを配合して用いる。

方剤例 貝母丸・二母丸

②潤肺止咳

肺熱の燥咳や陰虚の慢性咳嗽には，川貝母に紫菀・款冬花・麦門冬・沙参などを配合して用いる。

方剤例 貝母散

③泄熱散結

瘰癧（頸部リンパ節腫）・痰核（皮下結節）に，玄参・牡蛎などと用いる。

方剤例 消瘰丸

癰瘍（皮膚化膿症・膿瘍など）の初期に，蒲公英・連翹・天花粉などと用いる。

方剤例 消癰散毒湯

痰熱互結や気鬱化熱による胸部の苦悶・疼痛に，栝楼・鬱金・香附子などと使用する。

臨床使用の要点

貝母は苦寒で，清化熱痰・止咳および泄熱散結の効能をもち，熱痰・燥痰の咳嗽や癰腫瘡毒・瘰癧痰核などに有効である。

川貝母は苦甘・微寒で滋潤性が強く，肺熱燥咳・肺虚労咳に適するのに対し，浙貝母は苦寒で開泄の力が強く，外感風邪・痰熱鬱肺の咳嗽に適する。すなわち，川貝母は虚証に，浙貝母は表邪の実証に，それぞれよく用いられる。清熱散結の効能はほぼ同等であり，浙貝母の用途のほうが広い。

[参 考] 川貝母（川貝・京川貝）は小型で，浙貝母（浙貝・象貝母・象貝・大貝）は大型である。

[用 量] 6～12g，煎服。粉末を冲服するときは1～2g。

[使用上の注意]

①寒痰・湿痰には禁忌。

②烏頭に反する。

[附] 土貝母（どばいも）

[基　原] ウリ科 Cucurbitaceae の *Bolbostemma paniculatum* Fr. の塊茎。土大貝ともいう。

[性　味] 苦，寒

[効能と応用] 清熱解毒・消腫散結に働くので，癰瘡腫毒・瘰癧痰核に内服・外用する。

[用　量] 6～12g，煎服。外用には適量。

栝　楼（かろ）

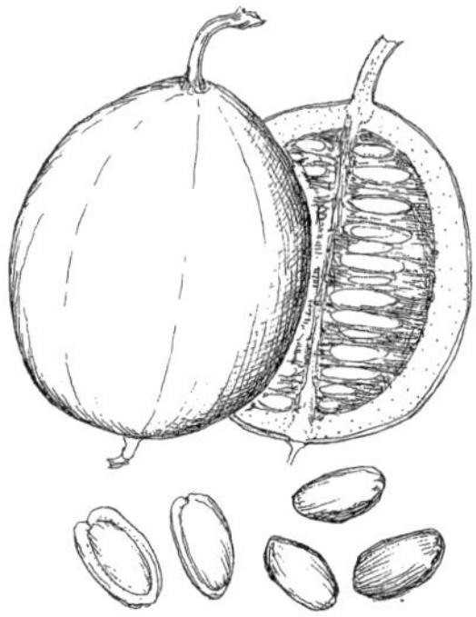

[処方用名] 栝楼・瓜蔞・栝楼仁・瓜蔞仁・栝楼皮・栝楼殻・瓜蔞皮・瓜蔞殻・全栝楼・全瓜蔞・栝楼霜・瓜蔞霜・蔞仁霜・カロニン

[基　原] ウリ科 Cucurbitaceae のシナカラスウリ *Trichosanthes kirilowii* Maxim., *T. uniflora* Hao などの果実全体（全栝楼），あるいは果実の皮殻（栝楼皮・栝楼殻），あるいは種子（栝楼仁），あるいは種子を圧搾し油分を除いたもの（栝楼霜・楼仁霜）。

[性　味] 甘，寒

[帰　経] 肺・胃・大腸

[効能と応用]

①清熱化痰

痰熱による咳嗽・粘稠で喀出しにくい痰・胸苦しいなどの症候に，貝母・杏仁・枳実・黄芩・胆南星などと用いる。

方剤例　栝楼枳実丸・清気化痰丸

小児の呼吸困難・呼吸促迫には，単味の煎湯を使用してもよい。

②利気寛胸・降濁散結

痰濁阻滞による胸痺の胸痛に，半夏・薤白などと用いる。

方剤例　栝楼薤白半夏湯

痰熱互結の小結胸で胸痛・胸苦しい・咳嗽などを呈するときに，黄連・半夏などと用いる。

方剤例　小陥胸湯

③消腫散結

肺癰（肺化膿症など）の咳嗽・膿血痰・胸痛などの症候に，金銀花・魚腥草・

芦根などと用いる。

方剤例　治肺癰方

乳癰（乳腺炎）・癰疽（皮膚化膿症）の初期の発赤・腫脹・発熱・疼痛に，蒲公英・連翹・金銀花などと使用する。

方剤例　治乳癰方・栝楼牛蒡湯・神効栝楼散

④潤腸通便

腸燥便秘に，蜂蜜・麻子仁・郁李仁などと用いる。

方剤例　栝楼煎

食滞の便秘には，神麹・山楂子・半夏などと使用する。

方剤例　栝楼丸

臨床使用の要点

栝楼は甘寒潤降で，痰濁を下行させる特長があり，上は肺胃の熱を清して滌痰導滞し利気寛胸・散結にも働き，下は大腸を潤して通便し，さらに消腫散結の効能をもつ。それゆえ，痰熱咳嗽・胸痺・結胸・腸燥便秘および肺癰・腸癰・乳癰などに適用する。

[参　考] 栝楼には以下のような効能上の違いがある。

栝楼皮は清化熱痰・利気寛胸に，栝楼仁は潤肺化痰・潤腸通便に，それぞれすぐれている。栝楼霜は栝楼仁とほぼ同じであるが，滑潤の効能が弱い。全栝楼は皮・仁の両方の効能を兼ね備えている。

[用　量] 全栝楼は15～30g，栝楼皮は5～15g，栝楼仁は6～18g，栝楼霜は6～12g，煎服。

[使用上の注意]

①寒滑で臭いも悪いので，脾胃虚弱の嘔吐・泥状便には用いない。寒飲には禁忌である。

②烏頭に反する。

竹　茹（ちくじょ）

[処方用名] 竹茹・淡竹茹・鮮竹茹・姜竹茹・竹二青・チクジョ（中国では「竹茹」と書く）

[基　原] イネ科 Gramineae のハチク *Phyllostachys nigra* Munro var. *henonis* Stapf その他同属植物の竹竿の上皮を薄く剝ぎ去り，皮下の帯緑白色部を薄く削ったもの。

[性　味] 甘，微寒

[帰　経] 肺・胃・胆

[効能と応用]

①清熱滌痰・開鬱

胆虚の熱痰鬱結による驚きやすい・不眠・不安などの症候に，半夏・枳実・茯苓などと用いる。

方剤例　温胆湯

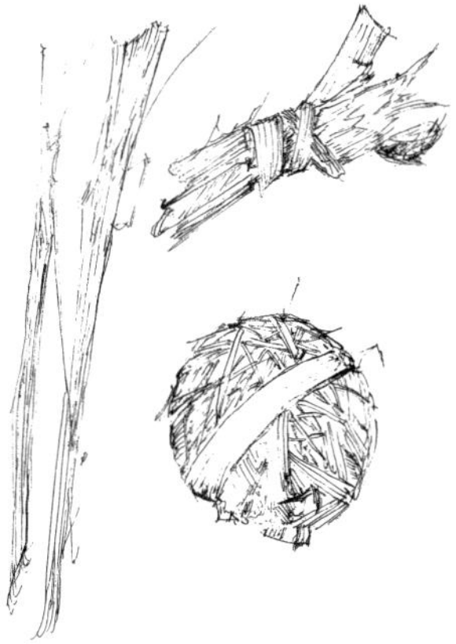

痰迷心竅の中風で意識障害・舌のこわばり・発語障害・喘鳴などを呈するときに，胆南星・菖蒲・半夏などと使用する。

方剤例　滌痰湯

肺熱の咳嗽・黄痰に，黄芩・栝楼・桑白皮などと用いる。

②清熱止嘔

胃熱の嘔吐・吃逆に，黄連・半夏・石膏などと用いる。

方剤例　黄連橘皮竹筎半夏湯・竹葉石膏加竹筎芦根湯

胃虚挾熱の嘔吐・吃逆には，人参・大棗などと用いる。

方剤例　橘皮竹筎湯

③その他

涼血安胎の効能もあり，妊娠嘔吐や切迫流産（胎動不安）あるいは出血などにも使用する。

臨床使用の要点

竹筎は甘淡・微寒で，清熱滌痰を主とし除煩止嘔・寧心開鬱に働き，涼血安胎の効能もあらわす。痰熱咳嗽・虚煩不眠・胃熱嘔噦および吐衄崩漏・胎動不安などに適する。

[参　考] 祛痰には生用，止嘔には姜汁炒（姜竹筎）して使用することが多い。

[用　量] 6～12g，煎服。

[使用上の注意] 胃寒・嘔吐・脾胃虚寒には用いない。

天竺黄（てんじくおう）

[処方用名] 天竺黄・竺黄・天竹黄

[基　原] イネ科 Gramineae のホウライチク属植物 *Bambusa textilis* McClure などに寄生する竹黄蜂により竹竿に穴があき，その傷から病的に竹幹内に流出した液体が節間の中で乾燥して固まった塊状物質。現在では人工的に竹桿を加熱して，

節間内に竹瀝を出させ，自然に凝固したものを取り出して，「天竺黄」として流通させていることが多い。

[性　味] 甘，寒

[帰　経] 心・肝

[効能と応用]

①清熱豁痰

小児の痰熱壅盛による呼吸促迫・咳嗽・喘鳴などに，黄連・白僵蚕・青黛なども用いる。

方剤例　天竺黄丹

②涼心定驚

小児の痰熱驚風による高熱・痙攣・意識障害・喘鳴などの症候に，胆南星・朱砂などと用いる。

方剤例　抱竜丸

小児の夜泣きに，蟬退・白僵蚕・鬱金などと使用する。

方剤例　天竺黄散

臨床使用の要点

天竺黄は甘寒で，心・肺二経に入り，清熱豁痰・涼心定驚に働く。痰熱による熱病神昏・中風不語・小児癲癇などに適し，とくに定驚熄風に長じ小児の痰熱驚風の要薬である。

[用　量] 3～9g，煎服。粉末を冲服するときは1回0.5～1g。

竹　瀝（ちくれき）

[処方用名] 竹瀝・竹油・竹瀝水・竹瀝膏

[基　原] イネ科 Gramineae のハチク *Phyllostachys nigra* Munro var. *henonis* Stapf などの竹竿を加熱して流れ出た液汁。

[性　味] 甘，寒

[帰　経] 心・肺・胃

[効能と応用]

①清熱滌痰・定驚透絡

痰壅の中風・癲癇などに，生葛汁・生姜汁などと用いる。

方剤例　竹瀝湯

痰熱の咳嗽・呼吸困難・喘鳴に，礞石・黄芩・大黄・半夏などと使用する。

方剤例　竹瀝達痰丸

小児の痰熱による痙攣に，牛黄・胆南星などと用いる。

痰留経絡の肢体のしびれ・ひきつりなどにも使用する。

臨床使用の要点

竹瀝は甘寒でごく滑利であり，心・肺・胃三経の火を清して滌痰除煩・定驚透絡し，「痰家の聖薬」といわれる。肺熱痰壅・中風痰迷・痰熱驚癇および痰留経絡の肢体麻木拘急などに適用する。

［参　考］

①竹瀝と天竺黄は効能がよく似ている。竹瀝は寒で滑潤であり，滌痰透絡の力が猛烈である。天竺黄は性質が緩和で，透絡捜痰できず滑潤でもなく，定驚にすぐれている。

②竹瀝・生姜汁は消痰にすぐれており，痰熱壅肺・中風痰壅・痰熱癲狂によく併用され，「竹瀝の滑痰は，姜汁にあらざれば経絡を行ることあたわず」といわれる。竹瀝は寒性で滑利で，痰熱だけに適し傷胃滑腸に働く。生姜汁は辛温で寒痰・湿痰に適し，温中益胃の効能により胃虚・寒飲に常用される。

［用　量］30～60g，沖服。

［使用上の注意］寒性で傷胃滑腸するので，寒痰や脾虚の泥状便には禁忌。

胆南星（たんなんしょう）

［処方用名］胆南星・胆星・陳胆星

［基　原］サトイモ科 Araceae のテンナンショウ属植物 *Arisaema consanguineum* Schott, *A. amurense* Maxim., その他同属植物の塊茎に牛胆汁を混ぜて製したもの。

［性　味］苦，涼

［帰　経］肺・肝・脾

［効能と応用］

①清化痰熱

痰熱の咳嗽に，黄芩・栝楼などと用いる。

方剤例　清気化痰丸

②熄風定驚

痰熱による意識障害・痙攣や癲癇などに，牛黄・天竺黄・全蝎などと用いる。

方剤例　牛黄抱竜丸

臨床使用の要点

胆南星は苦涼で，熄風化痰・清熱定驚に働き，痰熱蒙閉清竅の神昏痙厥・驚痫抽搐や痰熱咳嗽に有効である。

[参　考] 胆南星は天南星を牛胆汁で浸製したもので，苦辛がさらに苦になり温性が涼性に変化し，燥烈の性が大幅に減弱し，性質が緩和で燥熱傷陰の弊害がない。

[用　量] 3～9g，煎服。

冬瓜仁（とうがにん）

[処方用名] 冬瓜仁・冬瓜子・瓜仁・瓜子・瓜瓣・トウガシ

[基　原] ウリ科Cucurbitaceaeのトウガン（カモウリ）*Benincasa hispida* Cong.の成熟種子。

[性　味] 甘，寒

[帰　経] 肺・胃・大腸・小腸

[効能と応用]

①清肺化痰・消癰排膿

肺熱の咳嗽・黄痰に，桔梗・前胡・栝楼などと用いる。

肺癰（肺化膿症）に，芦根・薏苡仁・桃仁などと使用する。

方剤例　葦茎湯

腸癰（虫垂炎など）に，大黄・牡丹皮・薏苡仁などと使用する。

方剤例　大黄牡丹皮湯・腸癰湯

②清熱利湿

下焦湿熱による白濁（尿道口からの白色混濁の分泌物と排尿痛）・帯下・排尿痛・排尿困難などに，黄柏・萆薢などと用いる。

臨床使用の要点

冬瓜仁は寒滑で，上は肺の蘊熱を清し，下は大腸の積垢を導き，かつ滑痰排膿し，清肺化痰・消癰排膿・清熱利湿の効能をもつ。肺熱咳嗽・肺癰・腸癰・白濁・淋濁・帯下などに適する。

[用　量] 3～12g，煎服。

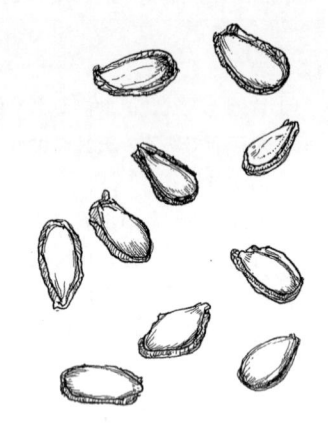

海浮石（かいふせき）

[処方用名] 海浮石・浮海石

[基　原] 火山の岩漿で形成された多孔質の石塊で，一般に軽石（かるいし）と称されるもの。なお市場にはハマサンゴ科，アナサンゴモドキ科などに属する腔腸動物が分泌した石灰質骨格（サンゴ）も多く出回っている。前者が正品であろう。

[性　味] 鹹，寒

[帰　経] 肺

[効能と応用]

①清肺化痰

痰熱による咳嗽・呼吸困難・粘稠で喀出しにくい痰などの症候に，胆南星・貝母などと用いる。

方剤例　清膈煎

肺熱の咳嗽・血痰には，栝楼仁・青黛・山梔子などと用いる。

方剤例　咳血方

②軟堅散結

瘰癧（頸部リンパ節腫）や痰核（しこり）に，牡蛎・浙貝母・玄参・昆布などと使用する。

③消石通淋

尿路系結石（砂淋・石淋）や出血性の尿道炎（血淋）などに，海浮石の粉末を生甘草の煎湯で服用する。単味を水煎服用してもよい。

臨床使用の要点

海浮石は寒で降火し鹹で軟堅し，軽くて上浮するので，上焦の痰熱および老痰膠粘積塊を除く特徴があり，軽度ながら瘻瘤痰核を消散する効能をもつ。また，痰熱を清除し肺気の清粛により水道を通利するので，血淋・砂淋の尿道渋痛にも有効である。

[用　量] 6～9g，煎服。丸・散に用いてもよい。

[使用上の注意] 虚寒咳嗽・脾胃虚弱には禁忌。

海蛤殻（かいごうかく）

[処方用名] 海蛤殻・蛤殻・生蛤殻・煅蛤殻・海蛤粉・蛤粉

[基　原] マルスダレガイ科 Veneridae のオキシジミ *Cyclina sinensis* Gmelin, ハマグリ *Meretrix meretrix* L. などの貝殻。

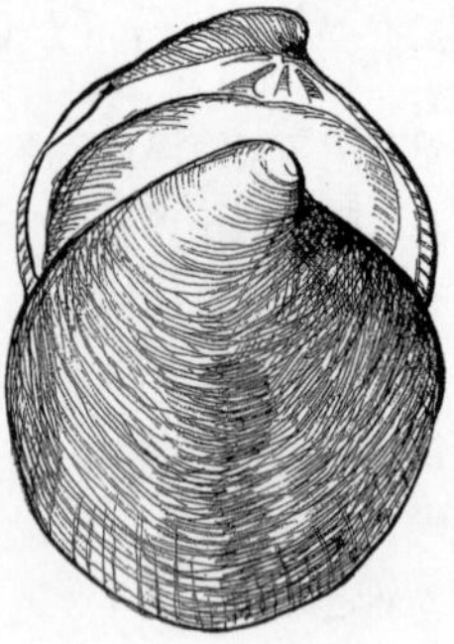

［性　味］鹹，寒

［帰　経］肺・腎

［効能と応用］

①清肺化痰

痰火鬱結による咳嗽・胸痛・痰が喀出しにくい・胸苦しいなどの症候に，青黛・黄芩・栝楼などと用いる。

方剤例　化痰丸・海蛤丸

②軟堅散結

癭瘤（甲状腺腫）・瘰癧（頸部リンパ節腫）に，海藻・昆布などと使用する。

方剤例　化堅丸・含化丸

③利水消腫

湿熱の浮腫・尿量減少に，木通・滑石・猪苓などと用いる。

方剤例　海蛤湯

腹水・尿量減少に，防已・葶藶子などと使用する。

方剤例　聖済海蛤丸

④その他

海蛤殻は制酸止痛に働くので胃痛・呑酸に，血分に入り瘀滞を散じるので熱入血室や血結胸痛に，それぞれ用いられる。

外用すると清熱利湿に働き，熱傷・湿疹などに有効である。

臨床使用の要点

海蛤殻は鹹・寒で，寒で清熱し鹹で軟堅し，肺熱を清泄し稠痰を化し，癭瘤痰核を軟化するので，痰火鬱結の胸脇疼痛・痰稠咳喘および癭瘤痰核に適する。また，利水消腫・制酸止痛・化瘀滞にも働き，外用すると清熱化湿して燙傷・湿疹に有効である。

［参　考］

①一般に内服には生用し，制酸・外用には煅用する。

②海蛤殻と海浮石は清熱化痰・軟堅散結し，喀出しがたい粘痰に適用する。海蛤殻は化瘀滞の効能をもち，痰火鬱結の胸脇疼痛に有効である。海浮石は肺熱膠痰の咳嗽不爽に有効である。海蛤殻の利水の重点は消腫にあり，頭面浮腫・腹水に効果がある。海浮石は重点が通淋にあり，血淋・砂淋に適する。このほか，海蛤殻は制酸止痛・散血滞の効能も兼ねている。

［用　量］9～15g，煎服。丸・散に用いることが多い。外用には適量。

［使用上の注意］肺虚有寒・中気不足には用いない。

瓦楞子（がりょうし）

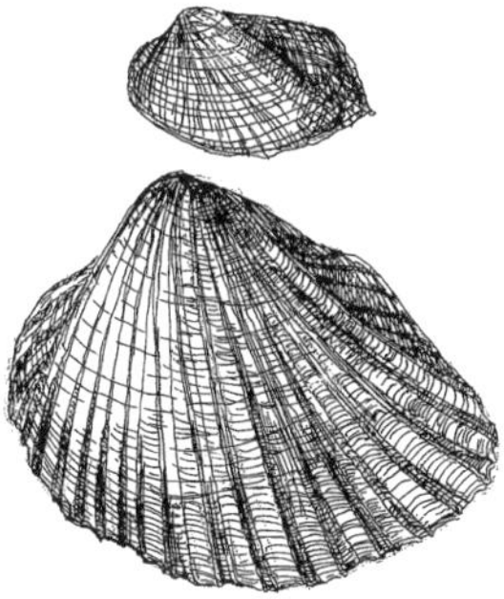

［処方用名］瓦楞子・瓦壟子・煅瓦楞

［基　原］フネガイ科 Arcidae の *Arca inflata* Reeve, *A. subcrenata* Lischke などの貝殻。

［性　味］鹹，平

［帰　経］肺・胃・肝

［効能と応用］

①消痰軟堅

頑痰積聚の粘稠で喀出しがたい痰に，海浮石・貝母・旋覆花などと用いる。

②化瘀散結

女性の癥瘕痞塊（腹腔内腫瘤）に，三稜・莪朮・桃仁・鼈甲などと使用する。

方剤例　瓦楞子丸

③制酸止痛

気滞血瘀による上腹部痛・呑酸・噯気に，香附子・木青・烏賊骨・生甘草などと用いる。

臨床使用の要点

瓦楞子は鹹・平で，気分と血分に入り，軟堅消痰・化瘀散結し，煅製すると制酸止痛に働く。胸膈痰積・胃脘瘀血の疼痛吐酸・婦女の血積癥瘕などに適する。

［参　考］

①生用すると消痰散結に，煅用すると制酸止痛に働く。

②瓦楞子・海蛤殻は消痰結・化瘀滞・制酸に働き，効能が似ている。瓦楞子は平性で，堅結頑痰を除くほか化瘀散結し，婦女の癥瘕痞塊や胃脘瘀血疼痛に用いられる。海蛤殻は寒性で，清肺消痰するとともに軟堅散結し，癭瘤・瘰癧に有効であり，化瘀滞の効能をもつので痰火鬱結の胸脇疼痛に用いられる。

［用　量］9～15 g，煎服。

海　藻（かいそう）

［処方用名］海藻・淡海藻

［基　原］ホンダワラ科 Sargassaceae の *Sargassum fusiforme* Setch., その他同属植物の

全藻。

[性　味] 苦・鹹，寒

[帰　経] 肝・胃・腎

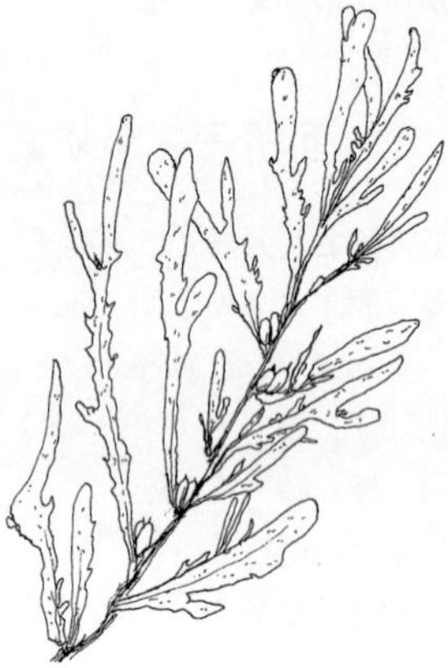

[効能と応用]

①消痰散結

癭瘤（甲状腺腫）に，昆布・海蛤殻・白僵蚕などと用いる。

方剤例　海藻玉壺湯・海藻丸・藻蚕丸

瘰癧（頸部リンパ節腫）・痰核（しこり）には，夏枯草・連翹・玄参などと用いる。

方剤例　内消瘰癧丸

睾疝（睾丸の腫大疼痛）に，単味を煎服する。このほか，腹中腫塊にも用いてよい。

②利水消腫

痰飲水腫に，沢瀉・茯苓などと用いる。

臨床使用の要点

海藻は苦鹹・寒で，苦で瀉結し，鹹で軟堅し，寒で清熱し，軟堅散結・清熱消痰に働くとともに利水の効能をもつ。癭瘤・瘰癧・痰核に対する常用薬であり，腹中腫塊・睾丸腫痛・痰飲水腫などにも有効である。

[参　考]「海藻は甘草に反す」といわれるが，≪東垣十書≫の「散腫潰堅湯」や≪証治準縄≫の「昆布散」には甘草と海藻が配合されている。堅積に対しては緩和でなければ効果がないところから，この相畏相反の配合が有効である。

[用　量] 15～30 g，煎服。

昆　布（こんぶ）

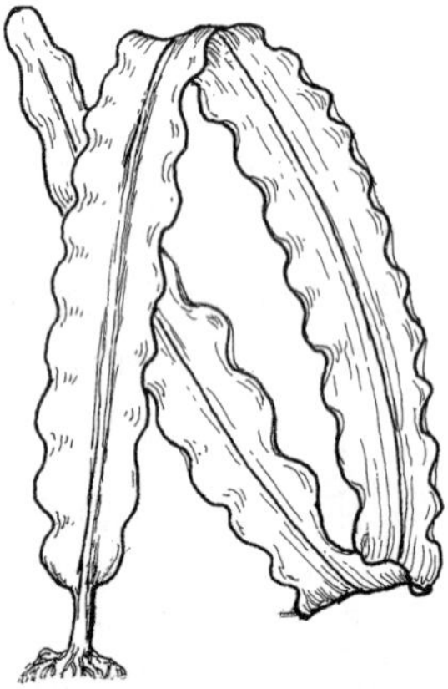

[処方用名] 昆布・淡昆布

[基　原] コンブ科 Laminariaceae のマコンブ *Laminaria japonica* Aresch.，クロメ *Ecklonia kurome* Okam.，ワカメ *Undaria pinnatifida* Suring などの葉状体。

[性　味] 鹹，寒

[帰　経] 肝・胃・腎

[効能と応用]

①消痰散結

癭瘤（甲状腺腫）・瘰癧（頸部リンパ節腫）などに，海藻・海蛤殻などと用いる。

方剤例　昆布丸・昆布散

腹中包塊（肝腫・脾腫）や睾丸の腫大疼痛に，三棱・莪朮・鼈甲などと使用する。

方剤例　治肝脾腫硬方

②利水消腫

浮腫・水腫に，利水薬の補助として用いる。

臨床使用の要点

昆布は鹹寒で滑であり，清熱消痰・軟堅行水し，癭瘤瘰癧に対する主薬であり，腹中包塊・睾丸腫痛・痰飲水腫などに有効である。

[参　考] 昆布・海藻はほぼ同じ効能をもち，両者を配合することにより効果が強まる。昆布のほうが寒滑である。

[用　量] 10～15g，煎服。

[使用上の注意] 寒滑であるから，脾胃虚寒の泥状～水様便には用いない。

礞　石（もうせき）

[処方用名] 礞石・金礞石・青礞石

[基　原] 礞石には青礞石と金礞石の２種類がある。青礞石と称されるものは緑泥石 *chlorite* に曹長石 *albite* を混じた緑泥片岩 *Chlorite-schist*，金礞石と称されるものは雲母と石英に深黄色泥を挟雑した雲母片岩 *Mica-schist* である。一般に前者を多く用いる。

[性　味] 甘・鹹，平

[帰　経] 肺・肝

[効能と応用]

①下気墜痰・平肝鎮驚

頑痰内結による呼吸困難・起坐呼吸・便秘，あるいは痰積による癲癇・狂躁状態などに，大黄・黄芩・沈香などと用いる。

方剤例　礞石滚痰丸

小児の熱性痙攣に，薄荷・蜂蜜と用いる。

方剤例　奪命散

臨床使用の要点

礞石は質重鎮墜で沈降下行し，下気墜痰・平肝鎮驚に働くので，上中二焦の頑痰壅塞による咳嗽喘急・驚風癲癇発狂などに適し，「治驚利痰の聖薬」と称される。

[用　量] 9～15g，煎服。丸・散には1.5～3g。

[使用上の注意]

①布で包煎する必要がある。

②重墜下泄の力が峻烈であるから，痰積実証にのみ適する。

③気虚・脾虚や妊婦には禁忌。

胖大海（はんだいかい）

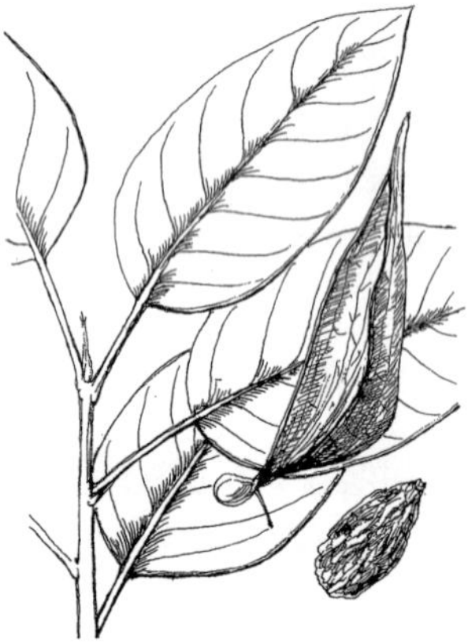

[処方用名] 胖大海

[基　原] アオギリ科 Sterculiaceae のピンポン属植物 *Sterculia scaphigera* Wall. の成熟種子。

[性　味] 甘，寒

[帰　経] 肺・大腸

[効能と応用]

①開肺気・清肺熱

肺熱による嗄声・咽喉の腫脹疼痛・咳嗽などに，蟬退・薄荷・桔梗などと用いる。

②清腸通便

熱結便秘による頭痛・目の充血・歯痛などに，単味であるいは清熱薬と用いる。このほか，腸熱出血にも使用する。

臨床使用の要点

胖大海は甘寒で軽く宣散し，肺気の開宣と鬱火の清泄に働くので，肺気閉鬱の声音嘶啞・咽喉疼痛や痰熱咳嗽に適し，「喉科の要薬」といわれる。また，清腸通便の効能をもつので，上部の火熱に便秘をともなうときに用いるが，通便の力は弱く軽症にのみ適する。

[用　量] 1回2～3枚，熱湯で泡服。散剤には半量。

木蝴蝶（もくこちょう）

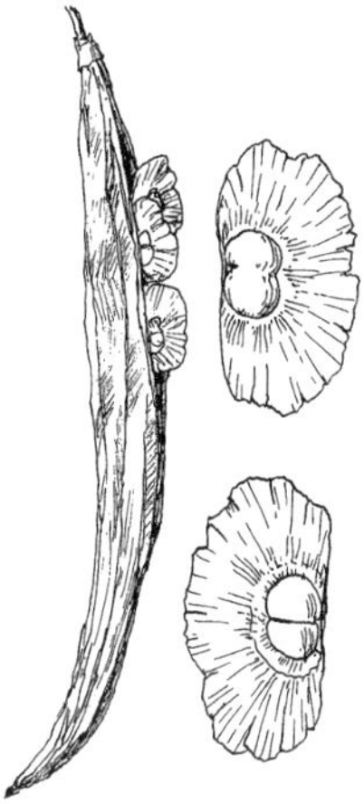

［処方用名］木蝴蝶・玉蝴蝶・雲故紙・故紙・千張紙・千層紙

［基　原］ノウゼンカズラ科 Bignoniaceae の *Oroxylum indicum* Vent. の成熟種子。

［性　味］苦，寒

［帰　経］肺・肝

［効能と応用］

①清肺開音

肺熱による嗄声・咳嗽・咽痛などの症候に，単味であるいは蟬退・胖大海などと用いる。

②疏肝理気

肝胃不和の胸脇痛・上腹部痛・腹満などに，香附子・川楝子などと使用する。

③その他

収斂瘡口の効能をもち，癰疽（皮膚化膿症）の瘡口が癒合しないときに，単味の粉末を外用する。

臨床使用の要点

木蝴蝶は苦寒で，清肺開音・疏肝理気の効能をもち，肺熱の咳嗽声唖や肝胃気痛に適する。このほか，外用すると収斂瘡口に働くので，癰疽に貼布する。

［参　考］木蝴蝶を「雲故紙」「故紙」とよぶことがあり，補骨脂（破故紙）と混同しないように注意が必要である。

［用　量］1～3g，煎服。外用には適量。

荸　薺（ぼっせい）

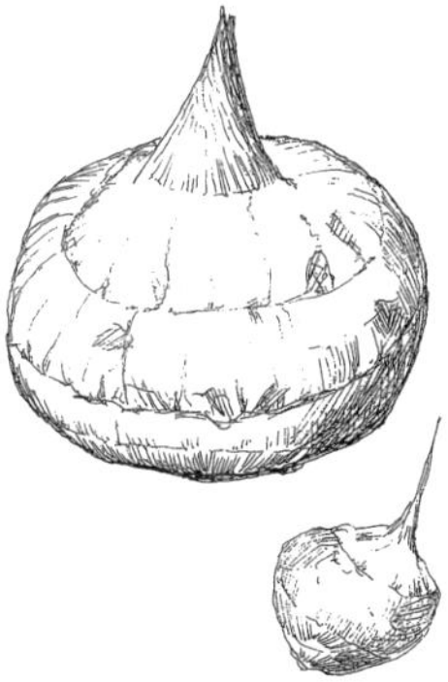

［処方用名］荸薺・地栗

［基　原］カヤツリグサ科 Cyperaceae のハリイ属植物のオオクログワイ *Eleocharis tuberosa* (Roxb.) Roem. et Schult. またはその近縁品種の塊茎。

［性　味］甘，微寒

［帰　経］肺・胃・大腸

［効能と応用］

①清熱化痰

痰熱壅滞の咳嗽や痰核・瘰癧に，海蜇皮などと用いる。

方剤例　雪羹湯

②清肺胃熱・生津潤燥

熱病傷津の口渇・便秘に，芦根汁・藕汁・梨汁などと用いる。

方剤例　五汁飲

③明目退翳

目の充血・腫脹・疼痛や角膜混濁（翳障）に，単味の粉末を点眼する。

臨床使用の要点

荸薺は甘・微寒で潤降し，上は肺・胃二経の熱を清し化痰生津し，下は腸熱を清して潤腸通便し，さらに清熱明目に働いて眼科の常用薬になっている。痰熱咳嗽・熱病煩渇便秘・瘰癧痰核・目赤腫痛・翳障などに有効である。

[用　量] 30～60g，煎服あるいは叩いて汁を服用。外用には適量。

[使用上の注意] 虚寒には用いない。

猴　棗（こうそう）

[処方用名] 猴棗・猴子棗・申棗

[基　原] サル科 Cercopithecidae のアカゲザル *Macaca mulatta* Zimmermann などの内臓結石。

[性　味] 苦・鹹，寒

[帰　経] 心・肺・肝・胆

[効能と応用]

①豁痰鎮驚・清熱解毒

痰熱の呼吸困難・咳嗽・喘鳴，小児の熱性痙攣，瘰癧・痰核・癰疽などに，川貝母・天竺黄・胆南星・牛黄などと用いる。

方剤例　猴棗散

臨床使用の要点

猴棗は苦鹹・寒で，豁痰鎮驚・清熱解毒に働くので，痰熱壅塞・小児熱盛驚搐・癰疽・痰核などに適する。

[参　考] 猴棗・牛黄は豁痰定驚・清熱解毒の効能をもつが，猴棗は主に豁痰に働き，牛黄は豁痰・定驚・解毒の力が強く涼血開竅にも働く。

[用　量] 0.5～1.5g，丸・散として用いる。

[使用上の注意] 実熱でないものや寒痰には禁忌。

黄薬子（おうやくし）

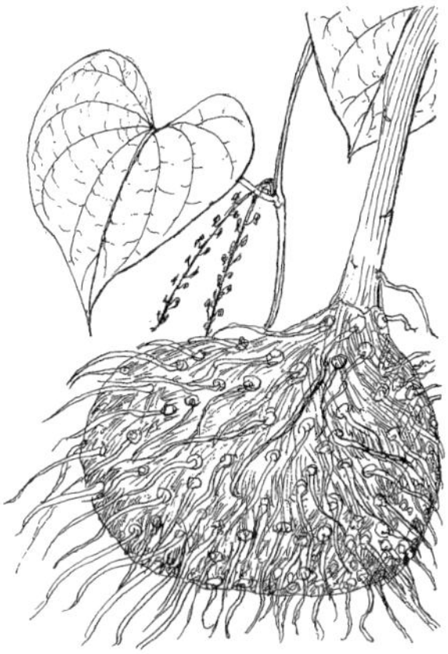

[処方用名] 黄薬子・黄薬脂・黄独・紅薬子

[基　原] ヤマノイモ科 Dioscoreaceae のニガカシュウ *Dioscorea bulbifera* L. の塊茎（担根体）。

[性　味] 苦，平

[帰　経] 肝・心・肺・胃

[効能と応用]

①化痰消癭・解毒散結

癭瘤（甲状腺腫）に，夏枯草・昆布などと用いる。

瘡瘍腫毒（皮膚化膿症）に，粉末を外用する。

近年は，食道癌・胃癌・乳癌などに長期間内服薬として用いられている。

②涼血止血

吐血・鼻出血・性器出血などに，単味であるいは涼血止血薬と用いる。

③止咳平喘

咳嗽・呼吸困難に，単味であるいは他薬に配合して使用する。

臨床使用の要点

黄薬子は苦平偏涼で，方書には「涼血降火，消癭解毒す」とあり，悪腫瘡痒・癭瘤結核に用いる。

[用　量] 3～15 g，煎服。

[使用上の注意]

①脾胃虚弱・泥状～水様便には用いない。

②癌に一定の効果があるが，長期の服用により肝臓に障害をきたす。

第3節　止咳平喘薬（しがいへいぜんやく）

止咳平喘薬は苦・辛・甘の味をもつものが多く，宣肺祛痰・潤肺止咳・下気平喘などの効能をあらわし，咳嗽・呼吸困難・喘息に適用する。

喘咳の症候や原因はかなり複雑であり，乾咳・希薄な喀痰・粘稠な喀痰の違い，外感と内傷あるいは寒熱の違いがあるので，弁証にもとづいて適切な他薬の配分が必要である。

杏　仁（きょうにん）

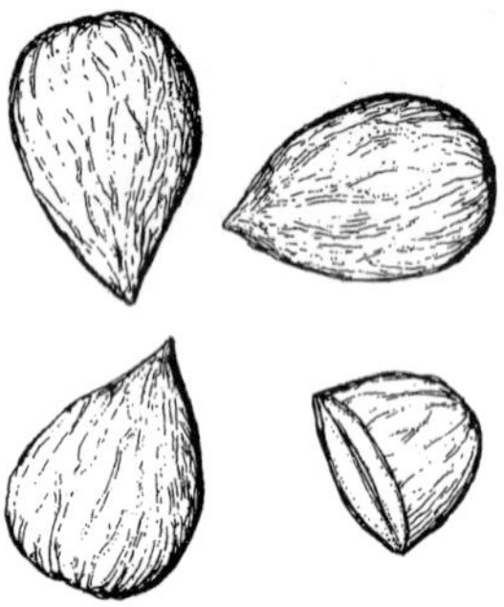

[処方用名] 杏仁・苦杏仁・苦杏・光杏仁・光杏・杏仁泥・北杏仁・北杏・キョウニン

[基　原] バラ科 Rosaceae のホンアンズ *Prunus armeniaca* L., アンズ *P. armeniaca* L. var. *ansu* Maxim. などの種子。

苦味のあるものを苦杏仁，苦味がなく甘味のあるものを甜杏仁と称するが，植物形態的な違いはない。

[性　味] 苦・辛，温。小毒

[帰　経] 肺・大腸

[効能と応用]

①止咳平喘

外感や痰濁など実邪による咳嗽・呼吸困難（喘）に使用する。

風寒による喘咳・多痰には，麻黄・蘇葉・半夏・細辛などと用いる。

方剤例　杏蘇散・三拗湯・桂枝加厚朴杏仁湯

肺熱の喘咳には，石膏・桑白皮・黄芩などと用いる。

方剤例　麻杏甘石湯・五虎湯

肺燥の喘咳には，沙参・麦門冬などと用いる。

方剤例　桑杏湯

②潤腸通便

老人や産後の血虚による腸燥便秘に，麻子仁・桃仁・栝楼仁などと用いる。

方剤例　五仁丸・麻子仁丸・潤腸湯

③その他

杏仁は肺気を宣通し水道を通調するので，湿温や痰濁などに使用される。

方剤例　三仁湯・杏仁滑石湯

臨床使用の要点

杏仁は苦辛・温で，肺経気分に入り，苦降・辛散により下気・止咳平喘するとともに肺経の風寒痰湿を疏散するので，外邪の侵襲や痰濁内阻による肺気阻塞で咳喘・痰多を呈するときに適する。熱には清熱薬を，寒には温化薬を，表邪には解表薬を，燥には潤燥薬を，それぞれ加えることにより，邪実に対処することができる。また，質潤で油質を含み，滑腸通便の効能をもつので，腸燥便秘にも有効である。

[参　考] 苦杏仁は苦降辛散で毒性があり，邪実に適するのに対し，甜杏仁は甘平で潤肺し無毒であり，虚労咳嗽に適する。

[用　量] 3～9g，煎服。

[使用上の注意]

①有毒（シアンを含有する）であるから，多量に用いてはならない。すりつぶして泥状にした杏仁泥がもっとも有効である。

②陰虚咳嗽や泥状～水様便には用いない。

[附] 甜杏仁（てんきょうにん）

甜杏・南杏仁・南杏・巴旦杏仁・巴旦杏・叭噠杏仁ともいう。

[性　味] 甘，平

[帰　経] 肺・大腸

[効能と応用] 甘辛で潤肺止咳の効能をもち，肺虚の久咳に適する。潤腸通便にも働く。

[用　量] 6～9g，煎服。

桔　梗（ききょう）

[処方用名] 桔梗・苦桔梗・白桔梗・玉桔梗・キキョウ

[基　原] キキョウ科 Campanulaceae のキキョウ *Platycodon grandiflorum* A. DC. の根。

[性　味] 苦・辛，平

[帰　経] 肺

[効能と応用]

①宣肺祛痰

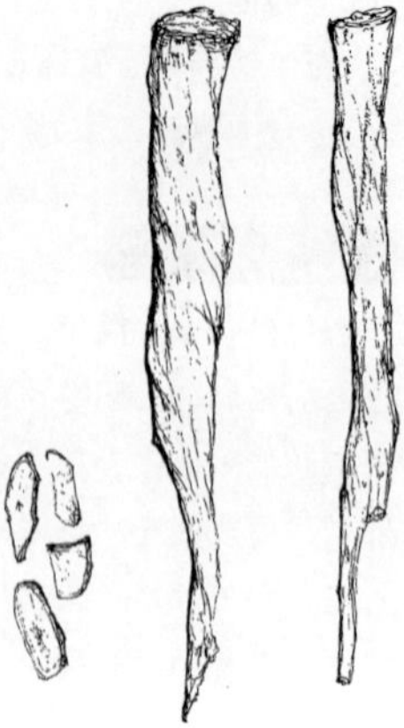

外邪犯肺の咳嗽・喀痰などに使用する。

風寒の咳嗽・希薄な痰・鼻閉・鼻みずなどには，蘇葉・杏仁・半夏・生姜などと用いる。

風熱の咳嗽・粘稠な痰には，桑葉・枇杷葉・杏仁・薄荷などと用いる。

肺気不宣の咽喉の腫脹疼痛・嗄声などには，牛蒡子・生甘草などと用いる。

方剤例　桔梗湯・加味甘桔湯・清咽利膈湯

②排膿消腫

肺癰（肺化膿症など）の胸痛・膿血痰などに，薏苡仁・魚腥草・冬瓜仁などと用いる。

方剤例　桔梗湯・肺癰排膿湯・魚腥草桔梗湯

癰疽疔癤（皮膚化膿症）に，生甘草・枳実・柴胡などと用いる。

方剤例　排膿散及湯・十味敗毒湯・清上防風湯

③その他

宣肺により水道を通利するので尿閉・排尿困難に使用したり，肺気の壅滞を除き大腸を疏通するので腹痛・下痢・裏急後重に補助的に配合したり，「諸薬の舟楫，これを載せ上浮す」の引経上浮薬として上部の病変や下陥の病変に配合される。

臨床使用の要点

桔梗は肺経気分薬で，辛散苦泄し質軽で昇浮し，肺気を開提し胸膈を開宣し，咽喉を利し祛痰止咳に働き，外邪犯肺による咳嗽・喀痰・鼻塞・胸悶・咽喉腫痛・失音などに，寒熱を問わず用いることができる。また，排膿消腫に長じ，肺癰吐膿・癰疽腫毒にも使用できる。

なお，肺と大腸は表裏をなし，肺気の壅滞を宣通すれば腸胃を疏通することができるので，痢疾の腹痛・裏急後重に有効である。さらに，肺気を宣通すれば水道が通暢し小便が通利するために，小便癃閉に有効であり，「病は下にあればこれを上に取る」の例である。このほか，古代から桔梗は諸薬の舟楫といわれ，昇浮の性質をもとに胸膈以上の病変に引経薬として使用される。下陥の病変に対しては昇浮に作用する。

[参　考] 桔梗・杏仁はともに肺経気分薬であるが，杏仁は下気・止咳平喘が主体で，桔梗は宣肺・利咽祛痰が主である。一方は降で一方は宣であるところから，

外邪閉肺による宣降失調で咳喘痰多・胸悶咽痛を呈する場合には，よく同時に配合される。

［用　量］3～9g，煎服。

［使用上の注意］開泄宣散に働くので，陰虚久咳や咳血には使用しない。

前　胡（ぜんこ）

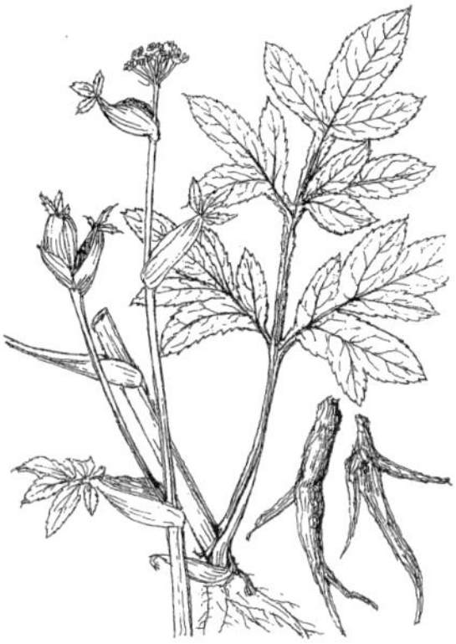

［処方用名］前胡・嫩前胡・粉前胡・炙前胡・ゼンコ

［基　原］セリ科 Umbelliferae の *Peucedanum praeruptorum* Dunn, ノダケ *P. decursivum* Maxim. などの根。

［性　味］苦・辛，微寒

［帰　経］肺

［効能と応用］

①降気消痰

肺熱の咳嗽・黄色で粘稠な痰・胸苦しいなどの症候に，杏仁・桑白皮・貝母などと用いる。

方剤例　前胡散

②宣散風熱

風熱表証で咳嗽・多痰・呼吸促迫・咽痛などを呈するときに，桑葉・薄荷・牛蒡子・白前などと用いる。

方剤例　二煎湯

臨床使用の要点

前胡は苦辛・微寒で，苦で降気消痰し辛で宣肺疏風し寒で清熱するので，疏散風熱・祛痰止咳の常用薬である。肺熱・肺気不宣の痰稠喘咳脹満や風熱外感の咳嗽喘満に有効であるが，肺熱兼表証にもっとも適している。

［参　考］

①生用（前胡・嫩前胡・粉前胡）が一般であるが，蜜炙（炙前胡）すると潤肺・降気化痰に働く。

②前胡・杏仁は降気が主体で疏散の性質をもつが，前胡は涼性で降気消痰・散風清熱に偏し，杏仁は温性で降気止咳平喘・散寒に偏する。

③前胡・柴胡は発散に働き，散風解熱に配合されるので，「二胡は風薬たり」と称される。前胡は肺経に入り下降を主るのに対し，柴胡は肝胆経に入り上昇

を主る。

[用　量] 3～9g，煎服。

[使用上の注意] 陰虚火旺および寒飲咳嗽には用いない。

白　前（びゃくぜん）

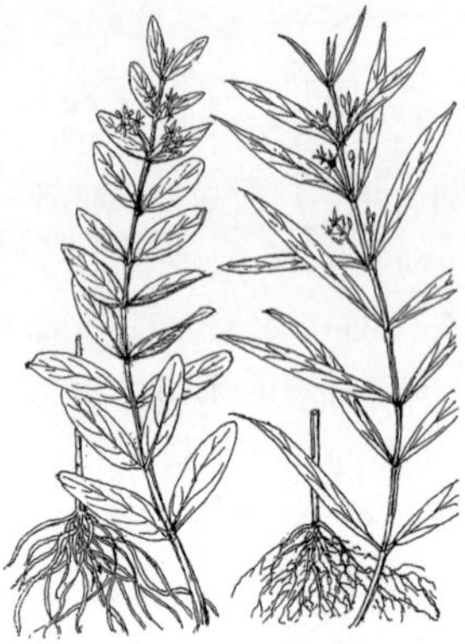

[処方用名] 白前・嫩白前・炙白前・炒白前

[基　原] ガガイモ科 Asclepiadaceae のイケマ属植物 *Cynanchum stauntoni* Hand.-Mazz., *C. glaucescens* Hand.-Mazz. などの地下部。

[性　味] 苦・辛，微温

[帰　経] 肺

[効能と応用]

①降気消痰

肺気壅実の咳嗽・呼吸困難・多痰などの症候に用いる。

風寒による咳嗽・多痰には，紫菀・荊芥・半夏・款冬花などと使用する。

方剤例　止嗽散

肺熱の咳嗽・呼吸促迫・呼吸困難・粘稠な痰などには，桑白皮・地骨皮などと使用する。

方剤例　白前湯

臨床使用の要点

白前は苦降辛散で降気し，肺気を下降させて痰涎を消散し咳嗽を止めるので，「肺家の要薬」とよばれており，肺気壅実の咳嗽痰多・胸満喘急には寒熱を問わず使用できる。

[参　考]

①生用（白前・嫩白前）すると降気消痰の力が強く，蜜炙（炙白前）すると潤肺・降気消痰に働き薬力が緩和になり，炒す（炒白前）と降気消痰の効能が緩和になる。

②白前・前胡は「二前」とよばれ，降気消痰の効能にすぐれているので，外感の咳嗽痰多気急に同時に用いられる。前胡は涼性で清熱に働き，解表散風にも作用するので，肺熱の咳嗽・粘稠な黄痰で表熱をともなう場合に適する。白前は微温で肺気壅滞に適する。

[用　量] 3～9g，煎服。

[使用上の注意]

①苦泄辛散の性質があり，気虚の咳嗽には用いない。

②久咳や粘稠で喀出しにくい痰に対しては，蜜炙した白前を使用するとよい。

百　部（びゃくぶ）

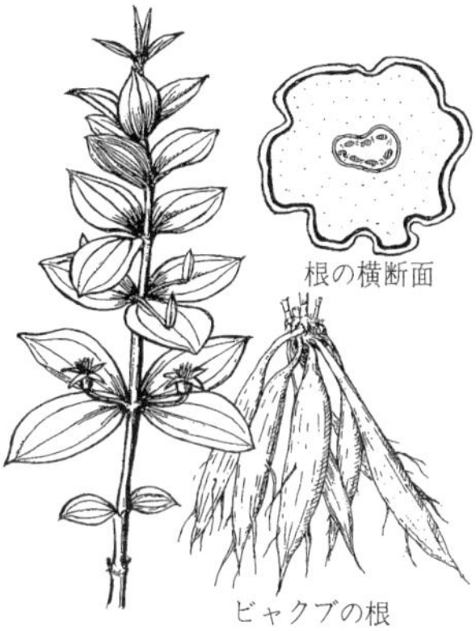

[処方用名] 百部・炙百部

[基　原] ビャクブ科 Stemonaceae のツルビャクブ *Stemona japonica* Miq., タチビャクブ *S. sessilifolia* Fr. et Sav., タマビャクブ *S. tuberosa* Lour. などの肥大根。

[性　味] 甘・苦，微温

[帰　経] 肺

[効能と応用]

①**潤肺止咳**

咳嗽には外感・内傷・新久・寒熱を問わず使用できる。

外感の咳嗽には，紫菀・荊芥・桔梗などと用いる。

方剤例　止嗽散

肺虚の久咳には，黄耆・百合・地骨皮などと用いる。

方剤例　百部湯

肺熱の咳嗽には，石膏・竹葉・貝母などと使用する。

方剤例　百部散

風寒の咳嗽には，麻黄・杏仁などと使用する。

方剤例　百部丸

肺癆（肺結核）の咳嗽・血痰などには，白芨・貝母・三七などと用いる。

方剤例　治肺結核咳痰血方

小児の頓咳（百日咳）にも，百部のシロップ剤が有効である。

②**殺虫滅虱**

百部の酒浸液・水煎液の外用は，シラミ・疥癬・トリコモナスに有効である（シラミの卵には無効）。

百部の煎汁の内服は蟯虫・回虫の駆除に有効であり，保留注腸は蟯虫に効果がある。

臨床使用の要点

百部は甘潤苦降し寒熱に偏らず，潤肺下気止咳にすぐれており，歴来「肺癆（肺結核）咳嗽の要薬」とされ，咳嗽には新久・寒熱を問わず適用する。また，内服・外用により殺虫滅虱の効果がある。

[参 考]

①生用すると殺虫滅虱の力が強く，蜜炙（炙百部）すると潤肺の効能が強くなる。

②百部は紫菀・款冬花と性質が似ており，寒熱虚実を問わず咳嗽に用いてよい。ただし，百部は肺癆咳嗽に有効で，殺虫滅虱にも働く。

[用 量] 3～9g，煎服。外用は適量。

[使用上の注意] 傷胃滑腸しやすいので，脾虚の泥状～水様便には用いない。

紫 菀（しおん）

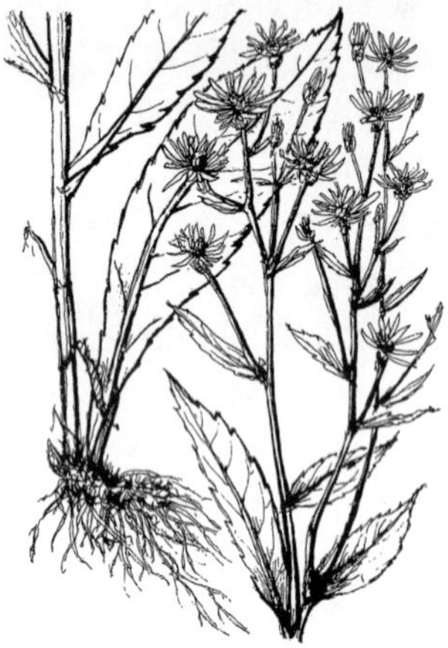

[処方用名] 紫菀・紫菀茸・紫菀頭・炙紫菀・蜜炙紫菀・シオン

[基 原] キク科 Compositae のシオン *Aster tataricus* L.f. の地下部。

[性 味] 辛・苦，温

[帰 経] 肺

[効能と応用]

①潤肺下気・化痰止咳

外感の咳嗽で痰の喀出がすっきりしないときに，荊芥・桔梗・百部・白前などと用いる。

方剤例 止嗽散

陰虚労熱（肺結核など）の咳嗽・痰に血が混じるなどの症候に，知母・川貝母・阿膠などと使用する。

方剤例 紫菀湯

慢性の咳嗽には，款冬花・百部などと用いる。

方剤例 紫菀百花散

肺気虚の寒咳には，党参・黄耆・乾姜などと使用する。

方剤例 済生紫菀湯

臨床使用の要点

紫菀は温であるが熱ではなく潤で燥さず，辛散苦泄し，肺経の気分と血分に入り，肺鬱を開泄し降逆定喘・化痰止嗽に働くので，外感・内傷および寒熱を問わず消痰止咳の要薬として用いられる。風寒外束・肺気壅実の咳喘多痰にもっとも適している。肺虚久咳・労嗽喀血にも用いるが，性質が柔潤ではあっても滋養の効能が不足しているので，他薬に配合して使用しなければならない。

[参　考] 紫菀（紫菀茸・紫菀頭）は一般に生用し，蜜炙（炙紫菀・蜜炙紫菀）すると潤肺の効能が強くなる。

[用　量] 5～9g，煎服。

[使用上の注意] 陰虚火旺の燥咳・咳血や実熱の咳嗽には，単独で使用してはならない。

款冬花（かんとうか）

[処方用名] 款冬花・冬花・炙冬花・炙款冬

[基　原] キク科 Compositae のフキタンポポ *Tussilago farfara* L. の花蕾。

[性　味] 辛，温

[帰　経] 肺

[効能と応用]

①潤肺止咳・消痰下気

喘咳すなわち咳嗽や呼吸困難に使用する。

寒飲による喘咳には，麻黄・細辛・射干などと用いる。

方剤例　射干麻黄湯

肺熱の喘咳には，杏仁・貝母・桑白皮・知母などと用いる。

方剤例　款冬花湯

咳嗽・痰に血が混じるときは，百合とともに蜜丸にして服用する。

方剤例　百花丸

このほか，焼いた煙を吸入しても咳嗽に有効である。

臨床使用の要点

款冬花は辛温で，肺経の気分だけでなく血分にも入り，辛散して潤であり，温で燥さず，潤肺止咳化痰の良薬である。外感・内傷・寒熱・虚実を問わず肺の病変による咳嗽にはすべて用いることができ，とくに肺虚・久咳・肺寒痰多に適し，肺熱・労咳喀血などにも使用できる。

[参　考]

①外感の咳嗽には生用し，内傷の咳嗽には蜜炙（炙冬花・炙款冬）し潤肺の効能を強めて用いる。

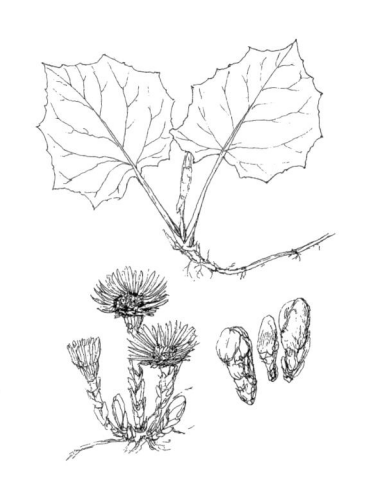

②款冬花・紫菀は，潤肺下気・止咳化痰に働き，温潤で燥さず，寒熱虚実を問わず使用できる。紫菀は化痰に偏し，款冬花は止咳に偏するので，両者を配合して効果を高めることが多い。

[用　量] 3～9g，煎服。焼くのは適量。

[使用上の注意] 肺癰で膿血を喀出する場合には使用しない。

旋覆花（せんぷくか）

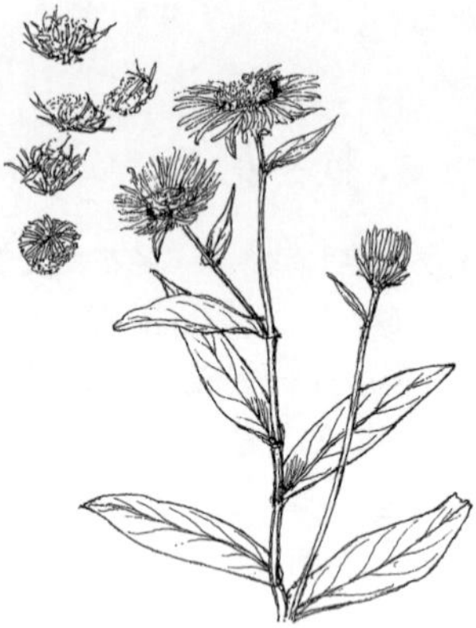

[処方用名] 旋覆花・覆花・全福花

[基　原] キク科 Compositae のオグルマ *Inula japonica* Thunb., ホソバオグルマ *I. linariaefolia* Turcz. などの頭花。

[性　味] 苦・辛・鹹，微温

[帰　経] 肺・胃・大腸

[効能と応用]

①消痰降気平喘

痰壅気逆および痰飲蓄結による呼吸困難・咳嗽・多痰に，桑白皮・葶藶子・桔梗・檳榔子などと用いる。

方剤例　旋覆花湯

②降逆止噫

脾胃虚寒や痰湿内阻による噯気・嘔吐・吃逆に，代赭石・半夏・生姜・人参・炙甘草などと用いる。

方剤例　旋覆花代赭石湯・旋覆半夏湯

臨床使用の要点

旋覆花は苦辛鹹・微温で，苦降辛散し鹹で軟堅消痰し，温で壅滞を宣通し，下気消痰・化飲除痞・止噫止嘔・瀉肺通腸の効能をもつ。痰壅気逆・痰結胸痞・喘咳痰多・胸脘水飲・嘔吐噫気などに有効である。

[用　量] 6～12g，包煎。

[使用上の注意]

①旋覆花は毛茸が多く，煎じると濁って澄みにくく，喉に刺激があって痒みを生じるので，必ず布で包んで煎じる。

②温散降逆するので，陰虚咳嗽・風熱燥咳には禁忌。

③脾虚の泥状～水様便には適さない。

[附] 金沸草（きんふつそう）

オグルマ・ホソバオグルマなどの地上部。旋覆梗・覆花梗ともいう。

[性　味] [帰　経] [効　能] 旋覆花と同じであり，消痰化飲の力が強い。咳嗽・呼吸困難・多痰に，前胡・半夏などと用いる。

方剤例　金沸草散

[用　量] 旋覆花と同じ。

桑白皮（そうはくひ）

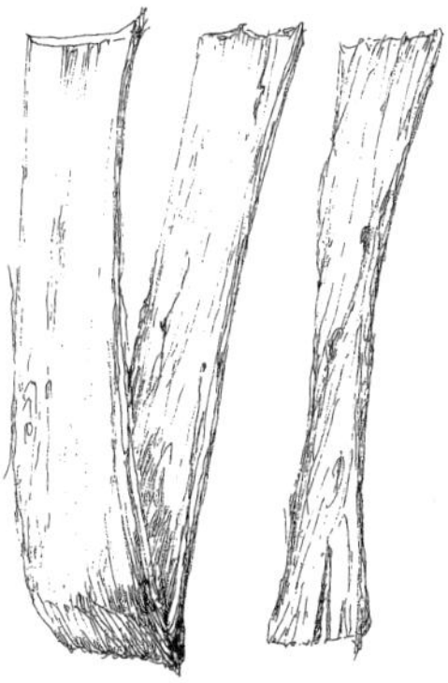

[処方用名] 桑白皮・桑根白皮・桑皮・生桑皮・炙桑皮・ソウハクヒ

[基　原] クワ科 Moraceae のカラグワ *Morus alba* L. のコルク層を除去した根皮。

[性　味] 甘，寒

[帰　経] 肺

[効能と応用]

①瀉肺平喘

肺熱の咳嗽・呼吸困難・呼吸促迫などに，地骨皮・黄芩・生甘草などと用いる。

方剤例　瀉白散・五虎湯

②利水消腫

肺気壅実の浮腫・尿量減少に，茯苓皮・大腹皮・杏仁などと用いる。

方剤例　五皮飲

臨床使用の要点

桑白皮は甘寒で下降し，甘淡で肺中の痰水を行らせ利小便・消腫し，寒で肺中の火を清して平喘し，瀉肺行水の効能をもつ。それゆえ，肺熱の咳喘・喀血や肺気壅実の水腫脹満・小便不利などに有効である。

[参　考]

①生用すると利水に，炙用（炙桑皮）すると平喘止咳に働く。

②桑白皮・桑葉・桑枝は清熱に働く。桑白皮は肺に入り，下降の性質をもち肺中の火を瀉し肺中の痰水を行らせる。桑葉は軽くて上昇の性質をもち，肺・肝の風熱を疏散し，桑枝は経絡に入り，祛風湿・利関節に働く。

[用　量] 6～12 g，煎服。

［使用上の注意］性寒で善降であるから，肺寒咳嗽・肺虚無火・小便自利には使用しない。

枇杷葉（びわよう）

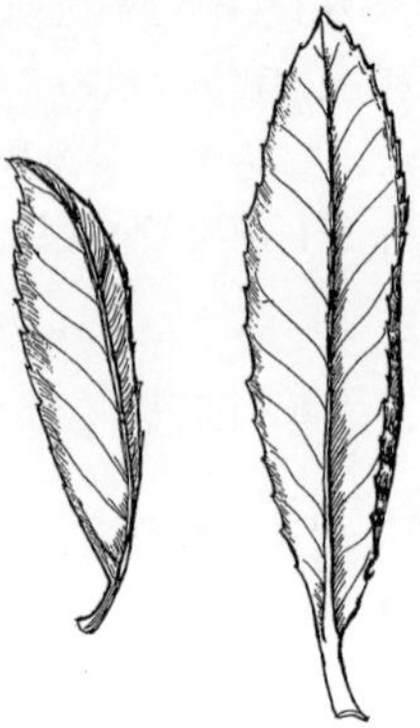

［処方用名］枇杷葉・生杷葉・炙杷葉・ビワヨウ

［基　原］バラ科 Rosaceae のビワ *Eriobotrya japonica* Lindl. の葉裏の毛茸を除いた葉。

［性　味］苦，涼

［帰　経］肺・胃

［効能と応用］

①化痰止咳

肺熱の咳嗽・呼吸困難・咽の乾燥感などに，沙参・桑白皮・山梔子などと用いる。

方剤例　枇杷清肺飲

頓咳（百日咳）には，百部などと使用する。

方剤例　治百日咳方

②降逆止嘔

胃熱の悪心・嘔吐に，竹筎・茅根・半夏などと用いる。

方剤例　枇杷葉飲

胃熱の口渇には，芦根・麦門冬・天花粉などと使用する。

臨床使用の要点

枇杷葉は苦涼で下降し，肺熱を泄降して化痰止咳し，胃熱を清降して止嘔し煩渇を除き，清粛肺胃の薬物である。肺熱の咳喘・喀血・衄血および胃熱の嘔噦・煩渇などに適用する。

［参　考］止咳には炙用し，止嘔には生用する。

［用　量］6～15g，煎服。

［使用上の注意］

①枇杷葉の背面には絨毛が多く，湯剤に入れると濁り咽にも刺激があるので，絨毛を除去して包煎する。

②寒咳や胃寒嘔噦には用いない。

蘇　子（そし）

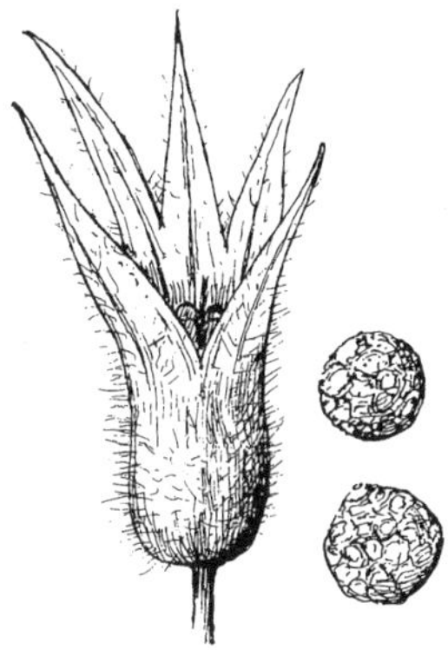

シソの蕚（中に分果がある）　分果（種子を含む）

［処方用名］蘇子・紫蘇子・杜蘇子・黒蘇子・炙蘇子・シソシ

［基　原］シソ科 Labiatae のチリメンジソ *Perilla frutescens* Britton. var. *crispa* Decne. やその品種の分果。

［性　味］辛，温

［帰　経］肺・大腸

［効能と応用］

①下気消痰・止咳平喘

痰壅気逆による咳嗽・呼吸困難・喘鳴・胸苦しいなどの症候に，半夏・陳皮・厚朴・白芥子・莱菔子などと用いる。

方剤例　蘇子降気湯・三子養親湯

②寛腸潤燥

腸燥便秘に，麻子仁・杏仁・枳殻などと用いる。

方剤例　紫蘇麻仁粥

臨床使用の要点

蘇子は辛温で香気を有し，潤性で下降し，下気消痰して止咳平喘するとともに利膈寛腸潤燥に働く。気壅痰滞の喘咳や腸燥便秘に適する。

［参　考］

①炙用すると潤肺に働き，炒すると薬性が緩和になる。

②蘇葉・蘇梗・蘇子はいずれも調気に働く。蘇葉は和中止嘔・解表に，蘇梗は寛暢中気・利膈に，蘇子は降肺気・化痰濁・潤腸燥にすぐれている。

［用　量］6～9g，煎服。

［使用上の注意］

①搗き砕いて使用する。

②耗気滑腸するので，気虚の久咳・脾虚の泥状便には用いない。

葶藶子（ていれきし）

［処方用名］葶藶子・苦葶藶・甜葶藶

［基　原］アブラナ科 Cruciferae のクジラグサ *Descurainia sophia* Schur., ヒメグンバ

イナズナ *Lepidium apetalum* Willd. などの成熟種子。数種の異物同名品がある。

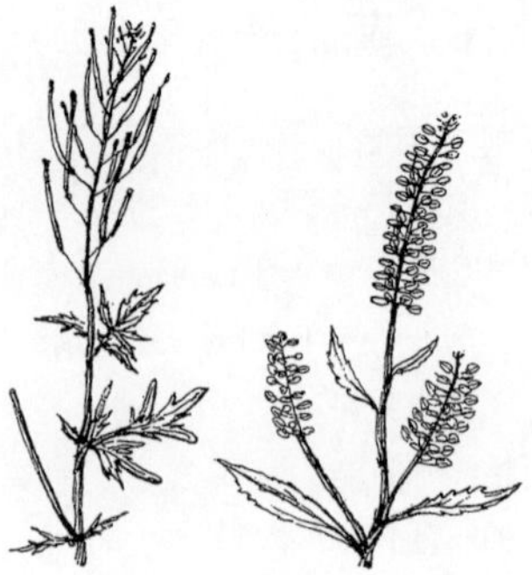

クジラグサ　ヒメグンバイナズナ

［性　味］辛・苦，寒

［帰　経］肺・膀胱・大腸

［効能と応用］

①瀉肺平喘

痰飲壅肺の咳嗽・呼吸困難・胸苦しい・喘鳴などの症候に，桑白皮・旋覆花などと用いる。

方剤例　葶藶大棗瀉肺湯

②行水消腫

水飲停留腸間による腹水・腹満・口乾などの症候に，防已・椒目などと用いる。

方剤例　已椒藶黄丸

結胸の胸水・便秘・尿量減少などに，杏仁・大黄・芒硝などと使用する。

方剤例　大陥胸丸

臨床使用の要点

葶藶子は辛散苦泄し，肺経の気分薬であり，肺気の実を専瀉して下気平喘し，肺気を通じて水道を利し下行逐水するとともに，大腸を通泄して大便を下泄する。李時珍が「肺中の水気膹鬱満急するは，これにあらざれば除くことあたわず」と述べているように，瀉肺の効能が強いため，肺気壅塞・痰飲喘咳・水腫脹満・肺癰初期などに適する。

［参　考］

①葶藶子には甜と苦の2種があり，甜葶藶は下泄が緩徐で傷胃せず，苦葶藶は下泄が急峻で傷胃しやすいといわれており，苦葶藶には護胃のために大棗を配合している。

②葶藶子・桑白皮は瀉肺行水して定喘消腫に働き，肺気壅実・痰飲停肺の喘咳・小便不利・面目浮腫に用いられる。葶藶子は瀉肺行痰水が主で泄大便も兼ねており，痰水壅盛・便秘の喘満腫脹に適する。桑白皮は清瀉肺熱が主で，肺熱咳喘の黄稠痰に適する。

［用　量］3～9g，煎服。

［使用上の注意］

①包煎する。

②肺虚の喘咳や脾虚の腫満には禁忌。虚弱者には補益薬との併用や先補後攻などを行う。

馬兜鈴（ばとうれい）

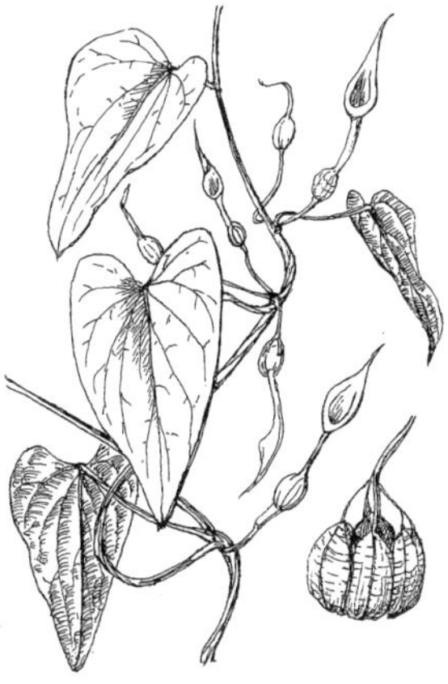

［処方用名］馬兜鈴・炙兜鈴

［基　原］ウマノスズクサ科 Aristolochiaceae のマルバウマノスズクサ *Aristolochia contorta* Bge. やウマノスズクサ *A. debilis* Sieb. et Zucc. の成熟果実。

［性　味］苦・微辛，寒

［帰　経］肺・大腸

［効能と応用］

①清肺降気・止咳平喘

肺熱の咳嗽・呼吸困難に，桑白皮・枇杷葉・前胡などと用いる。

方剤例　馬兜鈴湯

肺陰虚の慢性咳嗽・呼吸促迫・少痰・痰に血が混じるなどの症候には，阿膠・沙参・麦門冬などと用いる。

方剤例　補肺阿膠湯

②清腸消腫

腸熱の痔核・下血・肛門部腫脹疼痛などに，内服あるいは燻洗外用する。

臨床使用の要点

馬兜鈴は苦降辛開し，清粛のなかに開泄の性質を備え，清肺降気・止咳平喘にすぐれているので，肺熱・燥熱による咳嗽痰喘に用いる。このほか，清泄腸熱にも働くので，大腸実熱の痔漏瘡腫疼痛にも有効である。

［参　考］

①止咳清熱には一般に炙用し，外用には生用する。

②馬兜鈴・枇杷葉は清降の性質をもち，肺熱の咳嗽喘急に用いられる。馬兜鈴は清粛肺熱と清泄腸熱の効能をもつので，肺・大腸の有熱による咳嗽気喘・喀血や痔瘻瘡腫に適する。枇杷葉は肺・胃に入り下気化痰止咳に働き，咳嗽上気・喀痰不爽や胃熱嘔噦口渇に適する。馬兜鈴は清熱にすぐれ，枇杷葉は化痰止咳にすぐれている。

［用　量］3～9g，煎服。外用には適量。

［使用上の注意］

①苦寒清泄に働くので，虚寒咳喘や脾虚の泥状便には用いない。

②催吐の弊害があるので，肺熱であっても，妊娠悪阻や胃気虚弱の場合には使

用しないほうがよい。

[附] 青木香（せいもっこう）

マルバウマノスズクサ・ウマノスズクサの根。

[性　味] 苦・辛，寒

[効能と応用] 行気止痛・解毒祛湿に働くので，夏期の腹痛と発疹（暑天発痧腹痛），あるいは胃気痛・風湿痛・皮膚湿疹などに用いる。

[用　量] 3～9g，煎服。

第11章

消導薬（しょうどうやく）

消導薬は「消食薬」「消化薬」ともいい，脾胃を健運して飲食の積滞を消積導滞する薬物である。

食積停滞による腹満・腹痛・噯気・呑酸・悪心・嘔吐・下痢あるいは便秘などの症候や，脾胃虚弱による消化不良などに用いる。

消導薬を使用する場合には，病態に応じて他の薬物を配合する必要があり，脾胃虚弱には健脾和胃薬を，有寒であれば温中薬を，有熱には清熱薬を，気滞をともなうときは理気薬を，それぞれ配合して用いる。

山楂子（さんざし）

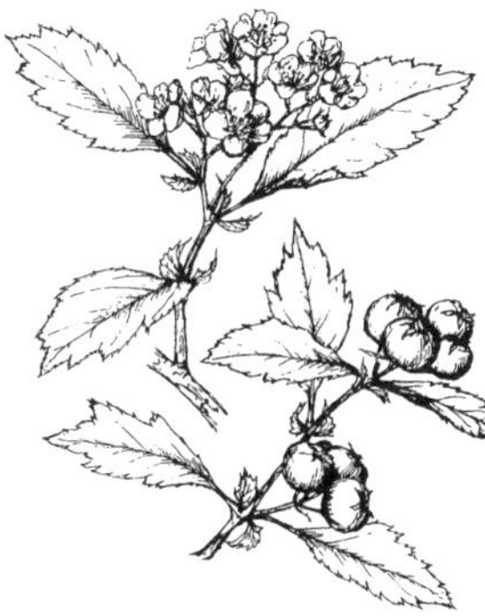
サンザシ

［処方用名］山楂子・山楂・山楂肉・生山楂・生楂肉・炒山楂・焦山楂・山楂炭・サンザシ

［基　原］バラ科 Rosaceae のミサンザ *Crataegus pinnatifida* Bge. var. *major* N. E. Br. やサンザシ *C. cuneata* Sieb. et Zucc. の成熟果実。

［性　味］酸・甘，微温

［帰　経］脾・胃・肝

［効能と応用］

①消食化積

食積とくに油膩肉積による腹満・腹痛・下痢，あるいは小児の傷乳による下痢に，単味であるいは麦芽・神麹・萊菔子などと用いる。

方剤例　保和丸

②止　痢

細菌性下痢に，炒炭して単味の粉末を沖服する。

③破気化瘀

産後瘀阻による腹痛・悪露の停滞あるいは血瘀の月経痛などに，当帰・川芎・

益母草などと用いる。

④消脹散結

疝気（ヘルニアなど）の下腹部の脹った痛み・陰嚢腫大などに，橘核・小茴香などと使用する。

⑤その他

活血疏肌・透疹に働くので，麻疹の初期や透発が不十分なときに使用する。

臨床使用の要点

山楂子は酸甘・微温で，健脾開胃に働いて消化を増強し，とくに油膩肉積・小児乳積に有効であり，血分に入って破気散瘀し，炒炭すると止瀉痢に働く。宿食停滞・油膩肉積あるいは傷食の腹痛瀉痢，産後瘀阻腹痛・悪露不尽，疝気墜脹疼痛などに適する。

[参　考] 炒用（炒山楂・焦山楂）すると消食に，炒炭（山楂炭）すると止痢・化瘀に，生用（生山楂）すると透疹に，それぞれ働く。

[用　量] 9～15g，煎服。

神　麹（しんきく）

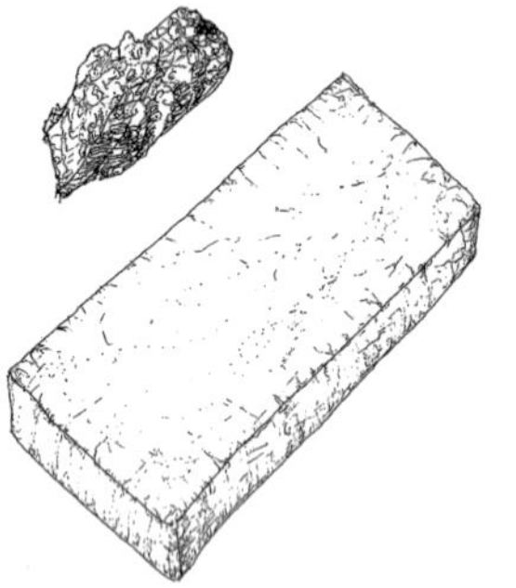

[処方用名] 神麹・神曲・六麹・六曲・六神麹・六神曲・生神麹・生神曲・炒神麹・炒神曲・焦神麹・焦神曲

[基　原] 小麦粉・麩（ふすま）に鮮青蒿・鮮蒼耳・鮮辣蓼の液汁と赤小豆・杏仁の粉末を混和し，発酵させたもの。陳久品ほど良品である。

[性　味] 辛・甘，温

[帰　経] 脾・胃

[効能と応用]

①消食和胃

飲食積滞の腹満・腐臭のある噯気・厭食などの症候あるいは傷食の腹痛・下痢に，麦芽・山楂子・莱菔子などと用いる。

方剤例　保和丸・麹麦枳朮丸

②その他

鉱石類を含んだ消化吸収しにくい丸剤に，神麹を糊として用いて消化を補助する。

方剤例　磁朱丸・万氏牛黄清心丸

臨床使用の要点

神麹は辛甘・温で，甘温で和中し辛で行気し，甘で壅滞せず炒焦すると香気があって開胃し，健脾開胃・行気消食の効能をもつ。食積不化の脘悶腹脹・腹痛瀉痢に用い，とくに穀食不消に適する。

［参　考］和胃消食には炒用，止瀉には焦用，丸剤には生用する。

［用　量］6～15g，煎服。

［使用上の注意］包煎する必要がある。

莱菔子（らいふくし）

［処方用名］莱菔子・蘿蔔子（らぶし）・炒莱菔子

［基　原］アブラナ科 Cruciferae のダイコン *Raphanus sativus* L. の成熟種子。

［性　味］辛・甘，平

［帰　経］脾・胃・肺

［効能と応用］

①消食化積・行滞除脹

食積気滞の腹満・痞え・噯気・呑酸・腹痛・下痢などの症候に，神麹・麦芽・山楂子などと用いる。

方剤例　保和丸

湿をともなえば茯苓を，熱をともなえば連翹を，脾虚がみられるときは白朮を，それぞれ加える。

②降気化痰

多痰の咳嗽・呼吸困難に，白芥子・蘇子などと用いる。

方剤例　三子養親湯

臨床使用の要点

莱菔子は辛甘・平で，消食除脹・降気化痰の効能をもつ。食積気滞の胸悶腹脹・噯気呑酸・瀉痢不爽，気喘咳嗽・痰涎壅盛に適し，消食の面では麺食積滞にとくに有効である。

［用　量］9～15g，煎服。

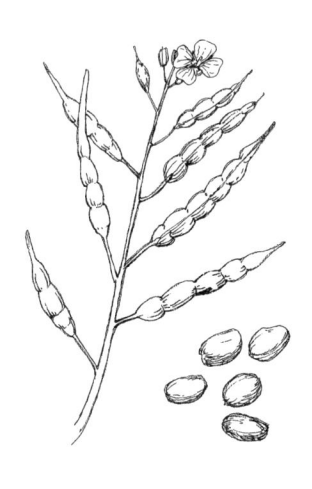

[使用上の注意]

①正気を損耗するので，虚弱者には用いない。補薬の薬力を消除するため，人参・熟地・何首烏などとは使用しない。

②肺腎虚損の喘咳には禁忌。

麦　芽（ばくが）

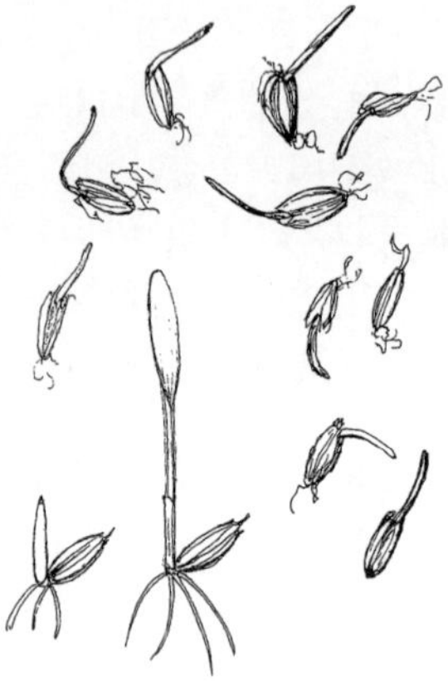

[処方用名] 麦芽・生麦芽・炒麦芽・焦麦芽

[基　原] イネ科 Gramineae のオオムギ *Hordeum vulgare* L. の発芽させた穎果（もみ）。

[性　味] 甘，平

[帰　経] 脾・胃

[効能と応用]

①健脾開胃・行気消食

食積の腹満・厭食には，神麹・山楂子などと用いる。

脾胃虚弱の食欲不振には，党参・白朮などと使用する。

②舒　肝

肝気鬱滞による胸脇部が脹る・噯気などの症候に，川楝子・青皮などと用いる。

③回　乳

乳汁が鬱滞して乳房が脹って痛んだり，授乳を中止する必要がある場合に，生麦芽 60 ～ 120 g を煎服する。

臨床使用の要点

麦芽は甘平で，主に消散に働いて消食・舒肝化滞・回乳の効能をもち，兼ねて健脾和胃する。宿食不消の脘悶腹脹・肝気不舒の脇脘脹悶・乳汁鬱積による乳房脹痛に用い，消食の面では米・麺・薯・芋などでんぷん質の積滞に適する。

[参　考]

①舒肝・回乳には生用し，消食には炒用する。

②麦芽・萊菔子は麺食積滞を消導する。萊菔子は下気除脹・化痰の効能ももち，食積気滞の脹悶不舒や瀉痢後重および咳嗽痰喘に用いる。麦芽は作用が緩和で健脾開胃にも働く。

[用　量] 9 ～ 15 g，大量で 30 ～ 120 g，煎服。

[使用上の注意] 回乳に働くので，授乳期には使用しない。

穀　芽（こくが）

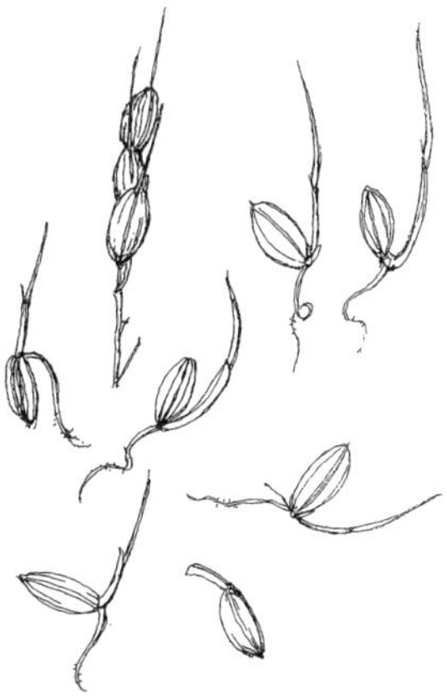

［処方用名］穀芽・稲芽・炒穀芽・炒稲芽・香穀芽・香稲芽・焦穀芽・焦稲芽

［基　原］イネ科Gramineaeのイネ*Oryza sativa* L.の発芽させた穎果（もみ）。

［性　味］甘，平

［帰　経］脾・胃

［効能と応用］

①健脾開胃・消食和中

脾胃虚弱の食欲不振・味がない・腹満などの症候に，党参・白朮・縮砂などと用いる。

方剤例　穀神丸

臨床使用の要点

穀芽は甘平で和中し，健脾開胃に働き，消導の効能は緩和である。それゆえ，脾胃虚弱による消化不良に適し，人参・白朮・炙甘草などと用いるのがよく，「穀芽は朮・草を得て，消食して脾胃の気を耗せず，朮・草は穀芽を得て，補土して壅中の患なし」といわれる。

［参　考］

①生用すると和中に，炒用（炒穀芽・焦穀芽・香穀芽）すると消食に働く。両者を混合して使用するのがよい。

②穀芽・麦芽は健脾開胃・消食に働く。麦芽は消導の力が強く，穀芽は和養の効能にすぐれている。

③穀芽・神麹は穀食の積滞に用いる。神麹は消導の力が強く行気に働き，食積気滞に適する。穀芽は消導の力が緩和で補益の効能をもっており，脾胃虚弱に適する。

［用　量］9～15g，煎服。

鶏内金（けいないきん）

［処方用名］鶏内金・炙鶏金・炙内金

［基　原］キジ科Phasianidaeのニワトリ*Gallus gallus domesticus* Braisson.の砂嚢の内膜。

［性　味］甘・渋，微寒

［帰　経］脾・胃・小腸・膀胱

[効能と応用]

①運脾消食

食積の腹満・厭食・噯気などの症候に，山楂子・神麹・麦芽などと用いる。

脾虚の食欲不振・下痢などには，白朮・党参・山薬などと用いる。

方剤例　益脾餅

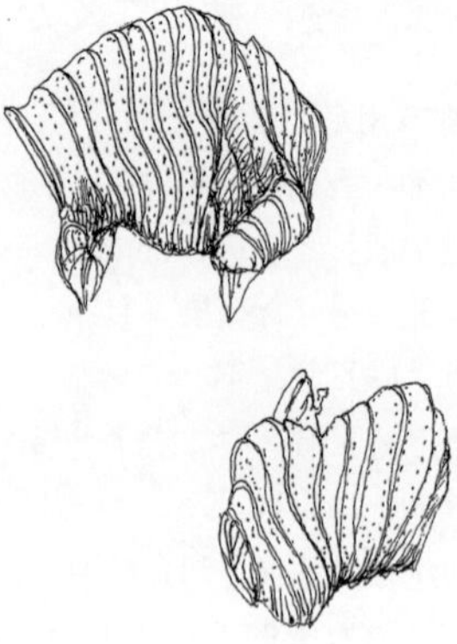

②縮尿止遺

遺尿・頻尿などに，桑螵蛸・牡蛎などと使用する。

遺精の軽症に，単味で使用する。

③その他

消結石の効能があるので，胆石には金銭草・鬱金などと，腎・膀胱結石には胡桃肉・海金沙などと用いる。

臨床使用の要点

鶏内金は甘渋・微寒で，甘で運脾消食し寒で除熱止煩するので，食積不消の脘腹脹満・嘔吐瀉痢および小児の疳積などに有効である。このほか，渋で膀胱・腎を摂約して遺尿・遺精・頻尿を止め，小児の夜尿症によく用いる。近年は化石消堅する効能があるといわれ，結石にも使用されている。

[参　考] 山楂子・鶏内金はかなり強い消食の効能をもつ。山楂子は肉積に有効で，破気散瘀にも働く。鶏内金はすべての飲食積滞に適し，運脾・止遺縮尿・消結石にも働く。

[用　量] 3～9g，煎服。散剤を沖服する場合は1回1.5～3gでよい。

第12章

補益薬（ほえきやく）

人体の気血陰陽を補益して各種の虚証を改善する薬物を，補益薬・補養薬・補薬と称する。

虚証には気虚・血虚・陰虚・陽虚の別があり，補益薬も補気薬・補血薬・補陰薬・補陽薬の４つに大別できる。ただし，気血陰陽は相互に依存しているので，虚証も相互に影響を及ぼしあう。気虚・陽虚は生理機能の不足に相当し，陽虚は気虚を兼ね，気虚は陽虚に移行しやすい。陰虚・血虚は精血津液の不足であり，陰虚は血虚を兼ね，血虚は陰虚に移行しやすい。また，気虚・陽虚は生化の不足から血虚・陰虚をひきおこし，血虚・陰虚は濡養不足から気虚・陽虚をひきおこすなど，「陰損及陽，陽損及陰」がおこるので，気血両虚・気陰両虚・陰陽両虚などもよくみられる。それゆえ，各種の補益薬は臨機応変に組み合わせて使用する必要がある。

補益薬を邪実に使用すると「閉門留寇（門を閉じて賊を家中に残す）」することになり，病状を悪化させる。ただし，病邪が残存し正気が虚している場合には，祛邪薬に少量の補益薬を加えて抵抗力を強め，「扶正祛邪」の効果をあげることができる。

補益薬を不当に漫然と使用することは有害無益であり，適用を誤るとよくない結果をひきおこすので，虚証の状況をよく見極めて用いる必要がある。

第１節　補気薬（ほきやく）

補気薬は「益気薬」ともいい，気虚を改善する薬物であり，とくに脾肺気虚に適する。

脾は「後天の本，生化の源」であり，脾気が虚すと疲労倦怠感・食欲不振・泥状〜水様便・腹満・浮腫などが生じる。

肺は「一身の気を主る」ので，肺気が不足すると息ぎれ・呼吸が浅い・声に力がない・自汗などがあらわれる。

以上のような症候がみられるときに，補気薬を使用する。

なお，気と血には密接な関係があり，血の生成と運行は気が主っているので，補気薬は血虚にもよく用いられ，「気旺んなればもって血を生ずべし」の効果をあげる。また，大出血の場合にも「有形の血は，速生することあたわず，無形の気，まさに速固すべきところ」で，補気薬によって救急するのである。

なお，補気薬の多くは甘味をもち，一般にやや膩滞するので腹満・食欲減退などをひきおこしやすい。それゆえ，少量の理気薬を配合するのがよい。

人　参（にんじん）

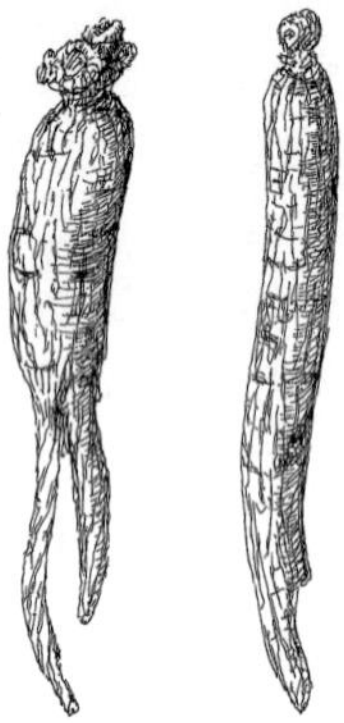

[処方用名] 人参・野山人参・野山参・園参・養参・吉林参・遼東参・遼参・朝鮮人参・朝鮮参・高麗参・別直参・生晒参・紅参・大力参・石桂参・白参・糖参・白糖参・移山参・人参鬚・参鬚尖・参鬚・鬚参・ニンジン

[基　原] ウコギ科 Araliaceae のオタネニンジン *Panax ginseng* C. A. Meyer の根。加工調製法の違いにより種々の異なった生薬名を有する。

[性　味] 甘・微苦，微温

[帰　経] 肺・脾

[効能と応用]

①補気固脱

大病・久病・大出血・激しい吐瀉などで元気が虚衰して生じるショック状態で脈が微を呈するときに，単味を大量に濃煎して服用する。

方剤例　独参湯

亡陽で四肢の冷え・自汗などを呈するときは，附子・乾姜などと使用する。

方剤例　参附湯

②補脾気

脾気虚による元気がない・疲れやすい・食欲不振・四肢無力・泥状〜水様便などの症候に，白朮・茯苓・炙甘草などと用いる。

方剤例　四君子湯・異功散・参苓白朮散

気虚下陥による内臓下垂・子宮下垂・脱肛・慢性の下痢などの症候に，黄耆・柴胡・升麻などと使用する。

方剤例　補中益気湯

③益肺気

肺気虚による呼吸困難・咳嗽・息ぎれ（動くと増悪する）・自汗などの症候に，蛤蚧・胡桃肉・五味子などと用いる。

方剤例　人参蛤蚧散・人参胡桃湯・補肺湯

④生津止渇

熱盛の気津両傷で高熱・口渇・多汗・元気がない・脈が大で無力などを呈するときに，石膏・知母などと用いる。

方剤例　白虎加人参湯・竹葉石膏湯

気津両傷による元気がない・息ぎれ・口渇・皮膚の乾燥・脈が細で無力などの症候に，麦門冬・五味子などと用いる。

方剤例　生脈散・加減復脈湯・炙甘草湯・清暑益気湯

消渇証の口渇・多尿に，生地黄・麦門冬・天花粉・山薬などと使用する。

方剤例　麦門冬飲子

⑤安神益智

気血不足による心神不安の不眠・動悸・健忘・不安感などの症候に，竜眼肉・茯神・遠志などと使用する。

方剤例　帰脾湯・安神定志丸

⑥その他

血虚に対し補血薬と用いて益気生血し，陽虚に対し補陽薬と使用して益気壮陽し，補血・壮陽の効果を強める。

正虚の表証や裏実正虚に，解表薬や攻裏薬とともに少量を使用して，扶正祛邪する。

臨床使用の要点

人参は甘・微苦・微温で中和の性を稟(う)け，脾肺の気を補い，生化の源である脾気と一身の気を主る肺気を充盈することにより，一身の気を旺盛にし，大補元気の効能をもつ。元気が充盈すると，益血生津し安神し智恵を増すので，生津止渇・安神益智にも働く。それゆえ，虚労内傷に対する第一の要薬であり，気血津液の不足すべてに使用でき，脾気虚の倦怠無力・食少吐瀉，肺気不足の気短喘促・脈虚自汗，心神不安の失眠多夢・驚悸健忘，津液虧耗の口乾消渇などに有効である。また，すべての大病・久病・大出血・大吐瀉による元気虚衰の虚極欲脱・脈微欲絶に対し，もっとも主要な薬物である。

［参　考］中国では，産地や加工方法の違いにより，人参は以下のように区別されており，効能がやや異なっている。

野生品が野山人参（野山参）で補益力がすぐれ，栽培品が園参（養参）で効能は劣るが，現在用いられているのはほとんど園参である。主として吉林・遼寧省などで産するので吉林参・遼東参・遼参といい，朝鮮産を朝鮮人参（朝鮮参・高麗参・別直参）とよぶ。

直接日光に晒して干したものを生晒参，氷砂糖汁につけたのち晒し干しにしたものを白参（糖参・白糖参），蒸したのち晒し干ししたものを紅参，鬚根や加工の過程で出るクズ品を参鬚（人参鬚・参鬚尖・鬚参）という。生晒参・紅参は効能が良好で，白参はやや劣り，参鬚はさらに劣る。

日本では周皮を去った生晒参を白参とよんでいる。

[用　量] 3～9g，大量で15～30g，煎服。粉末を呑服するときは，1回1～2g。

[使用上の注意]

①一般に補剤には量を少なく，救急用には大量を用いる。虚弱者で人参の調補が必要なときでも，5～7日に1回服用すればよい。人参は高価であるところから，救急以外には党参で代用すればよい。

②長時間弱火で別に煎じた煎汁を，単独であるいは他薬の煎汁に混ぜて服用する。

③大出血のショックなどに救急的に使用するが，抵抗力を増して生命を救うのが目的であり，止血の手段であると考えてはならない。危急状態を乗りきったなら，出血の根本治療に切りかえるべきである。

④陰虚陽亢の骨蒸潮熱・肺熱の痰多気急咳嗽・肝陽上亢の頭眩目赤・火鬱内熱などには禁忌。

⑤藜芦に反す。五霊脂を畏る。皂莢を忌む。

党　参（とうじん）

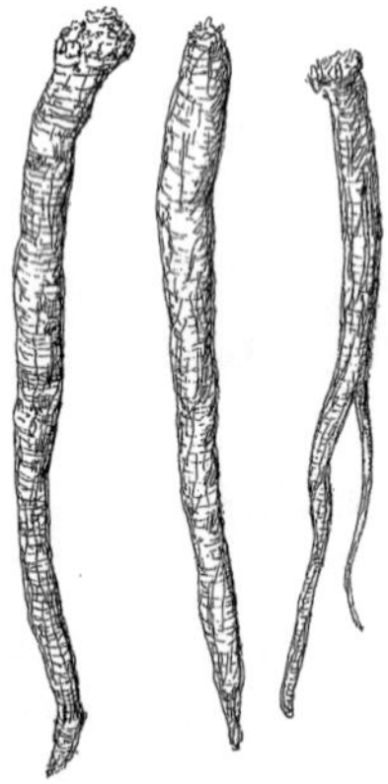

[処方用名] 党参・台党参・台参・野台参・潞党参・防党

[基　原] キキョウ科 Campanulaceae のヒカゲノツルニンジン *Codonopsis pilosula* Nannf., トウジン *C. tangshen* Oliv. などの根。

[性　味] 甘，平

[帰　経] 脾・肺

[効能と応用]

①補中益気

脾気虚による食欲不振・疲労倦怠感・泥状～水様便・四肢無力などの症候に，白朮・茯苓・炙甘草などと用いる。

②補益肺気

肺気虚による息ぎれ・呼吸困難・咳嗽・声に力がないなどの症候に，黄耆・五味子・紫菀などと使用する。

③養　血

気血両虚・血虚による顔色が萎黄・頭のふらつき・動悸などの症候に，熟地黄・当帰・白芍などと用いる。

④生　津

熱傷気津の息ぎれ・口渇に，麦門冬・五味子などと使用する。

⑤その他

体虚外感や裏実正虚に対し，解表薬や瀉下薬とともに少量を用い，扶正祛邪する。

臨床使用の要点

党参は甘平で性質が和平であり，燥でも膩でもなく，中気を補い肺気を益し，脾肺気虚に対する常用薬である。気は血を生じ，気旺んなれば津を生じるので，養血・生津の効能ももち，血虚・津虧にも適する。

[参　考]

①ヒカゲノツルニンジンの野生品を野台参（台参・台党参）といい，栽培品を潞党参という。防党は党参の一種で，外皮が黄色く横紋があり防風に似ている。

②人参・党参は古来区別されておらず，≪本草綱目≫には人参があって党参はないが，人参条の下に「上党来るは，形長くして黄，状は防風のごとし」と記載されている。清代≪本草従新≫から正式に区別された。それゆえ，古今の成方で人参を使用しているものは，党参で代用できる。

ただし，党参は人参ほどの薬力はなく持続性も短いので，軽症・慢性病には人参の代用になりうるが，重症・危急には人参を用いる必要がある。

[用　量] 9～15g，大量で30g，煎服。

[使用上の注意]

①虚寒に適し，実証・熱証には単独で使用してはならない。

②藜芦に反す。五霊脂を畏る。

③人参の代用にする場合は，約4倍量を使用する必要がある。

太子参（たいしじん）

[処方用名] 太子参・孩児参・童参

[基　原] ナデシコ科 Caryophyllaceae のワダソウ *Pseudostellaria heterophylla* Pax ex

Pax et Hoffm. の塊根。

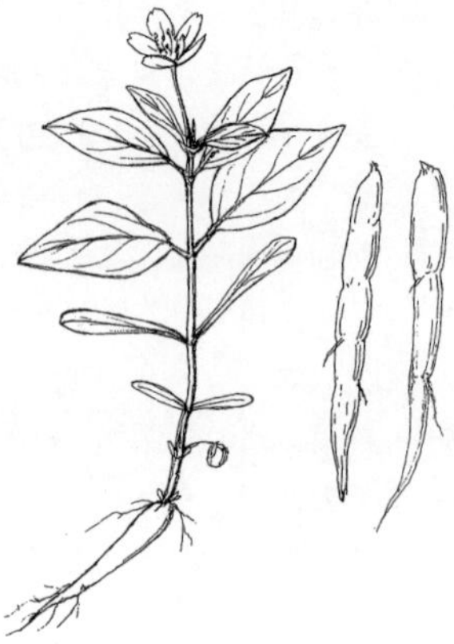

[性　味] 甘・微苦，微寒

[帰　経] 脾・肺

[効能と応用]

①益気生津

気津両傷による疲労倦怠感・食欲不振・口渇などの症候に，党参・玉竹・山薬などと用いる。

自汗・口渇を呈するときは，黄耆・玉竹・浮小麦などと使用する。

肺虚の燥咳・少痰には，沙参・麦門冬などと用いる。

津傷の口渇には，石斛・天花粉などと使用する。

臨床使用の要点

太子参は甘・微苦・微寒で，益気生津に働き，補気薬中の清補の品であり，気虚に津液不足をともなうときに適する。

[参　考]

①古書には遼参（人参）の小さいものを「太子参」と記載しており，現在の太子参とは異なっているので，注意が必要である。

②太子参の補益力は人参にはるかに劣り，党参よりも弱く，大量かつ持続的に服用してはじめて有効である。

[用　量] 9～30 g，煎服。

西洋参（せいようじん）

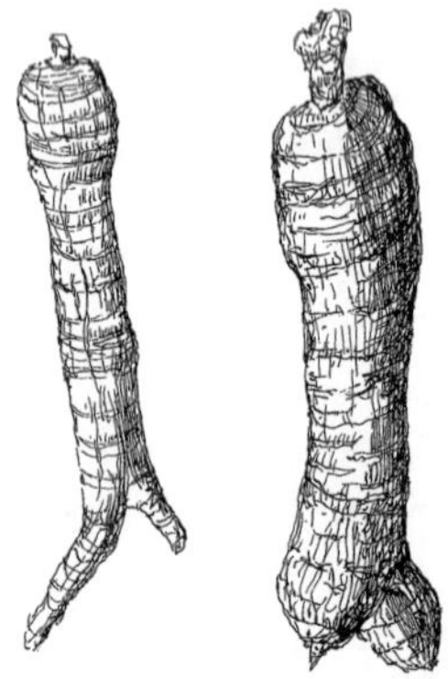

[処方用名] 西洋参

[基　原] ウコギ科 Araliaceae のアメリカニンジン *Panax quinquefolium* L. の根。

[性　味] 苦・微甘，寒

[帰　経] 心・肺・腎

[効能と応用]

①補気養陰・清火生津

熱病による気津両傷の倦怠感・口渇などの症候に，単味であるいは鮮地黄・鮮石斛・

麦門冬などと用いる。

肺陰虚による咳嗽・呼吸困難・痰に血が混じるなどの症候に，天門冬・麦門冬・知母・地骨皮・貝母などと使用する。

臨床使用の要点

西洋参は苦甘・寒で，補気養陰・清肺火・生津液の効能をもち，気陰両虚の有火に適する。熱病気陰両傷の煩倦口渇や津液不足の口乾舌燥，陰虚火旺の咳喘痰中帯血などに用いる。

［参　考］西洋参・太子参は虚で有熱に適するが，太子参の補気養陰・清火生津の力は西洋参に及ばない。それゆえ，気陰不足で火が盛でないときに太子参を，気陰不足で火盛のときには西洋参を用いる。軽症であれば，太子参を西洋参の代用にすればよい。

［用　量］3～6g，煎服。

［使用上の注意］

①別に煎じて服用する。

②陽虚・胃の寒湿には禁忌。

③鉄器・火炒を忌む。

④藜芦に反する。

黄　耆（おうぎ）

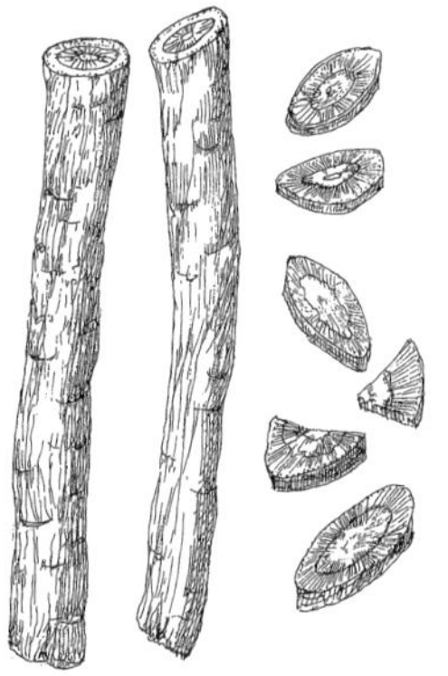

［処方用名］黄耆・綿耆・綿黄耆・箭耆（せんぎ）・生黄耆・炙黄耆・オウギ

［基　原］マメ科 Leguminosae のキバナオウギ *Astragalus membranaceus* Bge., ナイモウオウギ *A. mongholicus* Bge. などの根。

［性　味］甘，温

［帰　経］脾・肺

［効能と応用］

①補気昇陽

脾肺気虚の元気がない・疲れやすい・無力感・食欲不振・息ぎれ・物を言うのがおっくう・自汗・泥状便などの症候に，人参・白朮・茯苓などと用いる。

方剤例　参耆膏・耆朮膏

陽虚の冷え・寒がる・寒冷をきらうなどの症候をともなうときは，附子・乾姜などと使用する。

方剤例 耆附湯

大出血後の虚脱や血虚発熱で補気生血が必要なときは，当帰と用いる。

方剤例 当帰補血湯

気虚下陥による内臓下垂・子宮下垂・脱肛・慢性の下痢などの症候には，人参・柴胡・升麻などと使用する。

方剤例 補中益気湯・挙元煎・升麻黄耆湯・昇陥湯

②補気摂血

気不摂血による血便・不正性器出血・皮下出血などに，人参・白朮・当帰などと使用する。

方剤例 帰脾湯

③補気行滞

気虚血滞（血痺）による肢体のしびれ・運動障害・半身不随などに，桂枝・白芍・当帰・紅花などと用いる。

方剤例 黄耆桂枝五物湯・補陽還五湯

痺痛を呈するときは，防風・姜黄・羌活・当帰などと使用する。

方剤例 蠲痺湯

④固表止汗

表虚の自汗・盗汗に，白朮・牡蛎・麻黄根などと用いる。

方剤例 玉屏風散・牡蛎散

陰虚の盗汗にも，生地黄・熟地黄・当帰などと使用する。

方剤例 当帰六黄湯

⑤托瘡生肌

気血不足のために癰疽瘡瘍（皮膚化膿症）の化膿が遅い・排膿しない・潰瘍やフィステルを形成する・うすい滲出が続く・瘡口が癒合しないなどがみられるときに，当帰・川芎・白朮・人参・肉桂などと用いる。

方剤例 透膿散・黄耆内托散・托裏消毒飲・帰耆建中湯

⑥利水消腫

気虚の水湿不運による浮腫・尿量減少などに，白朮・防已などと使用する。

方剤例 防已黄耆湯

⑦その他

消渇の多食・多飲・多尿に，生地黄・麦門冬・山薬・五味子などと用い，益気生津の効果をあげる。

臨床使用の要点

黄耆は甘温で昇発の性を具え，補気昇陽・固表止汗に働くとともに，補気により生血・生肌し，また「気昇れば水自ずと下る」の効果をあらわし，托瘡生肌・利水消腫の効能も兼ね備えている。それゆえ，脾肺気虚の頭眩気短・懶言無力・食少便溏，気虚下陥の発熱畏寒・久瀉脱肛・子宮下垂，気不摂血の崩漏便血，表虚不固の自汗盗汗，気血不足による瘡瘍内陥・膿成不潰・潰後膿出清稀・久不収口，気虚不能運化水湿の小便不利・皮膚水腫などに適する。このほか，血虚・津虚に用いると補気生血・生津止渇に働く。

［参　考］

①生用すると止汗・利水・托瘡生肌に，蜜炙すると補気昇陽に，それぞれ強く働く。

②人参・黄耆は補気の効能をもち，同時に用いると効果を強めることができる。人参は大補元気に働き，益血生津・安神益智の効能ももち，内傷気虚に対する第一の要薬である。黄耆は大補元気の効能は人参に劣るが，温昇の力が人参より強く，固表止汗・托瘡生肌・利水消腫などにも働き，表虚の要薬である。人参は甘・微温で平和であり補気に益陰を兼ねるので，気虚兼陰液不足に適する。黄耆は甘温で補気に助火を兼ねるため，気虚で陽虚に偏するときに適する。

［用　量］9～15g，大量で30～60g，煎服。

［使用上の注意］性質が温昇で助火し補気固表するので，表実邪盛・裏実積滞・気実胸満・陽盛陰虚・上熱下冷・肝旺多怒・癰疽初期あるいは潰後熱毒尚盛などには用いない。

白　朮（びゃくじゅつ）

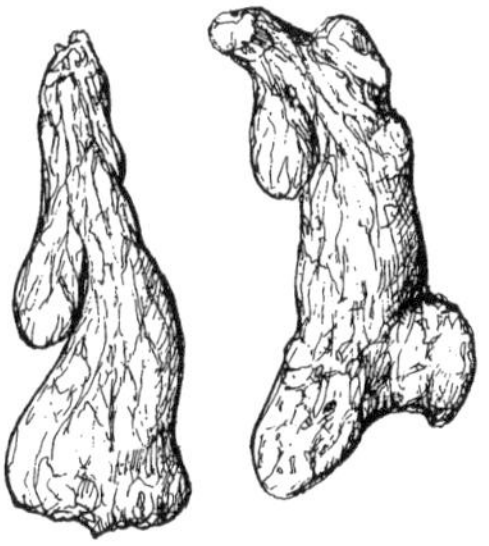

［処方用名］白朮・生白朮・炒白朮・焦白朮・野於朮・於朮・冬朮・ビャクジュツ

［基　原］キク科 Compositae のオオバナオケラ *Atractylodes ovata* DC. の根茎。このほか，日本薬局方ではオケラ *A. japonica* Koidz. の周皮を除いた根茎を規定しており，日本では一般にこれが流通している。

［性　味］甘・苦，温

［帰　経］脾・胃

［効能と応用］

①**健脾益気**

脾気虚で運化が不足し食欲不振・泥状～水様便・腹満・倦怠無力感などを呈するときに，人参・茯苓・炙甘草などと使用する。

方剤例　四君子湯・参苓白朮散

虚寒で腹痛・冷えなどをともなうときは，乾姜・肉桂・附子などと用いる。

方剤例　理中湯・附子理中湯

脾虚に積滞をともない痞え・腹満・腹痛などを呈するときは，枳実・厚朴・神麹・麦芽などと使用する。

方剤例　枳朮丸・枳実消痞丸・香砂枳朮丸

②燥湿利水

脾虚で運化が不足し水湿が停蓄したための浮腫・尿量減少あるいは泥状～水様便などに，黄耆・茯苓・猪苓・大腹皮などと用いる。

方剤例　防已黄耆湯・啓脾湯・七味白朮散

虚寒の冷え・寒がるなどの症候をともなうときは，乾姜・附子・桂枝などと使用する。

方剤例　実脾飲・真武湯

水飲の停蓄で頭のふらつき・めまい感などを呈するときは，桂枝・茯苓・炙甘草などと使用する。

方剤例　苓桂朮甘湯

湿困脾陽の腹満・下痢・浮腫などには，猪苓・沢瀉・茯苓・桂枝などと使用する。

方剤例　四苓散・五苓散・藿香正気散・胃苓湯

③固表止汗

表虚の自汗に，黄耆・麻黄根・牡蛎・五味子などと用いる。

方剤例　玉屏風散

④安　胎

胎動不安（切迫流産）すなわち妊娠中の腹痛・性器出血などの症候に，内熱を呈するときは黄芩などと，気滞の腹満などをともなうときは蘇梗・砂仁などと，腎虚の腰がだるく痛むなどを呈するときは杜仲・桑寄生・続断などと，それぞれ使用する。

⑤その他

祛風湿の効能をもつので，風湿痺の関節痛に使用する。

臨床使用の要点

白朮は甘温で補中し苦で燥湿し，補脾益気・燥湿利水の効能をもち，健脾の要薬である。脾気を健運し水湿を除いて痰飲・水腫・泄瀉を消除し，益気健脾により止汗・安胎にも働く。それゆえ，脾虚不運の停痰停湿・泄瀉腫満に対する主薬であり，表虚自汗および脘腹脹満・胎動不安にも用いる。

[参　考]

①冬に採取したものを「冬朮」といい，品質がすぐれている。また，浙江省於

潜産の野生品が上質とされ「野於朮（於朮）」と称する。

炒用すると補気健脾に，生用すると燥湿利水に働く。

②≪神農本草経≫では白朮と蒼朮を区別しておらず，≪本草綱目≫ではじめて区別された。今日では両者を分けているが，中国で通用している白朮が日本では市場にほとんど流通していない（日本薬局方の基準にあてはまらない部分があるため，輸入されていないらしい）。

白朮・蒼朮は燥湿健脾の効能をもつが，白朮は補気・止汗・安胎に働き，蒼朮は燥湿の効能が強く散邪発汗に働く。それゆえ，脾虚には白朮を，湿盛の実証には蒼朮を，止汗安胎には白朮を，発汗散邪には蒼朮を，それぞれ使用する。

[用　量] 3～12g，煎服。

[使用上の注意] 燥湿傷陰するので中虚有湿にのみ用い，陰虚内熱・津虚燥渇・便秘などには使用しない。

山　薬（さんやく）

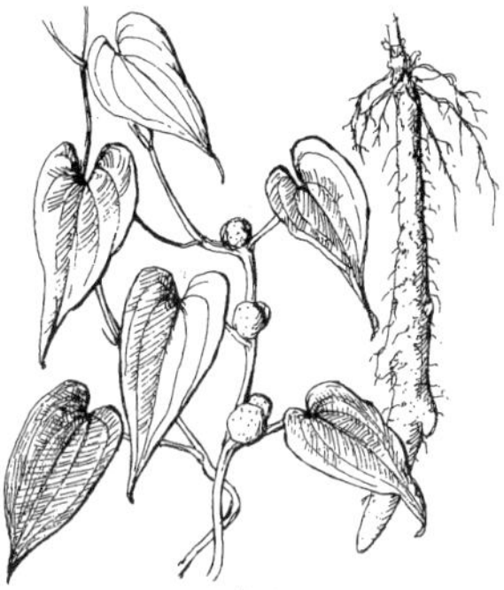

ヤマノイモ

[処方用名] 山薬・懐山薬・懐山・淮山薬・淮山・生山薬・炒山薬・薯蕷・サンヤク

[基　原] ヤマノイモ科 Dioscoreaceae のナガイモ *Dioscorea batatas* Decne. の外皮を除去した根茎（担根体）。日本産はヤマノイモ *D. japonica* Thunb. に由来する。

[性　味] 甘，平

[帰　経] 脾・肺・腎

[効能と応用]

①補脾止瀉

脾虚による食欲不振・元気がない・泥状～水様便・食べると排便するなどの症候に，人参・白朮・茯苓・蓮子などと使用する。

方剤例　参苓白朮散・啓脾湯

②養陰扶脾

脾陰虚による食欲不振・食べると腹が脹る・口乾・舌質が紅・少苔などの症候に，単味であるいは蓮子・薏苡仁・白扁豆などと用いる。

方剤例　一味薯蕷飲・珠玉二宝粥・慎柔養真湯・玉液湯・資生湯

③養肺益陰・止咳

肺虚（気陰不足）の慢性咳嗽・呼吸困難に，人参・麦門冬・五味子などと用いる。

④補腎固精・縮尿・止帯

腎虚の遺精に，熟地黄・山茱萸などと用いる。

方剤例 六味地黄丸・八味地黄丸・知柏地黄丸・左帰飲・右帰飲

腎虚の頻尿に，益智仁・烏薬などと使用する。

方剤例 縮泉丸

腎虚の白色帯下に，山茱萸・菟絲子・芡実・金桜子・五味子などと使用する。

方剤例 秘元煎

臨床使用の要点

山薬は甘平で，補気と養陰に働き，補気して滞らず養陰して滋でなく，中気を培補するもっとも和平な品であり，脾肺の気陰を補う。また，渋性を兼ね軽微な収斂の効能をもち，健脾止瀉ならびに補腎固精・縮尿・止帯に働く。それゆえ，脾気虚の食少体倦・大便泄瀉あるいは溏薄，脾陰虚の食少腹満・手足心熱・口乾舌紅，肺気陰不足の久咳・虚喘，腎虚の腰酸腿軟・遺精尿頻・白帯などに適する。消渇に対しても補気養陰・止渇に働く。

[参　考]

①養陰には生用し，健脾止瀉には炒用する。

②山薬・白朮は補脾止瀉に働き，脾虚泄瀉によく同用する。山薬は甘平で補気と養陰に働き肺腎も補益し，渋性があるので，肺虚喘咳・消渇・遺精・帯下などにも有効である。白朮は苦温で補中益気・燥湿健脾に働き，脾虚の吐瀉以外に痰飲水腫・表虚自汗に有効である。山薬は湿盛中満には禁忌であり，白朮は陰虚津少には禁忌である。

[用　量] 9～30g，大量で60～120g，煎服。粉末を呑服するときは，1回6～9g。

[使用上の注意] 養陰助湿するので，湿盛・中満・積滞には用いない。

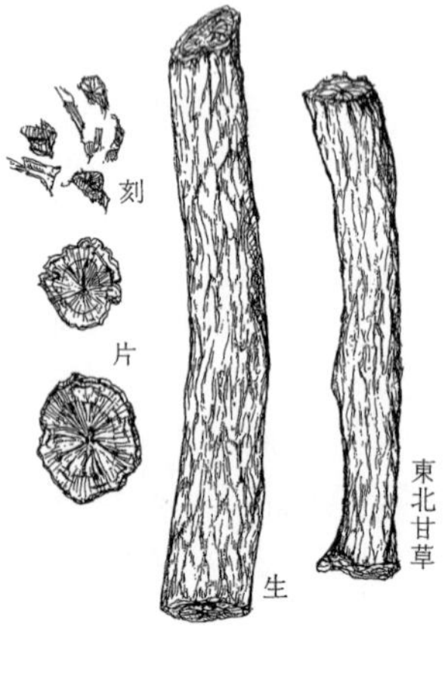

甘　草（かんぞう）

[処方用名] 甘草・生甘草・生草・粉甘草・炙甘草・炙草・甘草梢・カンゾウ

[基　原] マメ科 Leguminosae のウラルカンゾウ *Glycyrrhiza uralensis* Fisch.，またはその他同属植物の根およびストロン。

[性　味] 甘，平

[帰　経] 十二経

[効能と応用]

①補中益気

脾胃虚弱の元気がない・無力感・食欲不振・泥状便などの症候に，人参・黄耆・白朮・茯苓などと用いる。

方剤例　四君子湯・参苓白朮散・保元湯

気陰不足による動悸・自汗・脈の結代などの症候にも，生地黄・麦門冬・人参などと使用する。

方剤例　生脈散・炙甘草湯・加減復脈湯

②潤肺・祛痰止咳

風寒の咳嗽に，麻黄・杏仁・蘇葉などと用いる。

方剤例　三拗湯

風熱の咳嗽には，桔梗・前胡・牛蒡子・桑葉などと使用する。

方剤例　桑菊飲

寒痰の咳嗽には，乾姜・細辛・五味子などと用いる。

方剤例　苓甘姜味辛夏仁湯・苓甘五味姜辛湯・小青竜湯

熱痰の咳嗽には，栝楼・貝母・黄芩・桑白皮などと使用する。

方剤例　定喘湯・五虎湯

③緩急止痛

腹痛・四肢の痙攣痛に，白芍などと使用する。

方剤例　芍薬甘草湯・桂枝加芍薬湯・四逆散

④清熱解毒

咽喉の腫脹・疼痛に，桔梗などと用いる。

方剤例　甘草湯・桔梗湯・甘草桔梗湯

癰腫瘡毒（皮膚化膿症）に，金銀花・連翹などと使用する。

方剤例　銀花甘草湯

⑤調和薬性

方剤に配合し，性質の異なる薬物を調和させたり，薬物の偏性や毒性を軽減したり，薬力を緩和にしたりする。

⑥その他

甘草梢は清熱解毒・通淋の効能をもつので，熱淋の排尿痛・排尿困難に使用する。

方剤例　導赤散

臨床使用の要点

甘草は甘平で，脾胃の正薬であり，甘緩で緩急に働き，補中益気・潤肺祛痰止咳・清熱解毒・緩急止痛・調和薬性などの効能をもつ。それゆえ，脾胃虚弱の中気不足による気短乏力・食少便溏，肺失宣粛の痰嗽咳喘，腹痛攣急・脚攣急不伸，癰疽瘡毒あるいは食物・薬物中毒に使用する。また，薬性を調和し百毒を解すので，熱薬と用いると熱性を緩め，寒薬に配合すると寒性を緩め，補薬と用いると驟補させず，瀉薬に配合すると駿速を緩和し，薬性の違った薬物を調和させ，毒性を緩和し薬味を矯正することができる。甘草梢は通淋に働く。

［参　考］生用すると涼性で清熱解毒に，蜜炙すると温性で補中益気に働く。清瀉薬には生で，補益薬には炙して使用するのがよい。

［用　量］3～6g，主薬にするときは9～30g，煎服。

［使用上の注意］

①甘緩で壅気し中満をひきおこすので，湿盛の脘腹脹満・嘔吐には禁忌。

②壅気停津の性質があり，久服・過服すると水腫をひきおこす。

③大戟・芫花・甘遂・海藻に反す。

大　棗（たいそう）

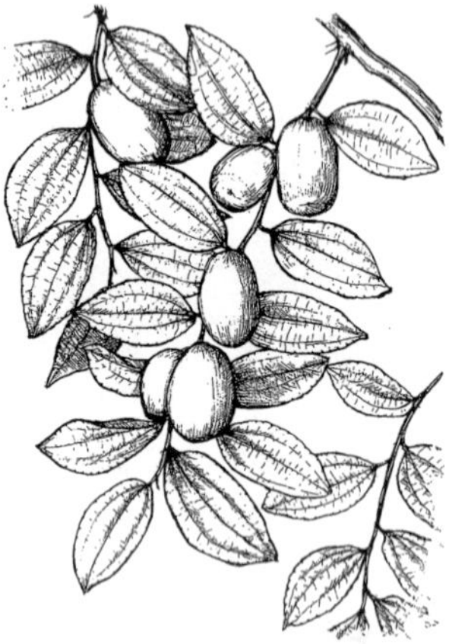

［処方用名］大棗・紅棗・大紅棗・タイソウ

［基　原］クロウメモドキ科 Rhamnaceae のナツメ *Zizyphus jujuba* Mill. var. *inermis* Rehd. またはその品種の果実。

［性　味］甘，微温

［帰　経］脾・胃・心・肝

［効能と応用］

①補脾和胃

脾胃虚弱の倦怠無力・食欲不振・泥状便などに，人参・白朮・茯苓・生姜などと使用する。

方剤例　六君子湯

②養営安神

営血不足による心神不安の不眠・不安感・悲しい・じっとしていられない・驚きやすいなどの症候に，竜眼肉・当帰・酸棗仁・小麦・炙甘草などと用いる。

方剤例　甘麦大棗湯・苓桂甘棗湯

③緩和薬性

薬力が猛烈な薬物に配合し，性質を緩和にするとともに脾胃の損傷を防止し，また味を矯正する。

方剤例　葶藶大棗瀉肺湯・十棗湯

臨床使用の要点

大棗は甘温で柔であり，補脾和胃と養営安神に働くので，脾胃虚弱の食少便溏や営血不足の臓躁など心神不寧に使用する。また薬性緩和にも働き，峻烈薬と同用して薬力を緩和にし，脾胃損傷を防止する。

[参　考] 大棗は生姜と配合することが多く，生姜は大棗によって刺激性が緩和され，大棗は生姜によって気壅致脹の弊害がなくなり，食欲を増加し消化を助け，他薬の吸収を促進する。解表薬に配合すると，生姜が衛気を助けて発汗し，大棗が営血を益して発汗による傷労を防止し，営衛を調和することができる。補益薬に配合すると，生姜が和胃調中し大棗が補脾和胃し，滋補の効能を強めることができる。

[用　量] 3～9g（3～9枚），煎服。

[使用上の注意] 助湿生熱し中満をひきおこすので，湿盛の脘腹脹満・食積・虫積・齲歯・痰熱咳嗽などには禁忌。

膠　飴（こうい）

[処方用名] 膠飴・飴糖

[基　原] 糯米粉・粳米粉・小麦粉などに麦芽を加えて加工製精した飴糖（アメ）。

[性　味] 甘，微温

[帰　経] 脾・胃・肺

[効能と応用]

①補虚建中・緩急止痛

中気不足の虚寒腹痛で温めたり抑えると軽減するときに，桂枝・白芍・生姜・大棗などと用いる。

方剤例　小建中湯

気虚が顕著なら黄耆・人参などを，血虚が明らかなら当帰などを加える。

方剤例　黄耆建中湯・当帰建中湯・帰耆建中湯

寒痛がはなはだしく腹鳴や腸蠕動が明らかなときは，蜀椒・乾姜などと用いる。

方剤例　大建中湯・当帰湯

②潤肺止咳

肺虚の慢性乾咳・呼吸困難・無痰などの症候に，単味であるいは百部・杏仁・蜂蜜などと用いる。

臨床使用の要点

膠飴は甘温で潤であり，補虚建中・緩急止痛・潤肺止咳の効能をもつので，労倦傷脾の中気不足・虚寒腹痛および肺虚燥咳に使用する。このほか，緩和薬性の効能もあり，草烏頭・川烏頭・附子の解毒に働く。

[参　考] 膠飴には軟・硬の2種があり，軟らかいものは黄褐色の粘稠な液体であり，硬いものは空気を混入して凝固させたものである。薬用には軟膠飴がよい。

[用　量] 30～60g，溶解して服用。膏や丸にしてもよい。

[使用上の注意] 助湿生熱して中満をひきおこしやすいので，湿熱内鬱の中満吐逆・痰熱咳嗽などには用いない。

第2節　助陽薬（じょようやく）

助陽薬は「補陽薬」「温陽薬」ともいい，陽虚を改善する薬物であり，とくに真陽不足（命門火衰）・腎陽虚に適し，心陽虚・脾陽虚にも使用する。

真陽は「一身の元陽」であり，真陽が不足して腎陽を温煦（おんく）できないと，腎陽虚による元気がない・寒がる・四肢の冷え・インポテンツ・不妊・遺精・頻尿・遺尿・舌質が淡・脈が沈で無力などがあらわれる。腎が納気できないと呼吸困難が生じる。

また，真陽が不足したために，脾胃を温煦できないと脾陽虚の食欲不振・腹の冷え・泥状～水様便などが，心陽を温養できないと心陽虚の脈の結代や微弱・胸痛・自汗などが，それぞれあらわれる。

以上の症候がみられる場合に助陽薬を使用する。多くの助陽薬は補真陽・温腎壮陽・補精髄・強筋骨などの効能を備えている。

なお，助陽薬は温燥のものが多いので，陰虚火旺には禁忌である。

鹿　茸（ろくじょう）

[処方用名] 鹿茸・鹿茸片・鹿茸血片・鹿茸粉片・鹿茸粉

[基　原] シカ科 Cervidae のマンシュウジカ *Cervus nippon* Temminck var. *mantchuricus* Swinhoe, マンシュウアカジカ *C. elaphus* L. var. *xanthopygus* Milne-

Edwardsなどの雄のまだ角化していない幼角(袋角)。

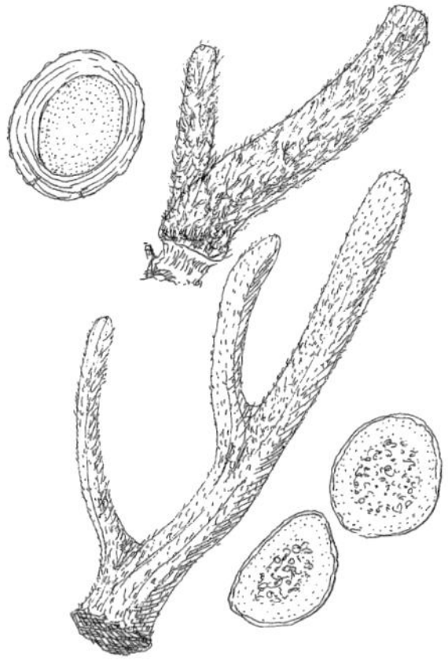

[性　味] 甘・鹹，温

[帰　経] 肝・腎

[効能と応用]

①補真陽・益精血・強筋骨

真陽不足あるいは腎陽虚の腰や膝がだるく無力・寒がる・四肢の冷え・インポテンツ・早漏・滑精・遺尿・頻尿・不妊などの症候に，単味であるいは熟地黄・巴戟天・淫羊藿・補骨脂などと用いる。

方剤例　参茸固本丸

精血不足による腰や背中がだるく無力・四肢に力がない・頭のふらつき・耳鳴あるいは小児の発育不良・泉門の閉鎖遅延・運動能力の発達が遅いなどの症候に，単味であるいは熟地黄・山薬・山茱萸などと使用する。

方剤例　加味地黄丸

②調衝任・固帯脈

陽虚による衝任虚寒・帯脈不固の不正性器出血や白色帯下に，当帰・阿膠・烏賊骨・狗脊などと使用する。

方剤例　鹿茸散

③温補内托

陰疽（化膿傾向に乏しい慢性炎症・寒冷膿瘍など）の慢性に経過する潰瘍・フィステル・希薄な滲出などに，黄耆・当帰などと用いる。

臨床使用の要点

鹿茸は甘温で，肝・腎に入り，補真陽・益精血の効能をもち，強筋骨・温養督脈さらには調衝任・固帯脈および温補内托にも働く。真陽不足・精血虚損による畏寒乏力・眩暈耳鳴・四肢痿軟・筋骨無力・腰痛尿頻・陽萎遺精・宮冷不孕および小児行遅歯遅，さらには陽虚血少の衝任不固による崩漏下血，陰疽潰久膿清不斂などに用いる。

[参　考]

①鹿茸血片は蜜蠟色を呈するものが効能がすぐれて高価であり，鹿茸粉片（鹿茸粉）は白色を呈し効能がやや劣り価格もやや安い。

②鹿茸・肉桂・附子は補陽の効能をもつが，肉桂・附子は熱性で剛燥であり補

陽に散寒を兼ねるので真陽衰微に適し，鹿茸は甘温で柔であり補陽に生精を兼ねるので真陽不足か精血虚損に適する。

[用　量] 0.5～1g，粉末にして呑服。丸・散に入れてもよい。

[使用上の注意]

①服用するときは，少量からはじめてしだいに増量するのがよい。一度に大量を服用すると，陽昇風動によるめまい・目の充血あるいは傷陰動血による鼻出血・下血などをひきおこすことがある。

②補陽に偏するので，陰虚火旺・血分有熱・肺有痰熱・胃火などには禁忌。

[附1] 鹿　角（ろっかく）

雄鹿の硬化した骨質の角。鹿角片・鹿角屑ともいう。

[性　味] 鹹，温

[帰　経] 肝・腎

[効能と応用] 炒黄し熟用すると補腎壮陽・強筋健骨に働き，鹿茸と同様に使用するが，薬力が劣る。

生用すると活血散瘀・消腫の効能をもつので，癰腫瘡毒（皮膚化膿症）・乳癰（乳腺炎）などに内服・外用する。

[用　量] 6～9g，煎服。

[使用上の注意] 陰虚火旺には禁忌。

[附2] 鹿角膠（ろっかくきょう）

鹿角を煮つめた膠。

[性　味] 甘，温

[帰　経] 肝・腎

[効能と応用] 補真陽・温補肝腎・益精養血かつ止血の効能をもち，補益力は鹿茸に劣り鹿角より勝る。

精血不足・虚損労傷および虚寒の吐血・鼻出血・不正性器出血・血尿さらに陰疽内陥などに用いる。

方剤例　陽和湯

[用　量] 6～9g，湯か温めた黄酒に溶かして服用する。丸・散・膏に入れてもよい。

[使用上の注意] 陰虚火旺には禁忌。

[附3] 鹿角霜（ろっかくそう）

鹿角を煮つめて膠をとった残余の骨渣。

[性　味] 鹹，温

[帰　経] 肝・腎

[効能と応用] 益腎助陽の効能をもつが，薬力は弱く，滋膩でないのが特長である。

腎陽不足・血虚精寒・崩中漏下および脾胃虚寒の嘔吐・食少・便溏などに用いる。

[用　量] 6～9g，煎服。丸・散に入れてもよい。

[使用上の注意] 陰虚火旺には禁忌。

海狗腎（かいくじん）

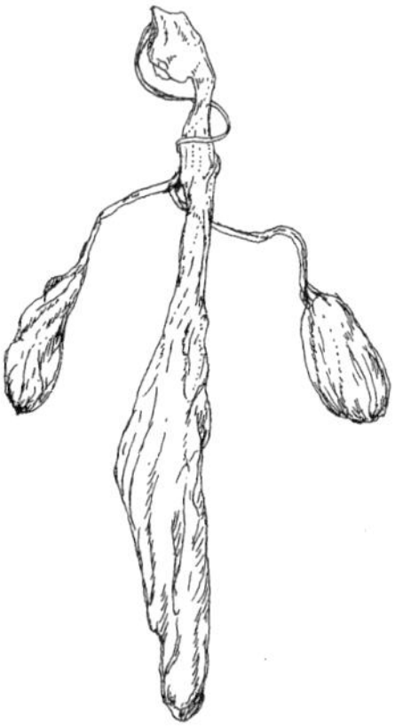

[処方用名] 海狗腎・膃肭臍（おっとせい）

[基　原] アザラシ科 Phocidae のゴマフアザラシ *Phoco vitulina* L. およびアシカ科 Otariidae のオットセイ *Callorhinus ursinus* L. の睾丸をつけた陰茎。

[性　味] 鹹，大熱

[帰　経] 腎

[効能と応用]

①温腎壮陽・補精益髄

腎陽虚のインポテンツ・腰や膝がだるく無力・寒がる・冷えなどの症候に，単味であるいは人参・鹿茸・陽起石などと用いる。

方剤例　膃肭臍丸（おっとせいがん）

臨床使用の要点

海狗腎は鹹・大熱であり，壮陽益精の効能をもち，壮陽の薬力がかなり強いので，真陽不足・腎精虚損による陽萎精冷・腰膝痿弱・畏寒肢冷・腹中冷痛などに使用する。

[参　考]

①ヒツジの睾丸を乾燥した「羊腎」やイヌの睾丸と陰茎を乾燥した「狗腎」も，海狗腎と同じ性味・効能をもつので，同量で代用してよい。

②海狗腎・鹿茸は壮陽補精に働くが，海狗腎は補益の効能が鹿茸に劣り，大熱であるから陽萎精冷に適する。

[用　量] 3～9g，別炖し沖服。丸・散に入れるときは，酒炙したのち粉末にし，

1回1～3g。一副の海狗腎を1.5*l*の酒につけて服用してもよい。

[使用上の注意] 大熱助陽するので陰虚火旺には禁忌。

蛤 蚧（ごうかい）

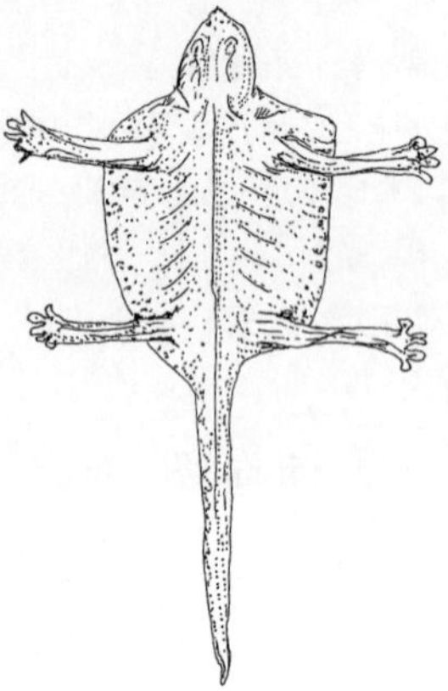

[処方用名] 蛤蚧・蛤蚧尾

[基　原] ヤモリ科Gekkonidaeのオオヤモリ *Gekko gecko* L.の内臓を除去して乾燥したもの。

[性　味] 鹹，平。小毒

[帰　経] 肺・腎

[効能と応用]

①補肺益腎・納気定喘

肺腎不足の慢性咳嗽・吸気性呼吸困難（動くと増強する）などの症候に，人参・胡桃肉・百部・紫菀・五味子などと用いる。

方剤例　人参蛤蚧散・参蚧散

②助腎陽・益精血

腎陽虚のインポテンツ・遺精・五更泄瀉（夜明け前の下痢）などに，人参・鹿茸・淫羊藿・肉蓯蓉などと使用する。

臨床使用の要点

蛤蚧は鹹平で偏温であり，補肺益腎・摂納腎気・定喘にすぐれ，肺腎虚喘の要薬である。温腎壮陽・益精補血にも働くので，腎陽不足・精血虚損の陽萎・消渇などにも使用する。

[参　考]

①習慣的に，薬力は尾部がもっともすぐれているとされる。

②蛤蚧の壮陽の効能は鹿茸・海狗腎に劣るが，定喘止嗽にすぐれているので，虚咳・虚喘に適する。

[用　量] 1回1～2g，粉末を呑服する。酒につけて服用してもよい。

[使用上の注意]

①頭（小毒あり）・足・鱗片を除去して用いる。

②風寒・痰飲など邪による咳喘には禁忌。

紫河車（しかしゃ）

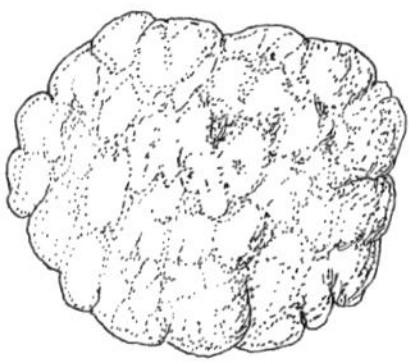

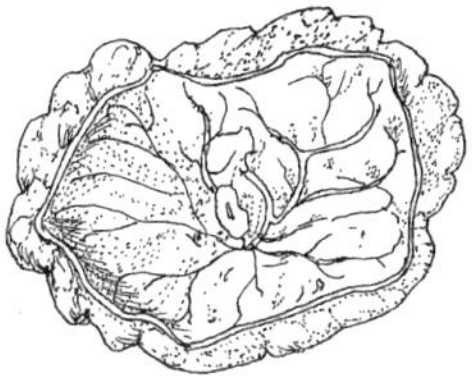

[処方用名] 紫河車・杜河車・人胞・胎衣・胎盤粉

[基　原] ヒト科 Hominidae のヒト *Homo sapiens* L. の胎盤。

[性　味] 甘・鹹，温

[帰　経] 肺・肝・腎

[効能と応用]

①補腎益精・助陽

真陽虚の元気がない・腰や膝がだるく無力・冷える・寒がるなどの症候に，鹿茸・淫羊藿・巴戟天などと用いる。

腎陰虚の遺精・潮熱・盗汗などにも，熟地黄・亀板・杜仲・牛膝などと使用する。

方剤例　河車大造丸

②益気養血

気血不足による不妊・乳汁分泌不全などに，単味であるいは人参・熟地黄などと使用する。

③補肺止咳

肺腎陰虚の慢性咳嗽・痰に血が混じるなどの症候に，単味であるいは天門冬・麦門冬・百部・山薬・五味子などと用いる。

方剤例　河車丸

臨床使用の要点

紫河車は甘鹹・温で，補気・養血・益精・助陽に働く補益の薬物であり，気血不足・精液虚乏などすべての虚損労傷に単用あるいは複方配用してよい。助陽の薬力は緩和であるが，温性であって燥ではなく，久服補益の薬物とみなすことができる。

[用　量] 1回1.5～3g，粉末をカプセルに入れて呑服。丸・散にしてもよい。

[使用上の注意]

①長期間服用してはじめて効果がある。

②陰虚内熱には単独で使用しない。

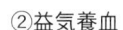

[附] 臍　帯（さいたい）

ヒトの臍帯。坎炁（かんき）・坎気ともいう。

[性　味] 甘・鹹，温

[帰　経] 腎・肺

[効能と応用] 補腎納気・平喘・斂汗の効能をもち，腎虚の喘咳・盗汗などに用いる。

[用　量] 1～2条，煎服。丸・散に入れてもよい。

冬虫夏草（とうちゅうかそう）

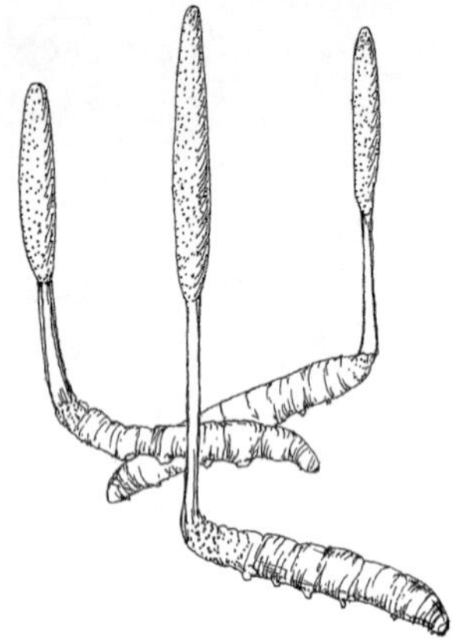

[処方用名] 冬虫夏草・冬虫草・虫草

[基　原] コウモリガ科 Hepialidae の *Hepialus armoricanus* Ober. などの幼虫にバッカクキン科 Clavicipitaceae のフユムシナツクサタケ *Cordyceps sinensis* Sacc. が寄生し，子実体を形成したもの。

[性　味] 甘，温

[帰　経] 肺・腎

[効能と応用]

①滋補肺陰・止血化痰

肺陰虚の慢性咳嗽・喀血などの症候に，沙参・麦門冬・阿膠・川貝母などと用いる。

②益腎陽

腎陽虚の腰や膝がだるく無力・インポテンツ・遺精などの症候に，杜仲・淫羊藿・巴戟天・肉蓯蓉などと使用する。

③補　虚

病後の衰弱・自汗・寒がる・食欲不振などの虚弱症候に，ニワトリ・カモ・ブタなどと炖服する。

臨床使用の要点

冬虫夏草は甘温で補益の効能をもち，補肺陰・益腎陽に止血化痰を兼ねるので，肺陰虚の久咳虚喘や癆嗽喀血，腎陽不足の腰膝酸軟・陽萎遺精，病後体虚不復・自汗畏寒などに適する。

[用　量] 6～9g，煎服。粉末を呑服するときは，1回1.5～3g。ニワトリ・カモ・ブタなどと炖服するときは，15～30g。

［使用上の注意］

①薬力が緩和であるから，長期間服用してはじめて有効である。

②陰虚火旺には単独で使用しない。

③表証・肺熱咳血には禁忌。

九香虫（きゅうこうちゅう）

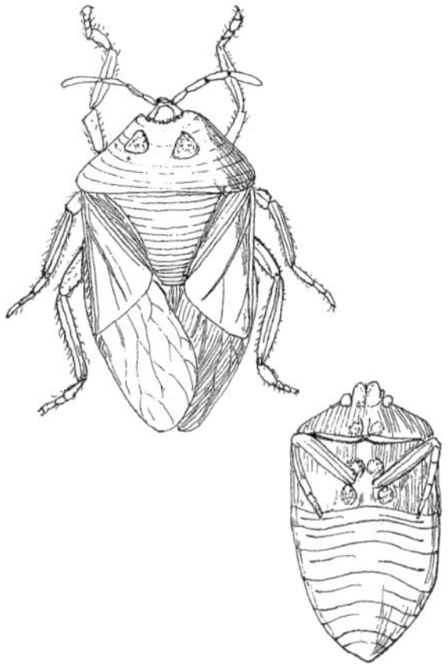

［処方用名］九香虫

［基　原］カメムシ科 Pentatomidae のツマキクロカメムシ *Aspongopus chinensis* Dallas の全虫体。

［性　味］鹹，温

［帰　経］肝・脾・腎

［効能と応用］

①補腎助陽

腎陽虚のインポテンツ・腰や膝がだるく無力・頻尿などの症候に，単味であるいは補骨脂・淫羊藿・巴戟天などと用いる。

②平肝温脾・理気止痛

肝胃気滞の胸脇痛・胃痛に，香附子・延胡索などと用いる。

脾陽不運の腹満・腹痛に，白朮・陳皮・木香などと使用する。

臨床使用の要点

九香虫は鹹温で，理気止痛・益腎壮陽の効能をもち，肝胃気痛の常用薬で，とくに脾陽不運に適し，腎陽虚衰の腰膝酸痛・陽萎にも有効である。

［参　考］九香虫は壮陽に働くが，効力は巴戟天・淫羊藿・補骨脂・肉蓯蓉などに及ばず，佐薬として配合する。

［用　量］3～6 g，煎服。丸・散に入れてもよい。

［使用上の注意］陰虚陽亢には用いない。

海　馬（かいば）

［処方用名］海馬・大海馬

［基　原］ヨウジウオ科 Syngnathidae のオオウミウマ *Hippocampus kelloggi* Jordan et Snyder, イバラタツ *H. histrix* Kaup, *H. trimaculatus* Leach などの内臓を除去したもの。

［性　味］甘，温

［帰　経］肝・腎

［効能と応用］

①補腎壮陽・納気平喘・止遺尿

腎陽虚のインポテンツ・勃起不全に，淫羊藿・鹿茸・杜仲などと用いる。

遺尿には，桑螵蛸・菟絲子・五味子・覆盆子などと使用する。

虚喘の呼吸が浅い・吸気性呼吸困難などには，蛤蚧・人参・胡桃肉・沈香などと使用する。

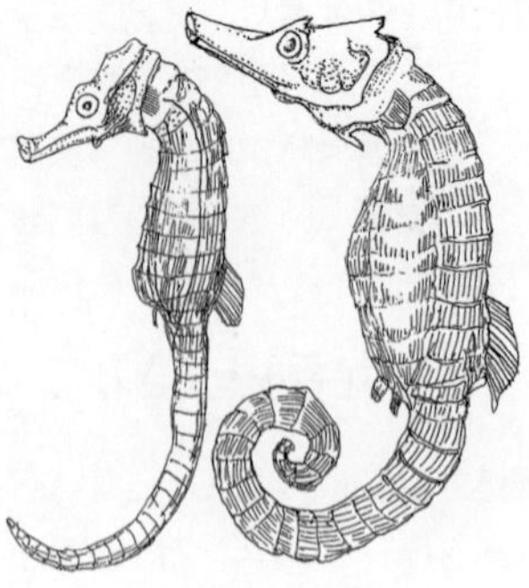

②調気活血

難産に，単味の粉末を服用する。

癥瘕積聚（腹腔内腫瘤）に，木香・大黄・牽牛子・巴豆などと使用する。

方剤例　木香湯

瘡疔腫毒（皮膚化膿症）に，穿山甲・軽粉・雄黄などと粉末にして外用する。

臨床使用の要点

海馬は甘温で，補腎壮陽の効能をもち，腎虚の陽萎に適し，虚喘・遺尿に対しても納気平喘・補腎止遺尿に働く。また，調気活血に作用するので，難産には催生に働き，癥瘕積聚・疔瘡腫毒にも有効である。

［用　量］3～9g，煎服。丸・散に入れてもよい。外用には適量。

［使用上の注意］妊婦・陰虚火旺には禁忌。

［附1］海　竜（かいりゅう）

［基　原］ヨウジウオ科の *Solenognathus hardwickii*, トゲヨウジ *Syngnathoides biaculeatus*, *Syngnathus acus* L. などの皮膜と内臓を取り除いたもの。

［性　味］甘，温

［帰　経］腎・肝

［効能と応用］補腎壮陽に働き，陽萎（インポテンツ）・不育（不妊）に用いる。
≪綱目拾遺≫には「功は海馬に倍し，催生とくに捷効す」とある。

［用　量］［使用上の注意］海馬と同じである。

［附2］海　蛆（かいそ）

海馬の幼体。小海馬・小海駒ともいう。

［性　味］［帰　経］［効　能］［用　量］［使用上の注意］海馬と同じ。

仙　茅（せんぼう）

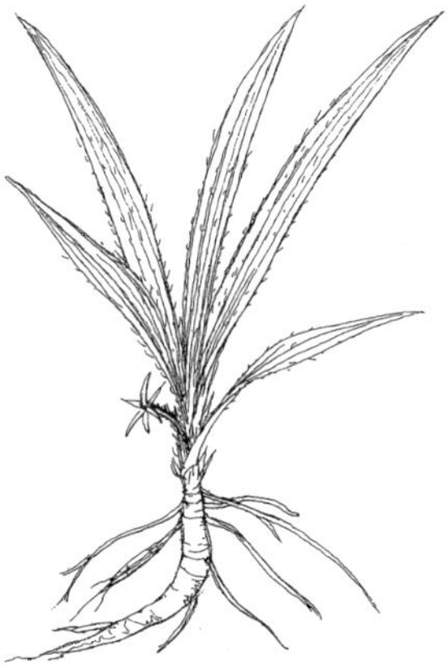

［処方用名］仙茅

［基　原］キンバイザサ科 Hypoxidaceae のキンバイザサ *Curculigo orchioides* Gaertn. の根茎。

［性　味］辛，熱。有毒

［帰　経］腎

［効能と応用］

①温腎壮陽

腎陽虚のインポテンツ・勃起不全・遺精・早漏・頻尿・尿失禁などの症候に，熟地黄・淫羊藿・枸杞子などと用いる。

陰陽両虚にも，知母・黄柏などを配合して使用する。

方剤例　二仙湯

②強筋骨・祛寒湿

腎虚の寒湿痺による腰や膝がだるく無力・関節痛・冷えなどの症候に，秦艽・威霊仙・桑寄生などと用いる。

臨床使用の要点

仙茅は辛熱で燥烈であり，腎陽を補い陽道を興し，壮腎陽・強筋骨・祛寒湿・暖腰膝の効能をもつので，腎陽虚衰の陽萎精冷・小便不禁・心腹冷痛および腰膝冷痺などに適する。

［用　量］3～9g，煎服。

［使用上の注意］

①辛温燥烈で有毒であり，久服すると傷陰の弊害がある。

②陰虚火旺には禁忌。

淫羊藿（いんようかく）

ホザキノイカリソウ　イカリソウ

［処方用名］淫羊藿・仙霊脾

［基　原］メギ科 Berberidaceae のシロバナイカリソウ *Epimedium macranthum* Morr. et Decne., ホザキイカリソウ *E. sagittatum* Maxim., *E. brevicornum* Maxim. などの葉。市場には全草品もあり，同様に利用される。

［性　味］辛・甘，温

［帰　経］肝・腎

［効能と応用］

①補腎壮陽・強筋骨

腎陽虚のインポテンツ・勃起不全・腰や膝がだるく無力・不妊・頻尿・尿失禁などの症候に，単味を酒につけて服用するか，熟地黄・枸杞子・肉蓯蓉・仙茅などと用いる。

腎陰陽両虚には，仙茅・巴戟天・知母・黄柏などと用いる。

方剤例　二仙湯

②祛風除湿

風寒湿痺の関節痛・しびれ・運動障害などに，桑寄生・威霊仙・秦艽などと使用する。

方剤例　淫羊藿酒・羊藿寄生湯

③その他

止咳平喘・祛痰の効能があり，陽虚の咳嗽・呼吸困難に，単味であるいは補骨脂・胡桃仁・五味子などと用いる。

臨床使用の要点

淫羊藿は辛甘・温であり，甘温で補い辛温で散じ，補腎壮陽・強筋骨および祛風除湿に働く。腎陽不足の陽萎・腰膝無力・不育および風寒湿痺の疼痛麻木に適する。

［参　考］

①淫羊藿の効能は仙茅に似るが，仙茅は薬力が猛烈であり，淫羊藿はやや緩和である。

②淫羊藿は効能が巴戟天・肉蓯蓉にも似るが，巴戟天・肉蓯蓉は温で不燥であり，淫羊藿は燥で不潤で効力も強い。

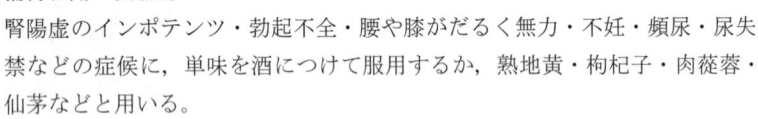

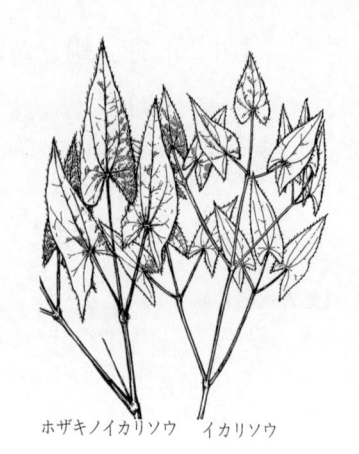

［用　量］6～12g，煎服。
［使用上の注意］性質がやや燥烈で傷陰助火するので，陰虚火旺には禁忌。

巴戟天（はげきてん）

［処方用名］巴戟天・巴戟肉・巴戟
［基　原］アカネ科 Rubiaceae のヤエヤマアオキ属の低木 *Morinda officinalis* How の根。
［性　味］辛・甘，微温
［帰　経］腎
［効能と応用］

①補腎壮陽

腎陽虚のインポテンツ・勃起不全・不妊・月経不順などに，熟地黄・山薬・補骨脂・菟絲子などと用いる。

方剤例　毓麟（いくりん）丸・巴戟丸

腎陽虚の頻尿・尿失禁には，覆盆子・益智仁・桑螵蛸・山薬などと使用する。

②強筋骨・祛寒湿

腎虚の風寒湿痺による腰膝疼痛・軟弱無力・筋肉萎縮などの症候に，杜仲・続断・牛膝・菟絲子などと使用する。

方剤例　金剛（こんごう）丸

臨床使用の要点

巴戟天は辛甘・温であり，甘温で補い辛温で散じ，腎に専入して陽気を鼓舞し，温補腎陽・強壮筋骨に働くほか除湿散寒の効能を兼ねる。腎陽不足の陽萎・筋骨痿弱・宮冷不孕・月経不調・下焦虚寒・少腹冷痛に対する常用薬であり，腎虚兼風湿の腰膝疼痛・軟弱無力にも適する。

［参　考］巴戟天の効能は淫羊藿に似るが，性質が柔潤で，辛散壮陽の力は劣り，温燥の性質も弱いので，婦女の宮冷不孕・月経不調・少腹冷痛などに適する。
［用　量］6～12g，煎服。
［使用上の注意］助陽に働くので陽虚の虚寒にのみ用いる。陰虚火旺・湿熱には禁忌。

肉蓯蓉（にくじゅよう）

［処方用名］肉蓯蓉・大蕓（うん）・寸雲・淡蓯蓉・淡大蕓・甜蓯蓉・甜大蕓

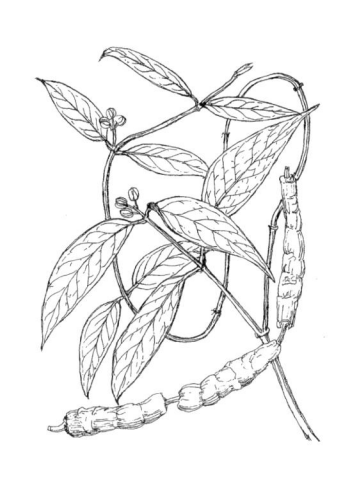

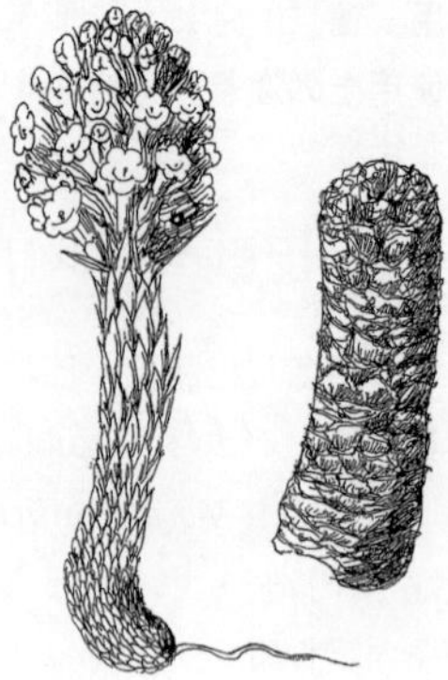

[基　原] ハマウツボ科 Orobanchaceae のホンオニク *Cistanche salsa* G. Beck の肉質茎。

[性　味] 甘・鹹，温

[帰　経] 腎・大腸

[効能と応用]

①補腎陽・益精血

腎陽虚によるインポテンツ・勃起不全・早漏・遺精・不妊などの症候に，熟地黄・菟絲子・補骨脂・巴戟天・山茱萸などと用いる。

方剤例　肉蓯蓉丸

腎虚の風寒湿痺による腰や膝が冷えて痛む・筋肉に力がないなどの症候には，巴戟天・杜仲・菟絲子などと使用する。

方剤例　金剛丸（こんごうがん）

②潤腸通便

老人・虚弱者などの腸燥便秘に，麻子仁・沈香などと用いる。

方剤例　蓯蓉潤腸丸

臨床使用の要点

肉蓯蓉は甘鹹・温で潤であり，補陽して燥でなく滋潤して膩でない特長があり，温腎陽・益精血に働きかつ潤腸通便の効能をもつ。補して峻でなく緩和であるところから，「蓯蓉（従容）」の名がある。腎陽不足の陽萎不孕・腰膝冷痛・筋骨軟弱および腸燥津枯の大便秘結に適する。

[参　考] 春に採取して晒し乾燥したものを「甜（てん）蓯蓉」，秋に採取し塩水中につけたものを「鹹（かん）蓯蓉」，使用時に塩分を漂去したのち蒸熟したものを「淡蓯蓉」という。

[用　量] 9～18g，大量で30g，煎服。

[使用上の注意]

①薬力が緩和であるから少量では効果がない。

②陰虚火旺・脾虚泄瀉・実熱便秘には禁忌。

鎖　陽（さよう）

[処方用名] 鎖陽

[基　原] オシャグジタケ科 Cynomoriaceae のオシャグジタケ *Cynomorium coccineum* L. の全草。

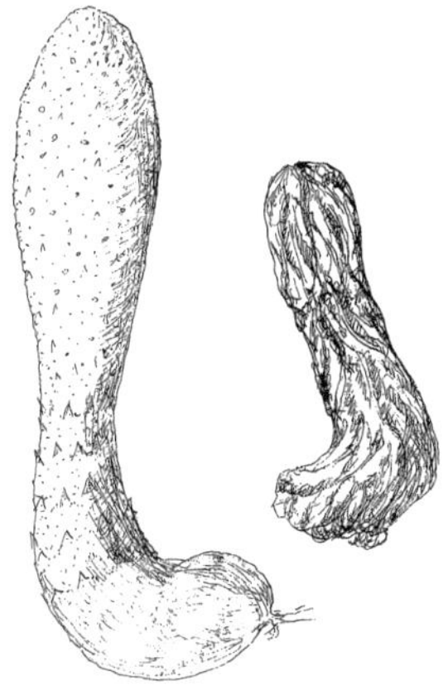

[性　味] 甘，温
[帰　経] 肝・腎
[効能と応用]

①補腎陽・益精血・養筋

腎虚による腰や膝がだるく無力・四肢に力がない・運動障害などの症候に，熟地黄・牛膝・虎骨などと用いる。

方剤例　虎潜丸

腎陽虚のインポテンツ・勃起不全・遺精などには，桑螵蛸・竜骨などと使用する。

②潤腸通便

腸燥便秘に，単味を濃煎し蜂蜜と膏にして服用するか，麻子仁・当帰などと用いる。

臨床使用の要点

鎖陽は甘温で，補腎陽・益精血・養筋の効能をもち，潤腸通便にも働く。腎陽不足の陽萎遺精・不孕および腸燥津枯の便秘に適し，腎虚の腰膝軟弱・筋骨無力にもっともよく用いる。

[参　考] 鎖陽は肉蓯蓉とほぼ同じ効能をもち，肉蓯蓉の代用になる。肉蓯蓉は温で燥熱でなく，鎖陽はやや温燥であり益精興陽に働く。潤腸の効能は肉蓯蓉に及ばない。
[用　量] 3～9g，煎服。
[使用上の注意] 陰虚火旺・脾虚泄瀉・実熱便秘には禁忌。

補骨脂（ほこつし）

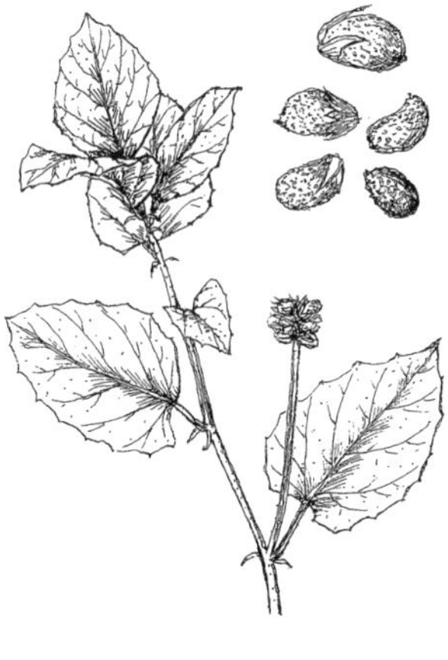

[処方用名] 補骨脂・破故紙
[基　原] マメ科 Leguminosae のオランダビユ *Psoralea corylifolia* L. の成熟種子。
[性　味] 辛・苦・渋，大温
[帰　経] 腎・脾
[効能と応用]

①補腎壮陽・固精縮尿

腎陽虚のインポテンツ・勃起不全・遺精・遺尿・頻尿などに，菟絲子・巴戟天・淫羊藿・小茴香・益智仁・覆盆子などと用いる。

方剤例　補骨脂丸・破故紙丸

腎陽虚の腰痛・冷え・腰や膝がだるく無力などの症候には，杜仲・続断・狗脊などと使用する。

方剤例　青娥丸

②温脾止瀉

脾腎陽虚の五更泄瀉，すなわち明け方に腹鳴・腹痛・下痢があり，その後は常態になるものに，肉豆蔻・五味子・呉茱萸などと用いる。

方剤例　二神丸・四神丸

脾虚の泥状〜水様便にも，単味の粉末を服用する。

③温腎納気・平喘

腎陽虚・不納気の呼吸困難に，胡桃肉と用いる。

臨床使用の要点

補骨脂は辛苦・温燥で，補腎壮陽・温脾止瀉に働くとともに収斂固渋を兼ね，脾腎陽虚・下元不固の要薬である。腎陽不足・下元虚冷の陽萎・腰膝冷痛や下元不固の滑精・遺尿・尿頻，および脾腎陽虚の泄瀉に常用する。また，温腎納気・平喘にも働くので，虚寒喘咳にも用いる。

[参　考] 補骨脂は別名を「破故紙」という。「雲破紙」とよばれる木蝴蝶（千張紙・千層紙・玉蝴蝶）があるので，混同しないように注意が必要である。

[用　量] 3〜9 g，煎服。

[使用上の注意] 温燥で傷陰助火するので，陰虚火旺・大便燥結には禁忌。

益智仁（やくちにん）

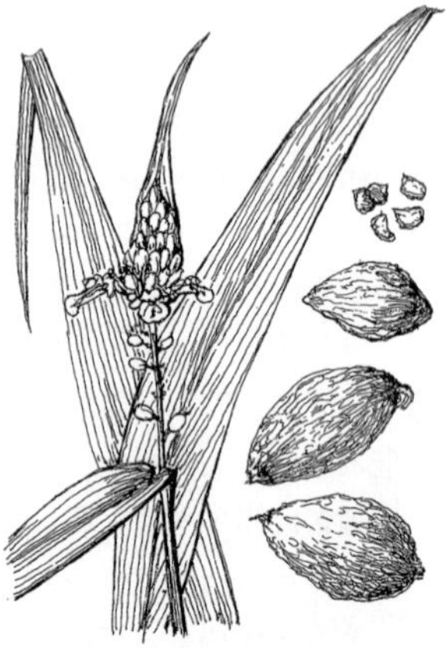

[処方用名] 益智仁・益智・ヤクチ

[基　原] ショウガ科 Zingiberaceae のハナミョウガ属植物 *Alpinia oxyphylla* Miq. の成熟果実。

[性　味] 辛，温

[帰　経] 脾・心・腎

[効能と応用]

①温脾止瀉・開胃摂涎唾

脾胃虚寒の腹痛・冷え・嘔吐・下痢・食欲不振・よだれや唾が多いなどの症候に，人参・白朮・乾姜・砂仁などと用いる。

方剤例　益智散

②温腎固精・縮尿

腎陽虚の遺精・遺尿・頻尿・精液尿・排尿後の余瀝などに，菟絲子・桑螵蛸・山薬・烏薬などと使用する。

方剤例　縮泉丸

臨床使用の要点

益智仁は辛温で香気があり，温脾暖胃しかつ心腎の火を益し，渋性があって温散中に固渋を兼ねる。温中散寒・開胃摂唾の効能により脾胃虚寒の腹痛吐瀉・食少多涎に，益火暖腎・縮尿固精の効能により腎・膀胱虚寒の遺精白濁・遺尿尿頻に適する。

［参　考］

①益智仁・補骨脂は温補脾腎・固精縮尿に働くが，益智仁は温中散寒のほうが暖腎より強く，補骨脂は補腎壮陽のほうが温脾より強い。

②益智仁・佩蘭は涎沫増多に有効である。益智仁は脾胃虚寒を，佩蘭は脾胃湿熱を，それぞれ改善することによる効果である。

［用　量］3～9g，煎服。

［使用上の注意］温燥で傷陰助火するので，陰虚火旺・湿熱には禁忌。

胡桃肉（ことうにく）

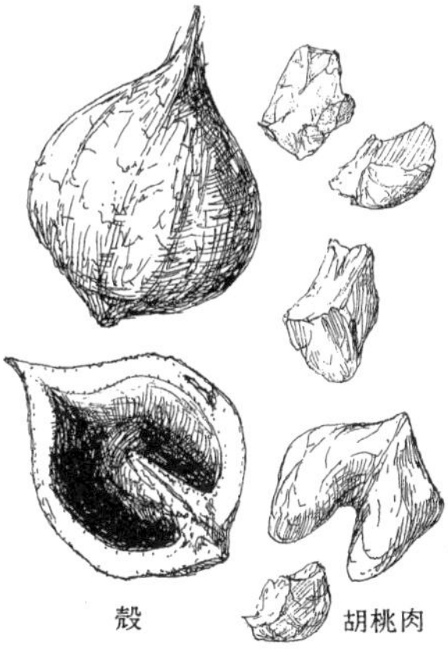

［処方用名］胡桃肉・胡桃・胡桃仁・核桃肉

［基　原］クルミ科 Juglandaceae のセイヨウグルミ *Juglans regia* L. の成熟した核仁（食用に供する部分）。

［性　味］甘，温

［帰　経］肺・腎

［効能と応用］

①補腎助陽・強腰膝

腎虚の腰痛・腰や膝がだるく無力などの症候に，杜仲・補骨脂などと用いる。

方剤例　青娥丸

②斂肺定喘

肺腎不足の吸気性呼吸困難や慢性咳嗽に，単味であるいは人参・蛤蚧・紫菀・款冬花などと用いる。

方剤例　人参胡桃湯

③潤腸通便

老人・虚弱者・病後などの腸燥便秘に，単味であるいは麻子仁・肉蓯蓉・当帰などと使用する。

④その他

近年，腎結石に金銭草・鶏内金・海金砂などと使用され，利尿排石を促進すると報告されている。

臨床使用の要点

胡桃肉は甘温で帯渋であり，補腎斂肺の効能をもち，補腎助陽・強腰膝に働くので腎虚の腰痛脚弱に，温肺・定喘咳に働くので虚寒の喘咳に適する。また，潤腸通便の効能もあり，腸燥便秘に有効である。

[参　考] 補虚・潤腸通便には皮を除き，定喘止咳には皮をつけて用いる。皮は渋味で，斂肺定喘に働くからである。

[用　量] 9～30 g，煎服。

[使用上の注意]

①濃い茶とは同服しない。

②温性であるから，痰熱実喘・陰虚有熱には禁忌。泥状～水様便にも使用しない。

杜　仲（とちゅう）

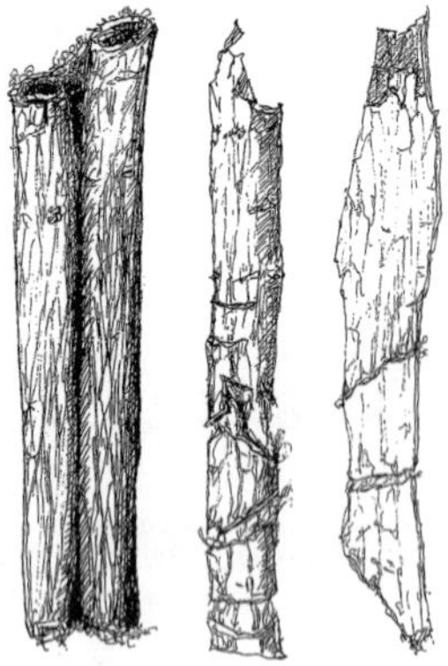

[処方用名] 杜仲・厚杜仲・綿杜仲・炙杜仲・炒杜仲・焦杜仲・杜仲炭

[基　原] トチュウ科 Eucommiaceae のトチュウ *Eucommia ulmoides* Oliv. の樹皮。

[性　味] 甘，温

[帰　経] 肝・腎

[効能と応用]

①補肝腎・強筋骨

肝腎不足の腰や膝がだるく無力・腰痛に，続断・狗脊・補骨脂・胡桃肉などと使用する。

方剤例　青娥丸・金剛丸

腎陽虚のインポテンツ・勃起不全・頻尿などには，補骨脂・菟絲子・牛膝などと用いる。

方剤例　十補丸

②固経安胎

肝腎不足による崩漏（不正性器出血）・習慣性流産や胎漏（妊娠中の性器出血）・胎動（妊娠中の下腹痛）に，続断・桑寄生・白朮などと使用する。

方剤例　杜仲丸

臨床使用の要点

杜仲は甘温で，肝腎を補益して筋骨を強め胎元を固め，補肝腎・強筋骨・固経安胎の効能をもつ。肝腎不足の腰膝痠痛乏力に対する要薬であり，崩漏・胎漏胎動・頻慣堕胎にも適し，肝腎虚寒の陽萎陰冷・尿頻余瀝にも用いる。

[参　考] 炮製したほうが補腎の効能が強くなる。

[用　量] 9〜15 g，大量で 30〜60 g，煎服。

[使用上の注意] 温補に働くので陰虚火旺には用いない。

続　断（ぞくだん）

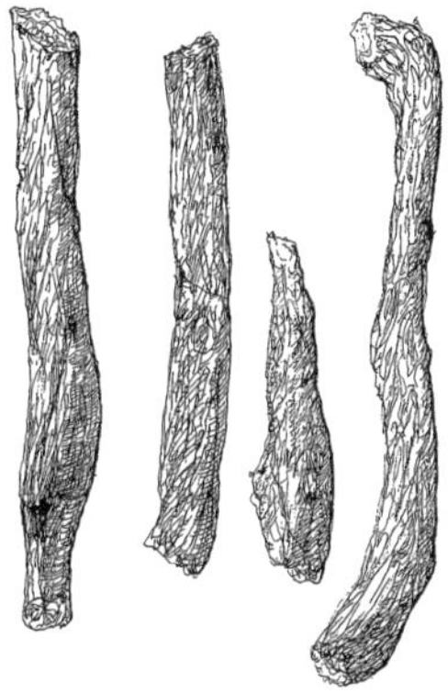

[処方用名] 続断・川断・川断肉・川続断・炒続断

[基　原] マツムシソウ科 Dipsacaceae の *Dipsacus asper* Wall. の根。古来原植物に混乱の多い生薬である。韓国産はシソ科のオオバキセワタ *Phlomis maximowiczii* L. および *Lamium album* L. の根。日本ではキク科のノアザミ属植物 *Cirsium* spp. を「和続断」として利用する。

[性　味] 苦・甘・辛，微温

[帰　経] 肝・腎

[効能と応用]

①補肝腎・活絡止痛

肝腎不足・血脈不利の腰や膝がだるく痛む・下肢無力などの症候に，杜仲・牛膝・補骨脂などと用いる。

方剤例　≪扶寿精方≫続断丸

風寒湿痺の関節痛・こわばり・しびれなどに，防風・牛膝・烏頭などと使用する。

方剤例　≪和剤局方≫続断丸

②通血脈・続筋骨

打撲損傷・挫傷・捻挫・骨折などに，乳香・没薬・䗪虫・骨砕補などと膏とし外用する。

方剤例　接骨散

③固経止崩・安胎

肝腎不足による崩漏（不正性器出血）あるいは胎漏（妊娠中の性器出血）・胎動（妊娠中の下腹痛）に，熟地黄・当帰・阿膠・艾葉・桑寄生・菟絲子などと用いる。

方剤例　寿胎丸・≪婦人良方≫続断丸

臨床使用の要点

続断は甘温で，肝腎を補益し，苦泄辛散で血脈を行らせ，補して滞らず行らせて泄さず「行中有止」の特徴をもち，補肝腎・活絡止痛・通血脈・続筋骨・固経止崩・安胎の効能をあらわす。肝腎不足の腰痛脚弱・遺精・崩漏帯下・胎漏下血・胎動欲堕，跌打損傷・金創・筋骨折傷・関節不利に用いる。このほか，癰疽潰瘍に使用すると活血止痛に働く。

[参　考]

①続断・杜仲は補肝腎・安胎の効能をもち，腰痛脚弱・胎動不安などに用いる。杜仲は補益にすぐれ強筋骨に働き，腎虚腰痛・筋骨無力にもっとも有効である。続断は通脈にすぐれ，跌打損傷に対する接続筋骨の要薬である。

②続断・牛膝も効能が似ているが，牛膝は下行にすぐれ，続断は宣補にすぐれている。肝腎不足・下焦血分の風寒湿痺には両薬を同時に使用するとよい。

[用　量] 9～15g，煎服。外用には適量。

[使用上の注意] 崩漏下血には炒用する。

狗　脊（くせき）

[処方用名] 狗脊・生狗脊・金狗脊・金毛狗脊・製狗脊・熟狗脊

[基　原] タカワラビ科 Dicksoniaceae のタカワラビ *Cibotium barometz* J. Sm. の根茎。

[性　味] 苦・甘，温

[帰　経] 肝・腎

[効能と応用]

①補肝腎・強筋骨・祛風湿

肝腎不足の風寒湿痺で腰痛・背腰のこわばり・屈伸しがたい・下肢無力などを呈するときに，

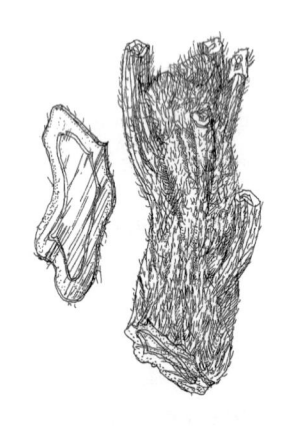

杜仲・続断・桑寄生・牛膝などと用いる。

方剤例　狗脊飲・四宝丹

②温補固摂

腎気不固の尿失禁・帯下過多などに，杜仲・鹿茸・菟絲子などと使用する。

臨床使用の要点

狗脊は甘温で補い苦温で行散し，補肝腎・強腰脊・堅筋骨・利俯仰に働くとともに風寒湿邪を除く。腰脊酸痛・俯仰不利・膝痛脚弱・筋骨無力に有効であり，肝腎不足に風寒湿邪をともなうときにもっとも適する。また，温補固摂するので，腎気不固の小便不禁・婦女白帯過多にも用いる。

[参　考] 狗脊・杜仲・続断は補肝腎・強筋骨の効能をもつが，狗脊は補益の効力に劣り祛風湿・温補固摂の効能を兼ねている。

[用　量] 9～15g，煎服。

[使用上の注意] 温補固摂に働くので，腎虚有熱の小便不利あるいは短渋黄赤には禁忌。

骨砕補（こつさいほ）

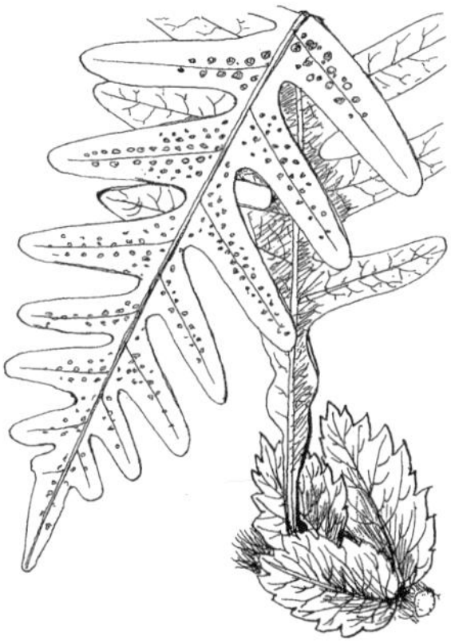

[処方用名] 骨砕補・申姜・毛姜・猴姜

[基　原] ウラボシ科 Polypodiaceae のハカマウラボシ *Drynaria fortunei* J. Sm. の根茎。シダ植物の仲間に異物同名品が多い。

[性　味] 苦，温

[帰　経] 肝・腎

[効能と応用]

①補　腎

腎虚の腰痛に，補骨脂・牛膝・胡桃肉などと用いる。

腎虚陽浮による耳鳴・難聴・歯痛・歯の動揺などに，熟地黄・山茱萸・牡丹皮・地骨皮などと使用する。

腎虚の慢性下痢に，山薬・補骨脂などと使用する。

②活血続筋

打撲外傷・切創・骨折などに，自然銅・没薬などと外用する。

方剤例　骨砕補散・接骨散

③その他

円形脱毛症に，斑蝥などと外用する。

臨床使用の要点

骨砕補は苦温で降性であり，補腎するとともに浮陽を収斂し，活血続筋に働く。それゆえ，腎虚の腰痛・久瀉および陽浮による歯痛・歯揺・耳鳴・耳聾，跌仆肉挫・金創などに用いる。

[用　量] 9～15g，煎服。外用には適量。

[使用上の注意] 苦温であるから，実火の歯痛・陰虚内熱には用いない。

菟絲子（としし）

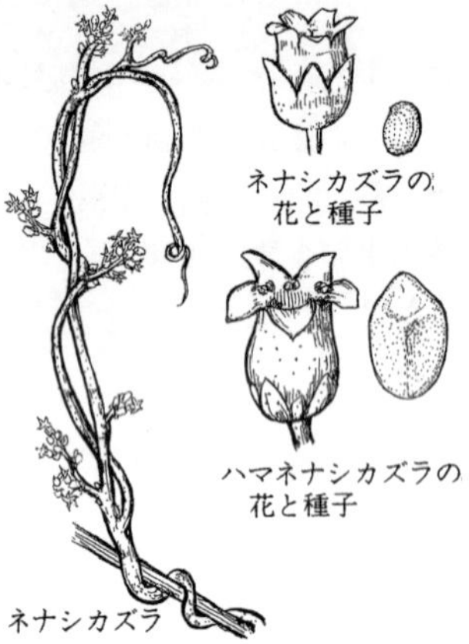

[処方用名] 菟絲子・菟絲餅

[基　原] ヒルガオ科 Convolvulaceae のマメダオシ *Cuscuta chinensis* Lam., ネナシカズラ *C. japonica* Choisy などの成熟種子。

[性　味] 辛・甘，微温

[帰　経] 肝・腎・脾

[効能と応用]

①補腎陽・益精・固精・縮尿

腎虚のインポテンツ・勃起不全・遺精・早漏・精液尿などに，補骨脂・杜仲・枸杞子・覆盆子・五味子・蓮子などと用いる。

方剤例　五子衍宗丸・茯菟丸

腎陽虚の頻尿・尿失禁には，鹿茸・桑螵蛸・煅牡蛎などと使用する。

方剤例　菟絲子丸

②養肝明目

肝腎不足の視力低下・めまい・目がかすむなどの症候に，熟地黄・枸杞子・桑椹・女貞子などと使用する。

方剤例　駐景丸

③補脾止瀉

脾虚の泥状～水様便に，黄耆・人参・白朮・山薬・蓮子などと用いる。

④その他

腎虚の胎漏（妊娠中の性器出血）・胎動（妊娠中の下腹痛）に，続断・桑寄生・阿膠などと使用する。

方剤例　寿胎飲

臨床使用の要点

菟絲子は甘辛・微温で，補陽すると同時に益精に働き，燥でなく膩でなく，肝・腎・脾を平補する良薬であり，固精・縮尿・明目・止瀉の効能をもっている。それゆえ，腎虚の陽萎・腰膝酸痛・遺精・白濁・小便不禁・尿有余瀝，肝腎不足の目暗不明，脾虚の便溏泄瀉などに適する。胎漏下血・胎動欲堕には補益腎陽の効能により効果をあらわす。

陽虚・陰虚のいずれにも使用できるが，補益腎陽に偏する。

[参　考]

①煮熱し塊状にしたものを菟絲餅という。

②菟絲子・補骨脂は補腎助陽に働く。補骨脂は助陽の効能が強く，菟絲子は緩和に働いて助陽の効力は弱く，養肝明目の効能も備えている。

[用　量] 9～15g，煎服。

[使用上の注意] 平補ではあるが補陽に偏するので，陰虚火旺には用いない。

沙苑子（しゃえんし）

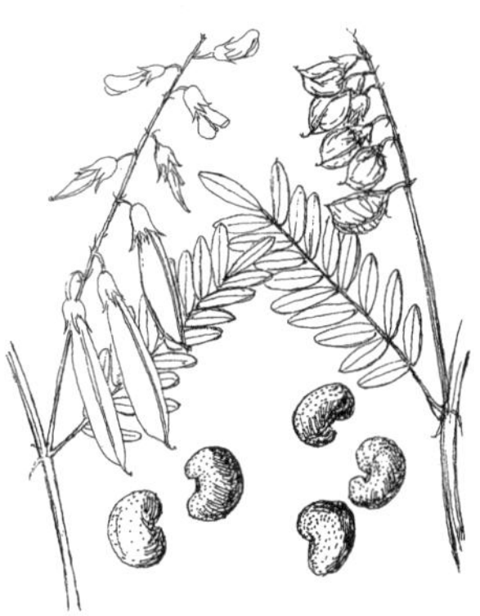

[処方用名] 沙苑子・沙苑蒺藜・潼蒺藜・潼沙苑

[基　原] マメ科 Leguminosae のゲンゲ属植物 *Astragalus complanatus* R. Br., *A. chinensis* L. などの成熟種子。

[性　味] 甘，温

[帰　経] 肝・腎

[効能と応用]

①**補腎陽・益精・固精・縮尿**

腎虚の腰痛・遺精・滑精・頻尿・帯下などに，竜骨・牡蛎・蓮鬚・芡実などと用いる。

方剤例　金鎖固精丸

②**養肝明目**

肝腎不足の目がかすむ・めまい・視力減退・角膜混濁（翳障）などの症候に，単味であるいは枸杞子・熟地黄・女貞子・夜明砂などと使用する。

臨床使用の要点

沙苑子は甘温で渋性があり，補腎陽・益精・固精縮尿・養肝明目の効能をもつ。腎虚の腰痛・滑精・遺精・頻尿・白帯，および肝腎不足の目暗不明・頭昏眼花に適する。

[参　考]

①沙苑子と菟絲子は効能が非常に似ているが，助陽と固渋の効能は沙苑子が勝り，菟絲子は補脾止瀉にも働く。

②沙苑子は沙苑蒺藜・潼蒺藜ともいい，白蒺藜（刺蒺藜）と同じく眼疾に用いる。白蒺藜は散風熱に働き，風熱による目赤・頭痛や外生の翳障に適する。沙苑子は補肝腎に働き，肝腎不足による頭暈目暗・内生翳障に適する。効能・適応ともにまったく異なるので，区別すべきである。
ただし，文献上は沙苑子を白蒺藜と称していた時期もあり，≪本草衍義≫には「蒺藜に二等あり。一等は杜蒺藜,すなわち今の道傍に布地して生じるもの,小黄花を開き，芒刺を結す。一種は白蒺藜，同州の沙苑牧馬の処に出で，子は羊内腎のごとく，大きさ黍粒のごとし，補腎薬に今人多用す。風家はただ刺蒺藜を用うなり」とあり，ここでの白蒺藜は沙苑子である。宋・明の文献にみられる補腎薬の白蒺藜は沙苑子であるから，注意が必要である。

[用　量] 9～15 g，煎服。

[使用上の注意] 温補固渋に働くので，陰虚火旺・小便不利には禁忌。

蛇床子（じゃしょうし）

[処方用名] 蛇床子・ジャショウシ

[基　原] セリ科 Umbelliferae のオカゼリ *Cnidium monnieri* Cuss. の成熟果実。

[性　味] 辛・苦，温

[帰　経] 腎

[効能と応用]

①温腎壮陽

腎陽虚のインポテンツ・不妊に，菟絲子・五味子などと用いる。

方剤例　三子丸

②散寒祛風

寒湿による帯下に，山茱萸・車前子・明礬などと用いる。

湿痺の腰痛に，桑寄生・杜仲・牛膝・独活・秦艽などと使用する。

③燥湿殺虫

湿疹の瘙痒に，苦参・地膚子・蒼朮などと外用する。

方剤例　蛇床子湯

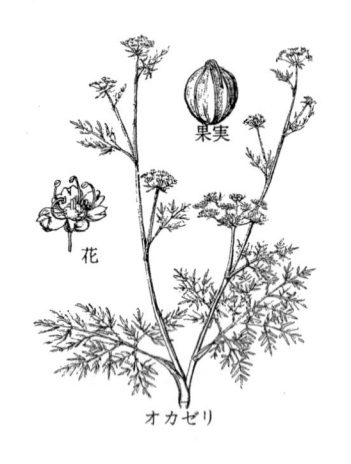

陰嚢・外陰部の瘙痒に，明礬・木槿皮などとの煎湯で外洗する。

トリコモナスによる陰部瘙痒に，明礬とともに水で調製し布で包んで腟内に挿入する。

方剤例　蛇床子散

臨床使用の要点

蛇床子は辛散で祛風し苦燥で除湿し温で散寒助陽し，温腎壮陽・散寒祛風・燥湿殺虫の効能をもつ。内服すると腎陽虚の陽萎・宮冷不孕や寒湿帯下・湿痺腰痛に，外用すると陰痒帯下・風疹疥癬・皮膚瘙痒に，それぞれ有効である。

[用　量] 3～9g，煎服。外用には15～30g。

[使用上の注意] 陰虚火旺・下焦湿熱には内服しない。

胡芦巴（ころは）

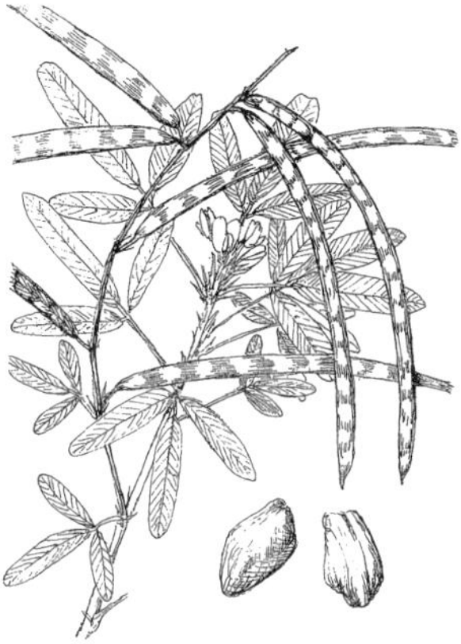

[処方用名] 胡芦巴・葫芦巴・芦巴子

[基　原] マメ科 Leguminosae のコロハ *Trigonella foenum-graecum* L. の成熟種子。

[性　味] 苦，大温

[帰　経] 肝・腎

[効能と応用]

①温腎陽・逐寒湿・止痛

腎陽虚の腰背痛・インポテンツ・滑精などに，補骨脂・覆盆子・附子などと用いる。

虚寒の疝痛で下腹～陰部の冷え痛み・陰嚢収縮などを呈するときに，小茴香・呉茱萸・茘枝核・川楝子などと使用する。

方剤例　胡芦巴丸

寒湿脚気すなわち両下肢の冷え痛み・むくみ・ひきつり・寒冷で増強するなどの症候に，補骨脂・木瓜・牛膝などと使用する。

臨床使用の要点

胡芦巴は苦温で，温で不燥であり，温腎陽・逐寒湿・止痛の効能をもち，「守りて走かず」で沈寒積冷の疼痛に適する。腎陽不足の寒湿気滞による疝痛・痛経・腰酸背痛・脚気冷痛重墜などに用いる。

[用　量] 3～9g，煎服。
[使用上の注意] 陰虚火旺には禁忌。

韮　子（きゅうし）

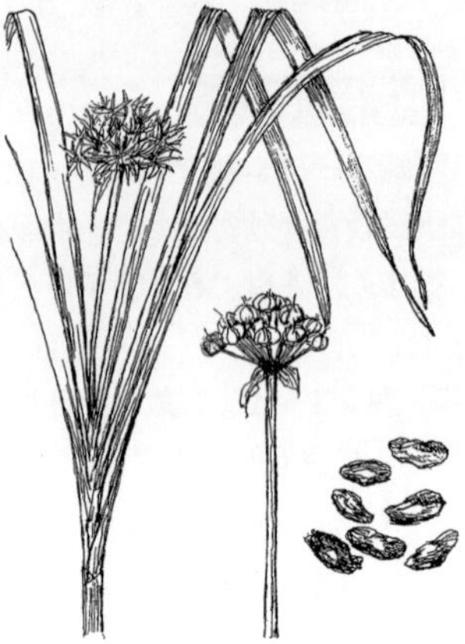

[処方用名] 韮子・韮菜子・韭子・韭菜子
[基　原] ユリ科 Liliaceae のニラ *Allium tuberosum* Rottler の成熟種子。
[性　味] 辛・甘，温
[帰　経] 肝・腎
[効能と応用]

①温腎壮陽・固精

腎陽不足のインポテンツ・勃起不全・遺精・頻尿・遺尿・精液尿・白色帯下などに，単味であるいは竜骨・補骨脂・桑螵蛸などと用いる。

方剤例　秘精丸

臨床使用の要点

韮子は辛温壮陽して暖腎固精に長じ，腎陽虚衰・精関不固の要薬である。補益肝腎・壮陽固精の効能をもつので，肝腎不足・腎陽虚衰・腎気不固などによる陽萎遺精・腰膝冷痛・小便頻数・遺尿・白濁・白帯過多などに用いる。

[用　量] 3～9g，煎服。
[使用上の注意] 陰虚火旺には禁忌。

[附] 韮菜根（きゅうさいこん）

ニラの根および鱗茎。
[性　味] 辛，温
[帰　経] 腎
[効能と応用] 止汗の効能をもち，盗汗・虚汗に用いる。
[用　量] 30～50支，煎服。

陽起石（ようきせき）

[処方用名] 陽起石

[基　原] 珪酸塩類の鉱石透角閃石 tremolite $Ca_2Mg_5Si_8O_{22}(OH, Fe)_2$。なお鉱物学的な陽起石 actinolite は $Ca(Mg, Fe^{++})_3(SiO_3)_4$ である。

[性　味] 鹹，微温

[帰　経] 腎

[効能と応用]

①温腎壮陽

腎陽虚のインポテンツ・勃起不全・早漏・遺精・不妊・腰や膝がだるく冷えるなどの症候に，鹿茸・菟絲子・韮子・巴戟天・肉蓯蓉などと用いる。

方剤例　陽起石丸

臨床使用の要点

陽起石は鹹温で，補腎気・暖下元に長じ，温腎壮陽薬である。腎陽虚衰の陽萎滑泄・子宮虚冷に腰膝冷痺を兼ねるものに適する。

[用　量] 1.5～3g，丸・散に入れる。

[使用上の注意]

①煎剤には入れない。

②久服あるいは単味で服用してはならない。

③陰虚火旺には禁忌。

第3節　養血薬（ようけつやく）

養血薬は「補血薬」「益血薬」ともいい，血虚を改善する薬物であり，肝血虚・心血虚に適する。

血虚の一般症状は，顔色につやがない・口唇や爪が蒼白・頭のふらつき・めまい・動悸・不眠・健忘・月経周期の延長・経血量が少ない・経血色が淡い・はなはだしいと無月経・脈が細・舌質が淡などであり，このような症候がみられる場合に養血薬を使用する。

陰虚を兼ねるときは滋陰薬とともに使用する。また，気虚を兼ねるときや補血薬だけでは効果がないときには，補気薬を配合して「補気生血」するのがよい。

養血薬は粘膩のものが多いので，湿濁中阻の腹満・食欲不振・泥状便などには使用しない。滋陰の効能を兼ね備えている養血薬も多く，滋陰薬として用いてもよい。

熟地黄（じゅくじおう）

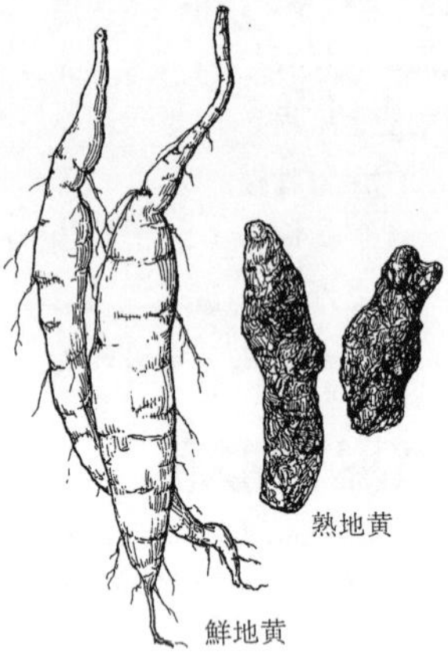

［処方用名］熟地黄・熟地・大熟地・熟地炭・砂仁拌熟地・ジオウ

［基　原］ゴマノハグサ科Scrophulariaceaeのジオウ *Rehmannia glutinosa* Libosch.や，カイケイジオウ *R. glutinosa* Libosch. var. hueichingensis Chao et Schihの肥大根を乾燥したのち，酒で蒸して熟製したもの。

［性　味］甘，微温

［帰　経］心・肝・腎

［効能と応用］

①補血調経

血虚による顔色につやがない・頭のふらつき・めまい・目がかすむ・動悸・月経不順・不正性器出血・月経痛などの症候に，当帰・白芍・何首烏・川芎などと用いる。

方剤例　四物湯

②滋腎益精

腎陰不足の腰や膝がだるく無力・遺精・潮熱・盗汗などの症候に，山薬・山茱萸・牡丹皮などと使用する。

方剤例　六味地黄丸

臨床使用の要点

熟地黄は甘温で味が厚く柔潤であり，滋陰養血するだけでなく生精補髄生骨し，補益肝腎の要薬である。肝血不足の萎黄・目眩・心悸・婦女崩漏・月経不調・痛経，腎陰不足の腰酸脚軟・痩弱・遺精・潮熱盗汗・消渇，さらに精血両虚の頭暈眼花・耳鳴耳聾・鬚髪早白などに，主薬として用いる。

［参　考］地黄は加工の違いにより効能が大いに異なる。鮮地黄は新鮮なもので清熱涼血・止血に働き，生地黄は乾燥品で涼血滋陰・清熱に働き，熟地黄は何度も酒で蒸し晒す過程を経て熟製したもので滋陰補血の効能をもつ。熟地炭は炭

化させたもので止血に用いる。
[用　量] 9～30g，大量で30～60g，煎服。
[使用上の注意]
①粘膩で助湿碍胃し消化が悪くなるので，脾虚有湿・痰多気滞・食少便溏には用いない。
②滋膩を防止するために，砂仁とかきまぜた砂仁拌熟地を使用するのがよい。

何首烏（かしゅう）

[処方用名] 何首烏・首烏・鮮首烏・生首烏・製首烏・カシュウ
[基　原] タデ科Polygonaceaeのツルドクダミ*Polygonum multiflorum* Thunb.の塊根。
[性　味] 苦・甘・渋，微温
[帰　経] 肝・腎
[効能と応用]
①補肝腎・益精血・生発烏髪
肝腎精血不足による頭のふらつき・目がかすむ・めまい・耳鳴・腰や膝がだるく無力・肢体のしびれ・脱毛・早期白髪・遺精などの症候に，熟地黄・白芍・当帰・菟絲子・女貞子などと用いる。
方剤例　七宝美髯丹・烏髪丸・補血生髪湯
②截　瘧
久瘧（慢性に反復する悪寒・発熱の発作）に，人参・当帰などと使用する。
方剤例　何人飲
③解　毒
癰腫瘡毒（皮膚化膿症）に，苦参・連翹・玄参などと用いる。
方剤例　何首烏散
瘰癧（頸部リンパ節腫）に，夏枯草・貝母などと使用する。
血虚挟風の皮膚瘙痒に，生地黄・当帰・蟬退・白蒺藜などと用いる。
方剤例　当帰飲子
④潤腸通便
腸燥便秘に，単味であるいは麻子仁・胡麻仁・当帰などと使用する。

臨床使用の要点

何首烏は苦渋・微温で，製熟すると甘味で補に働き，補肝腎・益精血・烏

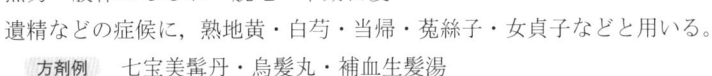

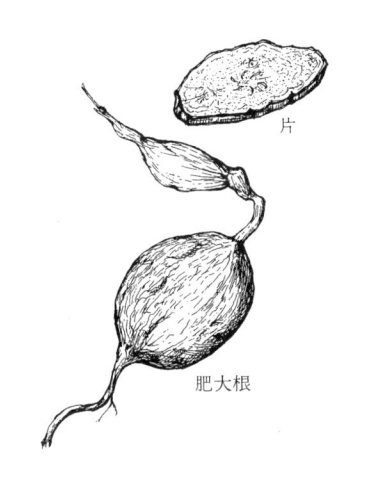

鬚髪・強筋骨に収斂精気の効能を兼ね，性質が温和で不寒・不燥・不膩であり，滋補の良薬である。肝腎精血不足の頭眩眼花・鬚髪早白・腰膝酸痛・遺精崩帯などに適する。生用すると補益力が弱く収斂せず，截瘧・解毒・潤腸通便に働き，体虚久瘧に必需のほか，癰疽瘰癧・腸燥便秘にも有効である。

[参　考]

①鮮首烏は新鮮品で潤腸・解毒の力が強く，生首烏は乾燥品で効力がやや弱い。製首烏は熟製品で補肝腎・益精血に働く。

②熟地黄は何首烏より補肝腎・益精血の効能がすぐれているが，非常に滋膩であるために脾胃を膩滞させやすい。製首烏は補して滋でなく，滋補の良薬である。

[用　量] 9～15g。煎服。

当　帰（とうき）

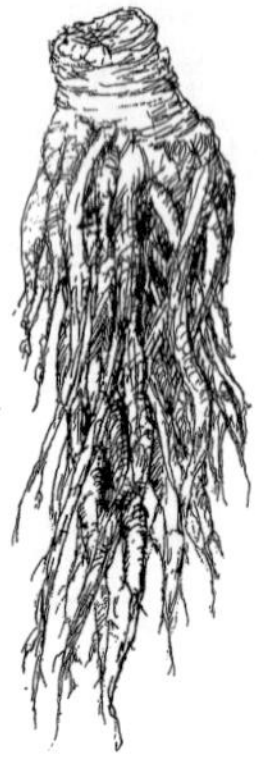

[処方用名] 当帰・全当帰・西当帰・当帰身・当帰尾・当帰鬚・酒当帰・土炒当帰・トウキ

[基　原] セリ科 Umbelliferae の *Angelica sinensis* Diels の根。根頭部を帰頭，主根部を当帰身（帰身），支根を当帰尾（帰尾・当帰鬚），帰身・帰尾を含めたものを全当帰という。

日本産は日本野生の同属植物ニホントウキ *A. acutiloba* Kitagawa を栽培化したもので，現在日本市場の主流を占める。

[性　味] 甘・辛・苦，温

[帰　経] 心・肝・脾

[効能と応用]

①補血調経

血虚による顔色につやがない・頭のふらつき・めまい・目がかすむ・動悸・月経不順・月経痛などの症候に，熟地黄・白芍・川芎などと用いる。

方剤例　四物湯・当帰芍薬散

大出血のあと，あるいは気虚をともなうときは，補気の黄耆・人参などを配合して生血を強める。

方剤例　当帰補血湯・八珍湯・十全大補湯・帰脾湯・人参養栄湯

虚寒の腹痛・冷えなどをともなうときも，桂枝・生姜などと使用する。

方剤例　当帰生姜羊肉湯・当帰建中湯

②活血行気・止痛

気滞血瘀の疼痛・腹腔内腫瘤などに，桃仁・紅花・川芎・赤芍・牡丹皮などと用いる。

方剤例　桃紅四物湯・過期飲・血府逐瘀湯・膈下逐瘀湯・少腹逐瘀湯・生化湯

打撲外傷による腫脹・疼痛にも，乳香・没薬・桃仁・紅花などと使用する。

方剤例　活絡効霊丹・復元活血湯・通導散・折衝飲

痺証のしびれ痛みにも，羌活・独活・防風などと使用する。

方剤例　蠲痺（けんぴ）湯・疎経活血湯・独活寄生湯・大防風湯・薏苡仁湯

癰疽瘡瘍（皮膚化膿症）にも，金銀花・赤芍・牡丹皮・穿山甲などと使用する。

方剤例　仙方活命飲

③潤腸通便

腸燥便秘に，麻子仁・生首烏・桃仁・杏仁などと用いる。

方剤例　潤腸丸・潤腸湯

臨床使用の要点

当帰は甘補・辛散・苦泄・温通し，辛香善走するので「血中の気薬」ともいわれ，補血活血・行気止痛の効能をもち，心・肝・脾に入る。心は血を主り，肝は血を蔵し，脾は統血するので，血病の要品であり，血虚血滞を問わず主薬として用い，婦人科の良薬である。それゆえ，婦女の月経不調・経閉・痛経および胎前（妊娠中）・産後の諸病に常用する。このほか，癰疽瘡瘍には消腫止痛・排膿生肌に，瘀血作痛・跌打損傷には行瘀止痛に，虚寒腹痛には補血散寒止痛に，痺痛麻木には活血散寒に，血虚萎黄には養血補虚に，それぞれ働く。また，潤腸通便の効能をもつので腸燥便秘にも有効である。すなわち，血虚血滞によるすべての病証に使用でき，血分有寒に最適である。

[参　考] 補血には当帰身（帰身）を，活血には当帰尾（当帰鬚・帰尾）を，和血には全当帰（当帰・西当帰）を，それぞれ使用するのがよい。また，補血には辛味を去った土炒当帰を，潤腸には生当帰を，通経活血には酒炒した当帰（酒当帰）を用いる。

[用　量] 6～15g，煎服。

[使用上の注意] 湿盛中満・大便泄瀉・崩漏過多には禁忌。

白　芍（びゃくしゃく）

[処方用名] 白芍・白芍薬・大白芍・杭白芍・生白芍・炒白芍・炒杭芍・酒芍・シ

ャクヤク

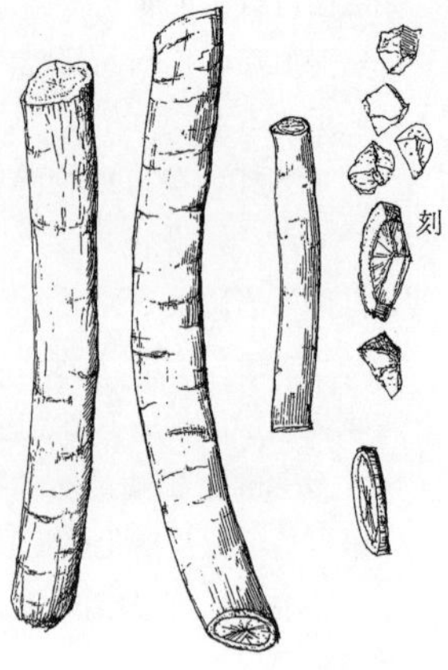

[基　原] ボタン科 Paeoniaceae のシャクヤク *Paeonia lactiflora* Pall. のコルク皮を除去し，そのままあるいは湯通しして乾燥した根。

[性　味] 苦・酸，微寒

[帰　経] 肝・脾

[効能と応用]

①補血斂陰

血虚による顔色につやがない・頭のふらつき・めまい・目がかすむ・肢体のしびれ・月経不順などの症候に，熟地黄・当帰・川芎などと用いる。

方剤例　四物湯

陰虚陽浮による自汗・盗汗に，牡蛎・五味子・柏子仁・小麦などと使用する。外感風寒・表虚の営衛不和による自汗・悪風には，桂枝・生姜・大棗などと使用し，営衛を調和させる。

方剤例　桂枝湯

②柔肝止痛

肝鬱気滞による胸脇部の脹った痛み・憂鬱感・いらいらなどの症候に，柴胡・香附子・枳実などと用いる。

方剤例　四逆散・柴胡疏肝散

肝脾不和による腹痛・下痢には，白朮・陳皮などと使用する。

方剤例　痛瀉要方・逍遙散・当帰芍薬散・柴芍六君子湯

血虚肝乗による筋肉の痙攣・疼痛には，炙甘草と用いる。寒証をともなうときは桂枝・生姜・肉桂などを，熱証をともなうときは黄芩などを配合する。

方剤例　芍薬甘草湯・桂枝加芍薬湯・小建中湯

大腸湿熱の腹痛・下痢・テネスムスなどにも，黄芩・黄連・木香などと用いる。

方剤例　芍薬湯・黄芩湯

③平肝斂陰

肝陰不足・肝陽上亢による頭痛・めまい・ふらつきなどの症候に，生地黄・石決明・鈎藤・桑葉・菊花などと使用する。

方剤例　鎮肝熄風湯・建瓴（けんれい）湯・七物降下湯

④その他

白芍は利小便にも働くとされ，他薬の効能を裏に向かわせて利水を助けるので，利水剤の補助として用いる。

方剤例　真武湯

また，通血痺すなわち血虚の血脈不利に対し養血滋液することにより通行を促す効能をもつので，血痺にも使用する。

方剤例　黄耆桂枝五物湯

臨床使用の要点

白芍は苦酸・微寒で，酸で収斂し苦涼で泄熱し，補血斂陰・柔肝止痛・平肝の効能をもち，諸痛に対する良薬である。血虚の面色無華・頭暈目眩・月経不調・痛経などには補血調経し，肝鬱不舒による肝失柔和の胸脇疼痛・四肢拘攣および肝脾不和による腹中攣急作痛・瀉痢腹痛には柔肝止痛し，肝陰不足・肝陽偏亢による頭暈目眩・肢体麻木には斂陰平肝し，営陰不固の虚汗不止には斂陰止汗する。利小便・通血痺にも働く。

[参　考]

①炒用すると補血柔肝に，生用すると斂陰平肝・治痢に強く働く。酒炒すると寒涼の性質をやわらげることができる。

②白芍の効能として≪本草綱目≫に「利小便」と記載されている。ただし自注で，「芍薬はよく益陰滋湿して津液を停(とど)む，故に小便自ずと行る，通利によるにあらざるなり」とも明言しており，利小便を補助すると考えるべきである。

③芍薬は≪神農本草経≫にはじめて記載され，陶弘景は赤芍薬・白芍薬を区別したが適用を分けてはいない。陳無已が「白は補にして赤は瀉，白は収にして赤は散」と述べたのち，使用上の区別がなされるようになった。

白芍は養血斂陰・平肝に働くので補血・養陰に用い，赤芍は涼血活血・散瘀に働くので清熱・活血化瘀に使用する。

④白芍・当帰は補血の効能をもつが，当帰は温性で血虚有寒に，白芍は微寒で血虚有熱に適する。また，いずれも止痛に働くが，当帰は補血活血・行気止痛し，白芍は補血斂陰・平肝止痛する。

[用　量] 6～12 g，大量で 15～30 g，煎服。

[使用上の注意] 微寒であるから。陽衰虚寒には単独では用いない。藜芦に反す。

阿　膠（あきょう）

[処方用名] 阿膠・陳阿膠・驢(ろ)皮膠・生阿膠・阿膠珠・蛤粉炒阿膠・蒲黄炒阿膠・アキョウ

[基　原] ウマ科 Equidae のロバ *Equus asinus* L. やウシ科 Bovidae のウシ *Bos taurus* L. var. *domesticus* Gmelin などの除毛した皮を水で煮て製したニカワ塊。

[性　味] 甘，平

[帰　経] 肺・肝・腎

[効能と応用]

①補　血

血虚による顔色につやがない・頭のふらつき・めまい・動悸などの症候に，当帰・熟地黄・白芍・黄耆などと用いる。

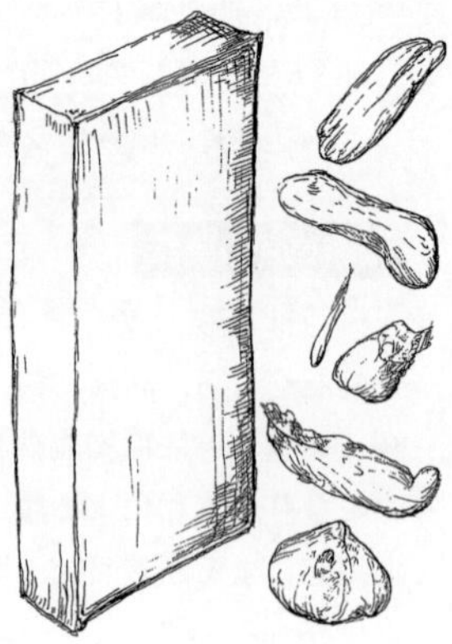

②滋　陰

陰虚火旺による焦躁・不眠・熱感などの症候に，白芍・鶏子黄・黄連などと用いる。

方剤例　黄連阿膠湯

熱病による傷陰（真陰損傷）あるいは慢性病の肝腎陰虚で，身体の熱感・手足のほてり・盗汗・筋肉のひきつり・めまい・ふらつきなどを呈するときに，生地黄・熟地黄・白芍・麦門冬・鼈甲・亀板などと使用する。

方剤例　加減復脈湯・大定風珠・阿膠鶏子黄湯

③止　血

鼻出血・喀血・吐血・血尿・血便・不正性器出血・月経過多など多種の出血に，単味であるいは蒲黄・生地黄・当帰・白芍などと使用する。

方剤例　芎帰膠艾湯・両地湯・寿胎丸

④清肺潤燥

肺陰虚の乾咳・少痰・痰に血が混じるなどの症候に，馬兜鈴・牛蒡子・杏仁などと使用する。

方剤例　補肺阿膠湯

燥熱傷肺の乾咳・呼吸促迫・無痰・口渇・鼻咽の乾燥などの症候にも，石膏・桑葉・麦門冬などと用いる。

方剤例　清燥救肺湯

臨床使用の要点

阿膠は甘平で粘であり，「血肉有情の品」で真陰を補い，滋陰補血・止血の要薬である。補肝血・滋腎陰かつ潤肺燥に働き，滋補粘膩の性質により血絡を凝固して止血の効能をあらわす。血虚の眩暈心悸・陰虚の心煩失眠・虚労の喘咳あるいは陰虚の燥咳，さらに喀血・吐血・衄血・便血・尿血・崩漏・胎漏下血などすべての出血に適する。

[参　考]

①生用（阿膠・陳阿膠・驢皮膠・生阿膠）すると補血・滋陰潤燥に，海蛤殻の

粉末と炒す（阿膠珠・蛤粉炒阿膠）と清肺潤燥・止咳化痰に，蒲黄と炒す（蒲黄炒阿膠）と止血に，それぞれ強く働く。

②阿膠・熟地黄は補血滋陰に働き，阿膠は補真陰・補血に長じ潤肺・止血の効能ももっており，熟地黄は補腎滋陰にすぐれている。また，阿膠のほうが粘膩の性質が強い。

［用　量］6～15g，冲服。

［使用上の注意］

①湯か黄酒で溶かして服用。湯剤に入れるときも，薬液に溶かして服用する。

②粘膩の性質が強く消化を妨げるので，脾胃虚弱には禁忌。

③止血に使用する場合は，慢性化した虚証に適し，実熱や瘀滞に早期に用いると留瘀の弊害がある。

桑　椹（そうじん）

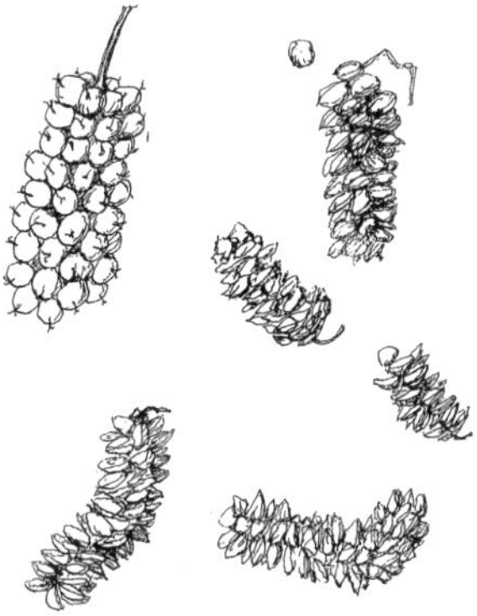

［処方用名］桑椹・桑椹子・黒桑椹・桑椹膏

［基　原］クワ科 Moraceae のカラグワ *Morus alba* L. の成熟した集合果。

［性　味］甘，寒

［帰　経］心・肝・腎

［効能と応用］

①滋陰補血・生発烏髪

陰血不足のめまい・不眠・目がかすむ・耳鳴・早期白髪などに，単味であるいは熟地黄・女貞子・旱蓮草・何首烏などと用いる。

②生　津

傷津による口渇あるいは消渇に，生地黄・麦門冬・沙参・天花粉などと使用する。

③潤腸通便

腸燥便秘に，単味であるいは胡麻仁・生首烏などと用いる。

臨床使用の要点

桑椹は甘寒で清補し，滋陰補血・生津・潤腸通便の効能をもつ。陰血不足の眩暈・失眠・目暗・耳鳴・鬚髪早白，津傷の口渇あるいは消渇，および腸燥便秘に適する。

［参　考］桑椹は阿膠・熟地黄ほどの滋陰養血の力はなく，寒性で清補に働く。

［用　量］9～15g，煎服。

［使用上の注意］

①薬性が和平で少量では効果がないので，大量を持続服用する必要がある。煎熬した膏（桑椹膏）を1日15～30g湯に溶いて常服するのがよい。

②脾胃虚寒の便溏には禁忌。

竜眼肉（りゅうがんにく）

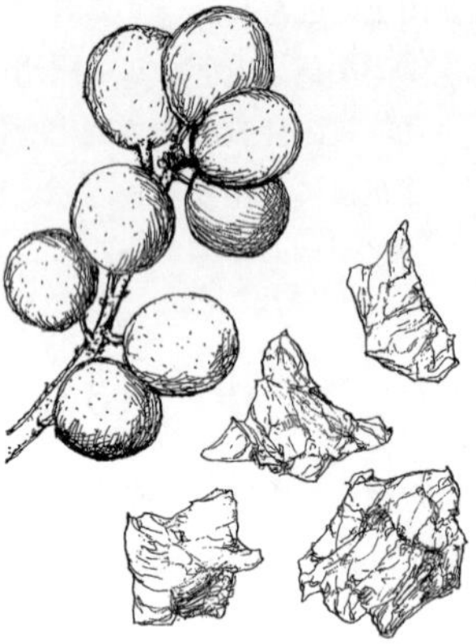

［処方用名］竜眼肉・桂円肉・桂円・円肉・桂元肉・元肉・リュウガンニク

［基　原］ムクロジ科 Sapindaceae のリュウガン *Euphoria longan* Steud. の仮種皮（果肉）。

［性　味］甘，平

［帰　経］心・脾

［効能と応用］

①養心血・安神・補脾気

心脾両虚の動悸・不眠・健忘・食欲不振・倦怠無力感などの症候に，黄耆・人参・白朮・当帰・酸棗仁・遠志などと用いる。

方剤例　帰脾湯

一般の気血不足に，単味で使用してもよい。

臨床使用の要点

竜眼肉は甘平で潤であり，養心血・安神だけでなく補脾気にも働き，滋膩でなく壅気せず，滋補の良薬である。労傷心脾・気血不足による驚悸怔忡・失眠健忘・食少体倦に適し，一般の気血不足にも使用する。

［用　量］6～12g，煎服。

［使用上の注意］湿阻中焦・停飲・痰火には禁忌。

第4節　滋陰薬（じいんやく）

滋陰薬は「補陰薬」「養陰薬」ともいい，陰虚・津虚を改善する薬物であり，肺胃・肝腎あるいは心脾の陰虚に使用する。

肺胃の陰虚は，外感熱病の傷津によって急性に生じ，「津虚」が主体であることが多く，乾咳・咽の乾燥・粘稠で切れにくい痰・口渇・多飲・悪心・便秘など乾燥と上逆の症状を呈する。

真陰虚（命門の陰不足）・肝腎の陰虚は，内傷病や慢性病による消耗で精血の不足に虚熱をともなうことが多く，視力減退・めまい・頭のふらつき・耳鳴・腰や膝がだるく無力・潮熱・盗汗・遺精などを呈する。

津虚（肺胃）は程度が軽く，精血不足と津虚が同時にみられる陰虚（肝腎）あるいは真陰不足の段階になると，程度は重くなり虚熱も顕著になる。心陰虚の不眠・動悸・健忘などは真陰虚に付随し，脾陰虚の食欲不振・口乾・腹満などは脾気虚に付随するのが一般的である。

滋陰薬を用いる場合には，熱病傷陰で熱邪未清であれば清熱薬と，陰虚で内熱が強ければ清虚熱薬と，陰虚陽亢には潜陽薬と，血虚をともなうときは養血薬と，気虚をともなうときは補気薬と，それぞれ併用する必要がある。

滋陰薬の大多数は甘寒で滋膩であるから，脾胃虚弱・痰飲湿濁の腹満便溏には用いない。

沙　参（しゃじん）

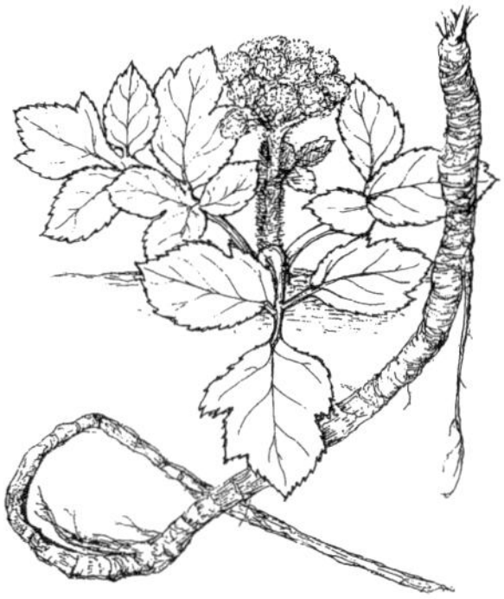
ハマボウフウ

[処方用名] 沙参・北沙参・北条参・細条参・浜防風・ハマボウフウ

[基　原] セリ科 Umbelliferae のハマボウフウ *Glehnia littoralis* F. schmidt ex Miq. の外皮を去った根。

[性　味] 甘・微苦，微寒

[帰　経] 肺・胃

[効能と応用]

①清肺熱・養肺陰

温燥による乾咳・咽や鼻の乾燥・少痰～

きれにくい粘痰・発熱などの症候に，桑葉・淡豆豉・杏仁・貝母などと用いる。

方剤例 桑杏湯

燥熱傷陰や肺陰虚による乾咳・少痰〜無痰・痰に血が混じる・咽乾・身体の熱感などの症候には，麦門冬・天花粉・玉竹・生地黄などと使用する。

方剤例 沙参麦冬湯

②養胃生津

熱病傷津による口渇に，麦門冬・玉竹・石斛などと使用する。

方剤例 益胃湯・養胃湯

臨床使用の要点

沙参は甘で生津し寒で清熱し，清熱生津養陰に働き，肺・胃に入る。清肺熱・養肺陰の効能をもつので，肺熱陰虚の燥咳粘痰や陰虚労嗽喀血に適し，養胃陰・生津液の効能もあるため，熱病傷津による胃燥の舌乾口渇・食欲不振にも用いる。

[参　考]

①北沙参は日本では「浜防風」として売られている。

中国では北沙参を「沙参」というのに対し，日本で「沙参」とよばれるのは南沙参のことであり，間違えないよう注意を要する。

②北沙参・南沙参はいずれも清養肺胃に働く。効能は北沙参がすぐれ，とくに養陰に働くのに対し，南沙参は祛痰の効能をもっている。一般に南沙参はあまり使用されない。

[用　量] 9〜15g，煎服。

[使用上の注意] 虚寒には禁忌。藜芦に反す。

[附] 南沙参（なんしゃじん）

[基　原] キキョウ科 Campanulaceae のツリガネニンジン *Adenophora tetraphylla* A. DC., トウシャジン *A. stricta* Miq., その他同属植物の根。大沙参・空沙参・沙参・シャジンともいう。

[性　味] 甘，微寒

[帰　経] 肺・胃

[効能と応用] 清熱祛痰が主であり，肺熱の咳嗽に用いる。

鮮沙参（南沙参の新鮮品）は清熱養陰生津に働くので，熱病傷陰に使用する。

[用　量] 9〜15g，鮮品は15〜30g，煎服。

明党参（みんとうじん）

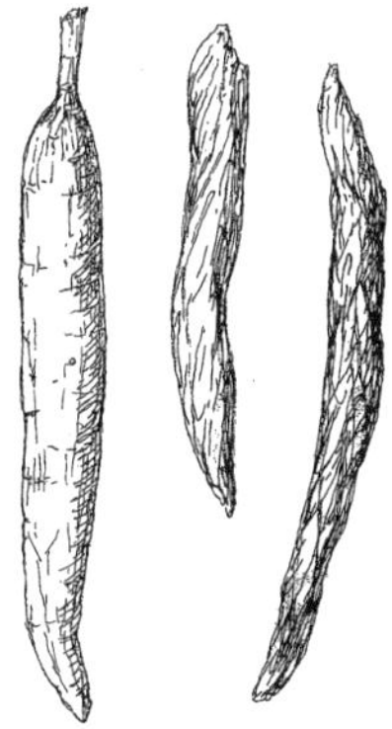

[処方用名] 明党参・粉沙参

[基　原] セリ科 Umbelliferae の *Changium smyrnioides* Wolff. の根を沸騰水に入れて数分間煮てから外皮を去って乾燥したもの。外皮を去って乾燥したものを粉沙参という。

[性　味] 甘・微苦，微寒

[帰　経] 肺・胃

[効能と応用]

①潤肺化痰

肺熱傷陰の乾咳・喀出しにくい粘痰などの症候に，麦門冬・沙参・川貝母などと用いる。

②養胃止嘔

胃熱傷津の悪心・嘔吐に，枇杷葉・竹茹などと使用する。

臨床使用の要点

明党参は甘寒・微苦で液汁を豊富に含み，清潤肺胃・止咳止嘔の効能をもつので，肺胃陰傷の咳嗽・嘔噦などに適する。

[用　量] 6～12g，煎服。

天門冬（てんもんどう）

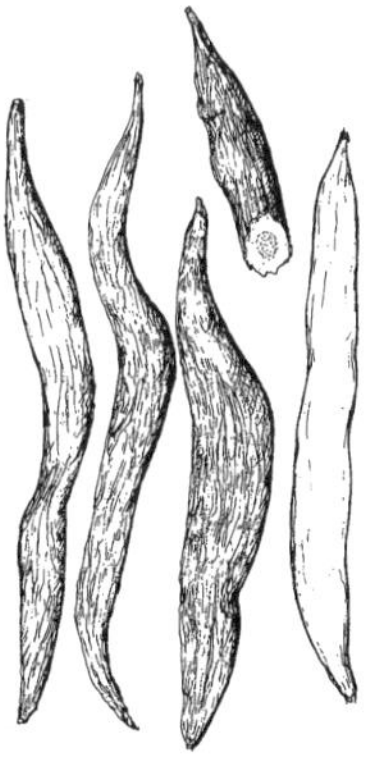

[処方用名] 天門冬・天冬・明天冬・天門・テンモンドウ

[基　原] ユリ科 Liliaceae のクサスギカズラ *Asparagus cochinchinensis* Merr. の塊根を湯通ししたのち外皮を去って乾燥したもの。

[性　味] 甘・苦，大寒

[帰　経] 肺・腎

[効能と応用]

①潤肺滋腎・清熱化痰

肺熱傷陰による乾咳・少痰～無痰・喀血・呼吸困難などの症候に，麦門冬・沙参・生地黄などと用いる。

方剤例　二冬膏

肺腎陰虚による乾咳・無痰・血痰・潮熱・盗汗などの症候に，生地黄・百合・知母・貝母などと使用する。

方剤例　滋陰降火湯・月華丸

熱病傷陰の口渇や陰虚内熱の消渇に，生地黄・麦門冬・石斛などと使用する。

方剤例　三才湯

②潤腸通便

腸燥便秘に，麻子仁・生地黄・当帰・玄参などと用いる。

臨床使用の要点

天門冬は甘微苦・大寒で性質が肥かつ潤であり，清肺熱・滋腎陰・潤燥の効能をもつ。肺腎の陰虚有熱による労熱咳嗽・燥咳痰粘・喀血，熱病傷陰の舌乾口渇，あるいは腎虚内熱の消渇などに適する。また，滑腸通便にも働くので，腸燥津枯の大便秘結にも用いる。

［用　量］6～12g，煎服。

［使用上の注意］

①脾虚の食少便溏には禁忌。

②咳嗽の初期から使用すると邪をとどめる恐れがあるので，注意が必要である。傷陰がなければ用いない。

麦門冬（ばくもんどう）

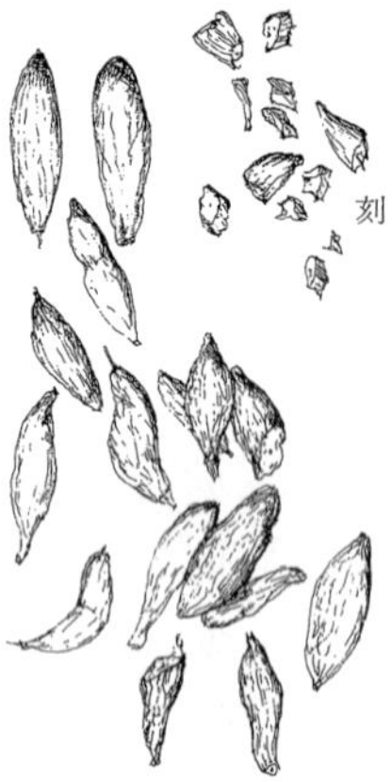

［処方用名］麦門冬・麦冬・麦門・寸麦冬・寸冬・バクモンドウ

［基　原］ユリ科 Liliaceae のジャノヒゲ *Ophiopogon japonicus* Ker-gawl. の塊根。

［性　味］甘・微苦，微寒

［帰　経］肺・心・胃

［効能と応用］

①清熱潤肺・止咳

肺熱傷陰や肺陰虚による乾咳・粘稠で切れにくい痰～少痰～無痰あるいは血痰などの症候に，沙参・百合・天門冬・石膏・知母などと用いる。

方剤例　麦門冬湯・沙参麦冬湯・二冬膏・竹葉石膏湯・清燥救肺湯

②養胃生津

胃陰不足の口渇・舌の乾燥に，沙参・玉竹・生地黄などと使用する。

方剤例　益胃湯・養胃湯

熱病による傷津耗気で口渇・元気がない・無力感・脈が細で無力などを呈するときにも，人参・五味子・炙甘草などと用いる。

方剤例　生脈散・加減復脈湯

③清心除煩

心陰虚の不眠・焦躁などの症候に，酸棗仁・生地黄・柏子仁・丹参などと用いる。

方剤例　天王補心丹

温熱病の営分証にも，犀角・生地黄・玄参などと使用する。

方剤例　清営湯・清宮湯

④潤腸通便

津虚による腸燥便秘に，生地黄・玄参などと使用する。

方剤例　増液湯

臨床使用の要点

麦門冬は甘・微苦・微寒で，甘寒質潤で養陰生津潤燥し，苦寒で清熱し，肺・胃・心の三経に入り，清養肺胃・潤燥生津および清心・除煩熱に働く。肺陰虚の燥咳痰粘あるいは労熱喘咳・吐血，胃陰不足の舌乾口渇，および心陰虚・心火旺の心煩不安に適する。このほか，潤腸通便の効能もあり，津枯腸燥の大便秘結に用いる。

［参　考］

①清養肺胃・潤燥生津には芯を除いて使用し，滋陰清心火には芯をつけたままの連心麦門冬（帯心麦門冬）を用いる。

②麦門冬・天門冬は滋陰清肺に働き，燥咳・喀血・陰傷口渇・腸燥便秘に適する。天門冬は甘苦・大寒で潤肺と滋腎の効能をもち，肺腎陰傷の要薬であり，清火滋潤の力が麦門冬よりすぐれている。麦門冬は甘・微苦・微寒で，潤肺・清心・養胃に働き，肺胃傷陰の要薬であり，滋養の効力は天門冬に劣るが滋膩でないところが特長である。肺腎陰虚には両者を併用するが，胃陰虚には天門冬は用いず，腎陰虚には麦門冬は使用しない。

［用　量］6～12g，煎服。

［使用上の注意］寒性で潤であるから，外感風寒や痰飲湿濁による咳嗽・脾胃虚寒の泄瀉には禁忌。

玄　参（げんじん）

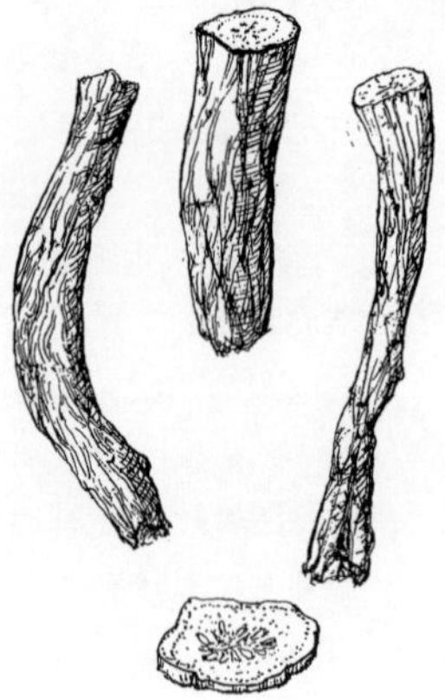

［処方用名］玄参・元参・烏玄参・烏元参・黒玄参・ゲンジン

［基　原］ゴマノハグサ科 Scrophulariaceae のゴマノハグサ属植物 *Scrophularia ningpoensis* Hemsl. の根。

［性　味］苦・鹹，寒

［帰　経］肺・胃・腎

［効能と応用］

①滋陰涼血・除煩

温熱の邪が営血に入り夜間高熱・意識障害・斑疹・舌質が絳などを呈するときに，犀角・生地黄・麦門冬・丹参などと使用する。

方剤例　清営湯・清宮湯・化斑湯

②滋陰降火・解毒

陰虚火旺による咽喉の腫脹疼痛・目の充血・骨蒸潮熱・のぼせ・咳嗽・喀血などの症候に，生地黄・麦門冬・白芍・夏枯草・牡丹皮・知母・黄柏などと用いる。

方剤例　養陰清肺湯・両地湯

熱毒による咽の腫脹・疼痛にも，山梔子・升麻・黄芩などと使用する。

方剤例　玄参升麻湯・玄参解毒湯

また近年は，血栓閉塞性脈管炎の壊死期に，金銀花・当帰・甘草と用い効果をあげている。

方剤例　四妙勇安湯

③清熱軟堅

瘰癧（頸部リンパ節腫）・結核（皮下結節）に，牡蛎・貝母などと用いる。

方剤例　消瘰丸

④潤腸通便

傷津による腸燥便秘に，生地黄・麦門冬などと使用する。

方剤例　増液湯

臨床使用の要点

玄参は苦鹹で降泄し寒潤であり，腎陰を滋潤し浮遊の火を制し，清上徹下の効力をもち，滋陰降火の要薬で，潤燥除煩・軟堅解毒の効能も備えている。滋陰涼血・除煩により熱病傷陰の心煩失眠・口渇舌絳・発斑発疹に，滋陰降火・

解毒により腎陰不足・虚火上炎の咽痛目赤・骨蒸労熱・咳嗽喀血あるいは熱毒の咽喉腫痛に，清熱軟堅・消癰腫毒により瘰癧結核・癰腫瘡毒に，滋陰潤燥・滑腸通便により腸燥津枯の大便秘結に，それぞれ有効である。

［参　考］玄参・生地黄は滋腎に働くが，生地黄は甘潤で滋養の力が玄参より強く，玄参は苦鹹降泄し降火の力が強い。生地黄は陰血不足に適し，玄参は陰虚火旺に適するほか解毒にも働き瘰癧瘡毒にもよく用いる。

［用　量］6～15g，煎服。

［使用上の注意］

①滋陰降火に働くので陰虚で火盛の場合に適し，陰虚でも火盛がないときは長期間服用してはならない。

②脾胃虚寒の食少便溏には禁忌。

③藜芦に反す。

石　斛（せっこく）

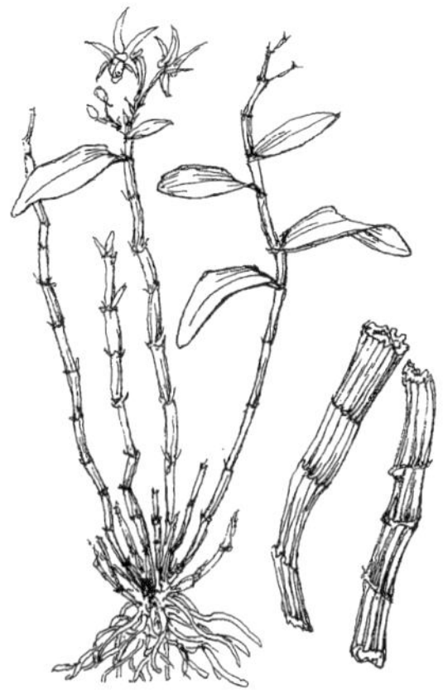

［処方用名］石斛・金石斛・金釵石斛・川石斛・乾石斛・細石斛・黄草・鮮石斛・鮮金石斛・鮮金釵・鮮鉄皮石斛・霍山石斛・霍石斛・楓頭・霍頭・耳環石斛

［基　原］ラン科 Orchidaceae のセッコク属植物 *Dendrobium officinale* K. Kimura et Migo, *D. nobile* Lindl. その他同属植物の茎。

［性　味］甘，微寒

［帰　経］肺・胃・腎

［効能と応用］

①**養胃生津・滋陰清熱**

熱病傷津の絳舌・少苔・強い口渇あるいは胃陰虚の消渇に，生地黄・麦門冬・天花粉などと用いる。

方剤例　清熱保津方・祛煩養胃湯

陰虚内熱による微熱・身体の熱感・焦躁感などに，生地黄・玄参・麦門冬・白薇・地骨皮などと使用する。

方剤例　石斛湯

②**滋腎陰・明目強腰**

腎陰虚による視力減退・腰や膝がだるく無力などの症候に，熟地黄・山薬・山茱萸・菟絲子・枸杞子などと用いる。

方剤例　石斛夜光丸

臨床使用の要点

石斛は甘寒で，陽明の虚熱を清し，滋養胃陰に対する常用の要薬である。熱病傷津・余熱未清による口燥煩渇・虚熱不退・胃痛乾嘔などで，舌光少苔を呈するときにはすべて使用してよい。また，益腎滋陰して明目・強腰膝にも働くので，腎陰虚の視力減退や腰膝軟弱にも用いる。

[参　考] 石斛には新鮮品（鮮石斛）と乾燥品（乾石斛）の違い，さらに品種の違いがあるので，注意が必要である。

鮮石斛は清熱生津の力が強いので熱病傷津に用い，一般の陰虚には乾石斛を使用する。

鉄皮石斛は茎が円で外皮が鉄緑色を呈するもので，清熱生津にもっともすぐれ，金釵石斛（金石斛）は茎が扁円で外皮が黄緑色を呈し，薬力がやや劣る。四川産の川石斛（細石斛・黄草）は養胃生津の力が弱く清熱が主であり，安徽省・雲南省の霍山石斛は寒性が弱く，老人や虚弱者の津虚に適し，高価である。石斛の嫩尖を加工したものが耳環石斛で，生津して寒涼でなく，茶の代わりに用いる。

[用　量] 6～12 g，鮮品は15～30 g，煎服。

[使用上の注意]

①体堅質粘であり，先煎する必要がある，

②斂邪し邪の外達を妨げるので，温熱病で化燥がみられない場合には，早期に使用してはならない。

③助湿するので，化燥がみられなければ湿温・湿熱には禁忌。

黄　精（おうせい）

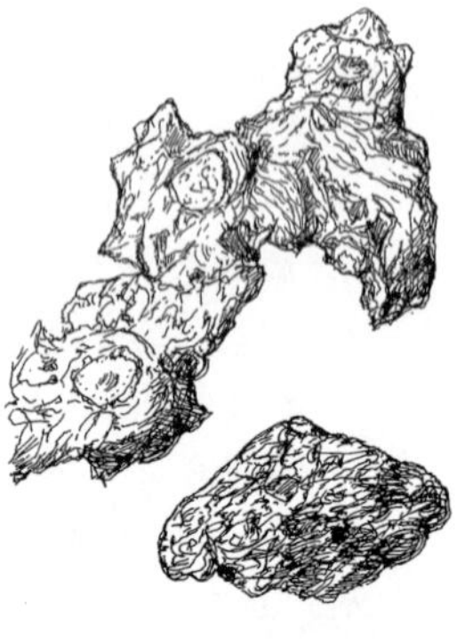

[処方用名] 黄精・製黄精

[基　原] ユリ科 Liliaceae のカギクルマバナルコユリ *Polygonatum* sibiricum Red., *P. cyrtonema* Hua その他同属植物の根茎。市場には黄酒で蒸熱したものもある。

[性　味] 甘，平

[帰　経] 脾・肺・腎

[効能と応用]

①補脾気・益脾陰

脾気陰両虚による食欲不振・食べると腹が脹る・口乾・便が硬い・舌質が紅・少苔などの症候に，人参・白朮・玉竹・山薬などと使用する。

②潤肺止咳

肺陰虚の乾咳・無痰などの症候に，単味を煎熬した膏を服用するか，沙参・麦門冬・貝母などと用いる。

③補腎益精

腎精不足による腰や膝がだるく無力・頭のふらつきなどの症候に，枸杞子・熟地黄などと用いる。

腎陰虚の消渇にも，生地黄・玄参・天花粉・山薬などと使用する。

臨床使用の要点

黄精は甘平で厚膩であり，補脾気・益脾陰に働く補脾薬で，潤肺燥・益腎精の効能ももっている。脾気陰両虚の倦怠食少・腹満便乾・口乾煩熱・舌紅少苔，肺虚の燥咳，腎虚精虧の腰膝痠軟・頭暈耳鳴および消渇などに適する。

[参　考]

①黄精・山薬は補気養陰に働き，益陰潤燥の効力は黄精が勝り，山薬は平補に渋性を兼ねるので，脾虚便溏には山薬が，陰虚便燥には黄精が適する。

②黄精は甘味で厚膩であり熟地黄に似るが，熟地黄は補腎陰・益精血に働き，黄精は補脾潤肺に養陰益精を兼ねている。

[用　量] 9～15g，煎服。

[使用上の注意]

①性質が和平で作用が緩慢であるから，久服滋補の薬物と考えるべきである。

②滋膩で助湿しやすいので，脾虚有湿・咳嗽多痰には用いない。

百　合（びゃくごう）

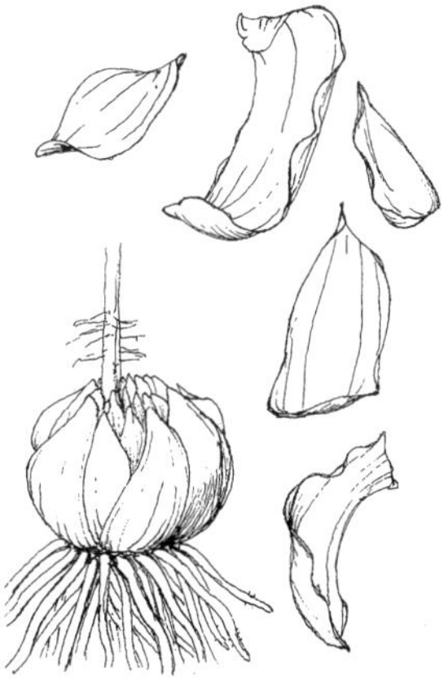

[処方用名] 百合・野百合・生百合・炙百合・ビャクゴウ

[基　原] ユリ科 Liliaceae のユリ属植物 *Lilium brownii* F. E. Brown var. *colchesteri* Wils., *L. tenuifolium* Fisch. その他多種の同属植物の鱗茎の鱗片。

[性　味] 甘，微寒

[帰　経] 心・肺

[効能と応用]

①潤肺止咳

肺陰虚の乾咳・少痰・痰に血が混じるなどの症候に，生地黄・玄参・麦門冬・貝母などと用いる。

方剤例　百合固金湯・百花膏

②清心安神

熱病後期の余熱未清で焦躁感・動悸・不眠・多夢など心神不寧を呈するときに，知母・生地黄などと使用する。

方剤例　百合知母湯・百合地黄湯

臨床使用の要点

百合は甘寒清潤で，心肺を清潤し，潤肺止咳・清心安神の効能をもつ。肺燥咳嗽・労嗽喀血・乾咳久咳，および熱病後期の虚煩驚悸・失眠多夢・神志恍惚などに適する。

[参　考] 生用すると清心安神に，蜜炙すると潤肺止咳に，それぞれ強く働く。

[用　量] 9～15g，煎服。

[使用上の注意] 寒潤であるから，風寒咳嗽・中寒便溏には禁忌。

玉　竹（ぎょくちく）

[処方用名] 玉竹・肥玉竹・葳蕤（いずい）・萎蕤（いずい）

[基　原] ユリ科Liliaceaeのアマドコロ *Polygonatum officinale* All. の根茎を乾燥または蒸乾したもの。一般には同属植物の大型の根茎を「黄精」，小型のものを「玉竹」として使用しているようである。

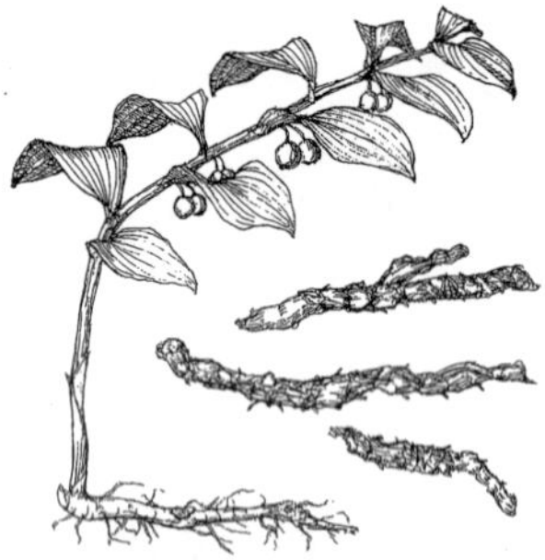

アマドコロ

[性　味] 甘，微寒

[帰　経] 肺・胃

[効能と応用]

①養陰潤燥・生津止渇

燥熱による肺胃陰傷の口渇・多飲・咽の乾燥・乾咳・粘稠できれにくい痰・舌の乾燥・少苔などの症候に，沙参・麦門冬・石斛・生地黄などと用いる。

方剤例　沙参麦冬湯・玉竹麦門冬湯・益胃湯・養胃湯

陰虚の外感風熱で発熱・咳嗽・無汗・咽や口の乾燥・咽痛などを呈するときにも，薄荷・淡豆豉・葱白・白薇などと使用する。

方剤例　加減葳蕤湯

臨床使用の要点

玉竹は甘寒で潤であり，養陰潤燥・生津止渇に働き，肺胃を滋潤するので，肺胃陰虚燥熱に適する。肺燥の咳嗽・咽乾痰稠および胃燥の煩渇・胃痛善飢に用いるほか，滋陰して膩滞せず邪をとどめないところから，陰虚兼外感風熱の発熱咳嗽にも使用する。

[参　考] 玉竹・石斛は養陰生津の効能をもつ。石斛は養胃陰・生津液の力が強く，益腎陰・清虚熱にも働く。玉竹は甘辛柔潤で肺胃を滋潤し燥熱を除き，作用が緩慢である。

[用　量] 9～15g，煎服。

[使用上の注意]

①薬力が緩慢で久服しないと効果がない。

②脾虚の痰湿には禁忌。

枸杞子（くこし）

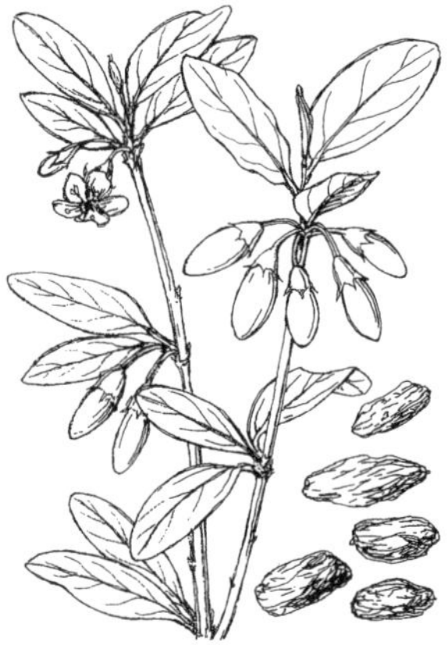

[処方用名] 枸杞子・甘杞子・枸杞・甘枸杞・クコシ

[基　原] ナス科 Solanaceae のクコ *Lycium chinense* Mill. やナガバクコ *L. barbarum* L. の成熟果実。

[性　味] 甘，平

[帰　経] 肝・腎・肺

[効能と応用]

①**滋補肝腎・明目**

肝腎陰虚の頭のふらつき・めまい・視力減退・風に当たると涙が出る・腰や膝がだるく無力・遺精などの症候に，熟地黄・山薬・山茱萸・菊花などと用いる。

方剤例　枸杞丸・杞菊地黄丸

②**潤　肺**

肺腎陰虚の慢性咳嗽に，麦門冬・五味子・貝母・知母などと使用する。

臨床使用の要点

枸杞子は甘平で潤であり，補腎益精・養血明目に働き，肝腎を平補する。肝腎陰虚の頭暈目眩・視力減退・迎風流涙・腰膝痠軟・遺精・消渇などに適する。このほか，潤肺にも働き，肺腎陰虚の虚労咳嗽にも用いる。

[用　量] 3～9g，煎服。
[使用上の注意] 脾虚便溏には用いない。

旱蓮草（かんれんそう）

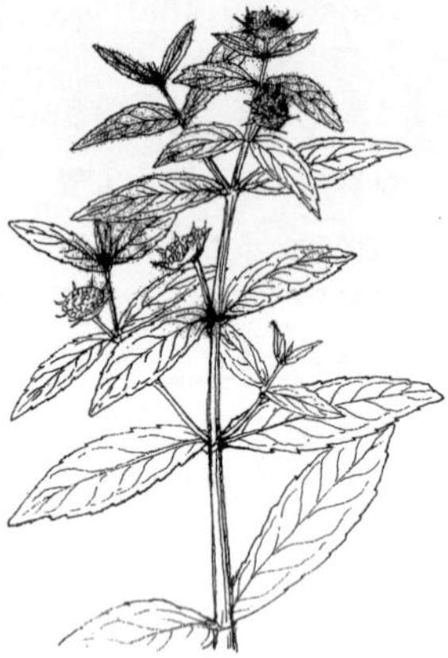

[処方用名] 旱蓮草・墨旱蓮
[基　原] キク科 Compositae のタカサブロウ *Eclipta alba* Hassk. の全草。
[性　味] 甘・酸，寒
[帰　経] 肝・腎
[効能と応用]

①養肝益腎・烏髪固歯
肝腎陰虚の頭のふらつき・めまい・歯の動揺・早期白髪などの症候に，女貞子・桑椹・何首烏などと用いる。
方剤例　二至丸

②涼血止血
陰虚火旺・血熱妄行による鼻出血・吐血・喀血・血尿・血便・不正性器出血などすべての出血に，生地黄・茅根・小薊・茜草根などと使用する。
外傷出血にも鮮品を搗きつぶして外用する。

臨床使用の要点

旱蓮草は甘酸・寒で，甘寒で益陰し酸寒で涼血し，補腎養肝して烏髪固歯に働くとともに涼血止血する。主として陰虚火旺・血熱妄行による吐血衄血・労嗽喀血・尿血・便血・崩漏など一切の出血に用い，肝腎陰虚の鬚髪早白・頭暈目眩・腰膝痠痛などにも使用する。

[用　量] 6～15g，煎服。外用には適量。
[使用上の注意] 脾胃虚寒の大便溏薄には用いない。

女貞子（じょていし）

[処方用名] 女貞子・女貞実・熟女貞

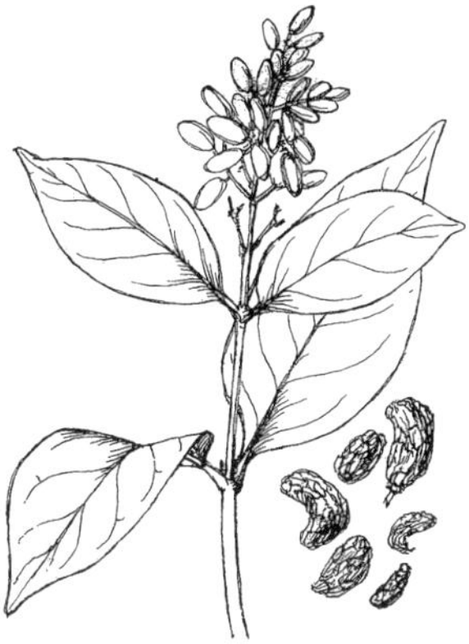

［基　原］モクセイ科 Oleaceae のトウネズミモチ *Ligustrum lucidum* Ait. の成熟果実。

［性　味］甘・苦，涼

［帰　経］肝・腎

［効能と応用］

①**滋腎養肝・烏髪明目・清虚熱**

肝腎陰虚の早期白髪・腰や膝がだるく無力・頭のふらつき・めまい・潮熱などに，旱蓮草・枸杞子などと用いる。

方剤例　二至丸

肝腎不足による視力減退・目がかすむなどの症候に，熟地黄・枸杞子・菟絲子・菊花・沙苑子などと用いる。

臨床使用の要点

女貞子は甘苦・涼であり，補中有清で，肝腎の陰を滋補し烏髪明目に働くとともに虚熱を清する。肝腎陰虚・虚火内動による骨蒸労熱・腰膝痠軟・鬚髪早白・目暗不明などに適する。

［参　考］女貞子・枸杞子は肝腎を補益する。滋補の力は枸杞子がすぐれ，女貞子は清虚熱にすぐれ「補して膩でない」のが特長である。

［用　量］9～15g，煎服。

［使用上の注意］苦涼で脾陽を損傷しやすいので，脾虚寒の泄瀉や陽虚には禁忌。

胡麻仁（ごまにん）

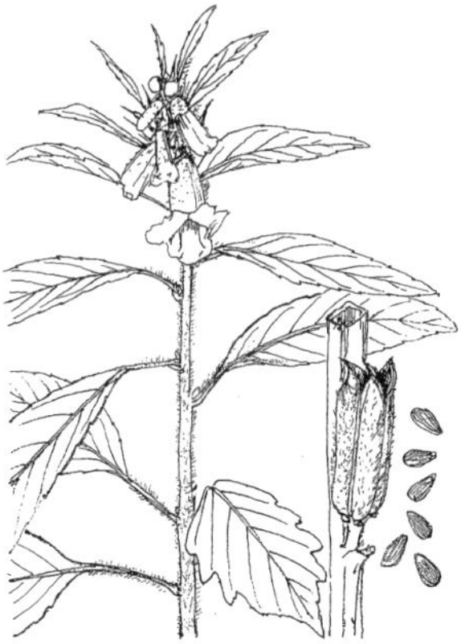

［処方用名］胡麻仁・黒脂麻・黒芝麻・油麻・巨勝子・小胡麻

［基　原］ゴマ科 Pedaliaceae のゴマ *Sesamum indicum* DC. の成熟種子。

［性　味］甘，平

［帰　経］脾・肺・肝・腎

［効能と応用］

①**滋養肝腎・補益精血**

肝腎不足の早期白髪・頭のふらつき・目がかすむ・耳鳴・肢体のしびれなどの症

候に，単味を炒して服用するか，桑葉・枸杞子・女貞子・桑椹などと使用する。

方剤例 桑麻丸

②潤燥滑腸

腸燥便秘に，単味であるいは麻子仁・杏仁・当帰・胡桃肉・蜂蜜などと用いる。

臨床使用の要点

胡麻仁は甘平で多脂であり，養肝血・滋腎精および潤燥滑腸の効能をもつ。肝腎精血不足の鬚髪早白，血虚生風の頭暈目眩・耳鳴肢麻および腸燥便秘に適する。

[参　考]

①胡麻仁には黒・白の２種があり，黒色のものを薬用とする。白色のものは「麻油」「香油」として使用する。

②大胡麻（亜麻子・壁虱胡麻）はアマ科のアマ *Linum usitassinum* L. の成熟種子で，「甘，微温。大風瘡癬を治す」といわれ，祛風止痒の効能をもつ。胡麻仁とは違い補益には働かない。

また，茺蔚子（シソ科メハジキ *Leonurus japonicus* Hout. の果実）は古称を「小胡麻」といい，別名は「三角胡麻」であるから，混同しないようにする必要がある。

[用　量] 9～30g，煎服。

[使用上の注意] 砕いて使用する。

黒　豆（こくず）

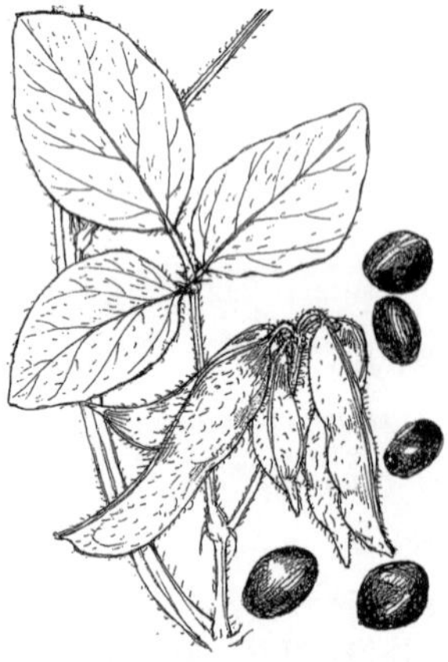

[処方用名] 黒豆・黒大豆・烏豆

[基　原] マメ科 Leguminosae のダイズ *Glycine max* Merr. の黒色品種の種子。

[性　味] 甘，平

[帰　経] 肝・腎

[効能と応用]

①滋陰補血・利水

陰血不足の頭のふらつき・月経不順などに，当帰・白芍・川芎・丹参などと用いる。

血虚の水腫に，赤小豆などと使用する。

②祛風止痙

産後の痙攣・牙関緊急などに，単味を炒黒して服用する。

③解　毒

薬物中毒・熱毒などに，単味であるいは生甘草などと用いる。

④その他

粉末を香油で調製し外用すると，湿疹などに有効である。

臨床使用の要点

黒豆は甘味で，煮食すると偏涼に，炒食すると温になり，補陰養血・利水・祛風止痙・解毒に働くので，婦女の陰虚血虧による頭暈神疲・月経不調・水腫および産後風痙口噤に適し，諸薬毒・一切熱毒にも有効である。

[用　量] 30 ～ 60 g，煎服。外用には適量。

亀　板（きばん）

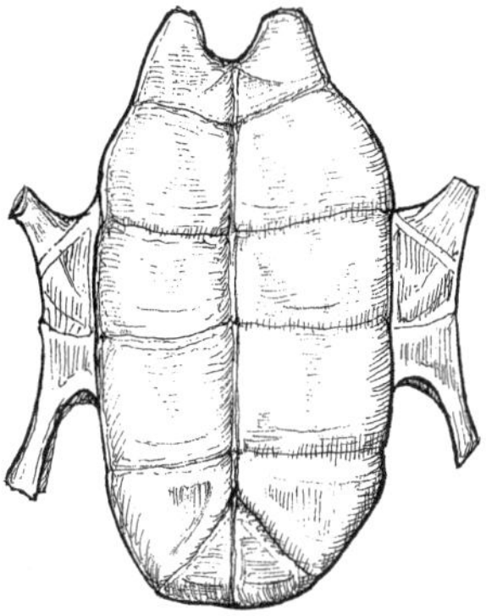

[処方用名] 亀板・生亀板・炙亀板・敗亀板

[基　原] イシガメ科 Testudinidae のクサガメ *Chinemys reevesii* Gray などの腹甲。異物同名品が多い。

[性　味] 鹹・甘，寒

[帰　経] 腎・心・肝

[効能と応用]

①滋陰潜陽・清虚熱

陰虚火旺の骨蒸潮熱・盗汗・遺精などの症候に，熟地黄・知母・黄柏などと用いる。

方剤例　大補陰丸

陰虚陽亢の頭のふらつき・めまい・頭痛などに，天門冬・玄参・竜骨・牡蛎などと使用する。

方剤例　鎮肝熄風湯

熱病傷陰による虚風内動で焦躁・筋肉のひきつり・痙攣などを呈するときに，生地黄・白芍・鼈甲・牡蛎などと用いる。

方剤例　三甲復脈湯・大定風珠

②益腎強骨

腎精虚による腰や膝がだるく無力・筋骨が弱い・泉門の閉鎖遅延などの症候に，熟地黄・鎖陽・虎骨などと使用する。

方剤例　虎潜丸

③固経止崩

陰虚血熱による不正性器出血・月経過多などに，白芍・椿根白皮などと使用する。

方剤例　固経丸

④養血補心

心血虚の驚きやすい・動悸・不眠・健忘などの症候に，竜骨・遠志・菖蒲などと用いる。

方剤例　枕中丹

臨床使用の要点

亀板は甘鹹・寒で，滋真陰・益腎・養血補心に働き，真陰を滋補し虚陽を下潜し虚火を清するので，陰虚火旺の骨蒸労熱・盗汗遺精，陰虚陽亢の頭暈目眩，熱病傷陰の虚風内動の頭昏目眩・手足抽動・驚厥などに適する。また，益腎強骨の効能をもち，腎陰虚の腰脚痿弱・筋骨不健・小児顖門（しんもん）不合などに対する良薬である。このほか，腎陰を益し任脈に達するので，陰虚血熱の月経過多・崩漏にも有効であり，養血補心の効能により心虚の驚悸失眠・健忘にも効果を示す。

[参　考] 亀板・鹿茸は益腎健骨に働き，筋骨痿弱に用いるが，亀板は養真陰・益腎陰・通任脈に働き，鹿茸は補真陽・助腎陽・補督脈に働く。

[用　量] 9～30g，煎服。丸・散に入れてもよい。

[使用上の注意]

①煎服するときは生用し，丸・散に入れる場合には炙用（炙亀板・敗亀板）する。なお，煎剤に入れるときには先煎する必要がある。

②陰虚有熱にのみ用い，脾胃虚寒・外邪未解には禁忌。妊婦にも禁忌。

[附] 亀板膠（きばんきょう）

亀板を煎熬した膠。

[性　味] [帰　経] [効　能] 亀板とほぼ同じであるが，滋補真陰・補血・止血の効力が亀板よりすぐれている。

[用　量] 3～9g，酒などに溶解して冲服。

[使用上の注意] 腥臭があり，敗胃しやすい。

鼈　甲（べっこう）

[処方用名] 鼈甲・生鼈甲・炙鼈甲・別甲・ドベッコウ

[基　原] スッポン科 Trionychidae のシナスッポン *Amyda sinensis* Wiegmann の背甲

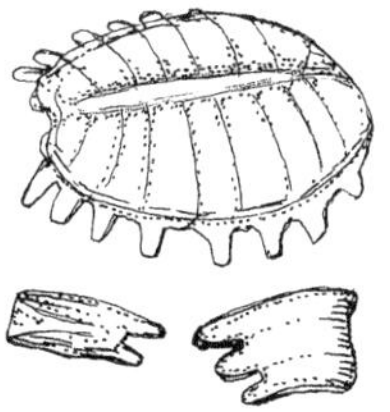

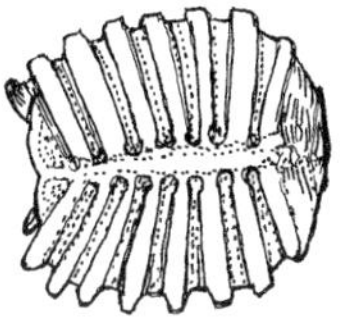

または腹甲。

[性　味] 鹹，寒

[帰　経] 肝・脾・腎

[効能と応用]

①滋陰潜陽

陰虚火旺による骨蒸潮熱・盗汗，あるいは熱病傷陰による夜間高熱・舌絳・少苔などの症候に，生地黄・知母・青蒿・秦艽・地骨皮などと用いる。

方剤例　清骨散・秦艽鼈甲湯・青蒿鼈甲湯・鼈甲養陰煎・秦艽扶羸（ふるい）湯

熱病傷陰による虚風内動で手足のひきつり・痙攣などを呈するときは，生地黄・阿膠・白芍・牡蛎などと使用する。

方剤例　二甲復脈湯・三甲復脈湯・大定風珠

②軟堅散結・破瘀通経

肝腫・脾腫・その他の腹腔内腫瘤および無月経に，大黄・䗪虫・桃仁・牡蛎・檳榔子などと使用する。

方剤例　鼈甲煎丸・鼈甲丸

臨床使用の要点

鼈甲は鹹寒で，滋陰潜陽・退熱に働く。陰虚火旺の労熱骨蒸・潮熱盗汗，熱病傷陰の夜熱早涼，あるいは虚風内動の頭目昏眩・手指蠕動・痙厥に適する。また軟堅散結・破瘀通経の効能をもつので，久瘧・瘧母（肝脾腫大）・癥瘕積聚・経閉不通などに使用する。

[参　考] 鼈甲・亀板は鹹寒で陰血に入り，滋陰潜陽の要薬で，陰虚陽亢の頭暈目眩・耳鳴耳聾などに用いる。亀板は滋陰補腎の力が強く，益腎筋骨・固崩漏にも働き，骨痿・小児顖門不合・崩漏下血などにも使用する。鼈甲は退熱と軟堅散結の効力にまさり，肝脾腫大・腹中瘀塊・婦女経閉などに適する。

[用　量] 9～30g，煎服。丸・散に入れてもよい。

[使用上の注意]

①滋陰潜陽には生用して煎服し，軟堅散結には醋炙し丸・散として使用する。煎剤には先煎する。

②鹹寒滋膩で脾胃を損傷するので，脾胃虚寒・食少便溏には禁忌。

③通経散結に働くので，妊婦には禁忌。

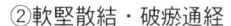

第13章

安神薬（あんしんやく）

安神薬とは，おもに安神定志すなわち精神安定・鎮静の効能をもつ薬物である。

安神薬は2種類に分けられ，重量の重い鉱石類・貝類の薬物は鎮めて怯（おびえ）を除くので重鎮安神薬といわれ，植物薬は養心滋肝に働くので養心安神薬とよばれる。

重鎮安神薬は陽気躁動による心神不安の実証に対して鎮定安神の効果をあげ，養心安神薬は心肝血虚による神志不寧の虚証に対し補益安神の効果をもたらす。

重鎮安神薬は実証に，養心安神薬は虚証に，それぞれ使用されることが多いが，虚実挾雑に対しては相互に併用して効果を高めるべきである。

第1節　重鎮安神薬（じゅうちんあんしんやく）

重鎮安神薬は重くて鎮静安神に働き，陽気の躁動による動悸・不眠・狂躁・痙攣・煩躁などに適用する。

ただし，浮陽を鎮定することはできるが，浮陽をきたす原因を除くことはできないので，原因に応じた配合が必要である。たとえば，熱邪内熾には清熱降火薬を，痰蒙清竅には豁痰開竅薬を，肝陽上亢には平肝潜陽薬をそれぞれ配合する。

竜　骨（りゅうこつ）

[処方用名] 竜骨・花竜骨・生竜骨・煅竜骨・リュウコツ

[基　原] 古代（おもに新生代）の大型哺乳動物の化石。種々の原動物が知られ，おもなものにゾウ類の *Stegodon orientalis* Owen, サイ類の *Rhinoceros sinensis*

Owen, ウマ類の *Hipparion* sp., シカ・ウシ類の *Gazella gaudryi* Schl. などがある。

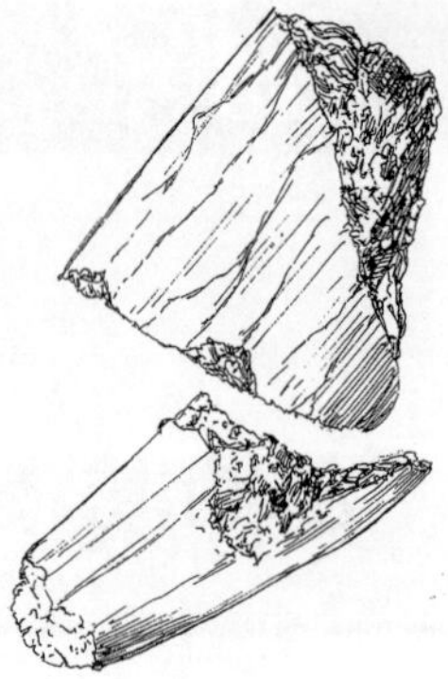

[性　味] 甘・渋，平

[帰　経] 心・肝・腎

[効能と応用]

①鎮心安神

心神不寧の動悸・健忘・不眠・多夢・驚きやすいなどの症候に，酸棗仁・茯苓・遠志などと用いる。

方剤例　桂枝加竜骨牡蛎湯・枕中丹・安神定志丸

②平肝潜陽

肝陰虚陽亢による頭のふらつき・めまいなどに，牡蛎・白芍・菊花・釣藤鈎などと使用する。

方剤例　鎮肝熄風湯

③収斂固脱

陽虚の自汗に，黄耆・白朮・附子などと用いる。

方剤例　二加竜牡湯

陰虚の盗汗には，生地黄・白芍・麦門冬などと使用する。

腎虚の遺精には熟地黄・韮子などと，遺尿には桑螵蛸などと使用する。

方剤例　竜骨湯・金鎖固精丸

脾虚の慢性下痢には，訶子・罌粟殻・赤石脂などと用いる。

方剤例　竜骨散

崩漏（性器出血・月経過多など）・帯下には，黄耆・山薬・牡蛎・海螵蛸などと用いる。

方剤例　清帯湯

④生肌斂瘡

皮膚の潰瘍や外傷出血に，枯礬とともに粉末にして外用する。

臨床使用の要点

竜骨は甘渋で重く，重で鎮心し渋で固脱し，浮陽を潜沈する。驚狂煩躁・心悸失眠多夢には重鎮安神に，自汗盗汗・遺精滑精・小便不禁・久瀉久痢・便血・婦女帯下不止には収斂固脱に，陰虚陽亢の頭暈目眩に対しては平肝潜陽に働く。このほか，外用すると吸湿・止血・生肌斂瘡に働く。

[参　考] 鎮心安神・潜陽には生用し，収斂固脱には煅用する。

［用　量］9～15g，煎服。外用には適量。
［使用上の注意］
①湯剤では先煎する。
②収斂の効能が強いので，湿熱や実邪には禁忌。

［附］竜　歯（りゅうし）

古代哺乳動物の歯牙の化石。
［性　味］渋，涼
［帰　経］心・肝
［効能と応用］重鎮安神に働き収渋の効能をもたないので，心神不寧の癲狂驚癇・心悸・煩躁失眠にのみ用いる。
［用　量］9～15g，煎服。
［使用上の注意］先煎する。

牡　蛎（ぼれい）

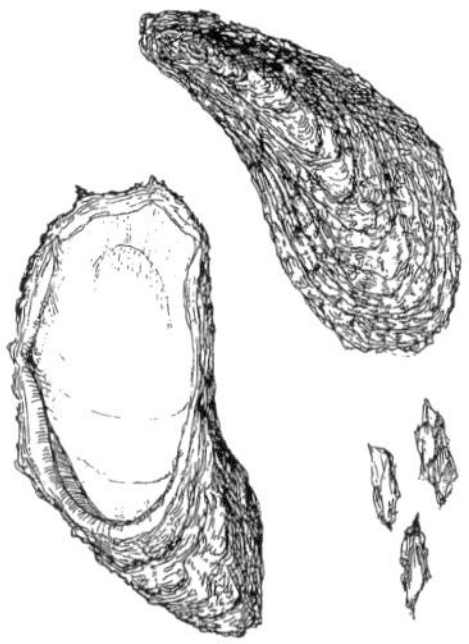

［処方用名］牡蛎・生牡蛎・煅牡蛎・ボレイ
［基　原］イタボガキ科Osteridaeのマガキ *Crassostrea gigas* Thunb.，イタボガキ *Ostrea rivularis* Gould，その他同属動物の貝殻。通常は左殻が利用される。
［性　味］鹹・渋，微寒
［帰　経］肝・胆・腎
［効能と応用］
①鎮驚安神
心神不寧による驚きやすい・びくびくする・焦躁感・不眠・多夢・動悸などの症候に，安神の竜骨・酸棗仁・遠志・夜交藤などと用いる。
②益陰潜陽
熱病傷陰・虚風内動による四肢のひきつり・ふるえなどに，養陰の鼈甲・生地黄・麦門冬・阿膠・白芍などと用いる。
方剤例　二甲復脈湯
肝陰虚・肝陽上亢による頭のふらつき・頭痛・耳鳴・四肢のしびれなどの症候に，竜骨・代赭石・白芍・亀板などと使用する。
方剤例　鎮肝熄風湯
③収斂固脱

自汗・盗汗に，黄耆・麻黄根・浮小麦・五味子などと用いる。

方剤例　牡蛎散・柏子仁丸

遺精・滑精に，蓮鬚・芡実・煅竜骨などと使用する。

方剤例　金鎖固精丸

崩漏（不正性器出血・月経過多など）・帯下に，竜骨・生地黄・山薬・阿膠などと使用する。

方剤例　清帯湯・牡蛎丸

④軟堅散結

瘰癧（頸部リンパ節腫）・痰核（しこり）・肝腫・脾腫などに，玄参・貝母・桃仁・丹参などと用いる。

方剤例　消瘰丸・治肝脾腫大方

⑤その他

煅牡蛎は制酸に働くので，胃痛呑酸に用いる。

臨床使用の要点

牡蛎は鹹渋・微寒で重く，益陰清熱・潜陽鎮驚の効能をもち，鹹渋で軟堅散結・収斂固渋にも働く。熱病傷陰の虚風内動・肝陰不足の肝陽上亢・驚狂煩躁・心悸失眠・自汗盗汗・遺精崩帯・久瀉不止・瘰癧痰核・肝脾腫大などに有効である。このほか，煅用すると胃痛吐酸に対し止痛止酸の効果がある。

［参　考］

①生用すると益陰潜陽・鎮驚安神・軟堅散結に，煅用すると収斂固渋に働く。

②牡蛎・竜骨は効能が相似し，驚悸狂躁・心煩不寝・陽亢眩暈・虚弱滑脱に同時に用いることが多い。竜骨は鎮驚・固渋にすぐれ，牡蛎は軟堅散結・益陰にすぐれている。

［用　量］9～30g，煎服。

［使用上の注意］

①湯剤では先煎する。

②虚寒には用いない。

磁　石（じせき）

［処方用名］磁石・霊磁石・活磁石・煅磁石

［基　原］天然磁鉄鉱 Magnetite（主成分は四酸化三鉄 Fe_3O_4）。

［性　味］辛・鹹，寒

［帰　経］肝・腎

[効能と応用]

①重鎮安神・定驚

心神不安による動悸・不眠・驚きやすい・不安感などに，朱砂・竜骨・牡蛎などと用いる。

方剤例　磁朱丸

②鎮肝潜陽

陰虚陽亢によるめまい・頭痛・耳鳴・難聴・視力低下などに，熟地黄・山薬・山茱萸・五味子などと使用する。

方剤例　耳聾左慈丸・磁朱丸

③納気平喘

腎不納気の吸気性呼吸困難に，熟地黄・山薬・五味子・沈香などと用いる。

臨床使用の要点

磁石は辛鹹寒で重く，鎮潜浮陽・摂納腎気・安神定驚に働き，養肝益腎の効能を備えている。腎虚の耳鳴耳聾・目暗不明，腎虚不養肝による肝陽上亢の頭目眩暈，腎虚不納気の虚喘，心神不安の恐怯怔忡・失眠・驚風癲癇などに有効である。

[参　考]

①磁石・朱砂は重鎮安神に働き，安神の効能は朱砂が勝る。磁石は補腎養肝し聡耳・明目・潜陽・納気などに働き，朱砂は解毒明目に働く。

②磁石・代赭石は鉄鉱石である。磁石は補腎養肝し潜陽鎮驚・納気・安神に働き，代赭石は重鎮降逆・清火平肝・涼血止血に働く。

[用　量] 9～30g，煎服。

[使用上の注意]

①湯剤には砕いて先煎する。

②丸・散に入れて内服するときは，煅(や)かなければ腹痛をひきおこす。

③重鎮で傷気し消化を妨げるので，長期間の服用は避ける。

朱　砂（しゅしゃ）

[処方用名] 朱砂・硃砂・丹砂・辰砂・飛硃砂・片砂・劈(へき)砂・朱宝砂・鏡面砂

[基　原] 水銀鉱物の天然辰砂鉱石 Cinnabar（主成分は硫化水銀 HgS）。合成品を霊砂という。

[性　味] 甘，微寒

[帰　経] 心

[効能と応用]

①鎮心安神

心神不寧の動悸・不眠・驚きやすいなどの症候に使用する。

心火亢盛によるときは，清心安神の黄連・磁石などと用いる。

方剤例　磁朱丸・朱珀散

心血不足によるときは，養心安神の丹参・生地黄・柏子仁などと使用する。

方剤例　朱砂安神丸

痰熱による癲癇・驚きやすい・狂躁状態などには，豁痰定驚の天竺黄・胆南星などと用いる。

方剤例　癇症丸

小児の高熱・痙攣・夜泣き・むずかるなどの症候には，牛黄・犀角などと使用する。

②清熱解毒

熱毒の瘡瘍（皮膚化膿症）に，山慈菇・雄黄・麝香などと粉末にして外用する。

方剤例　玉枢丹

咽喉の腫脹・疼痛や口内炎に，竜脳・硼砂などと粉末にして吹きつける。

方剤例　玉鑰匙（ぎょくやくし）

臨床使用の要点

朱砂は甘・微寒で，寒で清熱し「重は鎮怯すべし」で，鎮心清火・定驚安神の効能をもつ。心経有熱の驚悸失眠・癲癇狂乱および小児驚風抽搐などに対する主薬である。外用すると清熱解毒に働き，熱毒の瘡瘍癰腫疼痛に適する。

[用　量] 0.3～1g，丸・散として用いる。外用には適量。

[使用上の注意]

①火煅してはならない。火にあてると水銀が析出して中毒をおこしやすい。湯剤には粉末を冲服。

②丸薬にはまぶして使用するとよい。

③中毒の恐れがあるので，過量や長期の服用は避けるべきである。

琥　珀（こはく）

[処方用名] 琥珀・血珀・老琥珀・琥珀屑

[基　原] 琥珀 Amber は古代のカエデやマツなどの樹脂が長期間地層中に埋没し化石化したもの。

[性　味] 甘，平

[帰　経] 心・肝・肺・膀胱

[効能と応用]

①鎮驚安神

心神不寧の動悸・不眠・不安感などには，夜交藤・酸棗仁・茯神・遠志・朱砂などと用いる。

方剤例　琥珀定志丸・琥珀多寐(たび)丸

癲癇あるいは驚き・恐れなどによる小児の痙攣（驚風）に，朱砂・胆南星・天竺黄・金箔などと使用する。

方剤例　琥珀抱竜丸・琥珀寿星丸

②行血散瘀

血瘀気滞による無月経・腹腔内腫瘤などに，当帰・三棱・莪朮などと使用する。

方剤例　琥珀散

③利水通淋

膀胱湿熱による排尿痛・排尿困難・血尿や尿閉に，海金沙・通草・車前子・木通などと用いる。

方剤例　琥珀散

臨床使用の要点

琥珀は甘平で，心・肝の血分に入り鎮心安神・行血散瘀し，また甘淡で肺に入り肺気を下行し水道を通調して利水通淋に働く。驚風癲癇・心悸失眠・経閉癥瘕・産後瘀血・腹痛，膀胱湿熱の熱淋・血淋・癃閉などに適する。粉末を外用すると，止血生肌斂瘡に働く。

[参　考] 琥珀・茯苓は同じく松の余気が結したのもので，心悸怔忡に適する。茯苓は気分に入り補に偏し，琥珀は血分に入り瀉に偏する。茯苓は水気凌心・心失涵養に，琥珀は心神不寧・躁動不安に適する。また，茯苓は気虚不化の水湿に，琥珀は膀胱湿熱の壅滞に有効である。

[用　量] 1.5～3g，丸・散として用いる。

[使用上の注意]

①湯剤には粉末を冲服。

②瘀滞がないときや陰虚内熱の小便不利には用いない。

珍　珠（ちんじゅ）

[処方用名] 珍珠・真珠・濂珠・珍珠粉・真珠粉・濂珠粉

[基　原] 海水産あるいは淡水産の真珠。真珠は各種二枚貝の外套膜組織中に病

的に形成されるもので，海水産ではウグイスガイ科 Pteriidae のアコヤガイ *Pinctada martensii* Dunker，淡水産ではイシガイ科 Unionidae のシナカラスガイ *Cristaria plicata* Leach などが代表的である。

［性　味］甘・鹹，寒

［帰　経］心・肝

［効能と応用］

①鎮心定驚

心肝火旺による動悸・驚きやすい・痙攣・癲癇などに，単味であるいは琥珀・朱砂・胆南星・天竺黄などと用いる。

方剤例　金箔鎮心丸

②清肝明目・退翳

肝熱による目の充血・痛み・異物感・角膜混濁などの症候に，竜脳・石決明・熊胆などと細末にして点眼する。

方剤例　七宝膏・八宝眼薬

③解毒・生肌斂瘡

皮膚の潰瘍で瘡口が癒合しないときに，竜脳・象皮・血竭などと外用する。

方剤例　生肌散

咽喉や歯齦のびらん・腐蝕に，牛黄と粉末にして吹きつける。

方剤例　珠黄散

臨床使用の要点

珍珠は甘鹹・寒で，心・肝の熱を清解すると同時に滋陰し，養心安神・鎮驚墜痰し，清肝明目・退翳にも働き，陰虚陽盛にもっとも適する。心肝火熾の驚悸怔忡・驚風癲癇・肝熱内擾の目生翳障に有効である。このほか，清熱解毒・生肌斂瘡の効能をもち，外用すると喉痺・口疳・潰瘍不斂に効果がある。

［参　考］珍珠と珍珠母は効能がほぼ同じであるが，珍珠母は効力が劣り，平肝潜陽・清熱化痰に働いて益陰せず解毒の力も弱い。

［用　量］0.3～1g，丸・散として用いる。外用には適量。

［使用上の注意］

①粉末にして用いる。

②妊婦には使用しない。

［附］珍珠母（ちんじゅも）

珍珠の母貝の真珠層。真珠母ともいう。

[性　味] 鹹，涼
[帰　経] 心・肝
[効能と応用] 平肝潜陽・明目安神の効能をもつので，肝陽上亢のめまい・頭痛・耳鳴・痙攣・動悸・不眠・眼疾などに用いる。
[用　量] 15～30g，煎服。
[使用上の注意] 先煎する。

鉄　落（てつらく）

[処方用名] 鉄落・生鉄落
[基　原] 生鉄を熱して赤くし，外側が酸化したときたたき落とされた鉄屑。おもに四酸化三鉄 Fe_3O_4 である。
[性　味] 辛，寒
[帰　経] 肝
[効能と応用]

①平肝鎮驚

肝鬱化火の怒りっぽい・狂躁状態などに，単味を煎服する。

痰火上擾の狂躁状態には，胆南星・菖蒲・朱砂などと用いる。

方剤例　生鉄落飲

臨床使用の要点

鉄落は辛寒で，肝に入り重鎮し，平肝鎮驚・下気にすばやく働き，「陽狂の要薬」と考えられている。肝火擾心の神志失常・善怒発狂・驚悸不安に用いる。

[用　量] 30～90g，煎服。
[使用上の注意]

①先煎する。

②脾胃虚寒には用いない。

紫石英（しせきえい）

[処方用名] 紫石英・螢石・氟石
[基　原] 紫色の螢石の鉱石（主成分はフッ化カルシウム CaF_2）。なお古来の正品は紫水晶 amethyst（主成分は二酸化ケイ素 SiO_2）である。
[性　味] 甘，温
[帰　経] 心・肝・腎・肺

[効能と応用]

①鎮心定驚

心神不寧の動悸・不眠・驚きやすいなどの症候に，茯苓・遠志・柏子仁・竜骨・牡蛎などと用いる。

驚き・恐れなどによって生じる痙攣（驚癇）に，竜骨・牡蛎などと使用する。

方剤例　風引湯

②温腎養肝

子宮虚冷の不妊・不正性器出血・帯下などに，熟地黄・当帰・川芎・枸杞子などと用いる。

方剤例　紫石英丸

③温肺下気

肺寒の呼吸困難・咳嗽・多痰に，鐘乳石などと使用する。

臨床使用の要点

紫石英は甘温で，心・肝の血分に入り，鎮怯潤養温経の薬物である。重くて鎮心定驚するので心悸怔忡・驚癇抽搐に適し，温腎養肝・暖宮益血に働いて子宮虚冷の不孕に有効であり，温肺下気するために肺寒喘咳にも用いる。

[用　量] 9～15g，煎服。

[使用上の注意]

①先煎する。

②陰虚火旺・肺熱には禁忌。

[附] 白石英（はくせきえい）

[基　原] 白色の石英 Quartz（主成分は紫石英と同じ）

[性　味] 甘，温

[帰　経] 肺・腎・心

[効能と応用] 温肺下気・温腎助陽・鎮心安神・通利小便の効能をもつので，肺寒の喘咳・陽萎（インポテンツ）・心神不寧・小便不利などに用いる。

[用　量] 9～15g，煎服。

[使用上の注意] 先煎する。禁忌は紫石英と同じ。

第2節　養心安神薬（ようしんあんしんやく）

養心安神薬は養心柔肝・滋陰益血の効能をもち，心肝血虚・心神失養および七情内傷による動悸・不眠・多夢・不安・焦躁などに適する。

一般に，補血・滋陰の薬物を配合することが多い。

酸棗仁（さんそうにん）

[処方用名] 酸棗仁・棗仁・生棗仁・炒棗仁・サンソウニン

[基　原] クロウメモドキ科 Rhamnaceae のサネブトナツメ *Zizyphus jujuba* Mill. の成熟種子。

[性　味] 甘・酸，平

[帰　経] 心・肝・胆・脾

[効能と応用]

①補肝寧神

血不養肝・虚火擾心による焦躁・熱感・不眠・動悸などの症候に，茯苓・柏子仁・丹参・熟地黄などと用いる。

方剤例　酸棗仁湯・天王補心丹・補肝湯

心脾両虚の健忘・多夢・眠りが浅い・疲れやすい・元気がないなどの症候には，人参・茯苓・竜眼肉・遠志などと使用する。

方剤例　帰脾湯

②収斂止汗

体虚の多汗に，人参・茯苓あるいは生地黄・白芍・麦門冬・五味子などと用いる。

臨床使用の要点

酸棗仁は酸収甘補で，陰血を補い津液を収斂し，補益肝胆・滋養心脾の効能をもつ。虚煩不眠・驚悸多夢に対する良薬であり，斂汗固定により体虚多汗にも有効である。

[参　考] 炒用すると醒脾の効能が得られる。

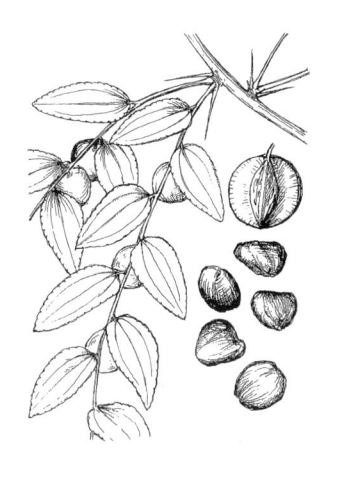

[用　量] 9～15g，煎服。粉末は1回1.8gを呑服する。

[使用上の注意]

①不眠には睡眠前に服用させるとよい。

②実邪・鬱火には用いない。

柏子仁（はくしにん）

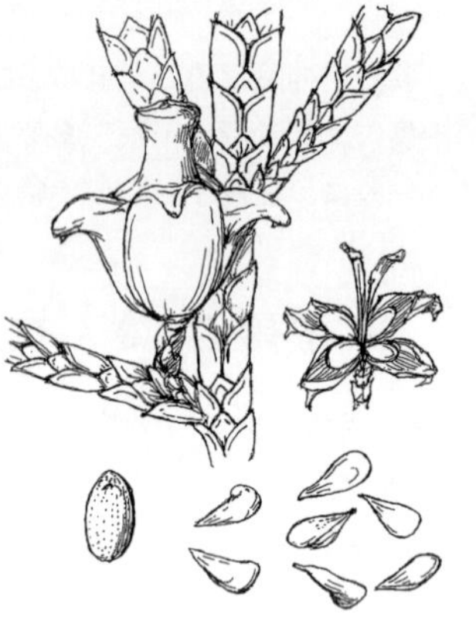

[処方用名] 柏子仁・側柏仁・柏実・柏子霜

[基　原] ヒノキ科 Cupressaceae のコノテガシワ *Thuja orientalis* L. の成熟種仁。

[性　味] 甘，平

[帰　経] 心・脾・肝・腎

[効能と応用]

①養心安神

心血不足による不安・焦躁・不眠・多夢・動悸などの症候に，熟地黄・当帰・遠志・酸棗仁・茯苓などと用いる。

方剤例　柏子養心丸・養心湯

②益陰止汗

陰虚の盗汗に，牡蛎・麻黄根・五味子などと使用する。

方剤例　柏子仁丸

③益脾潤腸

陰虚・老人・産後などの腸燥便秘に，桃仁・杏仁・松子仁・郁李仁などと用いる。

方剤例　五仁丸

臨床使用の要点

柏子仁は甘潤で，補心脾・滋肝腎に働くが，おもに補心益血に働き安神止汗するので，驚悸失眠・陰虚盗汗に適する。また，益脾潤腸の効能をもつので，血枯津燥の腸燥便秘にも有効である。

[参　考] 柏子仁と酸棗仁は安神止汗の効能をもちよく似ている。柏子仁は甘平で養心補血・潤腸通便にすぐれ，酸棗仁は補肝斂陰・止汗にすぐれている。

臨床的には，肝胆の虚による焦躁・不眠・多汗・盗汗には酸棗仁を，心血不足による心悸怔忡や便秘には柏子仁を，それぞれ主体にする。ただし，心血と肝血の不足は相互に影響しやすいので，心肝両虚がみられるときには両者を併用するとよい。

[用　量] 6～15g，煎服。

[使用上の注意] 泥状～水様便には用いない。使用する必要があるときは，油を除いた柏子霜を用いる。

遠　志（おんじ）

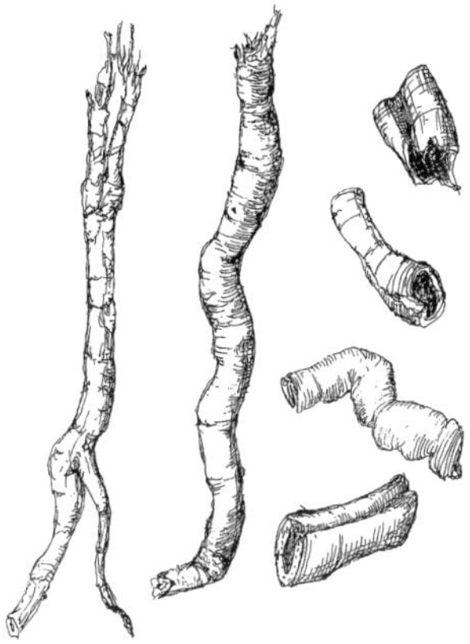

[処方用名] 遠志・遠志肉・遠志筒・炙遠志・炒遠志・オンジ

[基　原] ヒメハギ科 Polygalaceae のイトヒメハギ *Polygala tenuifolia* Willd. の根または根皮（芯抜き遠志）。

[性　味] 苦・辛，温

[帰　経] 心・腎・肺

[効能と応用]

①安神益智・豁痰開竅

心神不寧の動悸・不眠に，茯苓・酸棗仁・人参・竜骨・朱砂などと用いる。

方剤例　朱砂安神丸・遠志丸・遠志飲・帰脾湯・人参養栄湯

痰阻心迷による健忘・失見当識・痴呆などには，菖蒲・鬱金・茯苓などと用いる。

方剤例　不忘散・安神定志丸・定志丸

②散鬱化痰

寒痰の咳嗽・多痰で痰の喀出がすっきりしないときに，半夏・陳皮・杏仁・紫菀などと使用する。

湿痰壅滞による癰疽瘡腫（皮膚化膿症）に，単味の粉末を酒に浸けて内服・外用する。

臨床使用の要点

遠志は辛散・苦泄・温通し，助心陽・益心気さらに腎気を上交させて交通心腎に働き，安神益智の効能をもつと同時に痰濁を除き開竅するので，心神不寧の驚悸失眠や痰阻心迷の迷惑健忘に有効である。また，散鬱化痰にも働き，肺の寒邪痰飲による咳嗽に効果があり，寒凝気滞・痰湿入絡による癰疽腫毒にも内服・外用すると消腫止痛の効果が得られる。

[参　考] 一般に炒して使用する。全草を用いることもあり，「小草」と称する。

[用　量] 3～9g，煎服。

[使用上の注意] 温燥であるから陰虚火旺・心経実熱・痰熱などには禁忌。

夜交藤（やこうとう）

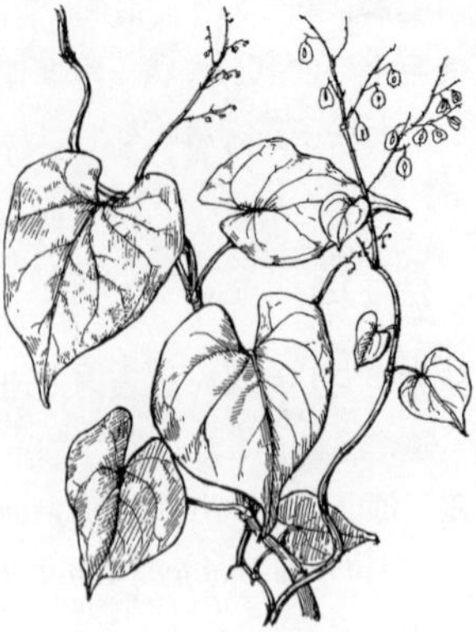

ツルドクダミ

[処方用名] 夜交藤・首烏藤

[基　原] タデ科 Polygonaceae のツルドクダミ *Polygonum multiflorum* Thunb. の蔓性茎。

[性　味] 甘，平

[帰　経] 心・肝

[効能と応用]

①養心安神

心血不足の不眠・多夢・焦躁などの症候に，酸棗仁・柏子仁・遠志などと用いる。

方剤例　甲乙帰蔵湯

②養血通絡

血虚による全身のだるい痛みに，当帰・熟地黄・鶏血藤などと使用する。

③祛風止痒

皮膚の瘙痒に，単味の煎汁で外洗する。

臨床使用の要点

夜交藤は甘平で，養血安神に働き，心血不足の失眠多夢に適する。また通絡祛風の効能もあって，血虚の肢体酸痛に有効であり，煎湯で外洗すると皮膚瘡疥瘙痒に効果がある。

[用　量] 15～30 g，煎服。外用には適量。

合歓皮（ごうかんひ）

[処方用名] 合歓皮

[基　原] マメ科 Leguminosae のネムノキ *Albizzia julibrissin* Durazz. の樹皮。

[性　味] 甘，平

[帰　経] 心・脾・肺

[効能と応用]

①安神解鬱

心神不寧・気鬱による憂鬱感・怒り・不眠・不安・焦躁などの症候に，単味であるいは柏子仁・竜歯・琥珀・白芍などと用いる。

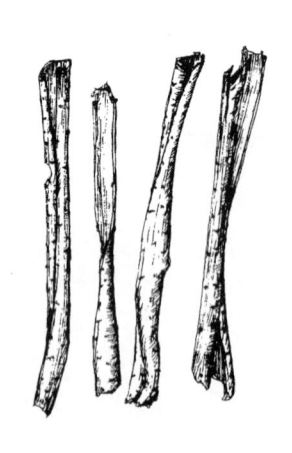

②活血消腫・止痛生肌

肺癰（肺化膿症）の咳嗽・胸痛・膿性痰に，単味であるいは白蘞・魚腥草・冬瓜子などと用いる。

方剤例　黄耆湯・合歓飲

打撲捻挫の皮下出血には，当帰・赤芍・川芎・桃仁などと使用する。

骨折に，白芥子との粉末を黄酒で調製して湿布してもよい。

臨床使用の要点

合歓皮は甘平で，解鬱安神に働き，心神不安・憂鬱失眠に適する。また，活血消腫・止痛生肌の効能をもち，肺癰唾濁・筋骨折傷にも有効で，外科の要薬でもある。

[参　考] 合歓皮・合歓花は効能がほぼ同じで，合歓花は理気解鬱・和中開胃にすぐれている。両者とも緩和で薬力が弱いので，大量を長期間服用しなければ効果があらわれない。

[用　量] 9～15g，煎服。外用には適量。

[附] 合歓花（ごうかんか）

ネムノキの花蕾。夜合花ともいう。半開のものを「合歓花」，未開のものを「合歓米」とよぶこともある。

[性　味] 甘，平

[帰　経] 心・脾

[効能と応用] 解鬱安神・理気開胃の効能をもち，憂鬱・不眠・胸苦しい・少食などの症候に適する。

[用　量] 6～9g，煎服。

小　麦（しょうばく）

[処方用名] 小麦・淮小麦・ショウバク

[基　原] イネ科 Gramineae のコムギ *Triticum aestivum* L. の種子。

[性　味] 甘，微寒

[帰　経] 心・肝

[効能と応用]

①養心安神

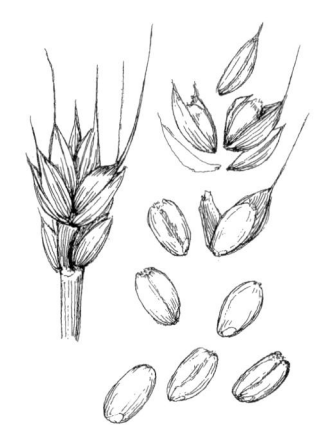

心神不寧による焦躁・不安・悲しい・恍惚状態・不眠・痙攣などの症候に，炙甘草・大棗などと用いる。

方剤例　甘麦大棗湯

臨床使用の要点

小麦は甘・微寒で，養心安神・潤肝除燥に働くので，神志失常・煩躁不安に適する。

[参　考]

①小麦は南方産が温性で北方産が涼性であり，北方産が良薬である。

②「皮涼肉温」で，効能は皮にあるので，全体を使用する。

[用　量] 30～60g，煎服。

秫　米（じゅつべい）

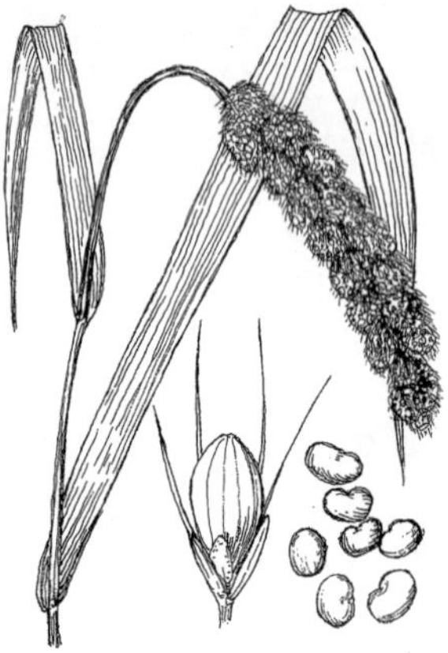

[処方用名] 秫米・北秫米・粟

[基　原] イネ科 Gramineae のアワ *Setaria italica* Beauv. の種子。

[性　味] 甘，微寒

[帰　経] 肺・胃・大腸

[効能と応用]

①**益陰和胃・安神**

脾胃虚弱・胃気不和による不眠に，半夏と用いる。

方剤例　半夏秫米湯

陰虚の不眠にも使用する。

臨床使用の要点

秫米は甘涼で，益陰和胃・安神に働き，陰虚陽盛の夜不得眠および胃不和則臥不安に適する。

[用　量] 9～15g，煎服。

[使用上の注意] 包煎する。

第14章

収渋薬（しゅうじゅうやく）

おもに収斂固渋の効能をもつ薬物を収渋薬といい，「収斂薬」「固渋薬」ともよぶ。

≪内経≫に「散ずればこれを収む」「渋はよく固脱す」とあるように，収渋薬の大多数は酸味・渋味であり，斂汗・止瀉・固精・縮尿・止帯・止血・止咳・平喘などの効能をもち，久病体虚・元気不固などによる自汗・盗汗・久瀉・久痢・脱肛・遺精・早漏・遺尿・頻尿・帯下・出血・崩漏・久咳・虚喘などの滑脱不禁の症候に有効である。

収斂固渋は治標の一手段であり，≪本草綱目≫に「脱すればすなわち散じて収まらず，ゆえに酸渋の薬を用い，もってその耗散を斂す」とあるように，滑脱が続き元気がしだいに衰えて他の病変をひきおこすのを，防止するのが目的である。滑脱の根本原因は正気虚弱であるから，補益薬に配合して標本兼顧する必要がある。

外感実邪が残存している場合や，下痢・咳嗽などの初期に用いると，邪をとどめて病変を長びかせるおそれがあるので，注意しなければならない。

山茱萸（さんしゅゆ）

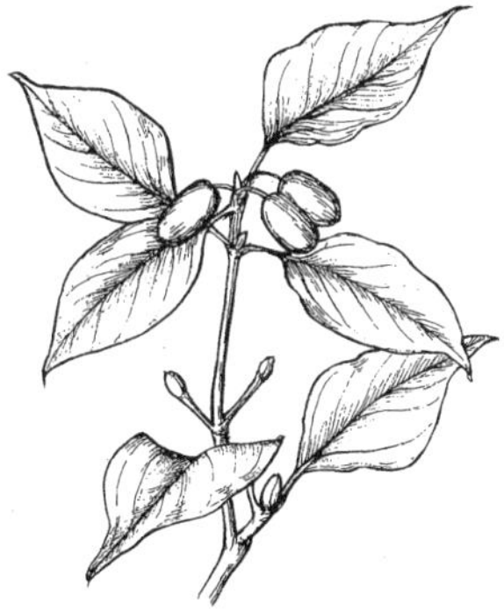

サンシュユ

［処方用名］山茱萸・山萸肉・萸肉・浄萸肉・棗皮・サンシュユ

［基　原］ミズキ科 Cornaceae のサンシュユ *Cornus officinalis* Sieb. et Zucc. の成熟した果肉。

［性　味］酸・渋，微温

［帰　経］肝・腎

［効能と応用］

①補益肝腎

肝腎不足の腰や膝がだるく無力・めまい・頭のふらつきなどに，熟地黄・枸杞子・杜仲などと用いる。

方剤例　左帰飲・左帰丸・六味丸・河車大造丸・右帰飲・右帰丸・八味丸

②渋精縮尿

腎虚による遺精・頻尿・尿失禁などに，熟地黄・菟絲子・補骨脂・当帰などと使用する。

方剤例　草還丹・山茱萸丸

③固経止血

衝任虚損の不正性器出血（崩漏）・月経過多などに，熟地黄・当帰・白芍・陳棕炭・烏賊骨などと用いる。

方剤例　固衝湯

④斂汗固脱

虚脱や久病で汗が止まらないときに，竜骨・牡蛎・人参などと使用する。

方剤例　来復湯

臨床使用の要点

山茱萸は酸渋・微温で質潤であり，肝・腎二経に入り，酸渋で収斂し温で助陽し，精気を秘蔵し下元を固摂し，補益肝腎に働き精血を滋養するとともに元陽の不足を助ける。それゆえ，肝腎不足・精気失蔵による腰膝酸冷・耳鳴耳聾・陽萎遺精・小便不禁・崩漏帯下などに適し，元気欲脱・大汗淋漓にも良効がある。

[参　考]

①山茱萸は滋陰にも補陽にも働く肝腎不足の要薬であるが，補益の力は固渋より劣る。甘寒滋潤薬と用いると補陰血に，甘温辛熱薬に配合すると補陽気に働く。

②蒸熟して使用するが，炮製ののちに黒棗の皮のような形状を呈するところから，「棗皮」とよぶこともある。

[用　量] 6～15 g，煎服。

[使用上の注意]

①蒸熟して使用する。

②微温収渋であるから，陰虚陽亢・湿熱内蘊・小便不利には用いない。

覆盆子（ふくぼんし）

[処方用名] 覆盆子

[基　原] バラ科 Rosaceae のゴショイチゴ *Rubus chingii* Hu の完熟直前の集合果。韓国産はクマイチゴ *R. crataegifolius* Bunge に由来する。

[性　味] 甘・酸，微温

[帰　経] 肝・腎

[効能と応用]

①益腎固精

腎虚のインポテンツ・遺精・早漏などに，枸杞子・菟絲子・五味子・補骨脂などと用いる。

方剤例　五子衍宗丸

②益腎縮尿

腎虚の頻尿・遺尿・尿失禁などに，桑螵蛸・益智仁・山茱萸などと使用する。

③その他

明目に働くので，肝腎不足の視力減退にも用いる。

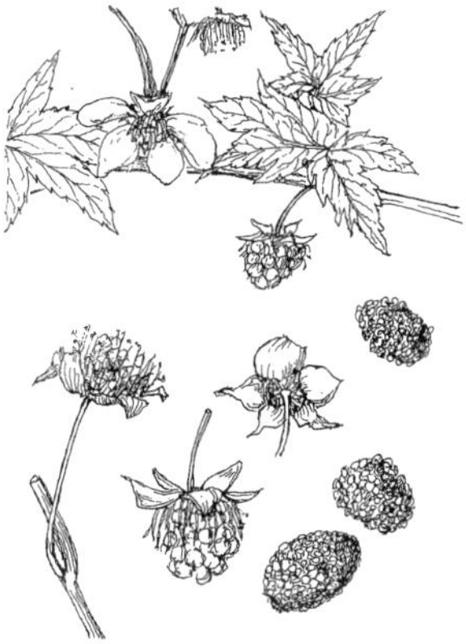

臨床使用の要点

覆盆子は甘酸・微温で，甘温で補益し酸で収斂し，肝腎を滋補し下元を収斂固渋する。腎虚不能固摂の小便頻数・遺尿・遺精・早泄・陽萎などに適する。

[参　考] 覆盆子・桑螵蛸は補益と固渋の効能をもち，腎虚不能固摂に用いられる。桑螵蛸は補陽の力が覆盆子より強く，臨床的にもよく使用される。覆盆子は滋陰に偏している。

[用　量] 3～9g，煎服。

桑螵蛸（そうひょうしょう）

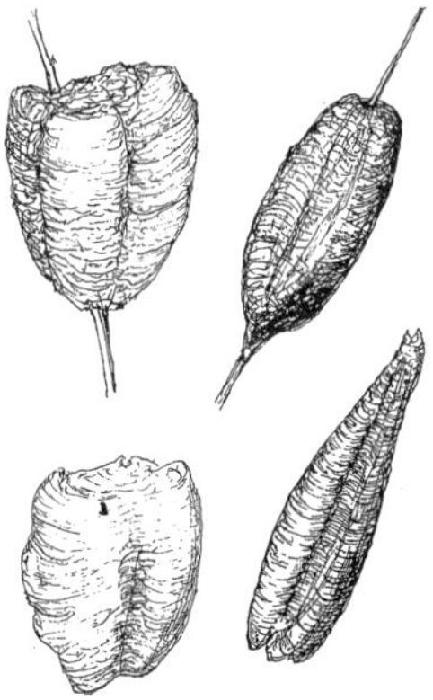

[処方用名] 桑螵蛸

[基　原] カマキリ科 Mantidae のオオカマキリ *Paratenodera sinensis* Saussure, コカマキリ *Statilia maculata* Thunb., ウスバカマキリ *Mantis religiosa* L., ハラビロカマキリ *Hierodula patellifera* Serv. などの卵鞘。

[性　味] 甘・鹹，平

[帰　経] 肝・腎

[効能と応用]

①補腎助陽・固精縮尿

腎陽不足の遺精・早漏・頻尿・遺尿などに使用する。

遺尿・頻尿・尿失禁には，覆盆子・益智仁・金桜子などと用いる。

方剤例　桑螵蛸散

遺精・早漏などには，菟絲子・補骨脂・竜骨・牡蛎などと用いる。

方剤例　桑螵蛸丸

臨床使用の要点

桑螵蛸は甘鹹・偏温で，補益と収渋の性質を備え，補腎助陽し下元を固摂する。腎陽不足で固摂ができないときに適し，腎虚の陽萎・夢遺滑精・遺尿尿頻・白帯過多などに用い，とくに遺尿尿頻に常用する。

[参　考] 桑螵蛸・海螵蛸（烏賊骨）は収斂固渋に働く。桑螵蛸は補腎助陽し固精・縮尿に偏し，海螵蛸は収斂が主で止血止帯・制酸止痛に偏する。

[用　量] 3～9g，煎服。丸・散に入れてもよい。

[使用上の注意] 助陽固渋するので，陰虚内熱・膀胱有熱の頻尿には使用しない。

金桜子（きんおうし）

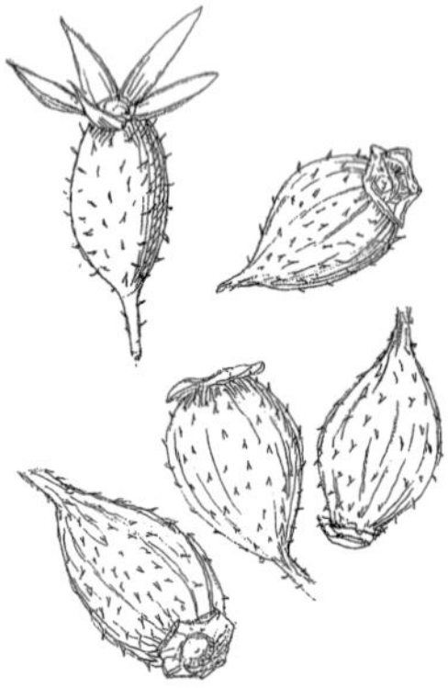

[処方用名] 金桜子

[基　原] バラ科 Rosaceae のナニワイバラ *Rosa laevigata* Michx. の成熟果実。

[性　味] 酸・渋，平

[帰　経] 腎・膀胱・大腸

[効能と応用]

①固精縮尿・止帯

腎虚の遺精・滑精・遺尿・帯下などに，単味を煎熬した膏（金桜子膏）を服用するか，芡実などを配合して用いる。

方剤例　水陸二仙丹

②渋腸止瀉

脾虚の慢性下痢や泥状便に，単味を煎服するか，党参・白朮・山薬などを配合して用いる。

臨床使用の要点

金桜子は酸渋・平で，酸で収斂し渋で固脱し，腎・膀胱・大腸に入って収斂固下し，固精・縮尿・止瀉・固崩・止帯に働く。腎虚の精関不固による遺精・滑泄，膀胱不約の遺尿・尿頻，脾虚の久瀉・久痢，腎虚の崩漏帯下などに適する。

ただし，補益の効能はなく止渋のみである。

［参　考］金桜子・山茱萸は酸渋で収斂固下し，下焦虚損の滑脱不禁に適する。金桜子は収斂のみで補益の効能はなく，山茱萸は収渋と補益肝腎に働き虚脱を固摂することもできる。

［用　量］6～16g，煎服。

［使用上の注意］収斂のみに働くので，実火・実邪には禁忌。

五味子（ごみし）

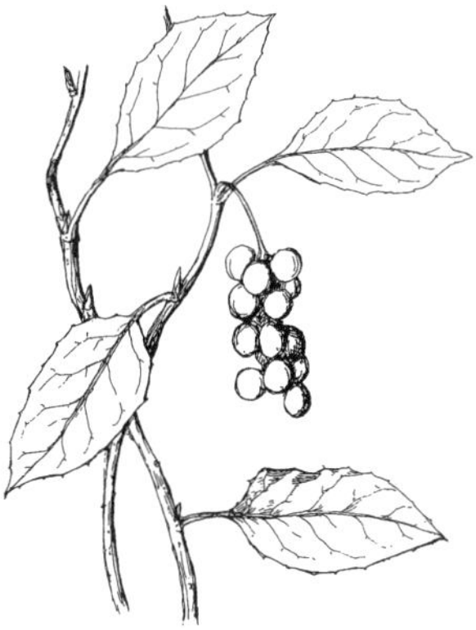

チョウセンゴミシ

［処方用名］五味子・北五味子・北五味・五味・ゴミシ

［基　原］マツブサ科 Schizandraceae のチョウセンゴミシ *Schizandra chinensis* Baill. の成熟果実。

［性　味］酸，温

［帰　経］肺・心・腎

［効能と応用］

①斂肺止咳・定喘

肺虚あるいは肺腎両虚の慢性咳嗽・呼吸困難に，党参・麦門冬・熟地黄・山茱萸などと用いる。

方剤例　五味子湯・都気丸・麦味地黄丸

肺寒の咳嗽にも，乾姜・細辛などと使用する。

方剤例　五味細辛湯・苓甘五味姜辛湯・小青竜湯

②固表斂汗

陰虚の盗汗あるいは陽虚の自汗に，白朮・党参・浮小麦・牡蛎などと用いる。

方剤例　柏子仁丸

③益腎固精

腎虚の遺精・滑精・頻尿・尿失禁などに，菟絲子・桑螵蛸・竜骨などと使用する。

方剤例　桑螵蛸丸

④渋腸止瀉

脾腎陽虚の五更泄瀉（夜明け前の下痢）や慢性の下痢に，補骨脂・肉豆蔻などと用いる。

方剤例　四神丸

⑤益気生津・止渇

気陰両傷の口渇・疲労感・元気がない・動悸などの症候に，人参・麦門冬な

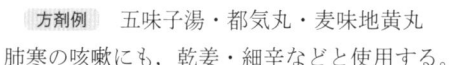

どと用いる。

方剤例　生脈散・清暑益気湯

気陰両虚の消渇に，黄耆・麦門冬・生地黄などと使用する。

方剤例　玉液湯・黄耆湯・麦門冬飲子

臨床使用の要点

五味子は五味を備えているが，酸味がもっとも勝っており，温ではあるが潤であり，上は肺気を収斂して咳喘を止め，下は腎陰を渋潤して渋精止瀉し，内は益気生津して安神・止渇し，外は斂汗止汗する。それゆえ，肺虚の久咳・咳喘，腎虚の滑精・五更泄瀉・自汗盗汗・津枯口渇，心虚の心悸・失眠多夢に，すべて応用することができる。

[参　考]

①肺虚寒飲の外感による喘咳・希薄な痰には，温肺散寒の乾姜・細辛などと用いる。辛散による肺気の耗散を酸収で防止し，酸収による斂肺遏邪の弊害を辛散で防止し，散と収が相互に助けあって止咳平喘の効能を強めることができる。このことについて古人は「五味に乾姜なくば，肺腎の気すなわち納降することあたわず」と述べている。ただしこの状況には，五味子の量は多すぎてはならず，基本的には3g以下にとどめるべきである。

②五味子と五倍子は効能がよく似ている。五味子は偏温で酸斂のなかに滋養の性質をもつのに対し，五倍子は偏寒で収斂のみに働き，降火するが滋養の効能はない。

[用　量] 3～9g，煎服。

[使用上の注意]

①斂肺止咳には少量（1.5～3g），滋補益陰にはやや大量（6～9g）を用いる。

②酸斂であるから，熱邪の喘咳・外感の咳嗽で表裏俱実のとき・麻疹の初期などには用いてはならない。

[附] 南五味子（なんごみし）

[基　原] マツブサ科の *Schizandra spheranthera* Rehd. の成熟果実

[性　味] 苦・辛，温

[帰　経] 肺

[効能と応用] 止咳に働き滋補の効能は劣るので，外感風寒の咳嗽に用いる。

[参　考] 虚証の咳嗽には北五味子が，風寒咳嗽には南五味子が適する。

[用　量] 3～6g，煎服。

五倍子（ごばいし）

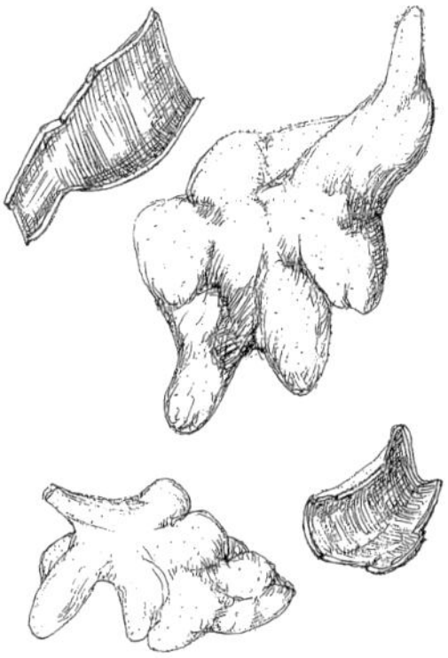

[処方用名] 五倍子

[基　原] ウルシ科 Anacardiaceae のヌルデ *Rhus javanica* L. などの葉に，アブラムシ科 Aphididae のヌルデシロアブラムシ *Melaphis chinensis* Bell などが寄生することにより形成される虫癭（ちゅうえい）を熱湯に浸したのち乾燥したもの。

[性　味] 酸・鹹，寒

[帰　経] 肺・大腸・腎

[効能と応用]

①斂肺降火

肺陰虚の慢性咳嗽に，五味子・罌粟殻などと用いる。

②渋腸止瀉

慢性の下痢・脱肛などに，単独であるいは訶子・五味子などと使用する。

方剤例　玉関丸

③渋精縮尿

遺精・遺尿に，茯苓・竜骨などと使用する。

方剤例　玉鎖丹

④斂汗生津

盗汗・消渇に，単味で用いる。

⑤固渋止血

血尿・血便・性器出血などに，単味であるいは当帰・熟地黄・五味子などと使用する。

方剤例　玉関丸

帯下には，烏賊骨・煅牡蛎などと用いる。

⑥その他

湿疹・化膿症・脱肛・子宮脱などに，粉末を散布するか煎湯で洗うと有効である。

臨床使用の要点

五倍子は酸鹹・寒で，収斂と降火に働き，斂肺降火・渋腸止瀉・固崩止血・渋精縮尿・斂汗生津などの効能をもつ。久咳・滑脱不固で虚熱を有するときに適し，外用すると解毒斂瘡に働き，疥癬腫毒・皮膚湿爛・脱肛不収・子宮下垂などに効果がある。

[参　考] 五倍子と五味子は効能が似ている。五味子は温性で止咳・止遺に偏し，

五倍子は寒性で止汗・止瀉に偏する。

[用　量] 1.5～6g，煎服。丸・散にしてもよい。外用には適量。

[使用上の注意] 五倍子は酸収であるから，外感の咳嗽・湿熱積滞の下痢には禁忌。

烏　梅（うばい）

[処方用名] 烏梅・烏梅肉・大烏梅・烏梅炭・ウバイ

[基　原] バラ科 Rosaceae のウメ *Prunus mume* Sieb. et Zucc. の未成熟果実を燻蒸したもの。

[性　味] 酸・渋，平

[帰　経] 肝・脾・肺・大腸

[効能と応用]

①斂肺止咳

肺虚の慢性咳嗽に，罌粟殻・杏仁・阿膠などと用いる。

方剤例　一服散

②渋腸止瀉

慢性の下痢に，肉豆蔲・訶子・蒼朮・茯苓などと用いる。

方剤例　固腸丸

③和胃安蛔

回虫による腹痛・嘔吐に，黄連・蜀椒などと使用する。

方剤例　烏梅丸

④固崩止血

下血・血尿・性器出血などに，烏梅炭を用いる。

⑤生津止渇

虚熱の消渇に，黄耆・麦門冬・葛根などと使用する。

方剤例　玉泉丸

温熱病後期の腎陰大虚による消渇に，黄連・麦門冬・生地黄などと用いる。

方剤例　連梅湯

⑥その他

牙関緊急に烏梅肉を歯齦にすりつけたり，肉芽の過剰形成に烏梅炭を散布したり，胼胝・鶏眼に烏梅肉と軽粉末を醋で調製して貼りつけると，それぞれ有効である。

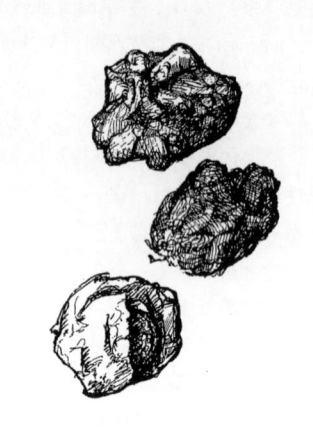

臨床使用の要点

烏梅は酸渋で清涼収渋に働き，渋腸止瀉・斂肺止咳・固崩止血の効能が主であり，さらに酸で益胃生津し，「蛔は酸を得ればすなわち伏す」で安蛔止吐の良薬でもある。それゆえ，肺虚久咳・脾虚久痢・崩漏便血・煩熱口渇・胃呆不食・蛔虫による嘔吐腹痛などに適する。このほか，外用すると開竅啓閉して胬肉死肌を去る。

[参　考]

①核とともに使用するのが烏梅（大烏梅）で，核を除いたものが烏梅肉である。炒炭した烏梅炭は止血に用いる。

②烏梅・訶子は酸渋で斂肺渋腸に働く。烏梅は酸味が強く生津安蛔に，訶子は苦降の性質が強く降気利咽開音にすぐれている。

[用　量] 3～9g，大量で30g，煎服。外用には適量。

[使用上の注意] 酸収の性質が強いので，外感の咳嗽・実熱積滞には用いない。

訶　子（かし）

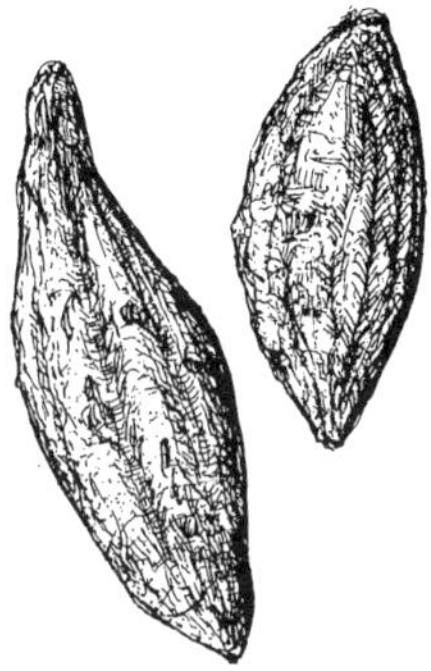

[処方用名] 訶子・訶子皮・訶子肉・煨訶子・訶(か)黎(り)勒(ろく)・呵子・カシ

[基　原] シクンシ科 Combretaceae のミロバラン *Terminalia chebula* Retz. の果実。

[性　味] 苦・酸・渋，平

[帰　経] 肺・大腸

[効能と応用]

①渋腸止瀉

慢性の下痢に寒熱を問わず使用する。

慢性の熱痢（細菌性下痢など）には，黄連・木香などと用いる。

方剤例　訶子散

虚寒の慢性泥状～水様便あるいは脱肛には，乾姜・肉豆蔻などと用いる。

方剤例　訶子皮散

②斂肺下気開音

肺虚の呼吸困難・咳嗽・嗄声・発声不能（失音）などに，桔梗・杏仁・甘草などと用いる。

方剤例　訶子湯・訶子飲・訶子清音湯

痰火鬱肺の慢性咳嗽・失音などには，栝楼仁・貝母・杏仁などと使用する。

方剤例 訶黎勒丸

③その他

固渋の効能をもつので，性器出血・帯下・遺精・頻尿などにも用いる。

臨床使用の要点

訶子は苦酸渋・平で，苦で降気し酸渋で収斂し，生用すると肺に入り斂肺気・止喘咳および下気降火・清音利咽に働き，煨用すると大腸に入り渋腸止瀉し下気消脹にも働く。それゆえ，久咳失音・肺虚喘咳・痰気壅塞・久瀉久痢・脱肛などに有効である。

[参　考] 生用すると斂肺下気に，煨くと渋腸止瀉に働く。

[用　量] 3～9g，煎服。

[使用上の注意]

①邪を収斂してとどめるので，喘咳や下痢の初期には禁忌。

②苦多酸少で下気の力が収斂に勝り，渋腸斂肺しても傷気の恐れがあるために，気虚には大量に用いてはならない。

肉豆蔲（にくずく）

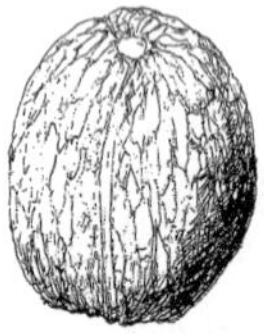

[処方用名] 肉豆蔲・肉果・玉果・煨肉果・ニクズク

[基　原] ニクズク科 Myristicaceae のニクズク *Myristica fragrans* Houtt. の成熟種子から仮種皮および種皮を除去したもの。

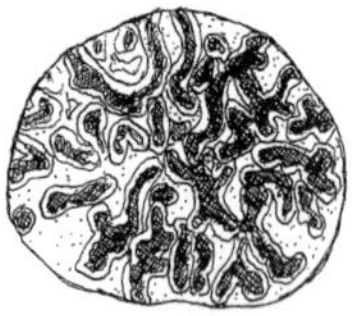

[性　味] 辛，温

[帰　経] 脾・胃・大腸

[効能と応用]

①渋腸止瀉

脾虚寒の慢性の泥状～水様便や脱肛などに，党参・白朮・乾姜・肉桂などと用いる。

方剤例 養臟湯

脾腎虚寒の五更泄瀉（夜明け前の下痢）には，補骨脂・五味子・呉茱萸などと使用する。

方剤例 四神丸

②温中行気

脾胃虚寒の気滞による腹痛・腹満・胃反嘔吐などに，木香・半夏・呉茱萸などと用いる。

方剤例　肉豆蔻丸

臨床使用の要点

肉豆蔻は辛温で芳香を有し燥性であり，温で暖脾し辛で行気し，収渋の性質を備え，温脾開胃・行気寛中・渋腸止瀉の効能をもつ。脾胃虚寒気滞の脘腹脹痛・納呆嘔吐や腸滑不固の久瀉久痢に適する。

［用　量］3～9g，煎服。散には1.5～3g。

［使用上の注意］

①炒して油を除くと，温中止瀉の効能が強くなる。炒したのちに砕いて用いるのがよい。

②温中固渋に働くので，湿熱下痢や陰虚火旺には禁忌。

蓮　子（れんし）

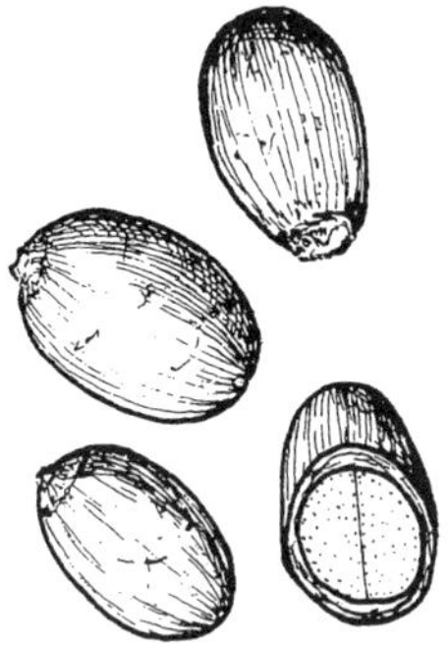

［処方用名］蓮子・蓮子肉・建蓮肉・湘蓮肉・レンニク

［基　原］スイレン科 Nymphaeaceae のハス *Nelumho nucifera* Gaertn. の種子。蓮肉とも称する。また堅い果皮をつけたものを石蓮子と称する。本種に由来する蓮子を甜石蓮とも称する。別に苦石蓮があり，マメ科のジャケツイバラの仲間 *Caesalpinia minax* Hce. に由来し，代用しえない。

［性　味］甘・渋，平

［帰　経］脾・腎・心

［効能と応用］

①**健脾止瀉**

脾虚による慢性の泥状～水様便に，茯苓・白朮・山薬などと用いる。

方剤例　参苓白朮散・啓脾湯

②**養心安神**

心神不寧の不眠・動悸などに，酸棗仁・遠志・茯苓などと使用する。

方剤例　清心蓮子飲

③**益腎固精**

腎虚の遺精・不正性器出血・帯下などに，菟絲子・芡実・沙苑子などと用いる。

方剤例　蓮肉散

臨床使用の要点

蓮子は甘渋・平で，甘で補脾し「脾果」とも称され，兼ねて養心益腎し，渋で収斂し，固精・止帯に働く。脾虚泄瀉・心悸失眠・腎虚遺精・崩漏帯下などに適する。

[用　量] 6～15g，煎服。

[使用上の注意] 砕いて使用する。

[附1] 石蓮子（せきれんし）

堅い果皮をつけたハスの果実。

[性　味] 苦，寒

[効能と応用] 清湿熱・開胃進食に働くので，熱毒の噤口痢（細菌性下痢で食欲がないもの）に，黄連・菖蒲などと用いる。

方剤例 開噤散

[用　量] 6～9g，煎服。

[附2] 蓮　鬚（れんしゅ）

ハスの雄蕊（おしべ）。蓮蕊（れんずい）ともいう。

[性　味] 甘・渋，平

[帰　経] 心・腎

[効能と応用] 清心固腎・渋精止血に働くので，心腎不交の遺精・頻尿・遺尿・吐血・崩漏などに用いる。

方剤例 金鎖固精丸

[用　量] 3～6g，煎服。

[附3] 蓮　房（れんぼう）

ハスの果托。蓮蓬殻（れんぼうかく）ともいう。

[性　味] 苦・渋，温

[帰　経] 心・肝

[効能と応用] 血分に入り消瘀止血するので，下血・血尿・不正性器出血などに炒炭して用いる。

[用　量] 6～9g，煎服。

芡　実（けんじつ）

[処方用名] 芡実・芡実米・南芡実・北芡実・蘇芡実

[基　原] スイレン科 Nymphaeaceae のオニバス *Euryale ferox* Salisb. の成熟種子。

[性　味] 甘・渋，平

[帰　経] 脾・腎

[効能と応用]

①健脾止瀉

脾虚の慢性の泥状～水様便に，党参・白朮・茯苓・山薬などと用いる。

方剤例　資生湯

②益腎固精・縮尿

腎虚の遺精・尿失禁などに，金桜子などと使用する。

方剤例　水陸二仙丹・金鎖固精丸

③祛湿止帯

湿熱の帯下には，黄柏・車前子などと用いる。

方剤例　易黄湯

脾腎虚損の希薄な白色帯下には，山薬・菟絲子・海螵蛸などと使用する。

臨床使用の要点

芡実は甘渋・平で，甘で補益し渋で固斂し，健脾祛湿・止瀉および益腎固精・縮尿の効能をもつ。脾虚不運の久瀉・腎虚精関不固の夢遺滑精・膀胱失約の小便不禁などに適する。利湿収渋の効能により，帯下にも効果がある。

[参　考]

①芡実・蓮子は補脾止瀉・益腎固下に働く。芡実は固腎渋精・除湿に偏し，腎虚遺精・遺尿・帯下などによく用いる。蓮子は益脾にすぐれ養心安神にも働くので，脾虚泄瀉や心腎不交によく使用する。

②芡実と山薬は効能が似ており，性質が緩やかで膩でも燥でもない。山薬は補益に芡実は収渋にすぐれており，山薬は補肺にも働く。

[用　量] 10 ～ 15 g，煎服。

[使用上の注意]

①砕いて用いる。

②滋補収渋に働くので，大小便が出にくいときは用いない。

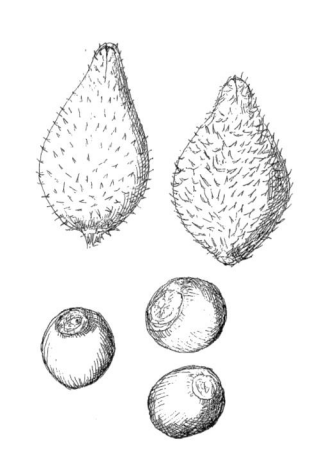

罌粟殼（おうぞくかく）

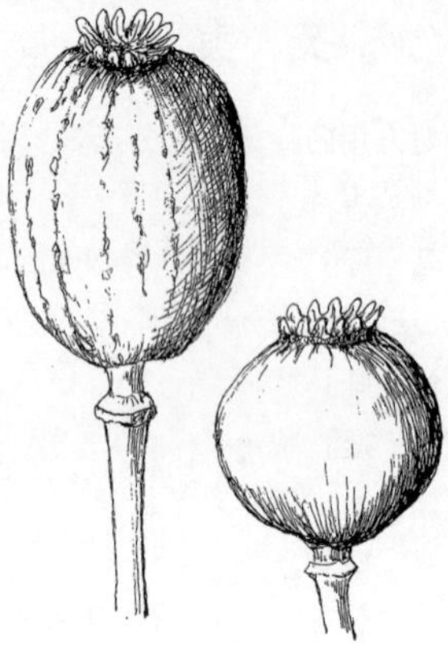

[処方用名] 罌粟殼・米殼・御米殼・炙粟殼・炙米殼・炙御米殼

[基　原] ケシ科 Papaveraceae のケシ *Papaver somniferum* L. の成熟した蒴果の外殼。

[性　味] 酸・渋，平

[帰　経] 肺・大腸・腎

[効能と応用]

①斂肺止咳

肺虚の慢性咳嗽に，烏梅などと用いる。

方剤例　小百労散

②渋腸止瀉

脾虚の慢性の泥状～水様便に，烏梅・大棗などと用いる。

慢性の下痢（細菌性など）や出血性下痢に，黄連・木香などと使用する。

方剤例　木香散

③止　痛

腹痛・筋肉痛・関節痛などに，単独であるいは他薬に配合して用いる。

④その他

腎虚の遺精などに使用してもよい。

臨床使用の要点

罌粟殼は酸渋で，収斂固気に働き，上は肺気を収斂して止咳し，下は腎気を固渋して止遺し，中では大腸を固渋して瀉痢を止める。肺虚久咳・久瀉久痢・腎気不固の遺精滑泄に有効である。また，かなり良好な止痛の効能をもち，心腹筋骨諸痛に効果がある。

[参　考]

①生用すると渋腸・止痛に，炙用すると斂肺止咳に働く。

②罌粟殼と訶子は酸収でよく似ており，上焦の肺虚久咳・中焦の久瀉久痢・下焦の腎虚遺泄に用いる。罌粟殼は収斂固気が主体で止痛にも働き，訶子は苦涼に偏し下気降火・利咽消痰開音に働く。

[用　量] 3～9g，煎服。

[使用上の注意]

①収斂の効能が強いので，咳嗽・下痢などの初期には禁忌。久咳・久瀉でも，他薬が無効であるのを確かめたうえで使用するほうがよい。

②麻酔薬であり有毒でもあるので，一時的な緩解が得られれば中止し，長期間服用してはならない。

赤石脂（しゃくせきし）

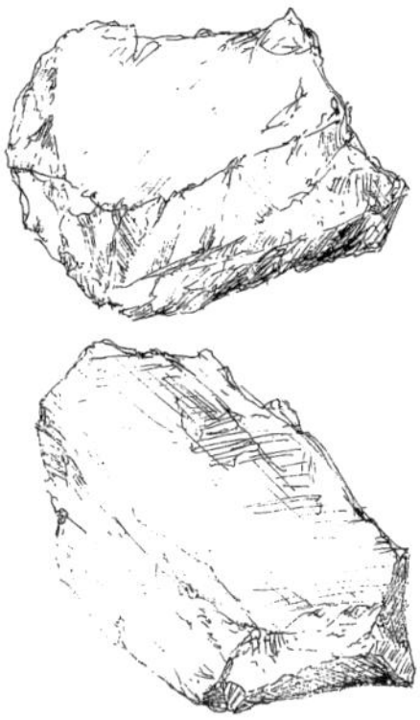

［処方用名］赤石脂

［基　原］酸化第二鉄 Fe_2O_3 を多量に含む雲母源の粘土塊。カオリナイト Al_2O_3・$2SiO_2$・$4H_2O$ を主成分とする。

［性　味］甘・酸・渋，温

［帰　経］腎・大腸

［効能と応用］

①渋腸止瀉

脾虚寒の慢性下痢や血便に，党参・白朮・乾姜などと用いる。

方剤例　桃花湯・大桃花湯・赤石脂禹余粮湯

②斂血止血・固精止帯

月経過多・不正性器出血・血便などに，側柏葉・烏賊骨などと用いる。

方剤例　赤石脂散

腎関不固の遺精・遺尿や帯下にも使用する。

③生肌収口

化膿症が潰破したのち創口が閉鎖しないときや，湿疹などで滲出・びらんを呈するときに，象皮・竜骨・血竭などと外用する。

方剤例　生肌散

臨床使用の要点

赤石脂は甘酸渋・温で，甘温で調中偏補し酸渋で収斂固脱し，質重下降する。中・下焦の体虚滑脱不禁の久瀉久痢・崩帯便血・遺精滑泄・胞衣不下などに適する。外用すると収湿斂瘡生肌に働き，瘡瘍の久不収口や湿疹湿瘡膿水浸淫に適する。

［用　量］9～18g，煎服。外用には適量。

［使用上の注意］温性で収斂固渋するので，下痢の初期や湿熱積滞には禁忌。妊婦には慎重に用いる。

禹余粮（うよりょう）

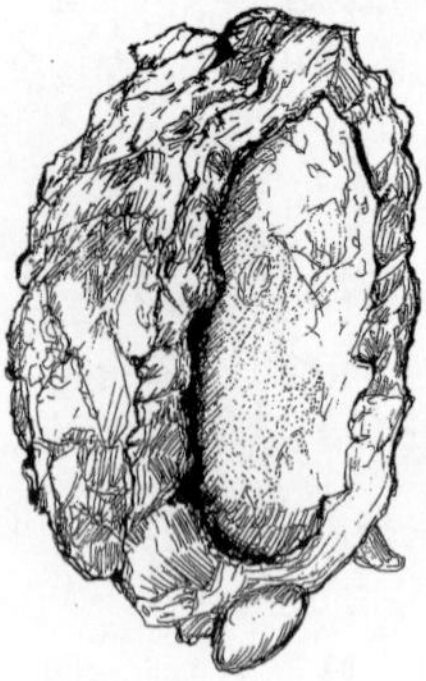

[処方用名] 禹余粮・禹粮石・余粮石

[基　原] 粘土を内蔵する褐鉄鉱 limonite Fe_2O_3。粘土の主成分は Al_2O_3・$2SiO_2$・$2H_2O$・$2H_2O$。

[性　味] 甘・渋，平

[帰　経] 胃・大腸

[効能と応用]

①渋腸止瀉

慢性の下痢や泥状～水様便に，赤石脂などと用いる。

方剤例　赤石脂禹余粮湯

②斂血止血・止帯

月経過多・不正性器出血・血便・帯下などに，烏賊骨・煅牡蛎などと使用する。

臨床使用の要点

禹余粮は甘渋で収斂し，質量下降するので，固渋下焦の薬物であり，入腸して止瀉し，入営して止血に働く。久瀉久痢・滑泄不禁および便血・痢疾下血・崩漏帯下に適する。

[参　考] 禹余粮と赤石脂は効能が似ており，渋腸止瀉・斂血止血に働く。赤石脂は甘温で調中偏補し，体虚不斂の久瀉・崩帯・遺泄に適し，外用すると斂瘡収口する。禹余粮はさらに質重で収渋の力が強く，下焦を固渋する。≪本草求真≫に「禹余粮，その重は石脂に過ぎ，これすなわち功は専ら渋を主る，……石脂の温，すなわちよく益気生肌し，石脂の酸，すなわちよく止血固下す」とあるとおりである。

[用　量] 9～24g，煎服。

[使用上の注意]

①砕いて使用する。

②収渋の力が強いので実証には用いない。

③重墜の性質があり，「催生」に働くので，妊婦には慎重に用いる。

樗根皮（ちょこんぴ）

[処方用名] 樗根皮・樗白皮・樗根白皮・椿(ちん)根皮・椿白皮・椿根白皮

[基　原] ニガキ科 Simaroubaceae のシンジュ（ニワウルシ）*Ailanthus altissima* Swingle,

またはセンダン科 Meliaceae のチャンチン *Toona sinensis* M.J. Roem. の根皮。

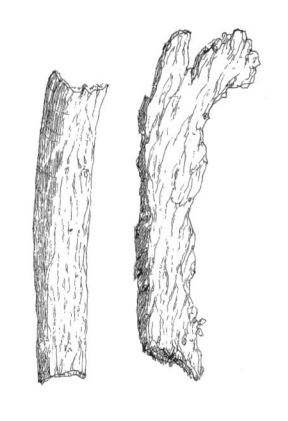

[性　味] 苦・渋，寒

[帰　経] 胃・大腸・肝

[効能と応用]

①清熱燥湿・止帯・止瀉

湿熱による帯下に，黄柏などと用いる。

方剤例　樗樹根丸・愈帯丸

湿熱の下痢に，黄連・黄芩・木香などと使用する。

②渋腸止瀉

慢性の下痢や泥状～水様便に，訶子・木香などと用いる。

方剤例　訶黎勒丸

③固下止血

血熱による月経過多・不正性器出血に，黄柏・亀板などと使用する。

方剤例　固経丸

血便には，単独の粉末を用いる。

④その他

清熱燥湿の効能があるので，湿疹などに煎湯で洗うと有効である。

> **臨床使用の要点**
>
> 樗根皮は苦渋・寒で，苦寒で気分に入り清熱燥湿し，寒渋で血分に入り収渋涼血に働く。湿熱赤白帯下・血熱崩漏・湿熱瀉痢・便血痔漏に適している。外洗すると，疥癬湿瘡に有効である。

[用　量] 3～9g，煎服。外用には適量。

[使用上の注意] 虚寒には用いない。

石榴皮（せきりゅうひ）

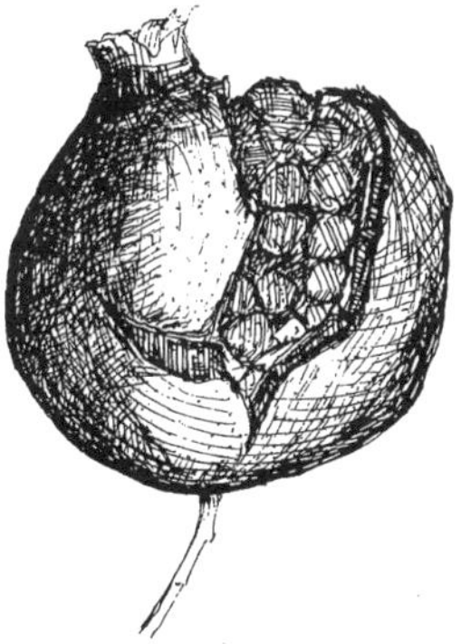

ザクロの果実

[処方用名] 石榴皮・ザクロヒ

[基　原] ザクロ科 Punicaceae のザクロ *Punica granatum* L. の成熟した果皮。

[性　味] 酸・渋，温

[帰　経] 肝・胃・大腸

[効能と応用]

①渋腸止瀉

慢性の下痢や泥状～水様便あるいは脱肛に，単味を煎服するか訶子・肉豆蔻などと用いる。

出血をともなうときは，黄連・阿膠・当帰などと使用する。

方剤例　≪千金方≫黄連湯

②殺　虫

回虫・条虫・蟯虫などに，檳榔子・鶴虱などと用いるか，単独の散剤として服用する。

③その他

止血・止帯にも働くので，月経過多・不正性器出血・帯下などにも使用する。

臨床使用の要点

石榴皮は酸渋・温で，渋で収斂し渋腸止瀉と固崩止血に働き，酸で安蛔駆虫する。久瀉久痢脱肛・崩漏帯下および虫積腹痛に適する。外用すると殺虫止痒に働き，皮癬に用いる。

[参　考] 煎剤には生用し，散剤には炒用する。炒炭すると止血に働く。

[用　量] 3～9g，煎服。外用には適量。

[使用上の注意] 湿熱積滞には早期に使用してはならない。

[附] 石榴根皮（せきりゅうこんぴ）

ザクロの根皮。

[性　味] [帰　経] [効能と応用] 石榴皮と同じで，殺虫の効力が強く毒性をもつので，虫積腹痛のみに用いる。

[用　量] 3～6g，煎服。

[使用上の注意] 毒性があり大量に使用してはならない。胃に刺激があるので胃病があれば用いない。

烏賊骨（うぞくこつ）

[処方用名] 烏賊骨・海螵蛸

[基　原] コウイカ科 Sepiidae のコウイカ *Sepia esculenta* Hoyle, シリヤケイカ *Sepiella maindroni* de Rochebrune などの甲骨。

[性　味] 鹹・渋，微温

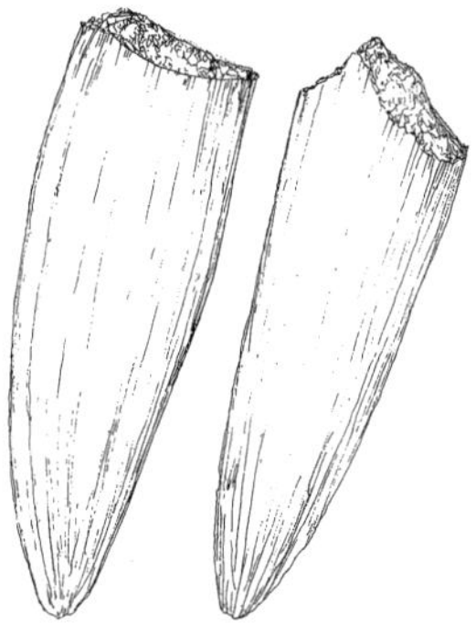

[帰　経] 肝・腎

[効能と応用]

①収斂止血

不正性器出血や月経過多に，茜草などと用いる。虚弱者には黄耆・白朮・党参・阿膠などを配合する。

方剤例　固衝湯

吐血・喀血には，単味の粉末か白芨との粉末を服用する。

方剤例　烏芨散

血便や痔出血は，黄色に炙し粉末にして服用する。

創傷の出血には，粉末を散布するとよい。

②固精止帯

腎虚の遺精・早漏などに，菟絲子・山茱萸などと用いる。

出血性の帯下（赤白帯下）には，白芷・血余炭などと使用する。

方剤例　白芷散

③生肌祛湿

湿疹・滲出が多い化膿症・下腿潰瘍などに，単味あるいは石膏・枯礬などを配合した粉末を散布する。

方剤例　祛湿排膿散

④その他

制酸止痛に働くので，胃炎・胃潰瘍などの呑酸・疼痛などに用いる。

臨床使用の要点

烏賊骨は鹹渋・微温で，鹹で入血し渋で収斂し温で和血し，燥性があって収斂燥湿・固精止帯・止血に働き，とくに止血の効能がすぐれている。肺胃出血・血便・衝任不固の崩漏・赤白帯下・遺精滑精などに有効である。外用すると，燥湿生肌止血に働く。

[参　考] 近年の臨床では，胃炎・胃潰瘍などの胃酸過多によく用いられ著効を示すが，燥性があり長期間服用すると便秘をひきおこすので，潤腸薬を適宜配合するとよい。

[用　量] 3～12g，煎服。散剤はやや減量。外用には適量。

[使用上の注意] 温燥の性質をもち傷陰助熱するので，陰虚内熱には用いない。

麻黄根（まおうこん）

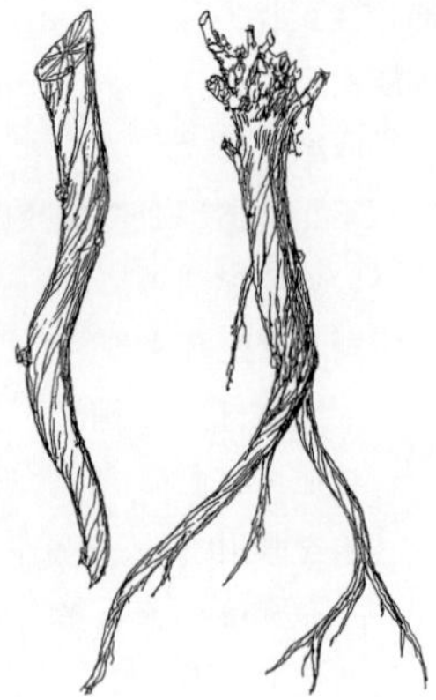

[処方用名] 麻黄根

[基　原] マオウ科 Ephedraceae のシナマオウ *Ephedra sinica* Stapf，*E. equisetina* Bge. その他同属植物の根。

[性　味] 甘，平

[帰　経] 肺

[効能と応用]

①止　汗

虚汗に用いる。

気虚の自汗には黄耆・白朮などと，陽虚の自汗には人参・附子などと，陰虚の盗汗には熟地黄・山茱萸などと，産後の虚汗には当帰・黄耆などと，それぞれ使用する。

方剤例　麻黄根散・牡蛎散

なお，竜骨・牡蛎などと粉末にしてはたきつけても止汗の効果が得られる。

方剤例　止汗方

臨床使用の要点

麻黄根は甘平で，収渋して表分を行り，止汗の専薬である。表虚自汗・陰虚盗汗などすべての虚汗に適する。

[参　考] 麻黄は発汗解表に，麻黄根と節は収斂止汗に働くので，「麻黄は軽揚，ゆえに表にて汗を発す，麻黄の根節は表分よりその散越を収め，その軽浮を斂し，すなわちとくに汗を発することあたわずして，またよく外発の汗を斂して出さしめず」といわれる。

[用　量] 3～6g，煎服。外用には適量。

[使用上の注意] 止汗のみに働くので，表邪があるときには禁忌。

浮小麦（ふしょうばく）

[処方用名] 浮小麦

[基　原] イネ科 Gramineae のコムギ *Triticum aestivum* L. の果実で，水中に投じたときに浮いてくる未成熟なもの。

[性　味] 甘，涼

[帰　経] 心

[効能と応用]

①止汗・益気退熱

虚汗に用いる。

盗汗には，浮小麦を炒して粉末とし重湯で服用するか，煎服する。

方剤例　浮麦散

自汗には，黄耆・牡蛎・麻黄根などと用いる。

方剤例　牡蛎散

②退骨蒸

虚熱の骨蒸に，地骨皮などと使用する。

臨床使用の要点

浮小麦は甘涼で，甘で益気し涼で除熱し，心経に入り，益気養心除熱に働く。益気退熱することにより津液の火擾をなくし，心液である汗が迫出されなくなって，自汗・盗汗が止まり，また骨退蒸の効能を備えている。薬力は緩和であり，すべての虚汗および骨蒸労熱・婦女低熱に適する。

[参　考]

①浮小麦・小麦は益気養心除熱の効能をもつ。浮小麦は表に行き止汗退熱するので，虚汗と骨蒸労熱に用いる。小麦は益気養心除煩の効能が強いので，臓躁心煩に使用する。

②浮小麦・麻黄根は止汗に働き，自汗・盗汗に配合して使用される。浮小麦は益気除熱止汗し扶正祛邪に働くので，止汗以外に骨蒸労熱にも用いる。麻黄根は収斂のみで扶正に働かないので，止汗だけに使用する。

[用　量] 9～30 g，煎服。

糯稲根（じゅとうこん）

[処方用名] 糯稲根・糯稲根鬚・糯米根

[基　原] イネ科 Gramineae のモチイネ *Oryza sativa* L. var. *glutinosa* Matsum. のヒゲ根。

[性　味] 甘，平

[帰　経] 心・肝

[効能と応用]

①止　汗

自汗・盗汗を問わず虚汗に，単味であるいは浮小麦・大棗などと用いる。

②退虚熱

骨蒸労熱に，丹参・五味子などと使用する。

臨床使用の要点

糯稲根は甘で偏涼であり，虚汗を止め退虚熱に働くので，気虚自汗・陰虚盗汗・骨蒸労熱に適する。

[用　量] 15～30g，煎服。

銀　杏（ぎんきょう）

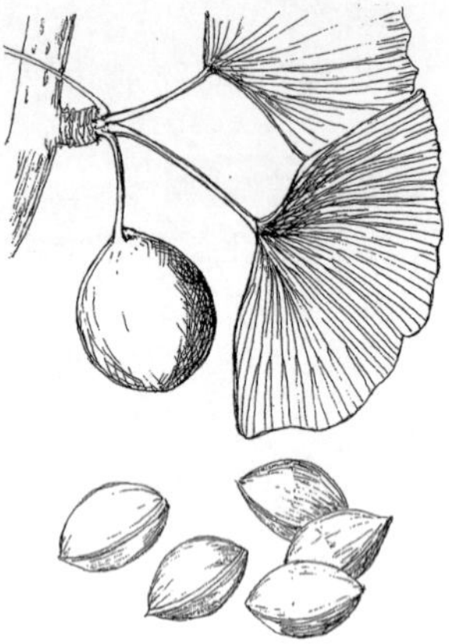

[処方用名] 銀杏・銀杏仁・白果・白果仁・白果肉

[基　原] イチョウ科 Ginkgoaceae のイチョウ *Ginkgo biloba* L. の成熟種子。

[性　味] 甘・苦・渋，平。小毒

[帰　経] 肺

[効能と応用]

①降痰定喘・斂肺止咳

咳嗽・呼吸困難・多痰に，麻黄・甘草などと用いる。

方剤例　鴨掌散

肺熱の呼吸困難・咳嗽・多痰などには，麻黄・杏仁・桑白皮・黄芩などと使用する。

方剤例　定喘湯

②止帯除濁

帯下や小便白濁に，芡実・蓮肉などと用いる。

方剤例　易黄湯

③その他

煨熟し嚙んで食べると縮小便に働き，頻尿に有効である。

臨床使用の要点

銀杏は渋斂苦降で，上は肺気を収斂して平喘止咳し，下は止滞除濁・縮小便する。痰多の喘咳・帯下白濁・小便頻数などに有効である。

[用　量] 3～10g，5～10個，煎服。

[使用上の注意]

①有毒であるから多量に服用してはならない。

②渋斂壅気するので，外感初期の咳嗽や粘稠できれにくい痰には禁忌。

鶏冠花（けいかんか）

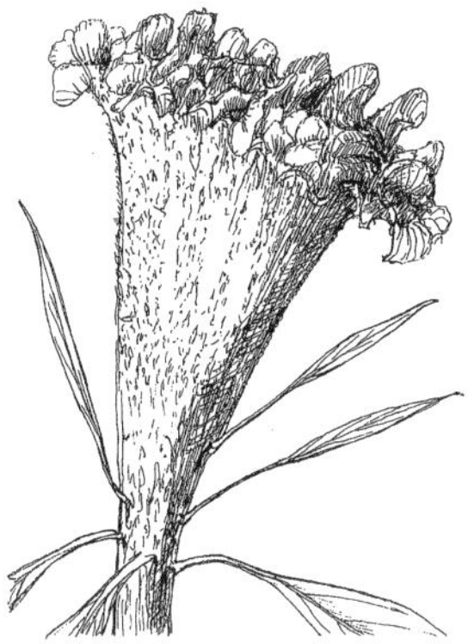

［処方用名］鶏冠花

［基　原］ヒユ科 Amaranthaceae のケイトウ *Celosia cristata* L. の花序。

［性　味］甘・渋，涼

［帰　経］肝・腎・大腸

［効能と応用］

①収斂止血

各種の出血に，単独であるいは他薬とともに使用する。

血便には地楡・槐花などと，痔出血には防風炭・黄芩炭などと，性器出血には血余炭・棕櫚炭・烏賊骨などと用いる。

②渋腸止痢

細菌性下痢に，馬歯莧・白頭翁などと使用する。

慢性の下痢には，樗根皮・石榴皮・罌粟殻などと用いる。

③固渋止帯

白色帯下に，単味であるいは烏賊骨・芡実などと用いる。

臨床使用の要点

鶏冠花は甘渋・涼で，収斂と清熱に働いて止血・止痢・止帯の効能をもつ。久痢・久帯・崩漏・痔血に非常に有効である。

［参　考］鶏冠花には紅白があり，習慣的に出血には紅鶏冠花を，帯下には白鶏冠花を使用することが多い。

［用　量］6～15g，煎服。

第15章

平肝熄風薬（へいかんそくふうやく）

風には外風・内風の別があり，外風は疏散し，内風は平熄するのがよい。肝経に入って内風を平熄し肝陽を平定する薬物を，平肝熄風薬という。

平肝熄風薬には清肝・潜陽・鎮痙などの効能があり，高熱による意識障害・痙攣・ひきつり・後弓反張，肝陽偏亢・肝風上旋による眩暈・頭痛・顔面紅潮，はなはだしいと肝風内動による卒倒・意識混濁・顔面神経麻痺・半身不随などを呈するときに使用する。なお，虫類の薬物には通絡の効能があり，風湿痺の疼痛・しびれなどに応用できる。

臨床的に平肝熄風薬を使用する場合には，病因によって適切な配合を行う必要がある。高熱によるときは清熱瀉火薬を，風痰が原因であれば化痰薬を，陰虚によるものには養陰薬を，血虚によるときは補血薬を，それぞれ配合する。なお，風証は変化が速く，風火相煽により風証と火熱が相互に促進しあい，火熱は痰を生じ痰は気火とともに上昇し，痰火上壅により心竅を蒙閉して意識障害をひきおこすことが多い。このときには豁痰開竅によって救急する必要がある。また，肝陽上亢・肝風内動には動悸・不眠などの心神不寧をともないやすいので，安神薬を併用する必要もある。

本類の薬物は性能が異なり，寒涼薬は熱証に用いるべきであり，温燥薬を陰血不足に使用するときは慎重を要する。

天　麻（てんま）

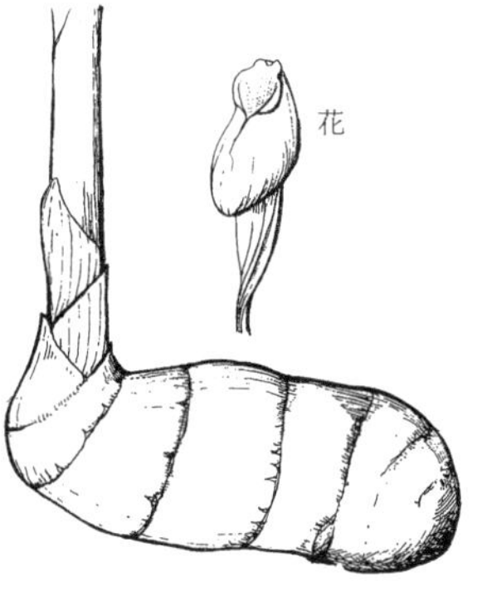

［処方用名］天麻・天麻片・明（みん）天麻・煨天麻・テンマ

［基　原］ラン科 Orchidaceae のオニノヤガラ *Gastrodia elata* Bl. の根茎の外皮を去って湯通ししたのち乾燥したもの。

［性　味］微辛・甘，平

［帰　経］肝

［効能と応用］

①平肝熄風・定驚

肝陽上亢による眩暈・頭痛・ふらつきなどの症候に，釣藤鈎・石決明・山梔子などと用いる。

方剤例　天麻鈎藤飲

痰濁上擾による眩暈・悪心・嘔吐などの症候に，半夏・白朮・茯苓などと使用する。

方剤例　半夏白朮天麻湯

熱性痙攣（驚癇抽搐）に，白僵蚕・全蝎などと用いる。

方剤例　天麻丸

②通絡止痛

風寒湿痺の関節痛・しびれなどに，秦艽・羌活・川芎・桑枝などと用いる。

方剤例　増損四斤丸・秦艽天麻湯

肝腎両虚の肢体無力・しびれ・麻痺などに，杜仲・牛膝・当帰などと使用する。

方剤例　天麻丸

臨床使用の要点

天麻は甘平柔潤で肝経に入り，平肝熄風・定驚の効能をもち，頭目眩暈・痙攣抽搐・肢体麻木・手足不遂などすべての風証に適し，とくに眩暈によく用いる。また，通絡止痛の効能もあり，風湿痺着・麻木酸疼・中風癱瘓（たんたん）に使用される。

［参　考］古来「風薬多燥」といわれるが，天麻は体肥柔潤で液質を豊富に含み，辛ではあるが発散できず，甘ではあるが滋補できず，単独では効力は強くない。補薬とともに虚風を熄し，散薬とともに外風を散じるので，虚実のいずれも用いることができ，配合が適切であれば効果は良好である。燥烈の弊害がないので，血虚津傷にも使用してよい。

［用　量］3～6ｇ，煎服。

釣藤鈎（ちょうとうこう）

［処方用名］釣藤鈎・鈎藤・双鈎藤・嫩鈎藤・嫩双鈎・鈎鈎・嫩鈎鈎・チョウトウコウ

［基　原］アカネ科 Rubiaceae のカギカズラ *Uncaria rhynchophylla* Jacks. の茎枝の一部をつけた鉤棘。

［性　味］甘，微寒

[帰　経] 肝・心包

[効能と応用]

①熄風定驚・平肝清熱

熱極生風(肝熱風動)の高熱・痙攣には，羚羊角・桑葉・菊花・白朮などと用いる。

方剤例　羚羊鈎藤湯・鈎藤飲・鈎藤癒風湯

肝火上炎・肝陽上亢の頭痛・眩暈・ふらつきなどの症候に，天麻・夏枯草・黄芩・石決明などと用いる。

方剤例　鈎藤地竜湯・天麻鈎藤飲

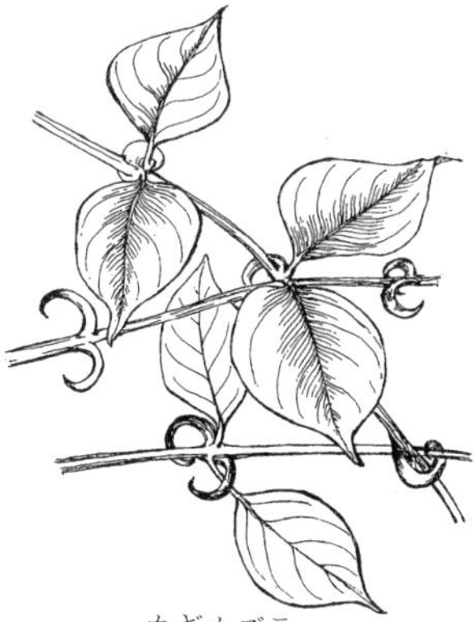

カギカズラ

②軽清透熱

風熱の頭痛・目の充血や，斑疹の透発が不十分なときに，辛涼解表薬や透疹薬の補助として用いる。

臨床使用の要点

釣藤鈎は甘・微寒で軽く，肝と心包の火を清し，熄風解痙・平肝清熱・定驚に働く。肝風内動・心火上炎による驚風抽搐・頭目眩暈など風火相煽の病変に適し，とくに小児驚熱に有効である。また，軽清透熱の効能もあり，風熱の頭痛・眩暈・目赤および斑疹透発不快にも使用できるが，薬力が弱いので単独では用いない。

[用　量] 9～15g，煎服。

[使用上の注意]

①煎じるときには後下すべきで，長時間煎じると効力が消失する。

②熱証がなければ用いない。

白疾藜（びゃくしつり）

[処方用名] 白疾藜・刺蒺藜・蒺藜子・シツリシ

[基　原] ハマビシ科 Zygophyllaceae のハマビシ *Tribulus terrestris* L. の未成熟果実。

[性　味] 辛・苦，微温

[帰　経] 肝・肺

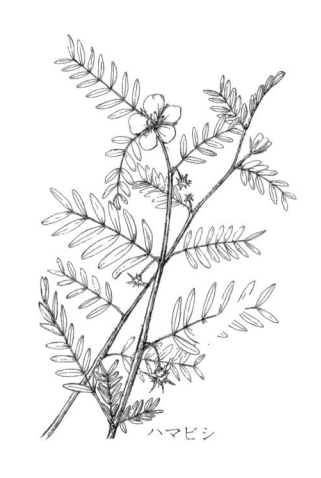

ハマビシ

[効能と応用]

①平降肝陽

肝陽上亢の眩暈・頭痛に，釣藤鈎・菊花・白芍などと用いる。

②疏肝解鬱

肝気鬱結による胸脇部が脹って苦しい・胸脇痛・乳汁が出ないなどの症候に，香附子・鬱金・青皮などと使用する。

③疏散風熱・明目止痒

風熱による目の充血・流涙などに，菊花・連翹・青葙子・決明子などと用いる。

方剤例　白蒺藜散

風熱の皮疹（風疹）で瘙痒が強いときに，蟬退・荊芥・地膚子などと使用する。

④その他

行気活血にも働くので，気滞血瘀の無月経・下腹痛などに用いる。

臨床使用の要点

白蒺藜は辛散苦泄し軽揚で疏達し，平降肝陽・疏散風熱・疏肝解鬱・行気活血の効能をもつ。肝陽上亢の頭目眩暈，肝経風熱の頭痛・眩暈・目赤多涙や風疹瘙痒，肝気鬱結の胸脇不舒・疼痛・乳汁不通・乳房脹痛，気滞血瘀の経閉・乳難・癥瘕などに用いる。

[参　考] 蒺藜には2種があり，ひとつは白蒺藜（刺蒺藜）であり，もうひとつは沙苑蒺藜（潼蒺藜・沙苑子）である。

沙苑蒺藜は甘温で補益肝腎・明目固精に働き，効能がまったく異なる。明確に区別すべきである。

[用　量] 6～9g，煎服。

[使用上の注意] 疏散下気活血に働くので，気血虚弱や妊婦には用いない。

代赭石（たいしゃせき）

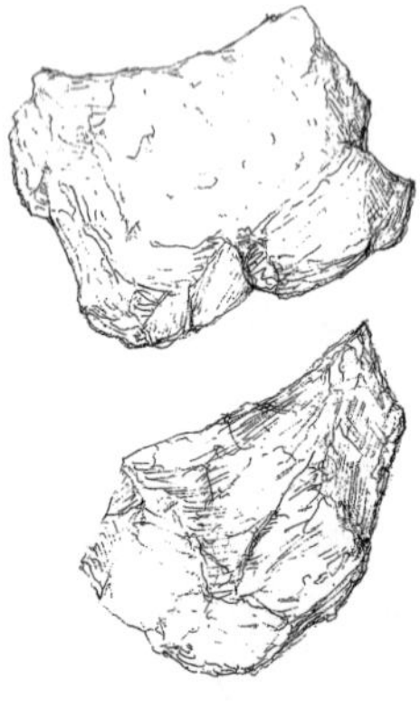

[処方用名] 代赭石・丁頭赭石・生赭石・煅赭石

[基　原] 天然の赤鉄鉱 haematite（主成分は酸化第二鉄 Fe_2O_3）。

[性　味] 苦，寒

[帰　経] 肝・心包

[効能と応用]

①平肝清熱

肝陽上亢の頭痛・眩暈・耳鳴などに，石決明・夏枯草・竜骨・牡蛎・牛膝・白芍などと用いる。

方剤例　鎮肝熄風湯・代赭石湯

②鎮逆降気

痰濁による噯気・吃逆・嘔吐などに，旋覆花・半夏・生姜などと用いる。

方剤例　旋覆花代赭石湯

胆火上衝による嘔吐・吃逆には，青黛・竜胆草・呉茱萸なとど使用する。

方剤例　鎮逆湯

気逆の呼吸困難に，実喘には蘇子・半夏などと，虚喘には人参・山薬などと用いる。

③涼血止血

血熱の吐血・鼻出血などには，生地黄・白芍・竹筎などと使用する。

方剤例　寒降湯

外傷の出血に，粉末を外用してもよい。

臨床使用の要点

代赭石は苦寒で重く，寒で瀉熱し重鎮で降逆し，肝・心の血分に入り，平肝清火・鎮逆降気・涼血止血の効能をもつ。肝陽上亢の眩暈耳鳴，気逆不降の噫気・呃逆・嘔吐・反胃・痰喘気急，血分有熱の吐衄下血・崩漏帯下などに有効である。

［参　考］生用すると平肝降逆に，煅用すると止血に働く。

［用　量］9～30g，煎服。外用には適量。

［使用上の注意］

①湯剤では先煎する。

②苦寒重墜に働くので，寒証・妊婦には禁忌。

石決明（せっけつめい）

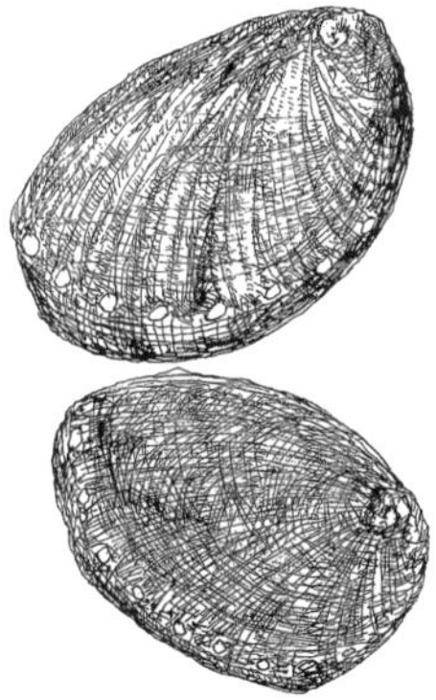

［処方用名］石決明・九孔決明・生石決明・生石決・煅石決・煨石決明

［基　原］ミミガイ科 Haliotidae のアワビ類 *Haliotis* spp. の貝殻 *H. diversicolor* Reeve，*H. ovina* Gmelin などが利用される .

［性　味］鹹，微寒

［帰　経］肝・肺

[効能と応用]

①平肝潜陽

肝陽上亢の眩暈に，菊花・枸杞子・生地黄・白芍・女貞子などと用いる。

熱極生風（肝熱風動）の痙攣に，釣藤鈎・夏枯草・菊花などと使用する。

②退翳明目

肝火による目の充血・腫脹・疼痛や角膜混濁・羞明などに，菊花・桑葉・谷精草などと用いる。

方剤例　石決明散

肝腎陰虚による視力減退には，熟地黄・山茱萸などと使用する。

③その他

清虚熱にも働くので，陰虚の骨蒸労熱に，地骨皮・青蒿・知母などと用いる。

臨床使用の要点

石決明は鹹寒で肝経に入り，肝火を清するとともに肝陰を補い，重鎮で潜陽し，平肝潜陽・清肝明目の効能をもつ。肝陽上亢の眩暈や驚風抽搐，目赤翳障・青盲雀目などに適する。このほか，肺に入り虚熱を清するので，骨蒸労熱にも用いる。

[参　考] 石決明の瀉肝火の効能は羚羊角に及ばないが，補肝陰にも働き平肝潜陽明目の要薬である。肝熱風動の驚風抽搐には，大量の石決明で羚羊角の代用としたり，羚羊角と同時に用いて効果を増強する。

[用　量] 9～30 g，煎服。

[使用上の注意]

①湯剤には先煎する。

②鹹寒で脾胃を損傷するので，脾胃虚寒には禁忌。

羚羊角（れいようかく）

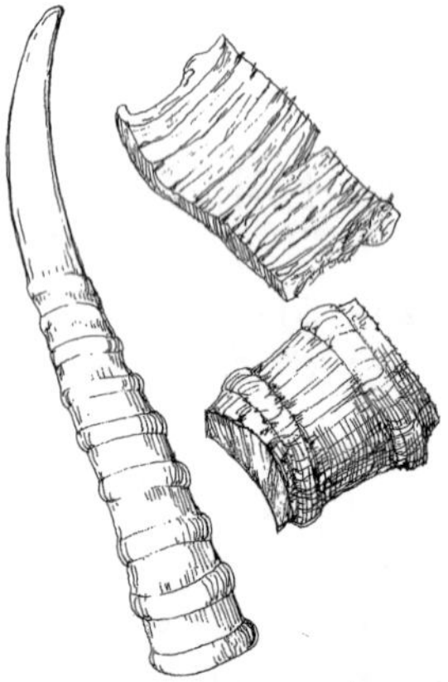

[処方用名] 羚羊角・羚羊片・羚羊粉

[基　原] ウシ科 Bovidae のサイガカモシカ *Saiga tatarica* L. の角。

[性　味] 鹹，寒

[帰　経] 肝・心・肺

[効能と応用]

①涼肝熄風

熱極生風の高熱・痙攣に，菊花・桑葉・釣藤鈎・石決明・全蝎・蜈蚣などと用いる。

方剤例　羚羊鈎藤湯・清熱鎮痙散

肝陽上亢の眩暈・頭痛などには，菊花・石決明などと用いる。

②瀉火明目

肝火上炎の目の充血・角膜混濁などに，竜胆草・山梔子・黄芩・決明子などと用いる。

方剤例　羚羊角散

③散血解毒

温熱病による高熱・意識障害・譫語・皮下出血などの症候に，犀角・生地黄などと用いる。

熱毒の癰腫瘡癤（皮膚化膿症）や麻疹内陥に，単味の磨汁を内服するか，清熱解毒薬と用いる。

臨床使用の要点

羚羊角は鹹寒で，主に肝火を瀉し，兼ねて心肺を清し，涼肝熄風・清熱明目・散血解毒に働く。熱極生風の驚癇抽搐・神昏痙厥，肝火上炎の目赤翳障・頭痛眩暈，熱毒血積による斑疹・瘡瘍腫毒などに適する。

［参　考］

①温熱病においては，犀角と併用することが多い。犀角はおもに心に入り，清心熱・涼血に働き，羚羊角はおもに肝に入り，瀉肝火・熄風に働くので，神昏（意識障害）のみであれば羚羊角は不要であり，神昏に痙厥（痙攣）をともなうときには羚羊角を配合すべきである。古人が「肝の病にありては，必ず羚羊を用う，またけだし心の病にありては，必ず犀角を用うなり」と述べているように，熱邪が心肝に伝ったときには犀角・羚羊角を併用する。

②山羊角は羚羊角と効能が似るが，効力が弱いので大量を用いる必要がある。

［用　量］3～6g，煎服。散か磨汁にして冲服する場合は，0.6～1.5g。

［使用上の注意］瀉火散邪に働くので，火熱の症候がない場合には禁忌。

［附］山羊角（さんようかく）

［基　原］ウシ科のゴーラル *Naemorhedus goral* Hardwicke の角。

［性　味］鹹，寒

［帰　経］腎

［効能と応用］平肝鎮驚に働くので，肝陽上亢の頭痛・眩暈・目の充血，熱極生風

の痙攣・高熱などに，桑葉・菊花・釣藤鈎・石決明などと用いる。

[用　量] 9～15g，煎服。

玳　瑁（たいまい）

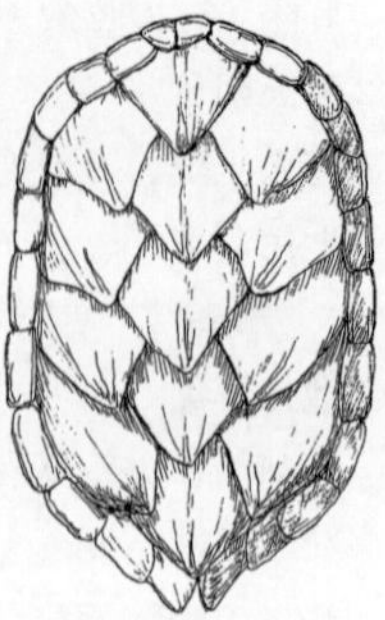

[処方用名] 玳瑁・玳瑁片・玳瑁粉・瑇瑁（たいまい）・明（みん）玳瑁

[基　原] ウミガメ科 Chelonidae の玳瑁 *Eretmochelys imbricata* L.（タイマイ）の背甲。

[性　味] 甘，寒

[帰　経] 心・肝

[効能と応用]

①鎮心平肝

温熱病・中暑など陽亢火盛による意識障害・譫語・高熱・痙攣に，犀角・羚羊角・石決明・生地黄などと用いる。

方剤例　至宝丹・回蘇丹

肝陽亢盛の中風で意識障害・痙攣・顔面紅潮・舌のこわばりなどを呈するときに，羚羊角・石決明・白芍・竜骨・牡蛎などと使用する。

方剤例　中風経験方

②清熱解毒

癰腫瘡毒（皮膚化膿症）に，犀角・紫草などと用いる。

臨床使用の要点

玳瑁は甘寒で質堅体重であり，鎮心平肝・清熱解毒の効能をもち，心熱を清して煩躁を除き，肝火を瀉して痙攣を止める。心肝熱盛の煩熱・不眠・易怒，温熱病・中暑・急驚風など陽亢火盛による身熱・神昏・譫語・痙厥，中風の肝陽亢盛，癰腫瘡毒などに適する。

[参　考] 玳瑁の清熱解毒の効力は犀角に近い。

[用　量] 9～15g，煎服。粉末を丸・散に入れてもよい。

貝　歯（ばいし）

[処方用名] 貝歯・紫貝歯

[基　原] タカラガイ Cypraeidae のハナマルユキガイ *Erosaria caputserpentis* L., *Cypraea lynx* L., ヤクシマタカラガイ *Mauritia arabica* L. などの貝殻。

[性　味] 鹹，平

[帰　経] 肝

[効能と応用]

①清熱平肝

肝陽上亢による眩暈・頭痛に，菊花・白芍・牡蛎・亀板などと用いる。

②清肝明目

肝火上炎による目の充血・腫脹・疼痛に，決明子・菊花・山梔子などと使用する。

③平肝安神

肝陽擾心による心神不寧の驚きやすい・不眠・動悸などの症候に，紫石英・竜骨・牡蛎・茯神などと用いる。

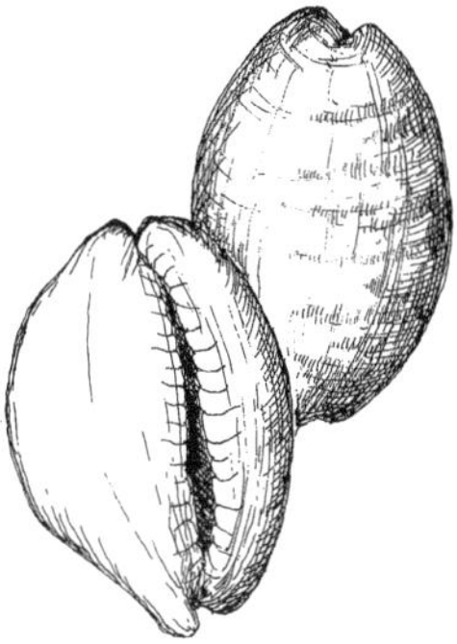

臨床使用の要点

貝歯は鹹平で，清熱平肝・明目安神に働く。肝陽上亢の眩暈頭痛・肝火の目赤腫痛・肝陽擾心の驚惕失眠などに適する。

[用　量] 9～15g，煎服。

[使用上の注意] 湯剤には先煎する。

地　竜（じりゅう）

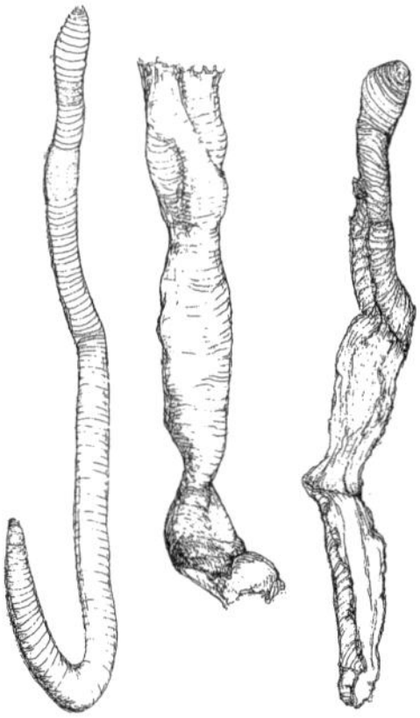

[処方用名] 地竜・広地竜・蚯蚓（きゅういん）・地竜乾・乾地竜・地竜肉・鮮地竜・土地竜

[基　原] フトミミズ科 Megascolecidae の *Pheretima asiatica* Michaelsen の内容物を去って乾燥したもの，あるいはツリミミズ科 Lumbricidae のカッショクツリミミズ *Allolobophora caliginosa trapezoides* Ant. Duges をそのまま乾燥したもの。前者を広地竜，後者を土地竜と称す。

[性　味] 鹹，寒

[帰　経] 肝・腎・肺

[効能と応用]

①清熱熄風・定驚

高熱の煩躁・痙攣に，単味を煎服するか，釣藤鈎・全蝎・石膏などと用いる。

方剤例　地竜解痙湯

②清肺平喘

肺熱の咳嗽・呼吸促迫・呼吸困難あるいは百日咳（頓咳）に，単味の粉末を服用するか，杏仁・銀杏などと使用する。

③行経通絡

風寒湿痺による関節の強い疼痛に，天南星・乳香・没薬・烏頭などと用いる。

方剤例　小活絡丹

風湿熱痺による関節の疼痛・腫脹・熱感・発赤には，絡石藤・海桐皮などと使用する。

方剤例　桑絡湯

中風の半身不随に，黄耆・当帰・赤芍・桃仁・紅花などと使用する。

方剤例　補陽還五湯

④利水通淋

熱結膀胱の尿閉や砂石の排尿困難・排尿痛に，滑石・木通・車前子などと用いる。

臨床使用の要点

地竜は鹹寒で体滑であり，下行降泄し，清熱熄風・止痙定驚・通絡平喘・利水通淋の効能をもつ。高熱昏厥・驚搐煩躁・肢体不仁・半身不随・関節痺痛・喘嗽頓咳・熱結尿閉・石淋などに有効である。瘡腮腫毒・下肢潰瘍にも解毒消腫に働く。

［用　量］6～12g，煎服。粉末は1回3～4gを呑服する。

［使用上の注意］鹹寒で脾胃を損傷しやすいので，脾胃虚弱には禁忌。

白僵蚕（びゃくきょうさん）

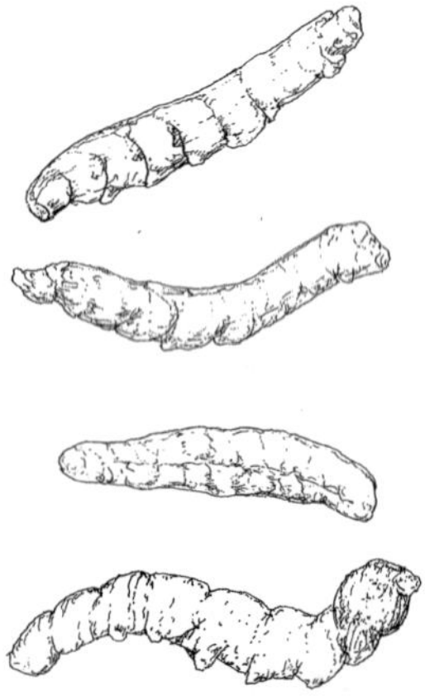

［処方用名］白僵蚕・僵蚕・姜蚕・炙姜蚕・製僵蚕・炙僵蚕・製姜虫・製天虫

［基　原］カイコガ科 Bombycidae のカイコ *Bombyx mori* L. の幼虫が，ハクキョウサンビョウキン *Botrytis bassiana* Bals. の感染により，硬直死した虫体。

［性　味］鹹・辛，平

［帰　経］肝・肺

［効能と応用］

①熄風解痙・化痰

熱性痙攣に喘鳴をともなうときに，全蝎・胆南星・天麻などと用いる。

方剤例　千金散・加減桑菊飲

中風の顔面神経麻痺に，全蝎・白附子などと使用する。

方剤例　牽正散

②祛風泄熱

風熱の頭痛・流涙・咽喉痛などの症候に，桑葉・荊芥・薄荷などと使用する。

方剤例　白僵蚕散・六味湯・開関散

温熱病の火鬱三焦による強い悪寒・高熱・口渇・煩躁・便秘などの症候に，蟬退・大黄などと用いる。

方剤例　昇降散

蕁麻疹・湿疹などの瘙痒に，蟬退・白蒺藜・地膚子などと使用する。

③消腫散結

瘰癧（頸部リンパ節腫）・痰核（しこり）などに，単味の粉末を服用するか，玄参・貝母・牡蛎・夏枯草などと用いる。

臨床使用の要点

白僵蚕は辛で発散し鹹で軟堅し，祛風解痙・化痰散結・泄熱に働く。風熱頭痛・皮膚風疹瘙痒・風痰喘咳・中風口喎・咽喉腫痛・瘰癧痰核に適し，とくに咽喉腫痛に速効を示す。

［参　考］

①一般には炙した製僵蚕を用い，祛風泄熱には生用する。

②白僵蚕と蟬退は祛風解痙の効力が近似しており，肝肺風熱にはよく併用する。蟬退は軽くて透疹退翳にすぐれ，白僵蚕は重くて化痰散結にすぐれている。

③白僵蚕・地竜は止痙に働くが，薬力は強くなく軽症に適する。地竜は清熱・平喘・通絡・利水に働き，白僵蚕は祛風・化痰・散結消腫に働く。

［用　量］3～9g，煎服。粉末は1回1～2gを呑服する。

［使用上の注意］辛鹹消散し補益の効能がないので，血虚で風邪をともなわないときは禁忌。

全　蝎（ぜんかつ）

［処方用名］全蝎・淡全蝎・全虫・蝎尾

［基　原］トクササソリ科 Buthidae のキョクトウサソリ *Buthus martensi* Karsch を食

塩水に入れて殺し乾燥したもの。

[性　味] 甘・辛，平。有毒

[帰　経] 肝

[効能と応用]

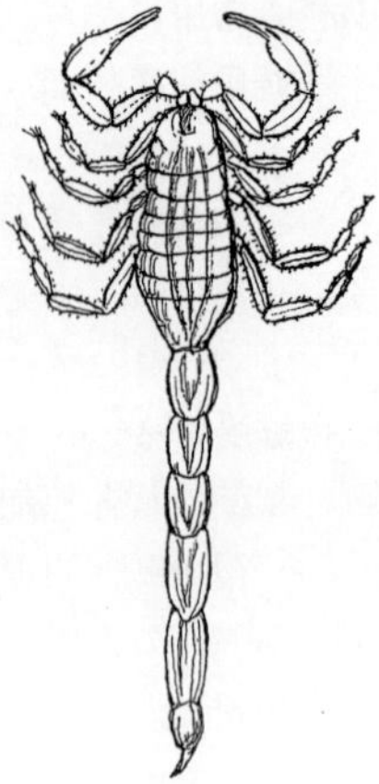

①熄風止痙

熱性痙攣に，羚羊角・大青葉・黄連などと用いる。

癲癇・破傷風などの痙攣に，地竜・白僵蚕・蜈蚣などと使用する。

方剤例　撮風散・止痙散

中風の顔面神経麻痺に，白僵蚕・白附子などと使用する。

方剤例　牽正散

②活絡止痛

風湿痺の関節痛に，単味を呑服するか，烏頭・乳香・地竜などと用いる。

③攻毒散結

瘡瘍腫毒（皮膚化膿症）・瘰癧（頸部リンパ節腫）・痰核（しこり）・痄腮（耳下腺炎）などに，単味の粉末を呑服するか，山梔子・白芷などと用いる。

方剤例　全蝎膏・全蝎消風散

臨床使用の要点

全蝎は甘辛・有毒で，肝経に入り熄風止痙に働き，驚癇抽搐・破傷風・中風口眼喎斜に適し，さらに活絡止痛・攻毒散結に働くので，関節痺痛・瘰癧瘡毒・痄腮にも用いる。

[参　考]

①蝎尾の効能が，全蝎よりすぐれている。

②全蝎は白僵蚕より止痙の効能が強く攻毒散結にも働くが，白僵蚕のような祛風泄熱・化痰の効能をもたない。

[用　量] 全蝎は1.5～6g，蝎尾は1～2g，煎服。散剤にはやや減量する。

[使用上の注意] 辛散有毒であるから，虚証には慎重を要する。

蜈　蚣（ごしょう）

[処方用名] 蜈蚣・金頭蜈蚣・天竜

[基　原] オオムカデ科 Scolopendridae のアカズムカデ *Scolopendra subspinipes multidens* L. Koch やタイワンオオムカデ *S. morsitans* L. などの虫体。

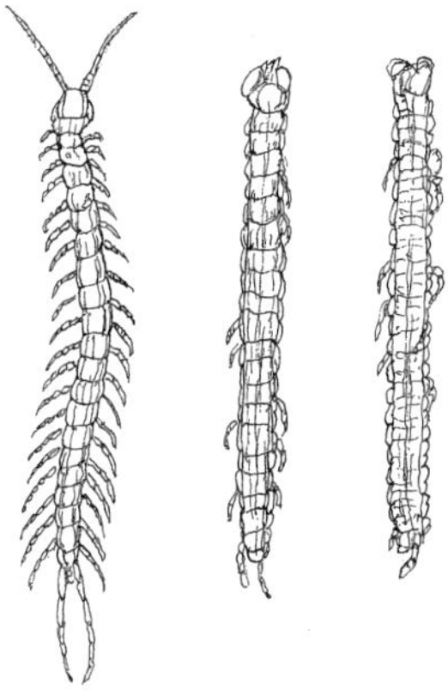

[性　味] 辛，温。有毒
[帰　経] 肝
[効能と応用]

①熄風止痙

肝風内動による肢体の痙攣・牙関緊急・後弓反張などに使用する。

癲癇・破傷風などには，全蝎・天南星などと用いる。

方剤例　蜈蚣散・蜈蚣星風散・撮風散

熱性痙攣には，石膏・釣藤鈎などと使用する。

②行経通絡

顔面神経麻痺や風湿痺の関節痛に，防風・白僵蚕などと用いる。

方剤例　蜈蚣甘草丸

禿頭に，食塩・香油の滲出液を外用する。

方剤例　蜈蚣油

③攻毒散結

瘰癧（頸部リンパ節腫）・痰核（しこり）・瘡瘍腫毒（皮膚化膿症）に，全蝎・䗪虫などと用いる。

方剤例　瘰癧散・治瘰癧潰爛方・結核散

臨床使用の要点

蜈蚣は辛温・有毒で走竄し，経絡を通行させて肝風を熄し，強烈な熄風止痙の効能をもち，驚癇抽搐・破傷風・中風口眼喎斜などに有効である。また，通絡止痛の効能をもつので風湿痺痛に適し，攻毒散結の効能により瘰癧痰核・瘡瘍腫毒・毒蛇咬傷に内服外用して効果がある。

[参　考] 白僵蚕・全蝎・蜈蚣は治風の要薬である。白僵蚕はもっとも性質がゆるやかで薬力も弱く，抽搐の軽症にのみ適する。全蝎もゆるやかではあるが薬力はやや強く，やや重症に適する。蜈蚣は猛烈であり，口噤痙攣・角弓反張の重症に適する。それゆえ，抽搐が軽ければ白僵蚕と全蝎を，重ければ全蝎と蜈蚣を，それぞれ併用するとよい。

[用　量] 1～6g，1～3条，煎服。散にするときはやや減量する。外用には適量。

[使用上の注意] 毒烈の薬物で傷正堕胎するので，重症以外には使用しない。虚証や妊婦には禁忌。

黒豆衣（こくずい）

[処方用名] 黒豆衣・料豆衣・穭豆衣（りょずい）

[基　原] マメ科 Leguminosae のダイズ *Glycine max* Merr. の黒色種子品種（クロマメ）の種皮。

[性　味] 甘，平

[帰　経] 肝・腎

[効能と応用]

①益腎平肝

肝腎陰虚・血虚肝旺による頭痛・眩暈に，天麻・女貞子・枸杞子・菊花などと用いる。

②清虚熱・止盗汗

陰虚の盗汗に，牡蛎・五味子・地骨皮・浮小麦・黄耆などと使用する。

臨床使用の要点

黒豆衣は甘平で，腎陰を補い養血平肝し，益腎平肝の効能をもつ。肝腎陰虚・血虚肝旺による眩暈・頭痛などに適し，除虚熱・止盗汗にも働くので陰虚盗汗に有効である。

[用　量] 3～9g，煎服。

第16章

開竅薬（かいきょうやく）

開竅薬（芳香開竅薬）とは，芳香があっておもに通関開竅・蘇醒神識に働く薬物である。

心は神志を主り，邪気に内擾され心竅が閉ざされると意識障害（神志昏迷）があらわれる。芳香で走竄する開竅薬は，心に入って邪を除き（闢穢），閉塞した心竅を開くことにより，神志を常態に回復させ，意識を蘇醒させることができる。それゆえ，意識神昏・中風（脳血管障害）・昏厥（一過性の失神発作）・癲癇などに救急として使用し，意識が回復したのちに弁証論治を行うのである。

意識障害には虚実の違いがある。

実証は「閉証」とよばれ，両手をにぎりしめる・牙関緊急・脈が有力などを呈し，開竅薬が適用する。閉証で顔色が青い・身体が冷たい・舌苔が白・脈が遅などの寒証を呈するものが「寒閉」で，「温開」する必要があり，散寒薬を併用する。閉証で身体の熱感・顔色が赤い・舌苔が黄・脈が数を呈するものが「熱閉」で，「涼開」する必要があり，清熱薬を併用する。

虚証は「脱証」で，大汗・大吐・大下・久病・虚弱者などにみられ，気虚外脱による冷汗・四肢の冷え・手をだらんと開く・口が開くなどの症候が生じる。この状況には開竅薬は禁忌であり，大補元気・回陽救脱によって生命を救う必要がある。

開竅薬は元気を消耗しやすいので，短期間の使用にとどめ，長期に服用してはならない。

牛　黄（ごおう）

[処方用名] 牛黄・西黄・犀黄

[基　原] ウシ科 Bovidae のウシ *Bos taurus* L. var. *domesticus* Gmelin の胆嚢もしくは胆管中に病的に生じた結石。

[性　味] 苦，涼

[帰　経] 心・肝

[効能と応用]

①開竅豁痰

熱病の痰熱蒙閉心竅による意識障害・譫語・高熱・煩躁や，痰熱壅盛による中風閉竅の意識障害に，朱砂・犀角・黄連・山梔子などと用いる。

方剤例　牛黄清心丸・安宮牛黄丸

②熄風定驚

熱盛による痙攣・意識障害・高熱に，熄風止痙の釣藤鈎・全蝎・朱砂などと使用する。

方剤例　牛黄散・牛黄抱竜丸

③清熱解毒

瘰癧（頸部リンパ節腫）・痰核（しこり）・肺癰（肺化膿症）・腸癰（虫垂炎など）・乳癌などに，乳香・没薬・麝香などと用いる。

方剤例　犀黄丸

癰腫瘡瘍（皮膚化膿症）に，金銀花・拳参・生甘草などと使用する。

方剤例　牛黄解毒丸

火熱上炎による咽喉の腫脹疼痛・口内炎・ジフテリア性喉頭炎などに，麝香・竜脳・朱砂などと粉末にして吹きつける。

方剤例　八宝吹喉散

臨床使用の要点

牛黄は苦涼で芳香を有し，涼肝熄風定驚と清心開竅豁痰の効能をもつので，熱病神昏譫語・中風痰迷昏厥・癲癇発狂・驚風抽搐などに適する。また，涼血解毒・防腐の要薬でもあり，小児胎毒・癰腫疔瘡・咽喉腫爛・牙疳口瘡などに，内服・外用して有効である。

[用　量] 0.15～0.3g，丸・散として用いる。外用には適量。

[使用上の注意]

①中風に対しては，入腑入臓して痰がつまり意識がない場合にのみ使用する。単なる中経中絡で，四肢の不随・顔面神経麻痺・知覚低下などを呈しているときに用いると，邪を裏に陥入させて病状を悪化させるおそれがある。

②営分熱がない場合や脾胃虚寒には用いない。

③妊婦には慎重を要する。

麝　香（じゃこう）

[処方用名] 麝香・射香・寸香・元寸・当門子・元寸香

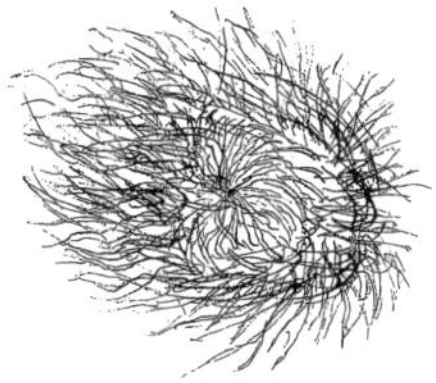

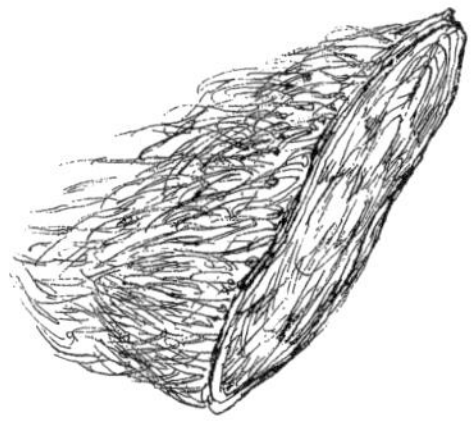

[基　原] シカ科 Cervidae のジャコウジカ *Moschus moschiferus* L. の雄の袋状腺嚢の分泌物。市場品は通常多くの混入物により希釈されており，ジャコウ特有のムスコン臭が強く，尿臭のないものが良品とされる。

[性　味] 辛，温

[帰　経] 十二経

[効能と応用]

①**開竅醒神**

高熱神昏痙厥（高熱による意識障害・痙攣）・中風痰厥（脳血管障害による意識障害・喘鳴）・気厥（精神的原因による意識喪失）・中悪（毒ガスなどによる意識喪失）などの閉証に，犀角・竜脳・牛黄・朱砂などと用いる。

方剤例　安宮牛黄丸・至宝丹

②**通経達絡**

癥瘕（腹腔内腫瘤）・経閉（無月経）に，活血化瘀の三棱・莪朮・桃仁・紅花などと使用する。

難産・死胎・胎盤残留などに，肉桂と用いる。

方剤例　香桂散

③**活血消腫・止痛**

打撲内出血による腫脹・疼痛に，血竭・乳香・紅花などと使用する。

方剤例　七厘散

咽喉の腫脹疼痛や癰疽腫毒（皮膚化膿症）に，牛黄・竜脳・雄黄などと用いる。

方剤例　六神丸

乳香・没薬などを配合した粉末を膏にして外用しても，消腫止痛の効果がある。

臨床使用の要点

麝香は辛温・芳香で十二経を通じ，辛散温通し芳香で走竄し，開竅醒神・通経達絡・活血消腫の効能をもち，中風痰厥・高熱神昏痙厥・気厥・中悪などがひきおこす神昏不醒の閉証に対する主薬であり，経絡阻滞による経閉・癥瘕・難産・死胎不下などにも用いる。また，活血消腫・防腐止痛に働き癰疽腫毒・跌打損傷・瘀血腫痛に有効であり，外科の良薬でもある。開毛竅・通経絡・透肌骨の効能もあり，膏薬に少量加えて外用すると散瘀腫消を促進する。

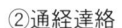

[参　考] 麝香・牛黄は開竅の要薬であるが，牛黄は涼性で清心豁痰に，麝香は温性で通経散結にすぐれている。また，両薬は癰瘍に対する良薬であるが，牛黄は防腐解毒に偏し潰破腐爛に，麝香は活血消腫に長じ初期の未潰に適するので，瘀血凝滞には麝香を用いて牛黄は使用しない。中風痰迷痙厥・熱病神昏抽搐にも両者を併用するが，開竅醒神には麝香が，豁痰定驚には牛黄が適している。

[用　量] 0.1～0.15 g，丸・散として用いる。外用には適量。

[使用上の注意]

①湯剤には用いない。

②走竄開散の力が強く元気を損傷するので，意識障害の脱証には禁忌。

③妊婦には禁忌。

竜　脳（りゅうのう）

[処方用名] 竜脳・竜脳香・冰片・梅片・梅花冰片・片脳

[基　原] フタバガキ科 Dipterocarpaceae の *Dryobalanops aromatica* Gaertn. F. の樹脂を加工して結晶化させたもの。現在は化学的に合成したものを用いることが多い。

[性　味] 辛・苦，微寒

[帰　経] 心・脾・肝

[効能と応用]

①開竅醒神

中風痰厥（脳血管障害の意識障害・喘鳴）や高熱の意識障害に，牛黄・麝香・朱砂などと用いる。

方剤例　安宮牛黄丸・至宝丹・醒脳丹・平安散

②清熱止痛・防腐消腫・生肌

咽喉の腫脹疼痛や口内炎に，硼砂・朱砂などと粉末にして吹きつける。

方剤例　冰硼散

疔毒腫痛（皮膚化膿症）に，軽粉・銀朱などと膏にして外用する。

方剤例　冰朱蓖麻膏

癰疽瘡瘍（皮膚化膿症）が潰破したのち瘡口が収斂しないときに，珍珠・象皮・乳香・没薬などと粉末にして外用する。

方剤例　生肌散

③明目退翳

風火による目の充血・腫脹・疼痛や角膜混濁などに，炉甘石・硼砂・琥珀などと粉末にして点眼する。

方剤例　八宝眼薬・抜雲散

臨床使用の要点

竜脳は辛散苦泄し芳香で走竄し，諸竅を通じ鬱火を散じるので，中風痰厥・高熱神昏・暑熱卒厥などに開竅醒神の効果をあらわす。外用すると宣毒止痛・防腐消腫・生肌・明目退翳に働き，咽喉腫痛・口舌潰瘍・目疾・膿耳・瘡癰疔毒などに有効であり，外科・傷科・眼科・喉科の常用薬である。

[参　考] 竜脳は麝香と同様に開竅醒神の効能をもつが，効果ははるかに劣り，麝香の補助薬である。

[用　量] 0.15 ～ 0.3 g，丸・散として用いる。外用には適量。

[使用上の注意]

①煎剤には用いない。

②妊婦には使用しない。

菖　蒲（しょうぶ）

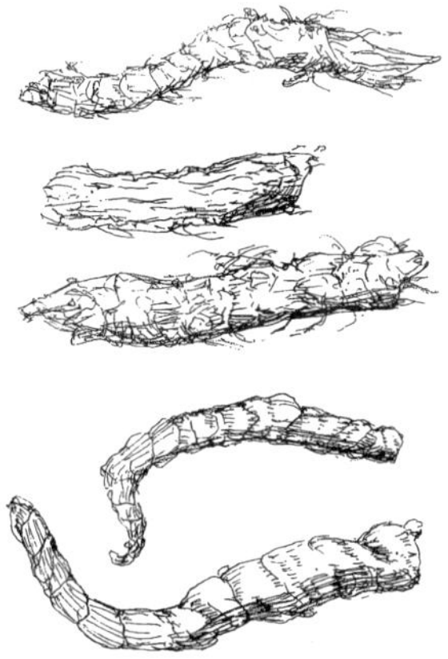

[処方用名] 菖蒲・石菖蒲・九節菖蒲・鮮菖蒲・鮮石菖蒲・菖陽

[基　原] サトイモ科 Araceae のセキショウ *Acorus gramineus* Soland. の根茎。

[性　味] 辛・苦，温

[帰　経] 心・脾・胃

[効能と応用]

①除痰開竅

痰濁蒙閉心竅による意識障害・譫語・舌苔が厚膩などの症候に，竹瀝・半夏・竹茹・鬱金などと用いる。

方剤例　菖陽瀉心湯・菖蒲鬱金湯

②醒神健脳

心神不寧による驚きやすい・恐がる・不眠・狂躁状態・健忘・痴呆などの症候に，遠志・竜歯・朱砂などと使用する。

方剤例　安神定志丸・読書丸

③化湿開胃

湿困脾胃による食欲がない・少食・胸腹部が脹る・舌苔が膩などの症候に，蒼朮・厚朴・半夏・佩蘭などと用いる。

方剤例　菖蒲六味飲

噤口痢（腹痛・下痢と食欲不振）には，黄連・石蓮子などと使用する。

方剤例　開噤散

④その他

聡耳の効能をもち，難聴・耳鳴に内服・外用する。

臨床使用の要点

菖蒲は辛苦・温で芳香燥散し，心竅を開き痰濁を除き，除痰開竅・醒神健脳・聡耳の効能をもつので，痰濁蒙閉や高熱挟痰による神昏および癲狂・驚悸・健忘・耳聾・耳鳴などに適する。また，化湿開胃に働き，湿阻脾胃の胸脘脹悶・苔膩不飢や下痢噤口にも有効である。外用すると化湿不痒に働き，皮膚湿疹にも用いる。

［参　考］

①除痰開竅には九節菖蒲（一寸間に9節有するもの）が適し，熱痰の場合は鮮菖蒲がよく，化湿開胃には石菖蒲が適している。

②菖蒲と水菖蒲は効能がほぼ同じであるが，菖蒲は水菖蒲より開竅にすぐれ，水菖蒲は化湿開胃・化痰止咳および癰腫瘡疹湿疹などに対する効果がすぐれている。

③菖蒲・麝香・竜脳は芳香開竅に働く。麝香・竜脳は辛香走竄で，少量でも開竅回蘇の効能が得られる。菖蒲は芳香化痰を通じて開竅通閉の効果をあらわすので，開竅回蘇の力は弱く痰濁蒙閉のみに適する。

［用　量］3～9g，煎服。外用には適量。

［使用上の注意］燥散の性質があるので，陰虚・血虚・滑精・多汗には用いない。

［附］水菖蒲（すいしょうぶ）

［基　原］サトイモ科 Araceae のショウブ *Acorus calamus* L. の根茎。臭蒲・泥菖蒲・大葉菖蒲ともいう。

［性　味］苦・辛，温

［帰　経］心・脾・胃

［効能と応用］除湿開胃・化痰止咳・開竅などに働き，癲狂・驚悸・健忘・耳鳴・神志不清・湿滞痞脹・泄瀉痢疾・風湿疼痛・癰腫疥瘡などに使用する。

［用　量］3～6g，煎服。外用には適量。

［使用上の注意］菖蒲と同じ。過服すると悪心・嘔吐をきたしやすい。

蘇合香（そごうこう）

[処方用名] 蘇合香・蘇合香油

[基　原] マンサク科 Hamamelidaceae のフウ属植物 *Liquidambar orientalis* Mill. の樹幹に傷をつけて滲出する樹脂。

[性　味] 甘・微辛・苦，温

[帰　経] 心･脾

[効能と応用]

①開竅醒神・豁痰闢穢

寒邪や痰湿穢濁によって突然発生する意識障害・牙関緊急・手をにぎりしめるなど寒閉の症候に，麝香・丁香・乳香・檀香などと用いる。

方剤例　蘇合香丸

②その他

温通止痛に働くので，寒凝気滞による突然の胸痛・腹痛などに用いる。

臨床使用の要点

蘇合香は甘・微辛・苦で温性であり，辛散温通し強烈な芳香を有し，開竅逐穢に働く。中風・中気・中痰などの卒然昏倒・牙関緊閉や痰壅気閉の突然昏迷に適する。また，温通止痛に働き，心腹卒痛にも有効である。

[参　考] 蘇合香は麝香と同じく開竅に働くが，薬力は劣る。

[用　量] 0.3～1g，丸・散として用いる。

[使用上の注意]

①煎剤には使用しない。

②温開の薬物であるから寒閉あるいは痰湿蒙閉に適し，熱閉や正気虚脱の脱証には禁忌。

安息香（あんそくこう）

[処方用名] 安息香・アンソクコウ

[基　原] エゴノキ科 Styracaceae のエゴノキ属植物 *Styrax benzoin* Dry. などの樹幹の傷跡から滲出する樹脂。

[性　味] 辛・苦，温

[帰　経] 心・肝・脾・胃

[効能と応用]

①闢穢開竅

寒閉による突然の意識障害・牙関緊急・手をにぎりしめるなどの症候に，蘇合香・麝香などと用いる。

方剤例　蘇合香丸

②行気活血

気滞血瘀の胸痛・腹痛に用いる。

産後の血虚血瘀による血暈（めまい）・血脹（腹満）に，五霊脂などと使用する。

臨床使用の要点

安息香は辛苦・温で，芳香開竅闢穢・行気活血に働くので，卒中暴厥・心腹疼痛・産後の血暈血脹に適し，霍乱嘔逆・老年哮喘にも用いられる。

[参　考] 安息香・麝香・蘇合香は開竅に働き，卒然昏厥・牙関緊閉・不省人事に用いられる。開竅の効力は麝香が最強で行気通絡・消腫止痛にも働き，蘇合香は温開で開竅の力は麝香に劣るが常用薬であり，心腹卒痛にも有効である。安息香は開竅の効力は蘇合香とほぼ同じで，行気活血の効能により心腹疼痛・産後血暈にも用いる。

[用　量] 0.5～1g，丸・散として用いる。

[使用上の注意] 温開の薬物であるから，陰虚火旺・熱閉・脱証には禁忌。

第17章

駆虫薬（くちゅうやく）

人体の寄生虫を駆除・滅殺する薬物を，駆虫薬という。

おもには回虫・蟯虫・条虫・鉤虫など腸内寄生虫を指し，虫証では一般に発作性腹痛・腹満・飢餓感・多食あるいは食欲不振・異食症・肛門の瘙痒・顔色が萎黄・るい痩などがみられる。

駆虫薬の使用にあたっては，寄生虫の種類・患者の体質・兼証などに応じて適当な薬物を配合する必要がある。便秘には瀉下薬を，積滞があれば消導薬を，脾胃虚弱には健脾薬を配合する。虚弱者には先補後攻や攻補兼施を行う。

毒性をもつものもあるので，用量に注意するべきである。

使君子（しくんし）

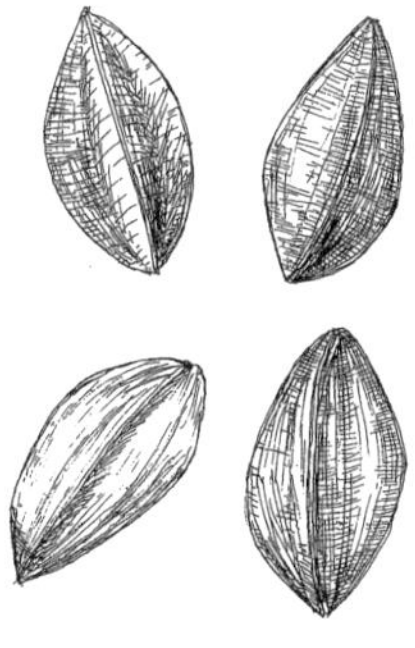

[処方用名] 使君子・使君肉

[基　原] シクンシ科 Combretaceae のインドシクンシ *Quisqualis indica* L. の成熟果実。

[性　味] 甘，温

[帰　経] 脾・胃

[効能と応用]

①殺虫消積

回虫による腹痛あるいは蟯虫に，単味であるいは檳榔子・苦楝皮・烏梅などと用いる。

方剤例　胆道駆蛔湯・使君子丸・治蟯虫方

②健脾療疳

小児の疳積（寄生虫による消化不良）に，芦薈・大黄などと用いる。

方剤例　治脾疳方・局方肥児丸

疳積の重症で四肢がやせて腹が膨満しているときは，檳榔子・雷丸・人参・白朮などと使用する。

臨床使用の要点

使君子は甘温で，殺虫するだけでなく健脾消積にも働き，回虫・蟯虫を駆除する要薬である。回虫による虫積腹痛に適するが，味甘気香で小児が喜んで食するため，とくに小児疳積・乳食停滞などによく用いる。

[参　考] 虫積には炒して食するだけでよく，通常は大黄などの瀉薬を必要としない。成人では1回10～20粒，小児では1歳ごとに1粒半を用い，総量が20粒を超えない範囲で，1日1回の服用を3日間続けるとよい。

[用　量] 6～12g，煎服。丸・散に入れてもよい。

[使用上の注意]

①単味の食服や丸・散に入れるときには炒用し，煎剤には生用する。

②大量に食したり茶といっしょに服用すると，吃逆・めまい・嘔吐・悪心・下痢などをひきおこすので，注意が必要である。

苦楝皮（くれんぴ）

[処方用名] 苦楝皮・苦楝根皮

[基　原] センダン科 Meliaceae のセンダン *Melia azedarach* L.，トウセンダン *M. toosendan* Sieb. et Zucc. の樹皮あるいは根皮。

[性　味] 苦・寒。有毒

[帰　経] 肝・脾・胃

[効能と応用]

①殺虫消積

回虫・鉤虫・蟯虫などの腹痛に，単味または檳榔子・使君子・蕪荑などと用いる。

方剤例　抵聖散

蟯虫には，百部・烏梅と濃煎し注腸する。

②療疥癬

頭部白癬・疥癬などに，単味の粉末を酢または豚脂で膏にして塗布する。煎液で患部を洗ってもよい。

臨床使用の要点

苦楝皮は苦寒・有毒で，回虫・鉤虫の殺虫に効果があり，その力は使君子より強い。また，清熱燥湿の効能があるので，疥癬瘡癩に外用しても有効である。

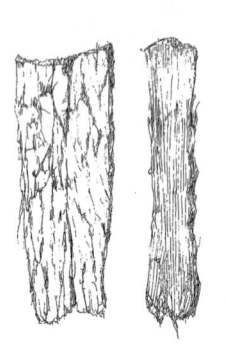

［用　量］乾燥品は6～9g，鮮品は12～24g，煎服。

［使用上の注意］

①鮮品のほうが効果がよい。

②寒性で有毒であるから，連用したり過量に服用してはならない。

③脾胃虚寒には禁忌。

鶴　虱（かくしつ）

［処方用名］鶴虱・北鶴虱

［基　原］キク科 Compositae のヤブタバコ *Carpesium abrotanoides* L.，あるいはセリ科 Umbelliferae のナニンジン *Daucus carota* L. などの成熟果実，その他異物同名品がきわめて多い。そのうち北鶴虱と称されるものはヤブタバコに由来するものである。古来の正品はキク科のヨモギ属植物 *Artemisia cina* Berg. の花であると考えられる。

［性　味］苦・辛，平。小毒

［帰　経］脾・胃・大腸

［効能と応用］

①殺虫消積

回虫・蟯虫・条虫・鉤虫などによる腹痛や肛門の瘙痒に，胡粉・檳榔子・南瓜子などと用いる。

方剤例　化虫丸・安虫散

臨床使用の要点

鶴虱は苦辛・平で小毒があり，殺虫消積の効能をもつので，回虫・条虫・蟯虫の駆虫や多種の虫積腹痛に用いる。

［用　量］3～9g，煎服。丸・散に入れてもよい。

［使用上の注意］

①丸・散には炒用し，煎剤には生用する。

②虫積がないときは用いない。

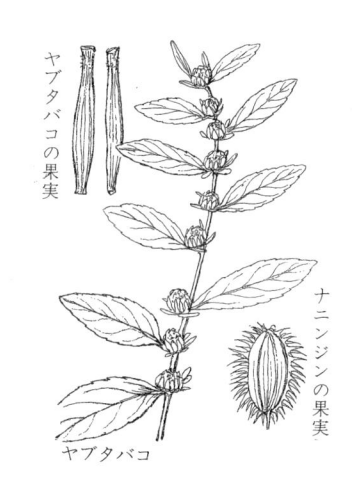

榧　子（ひし）

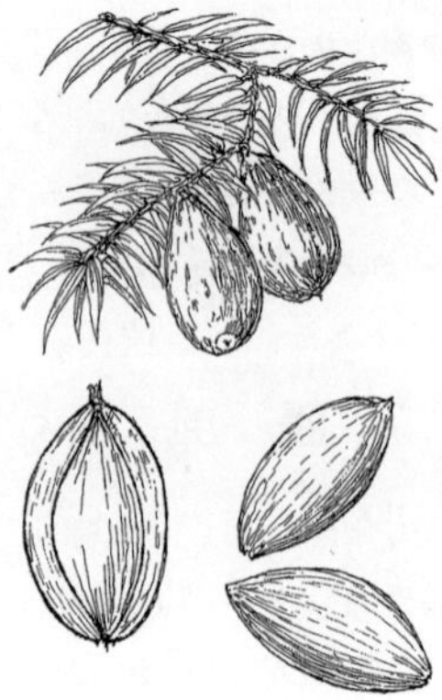

[処方用名] 榧子・榧子仁・榧子肉・榧実・香榧子

[基　原] イチイ科 Taxaceae のカヤノキ属植物 *Torreya grandis* Fort. の成熟種子。

[性　味] 甘・渋，平

[帰　経] 肺・胃・大腸

[効能と応用]

①殺　虫

鉤虫・回虫・条虫の駆虫に，単味を炒熟し嚙み砕いて服用するか，檳榔子・蕪荑などと粉末にして服用する。

②潤肺止咳

肺燥の咳嗽・少痰の軽症に単味を服食し，重症には玄参・天門冬・麦門冬・阿膠などと用いる。

③その他

潤腸通便に働くので，腸燥便秘あるいは痔による排便困難に使用する。

臨床使用の要点

榧子は甘渋・平で，殺虫するとともに虫体の排除を促進する緩瀉作用がある。作用は緩和で脾胃を傷つけず，有効かつ安全な駆虫薬である。また油潤で潤肺止咳・潤腸通便の効能をもつので，肺燥咳嗽・腸燥便秘に用いられる。

[参　考] 使君子と榧子は甘・小毒で食べやすく，脾胃を傷つけず消化管内の寄生虫を駆除し，かつ油分を多く含み油潤滑腸に働くので，他の瀉薬を加える必要がない。使君子はとくに回虫の駆除に有効であり，脾胃を助け虚熱を除くので，疳積の要薬である。榧子は条虫・鉤虫・蟯虫に効果があり，潤肺止咳にも働くが，補脾益胃療疳の効能はもたない。

[用　量] 9～15 g，炒熟して嚙んで服用。煎服してもよい。

[使用上の注意]

①煎服には生用し，丸・散あるいは嚼食するときは炒熟して用いる。

②滑腸の効能をもつので，泥状～水様便には用いない。

雷　丸（らいがん）

[処方用名] 雷丸・白雷丸

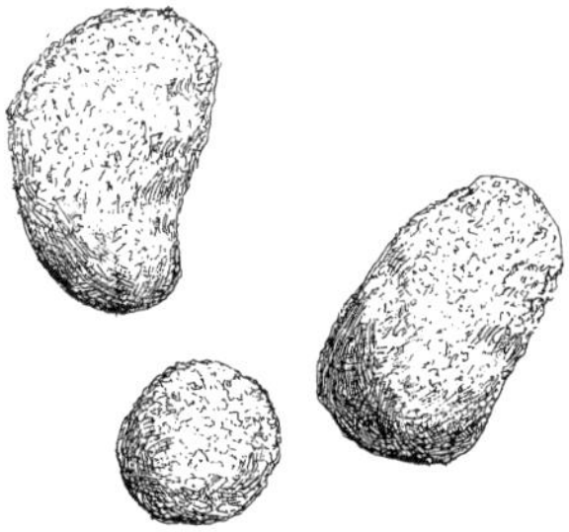

[基　原］サルノコシカケ科 Polyporaceae のライガンキン *Polyporus mylittae* Cook. et Mass. の菌核。本菌は一般にタケ類の根茎に寄生する。

[性　味］苦，寒。小毒

[帰　経］胃・大腸

[効能と応用］

①殺虫消積

条虫・鉤虫・回虫などに，単味であるいは檳榔子・牽牛子・木香などと用いる。

方剤例　追虫丸

小児の疳積には，使君子・胡黄連などと用いる。

方剤例　雷丸丹

臨床使用の要点

雷丸は苦で泄降し寒で清熱し，殺虫消積の効能をもつので，虫積腹痛・小児疳積などに有効である。

[参　考］

①実験によると，条虫・回虫・鉤虫などの虫体破壊作用がある。

②有効成分の蛋白酵素は加熱や酸の作用により効力を失い，アルカリ溶液中で作用がもっとも強い。

[用　量］3～6g，粉末を呑服。丸・散として用いてもよい。

[使用上の注意］加熱すると薬効が失われるので，煎じてはならない。

蕪　荑（ぶい）

[処方用名］蕪荑・臭蕪荑・白蕪荑

[基　原］ニレ科 Ulmaceae のチョウセンニレ *Ulmus macrocarpa* Hance の果実を醗酵加工したもの。

[性　味］辛・苦，温

[帰　経］脾・胃

[効能と応用］

①殺虫消積

回虫・条虫による腹痛，あるいは小児の疳積で下痢を呈するときに，単味であるいは檳榔子・乾漆などと用いる。

方剤例　治回虫方・蕪荑散・蕪荑丸

> **臨床使用の要点**
>
> 蕪荑は辛苦・温で，消疳殺虫に働き，回虫・条虫および疳積泄瀉などに有効である。

[用　量] 3～9g，煎服。

[使用上の注意]

①一般に粉末にして服用するほうが効力が大きい。

②虫積がないときは用いない。

南瓜子（なんかし）

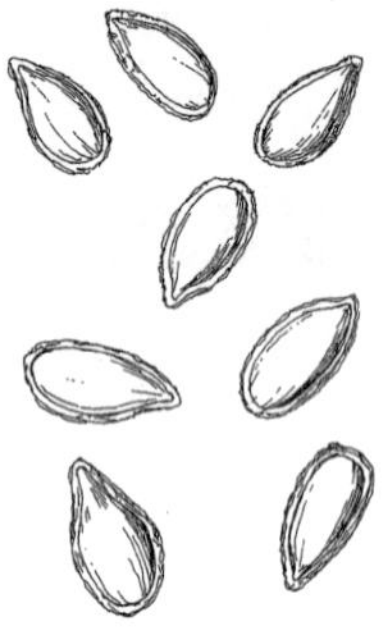

[処方用名] 南瓜子・方瓜子

[基　原] ウリ科 Cucurbitaceae のニホンカボチャ *Cucurbita moschata* Duch. およびその変種の成熟種子。

[性　味] 甘，温

[帰　経] 胃・大腸

[効能と応用]

①殺　虫

条虫・回虫に，単味を嚙みくだいて服用するか，檳榔子と濃煎して服用する。住血吸虫にも，大量（120～200g）を長期服用すると効果がある。

②その他

殻のまま生用し乳剤にするか粉末にして服用すると通乳の効果があり，産婦の乳汁不通に使用する。

> **臨床使用の要点**
>
> 南瓜子は≪本草綱目拾遺≫に「多食壅気滞膈」とあるのみで，近年になり臨床経験にもとづいて「駆除条虫」の効能があることが判明した。条虫・回虫・住血吸虫に効果があり，無毒かつ安全である。

[参　考] 南瓜子・檳榔子は駆虫に働き，条虫・回虫・蟯虫など腸内寄生虫に有効であり，とくに牛肉条虫に併用すると効果が高まる。檳榔子の応用範囲は広く，下気消積・利水消痰にも働く。南瓜子はこの効能をもたないが，住血吸虫にも有効である。

［用　量］60～120 g，噛み砕いて食服するか，粉末を湯にといて服用する。水煎服してもよい。

［使用上の注意］水煎すると通乳の効果が消失する。

大　蒜（たいさん）

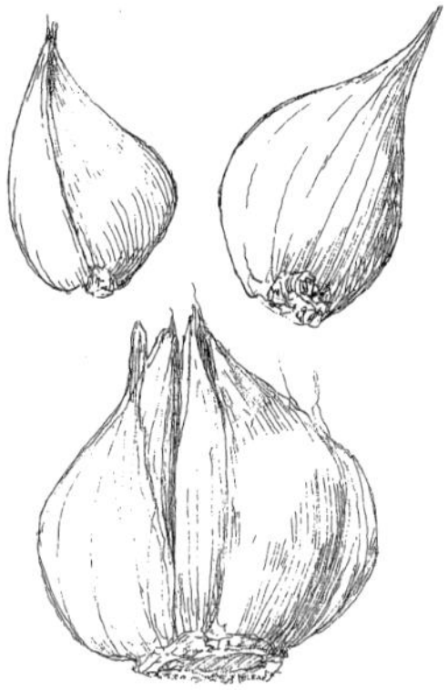

［処方用名］大蒜・蒜頭・葫

［基　原］ユリ科 Liliaceae のニンニク *Allium sativum* L. の新鮮な鱗茎。

［性　味］辛，温。小毒

［帰　経］胃・大腸

［効能と応用］

①殺　虫

鈎虫・蟯虫に，檳榔子・鶴虱・苦楝根皮などと用いる。

蟯虫には，単味を搗き砕き麻油（ゴマ油）を少量混ぜて睡眠前に肛門周囲に塗布する。

②止　痢

細菌性下痢に，単味を焼いて服用する。

③止　咳

肺結核（肺癆）の咳嗽に，百部・紫菀などと用いる。

百日咳（頓咳）にも，単味を搗き砕き服用する。

④治　瘧

瘧疾に，雄黄と用いる。

⑤解毒消腫

瘡癤（皮膚化膿症）の初期に，単味を搗き砕いて外用する。

臨床使用の要点

大蒜は辛温で，殺虫・止痢・止咳・治瘧に働き，腸内寄生虫・肺癆咳嗽に常用するほか，強い解毒消腫の効能をもち，瘡癤初期に外用する。

［用　量］9～30 g，食服。外用には適量。

［使用上の注意］外用すると発赤・熱感・水泡を生じやすいので，長時間皮膚に貼布してはならない。

第18章

催吐薬（さいとやく）

嘔吐をひきおこしたり促進させる薬物を，催吐薬あるいは涌吐薬という。

≪内経≫に「その高きはよりてこれを越す」「上にあればこれを涌す」とあるように，咽喉・胸膈・胃脘などに痰涎・宿食・毒物などが停留しているときに，嘔吐させることにより祛邪するのが目的である。毒物の誤食・宿食の停滞・食道や気管内の偽膜や異物・痰涎壅塞の呼吸困難・痰濁蒙閉の中風や癲癇などに使用する。

催吐薬のほとんどは薬性が峻烈であり，有毒で反応も強いために，めまいをひきおこしたり嘔吐が止まらなくなることが多く，注意が必要である。古人は救急の方法とて「吐し昏眩に至るも，切に驚き疑うなかれ，もし頭眩を発すれば，氷を飲めば立ちどころに解すべし，もし氷なき時は，新汲水また可なり」「もし藜芦を用い嘔吐止まざれば，葱白湯をもってこれを解す，石薬はすなわち甘草・貫衆これを解す，諸草木は，麝香をもってこれを解すべし」と述べており，参考にすべきである。

催吐薬は散剤として用い，すみやかな効果を発揮できるようにする。嘔吐は気持ちよく出るのがよく，10～20分たっても吐出しないときは，羽毛や手指で喉を刺激したり温湯を飲ませて，嘔吐を助けるべきである。また，嘔吐ののちはすぐに摂食せず，休息したのち食欲が出るのを待つのがよい。

催吐薬は胃気を損傷しやすいので，慎重に使用する必要がある。虚弱者・吐血や喀血の病歴をもつもの・噎膈反胃のもの・妊婦などには禁忌である。

瓜　蒂（かてい）

[処方用名] 瓜蒂・甜瓜蒂・苦丁香・瓜丁

[基　原] ウリ科Cucurbitaceaeのマクワウリ *Cucumis melo* L. var. *makuwa* Mak. の瓜蒂。

[性　味] 苦，寒。小毒

[帰　経] 胃

[効能と応用]

①涌吐痰食

熱痰が胸中に鬱することにより，清竅を蒙閉して生じる癲癇，肺系を壅塞して発生する喉痺（咽喉炎）の呼吸困難，神明を内擾してあらわれる煩躁や不眠などの症候に，単味の粉末あるいは鬱金を配合した粉末を湯で服用させて嘔吐させる。

胃中の宿食で胸が痞え脹って苦しいとき，あるいは毒物の誤飲などには，赤小豆と粉末にし香豉の煎汁で服用させ吐かせる。

いずれも，嘔吐があれば服用を中止する。

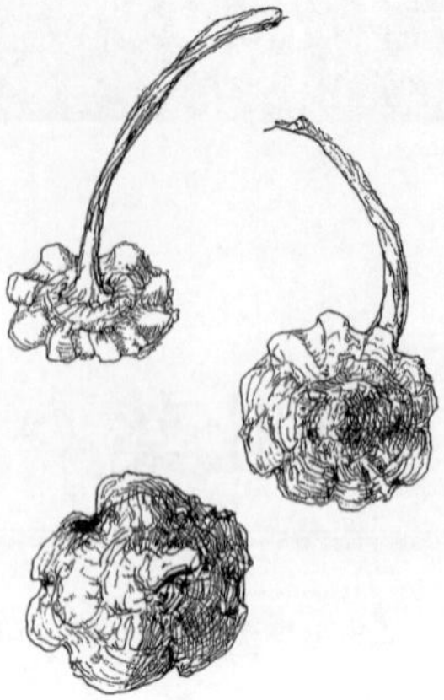

②祛湿退黄

湿熱の黄疸や湿盛による頭痛・浮腫などに，単味の粉末を1日2～3回鼻腔内に吹きこみ黄水を流出させ，流出がみられれば中止する。

臨床使用の要点

瓜蒂は苦寒・小毒で，涌吐の専薬である。痰熱が胸中に鬱して生じる癲癇発狂・喉痺喘息・煩躁不眠，宿食が胃に停留したための胸脘痞硬，および誤食毒物などに用い，催吐させる。研末を吹鼻すると引邪外解・宣泄湿邪の効能があり，腸明経の湿熱を引去するので，湿熱黄疸や湿家の頭痛・身面浮腫に有効である。

［用　量］0.3～1.0g，散として服用。煎湯で内服するときは2.5～4.5g。外用吹鼻には適量。

［使用上の注意］

①性急に催吐しようとして過服させると，中毒をおこしやすい。中毒症状により嘔吐が止まらないときは，麝香0.01～0.015gを水で服用させる。

②胃気を損傷しやすいので，胃虚・病後・産後には慎重に用いる必要がある。

③虚弱者・失血あるいは上部に実邪がないときには禁忌。

藜　芦（りろ）

［処方用名］藜芦・黒藜芦

［基　原］ユリ科 Liliaceae のバイケイソウ属植物 *Veratrum nigrum* L. やその亜種，変種などの根をつけた根茎。

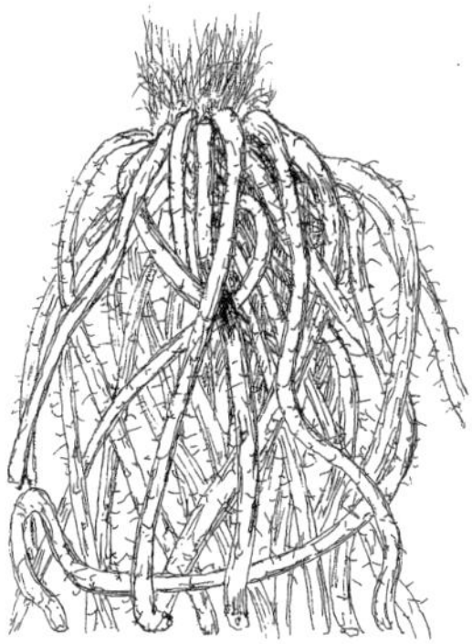

[性　味] 辛・苦，寒。劇毒

[帰　経] 肺・胃

[効能と応用]

①涌吐風痰・開閉

風痰壅塞による中風（脳血管障害）・癲癇などに，鬱金・天南星などと粉末にして服用させ，嘔吐させる。

胃中の痰飲や毒物の誤飲には，瓜蒂・防風などと粉末にして服用させ，嘔吐させる。

方剤例　三聖散

②殺虫止痒・滅虱

疥癬の瘙痒や頭部白癬症（禿瘡）に，単味の粉末を香油で調製し外用する。粉末をすりこむと，虱を滅殺する。

臨床使用の要点

藜芦は辛苦・寒で劇毒を有し，内服すると風痰を涌吐して宣壅導滞し開閉に働くので，中風痰壅の喉痺不通や癲癇痰涎壅盛に救急として用いる。外用すると疥癬禿瘡に効果があり，粉末を外擦すると滅虱に，飯中に混じると滅蝿に有効である。

[用　量] 0.3～0.9 g，散・丸として内服する。外用には適量。

[使用上の注意]

①毒性が猛烈で，服用すると煩悶・嘔吐によって津液を大損することがあり，慎重に用いる必要がある。嘔吐が止まなくなったときは，葱白湯を服用するとよい。

②粉末を嗅ぐとくしゃみが出る。

③虚弱者・妊婦には禁忌。

④細辛・芍薬・諸参（人参・党参など）に反する。

常　山（じょうざん）

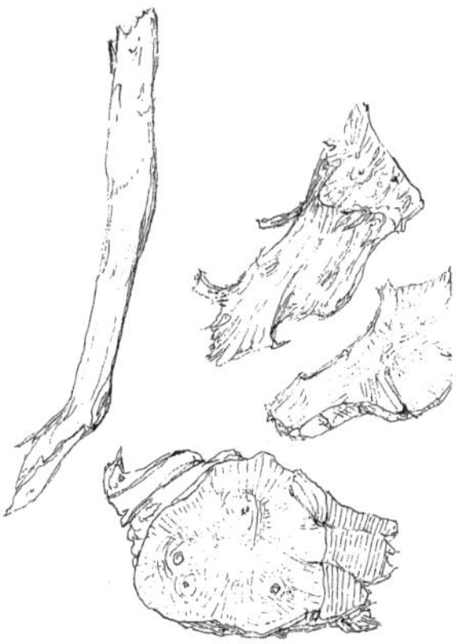

[処方用名] 常山・黄常山・鶏骨常山・醋常山・炒常山・酒常山

[基　原] ユキノシタ科 Saxifragaceae のジョウザンアジサイ *Dichroa febrifuga* Lour. の根。

[性　味] 苦・辛，寒。小毒

[帰　経] 肺・心・肝

[効能と応用]

①吐痰行水

胸中に痰飲があり胸が脹って苦しい・喀出したいが喀出できない・舌苔が膩などを呈するときに，甘草と水煎し蜜を加えて温服し催吐する。

②截　瘧

瘧疾（悪寒・発熱の発作を繰り返す疾患）に使用する。

痰湿を兼ねる場合には，草果・檳榔子・厚朴などと用いる。

方剤例　截瘧七宝飲

痰熱に偏するときは，草果・知母・貝母などと用いる。

方剤例　常山飲

臨床使用の要点

常山は辛開苦泄し寒で清熱し，壅滞を宣去し痰結を開き，胸中の痰水を上行引吐し脇下の痰水を行らせるので，胸中の痰飲積聚で欲吐不能のものに用い涌吐する。また，開痰行水・泄熱破結して良効な截瘧の効能をもち，多種の瘧疾にも常用する。

[参　考]

①生用すると催吐の力が猛烈で，醋炒するとさらにはなはだしくなる。酒蒸あるいは酒炒すると性質が緩和になり，少量では嘔吐をきたさないので，瘧疾には酒製したものを用いる。ただし，悪心・嘔吐の副作用が残るために，瘧疾に用いる場合には半夏・陳皮・藿香などを配合するほうがよい。

②常山・藜芦は風痰に効果がある。藜芦は毒性が猛烈であり，中風痰壅の救急に使用するのみで，殺虫滅虱にも働く。常山は胸中痰水の涌吐に働き，とくに開痰截瘧の良効があり，治瘧の主薬になっている。

[用　量] 3～9g，煎服。丸・散に入れてもよい。

[使用上の注意]

①瘧疾に対しては，悪寒・発熱の発作がおきる前に服用するべきである。

②虚弱者・老人・久病には使用しない。

[附] 蜀　漆（しょくしつ）

ジョウザンアジサイの若い枝葉。甜茶ともいう。

[性　味] [帰　経] [効　能] [用　量] [使用上の注意] 常山と同様であるが，涌吐の効力が強い。

人参芦（にんじんろ）

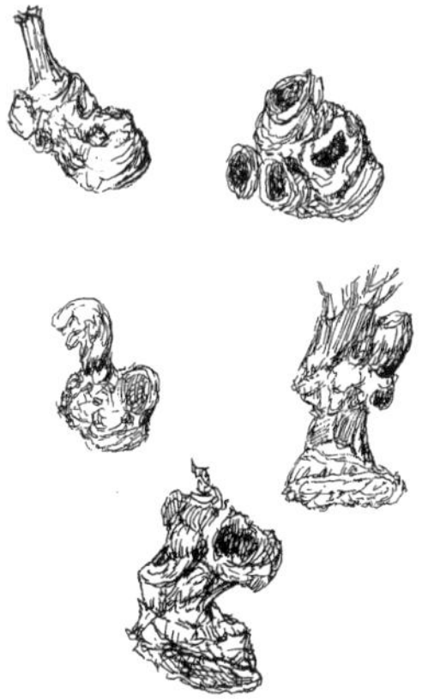

[処方用名] 人参芦・芦頭・竜頭

[基　原] ウコギ科 Araliaceae のオタネニンジン *Panax ginseng* C. A. Meyer の芦頭（先端の根頭部にある）。

[性　味] 甘・苦，微温

[帰　経] 肺・胃

[効能と応用]

①涌吐痰飲

虚弱者の痰涎壅塞で胸苦しい・悪心・吐きたいなどを呈するときに，単味の煎湯を温服する。

臨床使用の要点

人参芦は甘苦・微温で昇性をもち，涌吐痰飲に長じ　作用は緩和で補虚にも働くので，「虚羸老弱，痰壅し，藜芦を服し難きは，これを用いて代うべし」といわれている。体質虚弱で胸中に痰飲積聚があり，涌吐させるべきであるが，峻烈な涌吐薬には耐えられないときに適している。昇陽の効能もあるが，陽気下陥にはあまり用いない。

[用　量] 3～9g，煎服。

胆　礬（たんばん）

[処方用名] 胆礬・石胆・藍礬

[基　原] 銅鉱石中自然に生成する藍色のガラス状結晶顆粒（含水硫酸銅 $CuSO_4$・$5H_2O$ の結晶）。化学合成品も利用する。

[性　味] 酸・渋・辛，寒。有毒

[帰　経] 肝・胃

[効能と応用]

①涌吐風熱痰涎

風痰の癲癇に，単味の粉末を温醋湯で服用させ催吐する。

熱痰による喉痺（咽喉炎）に，白僵蚕などと粉末にし吹きつけて痰を吐かせる。

方剤例　二聖散

食物中毒・毒物の誤食などに，単味を服用させ吐出させる。

②燥湿収斂・殺虫解毒

風眼赤爛すなわち眼瞼皮膚・眼瞼縁のびらん・発赤に，単味を煅いた粉末を湯にといて外洗する。

牙疳（歯齦炎）に，胡黄連などと粉末にし外用する。

方剤例　胆礬散

口内炎・鼻ポリープ・痔核などにも，単味の粉末を外用してよい。

臨床使用の要点

胆礬は酸渋辛・寒で有毒であり，辛散し酸渋で収斂し寒で清熱し，内服すると涌吐風熱痰涎の効能が猛烈である。喉痺・喉風・癲癇などで痰涎壅盛のものに用い，とくに熱痰・風痰に適しており，毒物の誤食にも使用する。外用すると燥湿収斂・殺虫解毒に働き，風眼赤爛・牙疳・鼻瘜肉（鼻ポリープ）・口瘡などに有効である。

[参　考] 胆礬・瓜蒂は常用の涌吐薬であり，痰熱癲癇・喉痺・食物中毒などに使用する。瓜蒂は熱痰を吐し，外用すると湿熱を引いて外出し，湿熱黄疸・湿家頭痛にも有効である。胆礬は風痰を吐し，外用すると風眼赤爛・牙疳・痔瘡に効果がある。

[用　量] 催吐には0.3～0.6g，1回0.9gまで，粉末にし水で調服。外用には粉末を適量。洗眼には1,000倍溶液とする。

[使用上の注意]

①催吐には生用し，外用には煅用する。

②有毒であり，虚弱者には禁忌。

食　塩（しょくえん）

[処方用名] 食塩・炒食塩

[基　原] 海水あるいは塩井・塩池・塩泉などの塩水を煎じて析出する結晶。

[性　味] 鹹，寒

[帰　経] 胃・肺・腎

[効能と応用]

①涌吐宿食痰涎毒物

宿食の腹滞・腹痛，あるいは胸中痰飲の胸内苦悶，あるいは痰迷心竅の精神異常などに，単味を炒黄した煎湯を服用させて吐かせる。

毒物の誤飲・誤食にも使用する。

②清火涼血解毒

歯齦出血や風熱の歯痛に，単味をすりこむ。

目翳（角膜混濁）に，塩水を点眼する。

癰腫（皮膚化膿症）・金創（切創）・皮膚瘙痒などに，単味を湯に溶かして外洗する。

③その他

「鹹は腎に入る」で，塩水で薬物を炒したり，塩湯で服用することにより，「引薬入腎」させる。

臨床使用の要点

食塩は鹹寒で，胃に入って宿食・毒物を吐し，肺に入って胸中痰飲を吐し，また鹹は腎に入る。宿食停積の脘腹脹満疼痛・胸中痰飲および傷寒・熱病・瘧疾・病笑不休などに塩湯で探吐し，鳥羽や手指で喉を刺激して嘔吐を助ける。外用すると清火涼血解毒に働き，牙（歯）齦出血・風火牙痛・目生翳膜・瘡瘍腫毒などに有効である。

[用　量] 9～18 g，煎服。外用には適量。

[使用上の注意]

①催吐には炒黄し，沸騰した湯に溶かして使用する。

②多食すると敗血傷肝・助水損人に働くので，水腫・血病・消渇などには禁忌。

第19章

外用薬（がいようやく）

外用薬は，主として人体の外部に使用する薬物であり，内服することはあっても外用が主体のものである。

外用薬は，一般に殺虫解毒・消腫定痛・化腐生肌・収斂止血など多種の効能をもち，応用範囲も癰疽瘡癤・疥癬・外傷・蛇虫咬傷および目・耳・鼻・喉の病変など多彩である。病変の部位と症状の違いにより，使用形式や方法も多彩で，膏・粉末・溶液としての外用から，燻・洗などさまざまである。

外用薬の多くは毒性をもっており，使用時には注意が必要である。内服してよい場合でも丸・散として服用し，また炮製してから外用すべきである。用量は厳守し中毒を防止しなければならない。

鉛　丹（えんたん）

[処方用名] 鉛丹・黄丹・広丹・東丹・樟丹・松丹・虢丹

[基　原] 黒鉛を製錬して得た橙紅～橙黄色の粉末化合物（主成分は四酸化三鉛 Pb_3O_4）。

[性　味] 辛，微寒。有毒

[帰　経] 心・脾・肝

[効能と応用]

①解毒止痒・収斂生肌

癰腫瘡毒（皮膚化膿症）で瘡口がなかなか収斂しないときや湿疹で滲出液が多いときに，煅石膏などと外用する。

方剤例　桃花散・抜毒膏

②墜痰鎮驚

熱痰擾心による驚きやすい・動悸・不眠・胸苦しいなどの症候に，柴胡・黄芩・竜骨・牡蛎などと内服する。

方剤例　柴胡加竜骨牡蛎湯

③截　瘧

瘧疾の悪寒・発熱の発作に，単味であるいは青蒿などと内服する。

臨床使用の要点

鉛丹は辛寒かつ沈重で，血分に入り，外用すると解毒止痒・収斂生肌の効果があり，癰瘡腫毒・潰瘍不斂・黄水湿瘡などに有効であり，外用の膏薬の主原料として用いられる。内服すると截瘧・墜痰鎮驚に働き，瘧疾・驚癇癲狂などに適する。

[用　量] 内服は1回1.5gまで，煎服。外用には適量。

[使用上の注意]

①蓄積して中毒を起こしやすいので，内服として用いることは少ない。

②過量の服用・久服はしてはならない。

③虚寒には禁忌。

密陀僧（みつだそう）

[処方用名] 密陀僧・丹錠・金炉底・銀炉底・金生

[基　原] 粗製の酸化鉛，主として一酸化鉛 PbO からなる。

[性　味] 鹹・辛，平。小毒

[帰　経] 肝

[効能と応用]

①除湿斂瘡

口内炎・下腿潰瘍（臁瘡）・創口不癒合などに，粉末であるいは油で調製して外用する。

②除狐臭

わきが（腋臭）に，粉末を外用する。

③消瘢䵟

しみ（瘢䵟（はんかん））・そばかす（雀斑）・にきび（粉刺）などに，白芷・白附子・竜脳などと外用する。

方剤例　玉容散

臨床使用の要点

密陀僧は鹹辛・平で，涼血生肌・斂瘡退瘢・除湿防腐の効能をもち，創口不斂・口瘡・臁瘡（れんそう）・骨疽・面䵟（めんかん）・狐臭などに外用する。

[用　量] 適量を外用する。

[使用上の注意] 古方では墜痰定驚に内服させているが，陰毒で胃気を大傷するので，内服はしないほうがよい。

軽　粉（けいふん）

[処方用名] 軽粉・汞粉・水銀粉・銀粉・膩粉・峭粉・掃粉

[基　原] 水銀から昇華法で精製した粗製塩化第一水銀（甘汞）Calomelas（Hg_2Cl_2 または HgCl）の白色結晶性粉末。

[性　味] 辛，寒。有毒

[帰　経] 肺・大腸・小腸

[効能と応用]

①殺虫止痒・攻毒医瘡

疥癬・皮膚瘙痒に，雄黄・硫黄・蛇床子などと粉末にし外用する。

下疳や梅毒にも，青黛・大風子などと粉末にし外用する。

②逐水消腫

腹水（臌脹）・水腫で尿量減少・便秘を呈するときに，甘遂・大戟・芫花などと用いる。

方剤例　舟車丸

臨床使用の要点

軽粉は辛寒かつ燥烈で有毒であり，外用すると殺虫止痒・攻毒医瘡に働き，癰疽悪瘡・疥癬梅毒に有効であり，外科の要薬とされてきた。内服すると二便を通じ下痰逐水の効能があり，痰涎積滞の水腫臌脹・二便不利に適する。

[参　考] 軽粉は粉末で非常に軽く，性味・効能は水銀に似るが，軽粉は内服にも使用でき逐水消腫に働く。

[用　量] 0.1 ～ 0.15 g，丸・散に入れる。外用には適量。

[使用上の注意]

①煎剤には入れない。

②内服すると毒性が強いので，過量にあるいは持続して服用してはならない。服用後は口を漱ぎ，口腔がびらんするのを防止する必要がある。

③妊婦には禁忌。

硫　黄（いおう）

[処方用名] 硫黄・製硫黄・魚子黄

[基　原] 硫黄鉱か硫化鉱物から製錬した硫黄 Sulfur（S）。古来用いられてきたものは火山の火口から流出し固結した熔流硫黄で「石硫黄」と称される。

[性　味] 酸，温。有毒

[帰　経] 腎・心包・大腸

[効能と応用]

①殺虫医瘡・止痒

頑固で硬い陰疽（化膿傾向に乏しい慢性炎症）・頑癬・痤瘡などに，軽粉・雄黄・枯礬・竜脳などと粉末にして外用する。

方剤例　硫黄散・硫黄膏・妙貼散

疥癬・湿疹などの瘙痒に，単味であるいは軽粉・鉛丹などの粉末を油で調製して外用する。

②温寒通便

虚寒の便秘に，半夏と使用する。

方剤例　半硫丸

③助陽益火

腎陽虚による腰や膝が冷えて無力・インポテンツ・頻尿などの症候に，鹿茸・補骨脂などと用いる。

腎陽虚・不納気の呼吸困難に，附子・肉桂・黒錫などと用いる。

方剤例　黒錫丹

臨床使用の要点

硫黄は酸温で有毒であり，「以毒攻毒」の効果をもち，内服すると暖通して燥渋でなく温寒通便・補火助陽に働き，陽虚の下焦虚冷による腰膝冷痛・陽萎や腎不納気による気逆喘息および虚冷便秘に有効である。外用すると，殺虫医瘡・止痒の効能があり，頑硬陰疽・疥癬・皮膚湿痒などに適する。

[用　量] 1～3g，丸・散に入れる。外用には適量。

[使用上の注意]

①毒性があり，また温熱により傷陰するので，効果があれば中止し，久服してはならない。陰虚陽亢には禁忌。

②妊婦には禁忌。

③朴硝を畏る。

雄　黄（ゆうおう）

[処方用名] 雄黄・雌黄・雄精・腰黄・黄石

[基　原] 雄黄は硫化砒素鉱 Realgar（主成分は AsS）。雌黄は三硫化砒素鉱 Orpiment（主成分は As_2S_3）。

[性　味] 苦・辛，温。有毒

[帰　経] 肝・胃

[効能と応用]

①解毒殺虫

癰疽疔毒（皮膚化膿症）に，乳香・没薬などと用いる。

方剤例　醒消丸

癰疽疔毒・疥癬・毒蛇咬傷などに，明礬・竜脳・黄柏などと粉末にし油で調製して外用する。

方剤例　二味抜毒散・雄柏散

瘧疾に，山慈菇・常山などと使用する。

方剤例　紫金錠

回虫など腸内寄生虫症に，檳榔子・牽牛子・大黄などと用いる。

方剤例　牽牛丸

②燥湿祛痰

喉痺（急性咽喉炎の腫脹・疼痛）の重症あるいは癲癇などで痰が多く咽がつまるときに，鬱金などと使用する。

臨床使用の要点

雄黄は苦辛・温で有毒で，解毒殺虫・燥湿祛痰の効能をもつ。多くは外用し，癰疽疔瘡・疥癬湿疹・虫蛇咬傷に有効であり，外科の要薬である。内服すると，虫積腹痛・瘧疾・痢疾・痰壅喉痺・驚癇などに効果がある。

[参　考]

①雄黄には，品種として雄精・腰黄・雄黄・雌黄の区別がある。鶏冠様の赤色で透明なものが「雄精」で，品質が最高である。以下，黄色で軽くほぼ透明なものが「腰黄」，腰黄より色が赤く透明度が劣るものが「雄黄」，やや暗黒のものが「雌黄」で品質はもっとも悪い。

②雄黄・硫黄は「以毒攻毒」の解毒殺虫薬であり，疥癬悪瘡によく外用する。雄黄は解毒療瘡の効能がもっとも強く癰疽悪瘡を主治するのに対し，硫黄は止痒殺虫にすぐれ疥癬・皮膚瘙痒によく用いる。また，雄黄を内服すると虫積腹痛・瘧疾・痢疾・痰涎壅盛に有効であり，硫黄を内服すると腎陽衰微・

下元虚冷の痰喘・陽萎・虚冷便秘に効果がある。

[用　量] 0.3～0.9 g，丸・散に入れる。外用には適量。

[使用上の注意]

①外用を主とする。煎剤には入れない。

②雄黄（AsS）を煅くと三酸化砒素（As_2O_3）になり劇毒をもつようになるので，内服には火煅は禁忌。

③妊婦には禁忌。

④持続服用してはならない。

砒　石（ひせき）

[処方用名] 砒石・白砒・白信・信石・砒霜・紅砒・紅信・人言

[基　原] 酸化物類鉱物の砒華 Arsenolite（主成分は As_2O_3）。現在は多くが硫砒鉄鉱や鶏冠石（雄黄）の加工品である。無色から白色のものを白砒・白信石，それに紅色の彩雲があるものを紅砒・紅信石と称す。

[性　味] 辛・酸，大熱。大毒

[帰　経] 肺・脾・胃

[効能と応用]

①蝕瘡祛腐

走馬牙疳（熱病などにともなって発生する壊死性歯齦炎）に，硼砂・青黛などと外用する。

方剤例　牙疳散

外痔核に，枯礬・朱砂・烏梅などと粉末にし外用する。

方剤例　枯痔散

瘰癧（頸部リンパ節腫）に，単味の粉末を墨汁で丸とし，針でついた上に貼布して腐蝕させる。

②截　瘧

瘧疾の発作前に，硫黄・緑豆との粉末を丸とし服用する。

方剤例　截瘧丸

③祛痰平喘

寒飲による喘息発作に，淡豆豉とともに使用する。

方剤例　紫金丹

臨床使用の要点

砒石は辛酸・大熱で大毒であり，外用すると強烈な腐蝕祛腐の効能があり，瘫疽悪瘡・瘰癧・痔瘡・走馬牙疳などに有効である。内服すると祛痰疾平喘・

截瘧・止痢に働き，寒痰哮喘・瘧疾・痢疾に効果をあらわす。

［参　考］

①砒石には白砒・紅砒があり，白砒はほぼ純粋な三酸化砒素（As_2O_3）で，紅砒は少量の三硫化砒素（As_2S_3）を混じる。

②砒石・雄黄は砒素化合物で性味・効能が似る。砒石の毒性は非常に強く，強烈な解毒殺虫・蝕瘡祛腐の効能をもち，適切に使用すると速効があるが，過服・誤服すると生命の危険がある。

［用　量］1 回 0.03 ～ 0.06 g，丸・散に入れる。外用には適量。

［使用上の注意］

①煎剤には入れない。効果があれば中止し，大量・持続の服用は絶対に避ける。

②妊婦には禁忌。

水　銀（すいぎん）

［処方用名］水銀・汞（こう）

［基　原］液体金属の水銀（Hg)。古くは天然水銀を利用し，最近では辰砂鉱から精錬して得る。

［性　味］辛，寒。大毒

［帰　経］肺・胃

［効能と応用］

①攻毒殺虫

疥癬に，大風子・硫黄などと軟膏にし外用する。

癰瘡（皮膚化膿症）や梅毒の潰瘍に，単味の軟膏を外用する。

臨床使用の要点

水銀は辛寒で大毒を有し，外用すると攻毒殺虫に働き，疥癬・悪瘡腫毒・梅毒などに適する。古代には内服により鎮逆潜陽・降痰・止嘔・下死胎などの効果をあげているが，毒性が強いために近代は内服は使用しない。

［参　考］水銀・砒石は「以毒攻毒」の猛薬で，疥癬・悪瘡腫毒に対し解毒殺虫の著効がある。ただし，両者は配合禁忌であり同用してはならない。砒石は蝕瘡祛腐の効能があり，悪瘡死肌堅硬・腐肉不去に対する要薬であるが，水銀にはこの効能がない。また，砒石は内服にも使用するのに対し，水銀は使用しない。

［用　量］適量を外用する。

[使用上の注意]

①頭瘡に使用すると，吸収されて中毒をおこしやすいので，用いない。

②妊婦には禁忌。

③砒石を畏る。

銀　朱（ぎんしゅ）

[処方用名] 銀朱・銀硃・霊砂

[基　原] 人工的に製した硫化水銀（HgS）。

[性　味] 辛，温。有毒

[帰　経] 肺・脾・胃

[効能と応用]

①燥湿提膿・療瘡殺虫

熱傷・疥癬・湿疹などに，油などと調整して外用する。

慢性の化膿瘡や下腿潰瘍などに，熟石灰・松香などと外用する。

回虫などに，使君子・檳榔子などと用いる。

②祛痰破積

胸中の痰気積結に，明礬などと使用する。

臨床使用の要点

銀朱は辛温かつ燥烈で，燥湿提膿・療瘡殺虫・破積散結の効能をもち，外用すると瘡瘍疥癬に，内服すると痰気結胸に有効であり，殺蛔の効能もある。

[用　量] 0.6～0.9 g，丸・散に入れる。外用には適量。

[使用上の注意] 過服すると歯齦びらんや筋肉の痙攣を生じるので，中毒を防ぐために内服はしないほうがよい。

銅　緑（どうりょく）

[処方用名] 銅緑・銅青・緑青

[基　原] 銅器の表面に生じる緑色の銹〔主成分は塩基性炭酸銅 $CuCO_3 \cdot Cu(OH)_2$〕。

[性　味] 酸・渋，平。微毒

[帰　経] 肝・胆

[効能と応用]

①療瘡祛腐・殺虫

走馬牙疳（壊死性歯齦炎）に，杏仁・滑石などと粉末にして外用する。

頑癬・下腿潰瘍（臁瘡）に，黄ロウとともに外用する。

蛇虫咬傷に，粉末を外用する。

②涌吐風痰

脳卒中で痰が多いときに，麝香などと用いる。

臨床使用の要点

銅緑は酸渋・平で微毒があり，外用すると祛腐殺虫に働き，悪瘡・疳瘡・爛眼流涙・鼻瘜肉（ポリープ）・虫蛇毒傷に有効であり，内服すると涌吐風痰の効能があり，卒中痰壅不語に用いる。外用が主であり，祛腐だけでなく防腐にも有効である。

［用　量］1～1.5g，丸・散に入れる。外用には適量。

［使用上の注意］

①煎剤には入れない。

②内服すると陰血を損傷するので，虚弱者には禁忌。

硼　砂（ほうしゃ）

［処方用名］硼砂・月石・西月石・蓬砂・盆砂・煅月石

［基　原］硼砂の煉製品 Borax（四ホウ酸ナトリウム $Na_2B_4O_7$・$10H_2O$）。

［性　味］甘・鹹，涼

［帰　経］肺・胃

［効能と応用］

①解毒消腫・防腐

肺胃鬱火による口内炎・咽喉の腫脹疼痛あるいは痰火による喉痛・嗄声などに，竜脳・玄明粉・朱砂などと粉末にし吹きつける。

方剤例　冰硼散

鵞口瘡に，竜脳・雄黄などと蜂蜜で調整し塗布する。

方剤例　四宝丹

目の充血・腫脹・疼痛あるいは角膜混濁に，単味の水溶液で洗眼するか，炉甘石・竜脳・玄明粉などを配合し点眼する。

方剤例　白竜丹

②清熱化痰

痰熱壅滞の咳嗽・粘稠黄色で喀出しにくい痰などの症候に，桑白皮・天花粉・貝母などと用いる。

方剤例　安肺寧嗽丸

臨床使用の要点

硼砂は甘鹹・涼で，甘涼で清熱し鹹で軟堅し，清痰破結に長じ，解毒消腫防腐の効能をもつ。外用すると清熱・解毒・防腐に働き，局所の刺激性も少ないので，口舌生瘡・咽喉腫痛・目赤腫痛・翳膜に対する良薬であり，喉科・眼科の要薬である。内服すると清肺化痰に働き，肺熱壅滞の痰黄粘稠・久咳声嘶喉痛に適する。

[参　考] 化痰には生用し，外用には煅用する。

[用　量] 1.5～3g，煎服。丸・散には1回0.6～1.5g。外用には適量。

[使用上の注意] 服用過量・久服すると正気を損傷するので，内服にはあまり使用しない。

炉甘石（ろかんせき）

[処方用名] 炉甘石・飛甘石・飛炉甘石

[基　原] 水亜鉛土 hydrozincite $Zn_5(CO_3)_2(OH)_6 \cdot 1/2\,H_2O$ を主体とする亜鉛鉱石。

[性　味] 甘，平

[帰　経] 胃

[効能と応用]

①退翳明目

眼瞼縁のびらん（眼瞼赤爛）・翼状片（胬肉（どにく））・結膜炎（眼目赤腫）・角膜混濁（眼生翳膜）などに，硼砂・竜脳・玄明粉などと細粉にして点眼する。

方剤例　白竜丹・炉硝散・炉甘石散・玉華丹

②収斂生肌

慢性の皮膚潰瘍で滲出が多いものや湿疹に，煅石膏・煅牡蛎などと粉末にし外用する。

方剤例　二石散

臨床使用の要点

炉甘石は甘平で外用にのみ用い，退翳明目・解毒および収湿止痒・防腐生肌・収斂の効能があり，眼科の常用薬である。眼縁赤爛・多涙怕光・眼生翳膜・胬肉・目赤腫痛などのほか，湿瘡作痒・潰瘍不斂にも使用する。

[参　考] 炉甘石・硼砂は解毒防腐に働き，刺激性が少ないのが特徴である。硼砂は涼性で清熱解毒の効能が強く清肺化痰にも働き，口舌生瘡・咽喉腫痛・目赤

翳膜に外用し，肺熱痰滞に内服する。炉甘石は平性で緩和であり解毒の力も弱く，外用のみに使用し，明目退翳・収湿斂瘡が主体である。

[用　量] 適量を外用する。

[使用上の注意] 薬力が緩和であるから，眼疾・瘡瘍の熱毒が強い場合には清熱解毒薬に配合する。

硇　砂（ろしゃ）

[処方用名] 硇砂・紅硇砂・白硇砂・北庭砂・狄砂

[基　原] 塩化アンモン石 sal-ammoniac の結晶。近年は人工的に製造されたものが常用され，塩化アンモニウム NH_4Cl の純度がきわめて高い。

[性　味] 鹹・苦・辛，温。有毒

[帰　経] 肝・脾・胃・肺

[効能と応用]

①**攻毒蝕瘡・軟堅消腫**

癰疽腫毒（皮膚化膿症）・瘰癧（頸部リンパ節腫）に，雄黄・硼砂・鉛丹・麝香などと粉末にし外用する。

翼状片（目生胬肉）に，単味の粉末を水で溶いて点眼する。

鼻粘膜ポリープ（鼻痔・鼻瘜肉）に，単味の粉末を水で溶いて点鼻する。

外耳道のポリープ（耳痔）に，雄黄・軽粉などと粉末にし外用する。

②**消積化瘀**

胃癌・食道癌などによる噎膈（嚥下困難）・反胃（長時間ののち不消化物を嘔吐すること）に，蒼朮・厚朴などと用いる。

方剤例　加味平胃散

③**化痰利咽**

頑痰・老痰で喀出しがたいときに，単味の粉末を天門冬・百部・黄芩などの煎汁で丸とし服用する。

喉痺（急性の咽喉の腫脹・疼痛）に，元明粉と粉末にして吹きつける。

臨床使用の要点

硇砂は鹹苦辛・大温で有毒であり，腐蝕作用をもつ。内服すると消積祛瘀・化痰利咽に働き，噎膈反胃・積聚癥瘕・肉食飽満・痰気鬱結などの有形脹痛および頑痰老痰の咳吐不利・咽痛喉痺に有効である。外用すると攻毒蝕瘡・軟堅消腫の効果があり，悪瘡疔毒・目翳胬肉（もくえいどにく）・鼻中瘜肉・耳痔などに適する。

[用　量] 1回0.3～1g，丸・散に入れる。外用には適量。

[使用上の注意]

①煎剤には入れない。過量に服用すると意識障害をひきおこす。

②妊婦には禁忌。

明　礬（みょうばん）

[処方用名] 明礬・白礬・枯礬・礬石

[基　原] 天然の明礬石 alunite を精製した結晶〔硫酸アルミニウム・カリウム KAl $(SO_4)_2 \cdot 12H_2O$〕。煅いたものを枯礬という。

[性　味] 酸・渋，寒

[帰　経] 肺・脾・大腸・肝・胆

[効能と応用]

①解毒医瘡・収湿止痒

癰疽瘡毒（皮膚化膿症）に，雄黄と粉末にし濃茶で調整して外用する。

方剤例　二味抜毒散

膿性の耳漏に，鉛丹と粉末にし耳内に吹きこむ。

方剤例　治膿耳方

鵞口瘡に，青黛・竜脳・朱砂・黄柏などと粉末にし外用する。

湿疹・疥癬に，硫黄・竜脳などと粉末にし外用する。

②渋腸止瀉・収斂止血

慢性の下痢・血便・不正性器出血・帯下などに，五倍子・訶子・五味子などと使用する。

方剤例　玉関丸

③祛風痰

中風痰厥の意識障害・喘鳴・痰がつまるなどの症候に，皂角・半夏・生姜汁などと用いる。

方剤例　稀涎千緡湯・稀涎散

癲癇に，鬱金などと使用する。

方剤例　白金丸

④清熱退黄

湿熱の黄疸に，硝石などと用いる。

方剤例　硝石礬石散

臨床使用の要点

明礬は酸渋収斂によって澄清蕩濁（にごりを澄ませる）する。生品（白礬・明礬・礬石）を内服すると祛風痰・清熱退黄に働き，風痰壅盛の中風・癲癇あるいは湿熱黄疸に適する。煅いた枯礬は，外用すると解毒医瘡・収湿止痒の効能があり，癰腫瘡毒・湿疹・疥癬・口舌生瘡・耳中流膿などに有効であり，内服すると収斂止血・収腸止瀉に働くので，外傷出血・便血・崩漏および久瀉不止に効果がある。

[用　量] 1～3g，丸・散に入れる。外用には適量。
[使用上の注意]「多服すると心肺を損じ傷骨する」といわれるので，多量には服用しない。虚証には用いない。

無名異（むみょうい）

[処方用名] 無名異
[基　原] 軟マンガン鉱 pyrolusite（主成分は二酸化マンガン MnO_2）。
[性　味] 甘・鹹，微寒
[帰　経] 脾・肝
[効能と応用]
①収湿解毒
丹毒・天疱瘡・下腿潰瘍（臁瘡（れんそう））などに，単味であるいは鉛丹などと外用する。
②消腫止痛・化瘀止血
打撲・骨折などの外傷に，単味であるいは乳香・没薬などと用いる。
方剤例　骨折散
痔瘻に，粉末を外用する。

臨床使用の要点
無名異は甘鹹・微寒で性質が至燥であり，収湿の力が非常に強く，消腫止痛・化瘀止血・解毒生肌の効能がある。跌打損傷の瘀血腫痛や筋断骨折に用いるほか，癰腫・丹毒・天疱瘡・臁瘡・痔瘻・脚気などにも使用する。

[用　量] 1.5～3g，丸・散に入れる。外用には適量。
[使用上の注意] 煎剤には入れない。

石　灰（せっかい）

[処方用名] 石灰・生石灰・熟石灰・陳石灰・風化石灰
[基　原] 石灰岩 lime stone を加熱して焼成したもの（主成分は炭酸カルシウム $CaCO_3$）。

［性　味］辛，温。有毒

［帰　経］未詳

［効能と応用］

①解毒療傷

熱傷に，風化石灰の溶液に麻油を加え乳状にして塗布する。

②止　血

外傷の出血に，生大黄と炒して用いる。

方剤例　桃花散

③その他

腐蝕作用をもつので，疣贅（いぼ）・痣（あざ）などに生石灰を糊状に調製し外用する。

臨床使用の要点

石灰は辛温で有毒であり，外用すると解毒療傷・止血のかなり強い効果があり，湯火燙傷・創傷出血に適する。また，腐蝕の作用があり，疣贅・黒痣に用いる。

［参　考］石灰丸を煅焼した塊状物が生石灰で，水分を再吸収して得た粉状物が熟石灰（陳石灰・風化石灰）である。

生石灰は腐蝕に，熟石灰は療傷・止血に働く。

［用　量］適量を外用する。

［使用上の注意］内服には使用しない。

樟　脳（しょうのう）

［処方用名］樟脳・樟氷・潮脳・韶脳

［基　原］クスノキ科 Lauraceae のクスノキ *Cinnamomum camphora* Presl. の材・枝・葉・根などを蒸留精製して得られる揮発性の結晶。

［性　味］辛，熱。有毒

［帰　経］脾・胃・心・肺

［効能と応用］

①殺虫療瘡

禿瘡（黄癬）・疥癬・皮膚瘙痒などに，硫黄・枯礬・苦参などと外用する。

齲歯の疼痛に，朱砂などと粉末にして外用する。

②闢穢開竅

暑湿穢濁による嘔吐・腹痛・下痢・意識障害などの症候に，乳香・没薬・麝香などと用いる。

③燥湿止痛

寒湿痺の関節痛・捻挫・凍瘡などに，単味を酒や油に溶いて外用する。

臨床使用の要点

樟脳は辛熱で強い芳香があり，水に溶けず水中でも可燃であり，外用すると殺虫療瘡・燥湿止痛に，内服すると闢穢開竅に働く。禿瘡・凍瘡・疥癬・寒湿痺痛・肉跌扭傷・脚気腫痛などに外用するほか，痧気腹痛・霍乱転筋に内服して効果がある。

[用　量] 0.3～0.6g，丸・散として用いる。外用には適量。

[使用上の注意]

①煎剤には入れない。

②辛熱で走竄し，過量に服用すると嘔吐・意識障害などをきたす。

③妊婦には禁忌。

松　香（しょうこう）

[処方用名] 松香・黄香・松脂・松膠香・瀝青

[基　原] マツ科 Pinaceae のバビショウ *Pinus massoniana* Lamb., ユショウ *P. tabulaeformis* Carr. などの樹幹分泌物から蒸留により精油を除去して得た樹脂。

[性　味] 苦・甘，温

[帰　経] 心・肝・脾・肺

[効能と応用]

①祛湿殺虫・生肌排膿

瘡瘍腫毒（皮膚化膿症）の潰瘍に，蓖麻仁・銅緑などと外用する。

方剤例　松麻膏

禿瘡（黄癬）に，黄連・黄芩・苦参・大黄などと外用する。

方剤例　松脂膏

②止血定痛

打撲・外傷出血に，白芨・竜骨・枯礬などと外用する。

方剤例　止血散

③その他

内服すると止咳祛痰に働くほか，膏薬の原料としても使用される。

臨床使用の要点

松香は苦甘・温で芳香があり，外用すると祛湿殺虫・生肌排膿および止血定痛に働くので，悪瘡癧腫潰瘍・禿瘡および打傷金創出血に使用する。内服すると止咳祛痰に働くが，ほとんど使用されない。

［用　量］1.5～3 g，丸・散に入れる。外用には適量。

［使用上の注意］煎剤には入れない。

狼　毒（ろうどく）

［処方用名］狼毒・狼毒根

［基　原］ジンチョウゲ科 Thymelaeaceae の *Stellera chamaejasme* L.，あるいはトウダイグサ科 Euphorbiaceae のトウダイグサ属植物 *Euphorbia fischeriana* Steud.，マルミノウルシ *E. ebracteolata* Hayata などの根。またサトイモ科 Araceae のクワズイモ *Alocasia odora* K. Koch の根茎も利用される。

［性　味］辛・苦，平。大毒

［帰　経］肝・脾

［効能と応用］

①殺虫散結

頑癬の瘙痒に，単味を香油で調製し外用する。

結核（しこり）に，紅棗と蒸して食する。

②破積逐飲

冷積による胸腹の疼痛に，呉茱萸・乾姜・附子などと用いる。

方剤例　九痛丸

心下停飲（胸膜炎など）による咳嗽・脇部の痞満などに，旋覆花などと使用する。

臨床使用の要点

狼毒は辛苦・平で大毒であり，殺虫散結・破積逐飲に働き，外用すると皮癬に著効があり，内服すると心下停飲の咳逆上気あるいは年久冷積の胸脘疼痛に有効である。

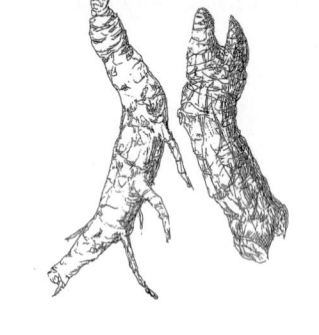

[用　量] 0.3～0.9g，丸・散に入れる。外用には適量。

[使用上の注意] 大毒であるから過量に服用してはならない。

青　黛（せいたい）

[処方用名] 青黛・靛花

[基　原] マメ科 Leguminosae のキアイ *Indigofera tinctoria* L., キツネノマゴ科 Acanthaceae の *Strobilanthes cusia* O. Kuntze, タデ科 Polygonaceae のアイ *Polygonum tinctorium* Lour., その他の植物から製したインジコを含む粉末。

[性　味] 鹹，寒

[帰　経] 肝

[効能と応用]

①解毒医瘡

火熱瘡毒（皮膚化膿症）に，黄柏・石膏・滑石などと粉末にし油で調製して外用する。

口内炎・咽喉潰瘍・咽の腫脹疼痛などに，竜脳とともに外用する。

結膜炎に，黄連の煎汁と混和し点眼する。

湿疹など滲出・瘙痒をともなう皮疹に，蛤粉・竜脳などと粉末にして外用する。

②涼血化斑

熱毒による発斑（皮下出血）に，単味であるいは赤芍・牡丹皮・紫草などと用いる。

血熱妄行の吐血・鼻出血などに，生地黄・茅根・側柏葉などと使用する。

③清肝泄火

肝火犯肺による咳嗽・血痰などに，海蛤粉・栝楼・山梔子などと使用する。

方剤例　黛蛤散

臨床使用の要点

青黛は鹹で入血し寒で清熱し，肝経鬱火を瀉散し，清肝涼血解毒に働くので，温毒発斑・血熱妄行の吐血衄血・肝火犯肺の咳血・小児疳積・発熱などに適する。外用すると解毒瘡医・吸湿に働き，火熱瘡毒・湿瘡湿疹・口舌咽喉潰瘍などに有効である。

[参　考]

①青黛は，原植物の葉や茎に水を加えてたたきつぶしたのち，石灰水などを加えて表面に浮いた青藍色の粉末をすくいとり，乾燥させたものである。

②青黛・大青葉・板藍根は大同小異の効能をもっている。大青葉・板藍根は清

熱涼血・解心胃熱毒に働くが，大青葉は温毒発斑・咽喉腫痛に，板藍根は大頭瘟・痄腮喉痺に，それぞれよく用いられる。青黛は解毒涼血・清肝瀉火に働くので，火熱瘡毒・温毒発斑・咳血吐血などに適する。

［用　量］1～3g，丸・散に入れる。外用には適量。

［使用上の注意］

①水に溶けにくいので煎剤には入れない。

②血分の実火熱毒によらない吐衄には使用しない。

大風子（だいふうし）

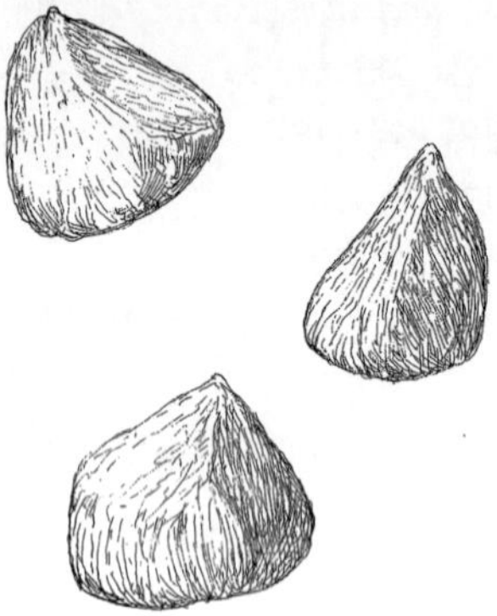

［処方用名］大風子・大楓子

［基　原］イイギリ科 Flacourtiaceae の *Hydnocarpus anthelmintica* Pierre の成熟種子。

［性　味］辛，熱。有毒

［帰　経］未詳

［効能と応用］

①祛風燥湿・解毒殺虫

疥癬・頑癬に，水銀・苦参・硫黄などと外用する。

麻風（癩）・梅毒に，軽粉などと麻油（ゴマ油）で調製し外用する。苦参などと丸にし，内服してもよい。

臨床使用の要点

大風子は辛熱で有毒であり，主として外用に使用し，祛風燥湿・解毒殺虫の効能をもち，疥癬・麻風の要薬である。

［用　量］1回0.3～1g，丸・散に入れる，外用には適量。

［使用上の注意］毒性が強く，悪心・嘔吐をひきおこし，耗血傷陰の弊害があるので，陰虚血熱には禁忌であり，久服してはならない。

木槿皮（もくきんぴ）

［処方用名］木槿皮・川槿皮

［基　原］アオイ科 Malvaceae のムクゲ *Hibiscus syriacus* L. の枝皮あるいは根皮。

［性　味］辛・苦，微寒

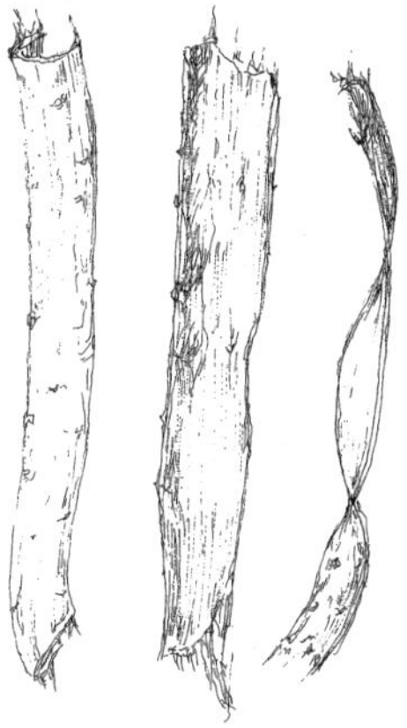

[帰　経] 心・肝・大腸

[効能と応用]

①殺虫療癬

疥癬に，苦参・明礬・白鮮皮などと煎汁にし外用する。

乾癬に，大風子・軽粉などと煎汁にし外用する。

頑癬に，単味の浸液に雄黄を溶かして外用する。

臨床使用の要点

木槿皮は辛苦・微寒で粘滑であり，殺虫止痒・調燥活血に働き，癬に対する要薬である。外用するが，内服すると帯下・瀉痢に効果がある。

[用　量] 適量を外用する。

蓖麻子（ひまし）

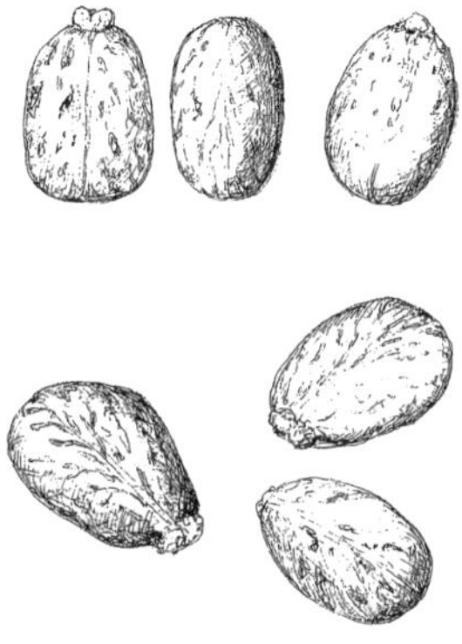

[処方用名] 蓖麻子・蓖麻仁

[基　原] トウダイグサ科 Euphorbiaceae のトウゴマ *Ricinus communis* L. の成熟種子。

[性　味] 甘・辛，平。小毒

[帰　経] 肝・脾

[効能と応用]

①抜毒排膿・祛腐止痛

癰疽疔癤・腫毒潰瘍（皮膚化膿症）に，松香・乳香・軽粉などと外用する。

方剤例　千捶膏

扁桃腺周囲膿瘍（喉中瘡腫）にも，玄明粉などと用いる。

瘰癧（頸部リンパ節腫）にも，単味を内服する。

②通絡除痺

顔面神経麻痺（口眼歪斜）には，麻痺側の反対側に単味を搗き砕いた膏を貼布する。

臨床使用の要点

蓖麻子は甘辛・平で小毒があり，吸収されやすく抜毒排膿・追邪外出するので，瓣疽疔瘡・腫毒潰瘍に対する化腐散腫止痛の効果が非常に速い。また走竄しやすく入絡通痺し，口眼歪斜・舌脹・喉痺などに有効である。

[用　量] 0.5～1g，丸・散に入れる。外用には適量。

[使用上の注意]

①煎剤には入れない。

②滑腸の効能もあるので，便瀉のものには禁忌。

児　茶（じちゃ）

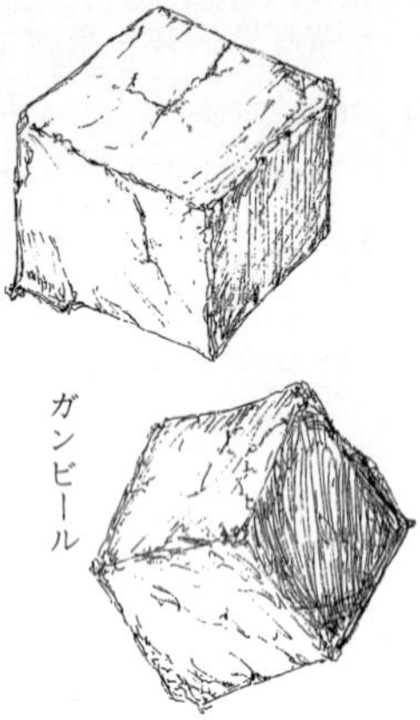

[処方用名] 児茶・孩児茶・鉄児茶・珠児茶・アセンヤク末

[基　原] マメ科 Leguminosae のアカシア属植物 *Acacia catechu* Willd. の心材またはアカネ科 Rubiaceae のカギカズラ属植物 *Uncaria gambir* Roxb. の枝葉から製した乾燥水製エキス。

[性　味] 苦・渋，平

[帰　経] 肺

[効能と応用]

①収湿斂瘡・生肌止血

湿疹・瘡瘍（皮膚化膿症）などで滲出が多いときに，煅竜骨・竜脳・軽粉などと外用する。

方剤例　竜骨児茶散

口内炎（口瘡）・歯齦びらん（牙疳）などには，青黛・竜脳・黄柏などと外用する。

外傷出血に，単味の粉末を外用する。

②その他

清熱化痰・生津・止血の効能をもつので，肺熱痰嗽・暑熱傷津・内傷出血などにも用いる。

臨床使用の要点

児茶は苦渋・涼で，外用すると収湿斂瘡・生肌止血に働き，湿熱瘡瘍の多膿・久不収口や湿瘡流黄水および外傷出血に適する。内服すると清肺化痰・生津・止血・止瀉の効能があり，肺熱痰嗽・暑熱傷津・瀉痢不止・内傷出血などに適するが，近代ではほとんど使用されない。

[用　量] 適量を外用する。

［使用上の注意］内服には用いないほうがよい。

木鼈子（もくべつし）

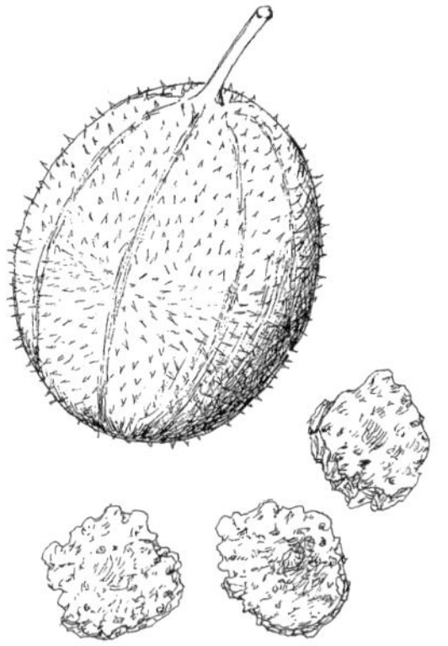

［処方用名］木鼈子・土木鼈

［基　原］ウリ科 Cucurbitaceae のニガウリ属植物 *Momordica cochinchinensis* Spr. の成熟種子。

［性　味］苦・微甘，寒。有毒

［帰　経］肝・脾

［効能と応用］

①消腫療瘡

瘰癧（頸部リンパ節腫）に，鶏卵白を蒸して服食する。

癰毒（皮膚化膿症）の初期や化膿して潰破しないときに，蓖麻子・松香・銅緑などと膏にして外用する。

方剤例　木鼈子膏

臨床使用の要点

木鼈子は苦寒で有毒であり，散熱消腫・化毒止痛するので，悪瘡腫毒・痔腫・乳癰・瘰癧などに使用すると疏結泄壅の効果がある。外用を主とし，内服は少量にとどめる。

［用　量］1～1.2 g，外用には適量。

［使用上の注意］

①煎剤に入れない。

②気血虚弱・脾胃虚弱には内服禁忌。

馬銭子（ばせんし・まちんし）

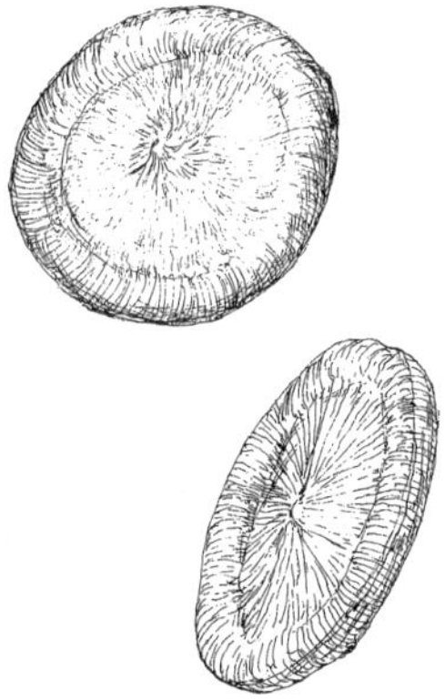

［処方用名］馬銭子・番木鼈

［基　原］フジウツギ科 Loganiaceae のホミカ *Strychnos nux-vomica* L. の成熟種子。

［性　味］苦，寒。大毒

［帰　経］肝・脾

[効能と応用]

①**通経絡・止疼痛**

風寒湿痺の関節痛・ひきつり・しびれなどの症候に，麻黄・乳香・没薬・烏頭・地竜などと用いる。

方剤例　馬銭子散・竜馬自来丹・馬銭甘草丸

②**散結消腫**

打撲外傷・骨折などの腫脹・疼痛に，自然銅・骨砕補・乳香・没薬などと粉末にして外用する。

咽喉の腫脹・疼痛に，青木香・山豆根などと粉末にして吹きつける。

癰疽腫痛（皮膚化膿症）に，穿山甲・白僵蚕などと粉末にし外用する。

臨床使用の要点

馬銭子は苦寒で強烈な毒性を有し，通絡止痛に特効があり，散結消腫にも働く。風寒湿痺の筋骨拘急・疼痛麻木に用いるほか，跌打損傷・癰疽腫毒・喉痺腫痛に外用する。

[用　量] 内服は1日量0.3～0.6g，炮製ののち丸・散として服用。外用には適量。

[使用上の注意]

①大毒であり，砂とともに炒するか油であげたのち，丸・散として服用する必要がある。用量を厳密に守り，長期間服用してはならない。過量に服用すると振顫・痙攣・意識障害など中毒症状をひきおこす。

②妊婦には禁忌。

蟾　酥（せんそ）

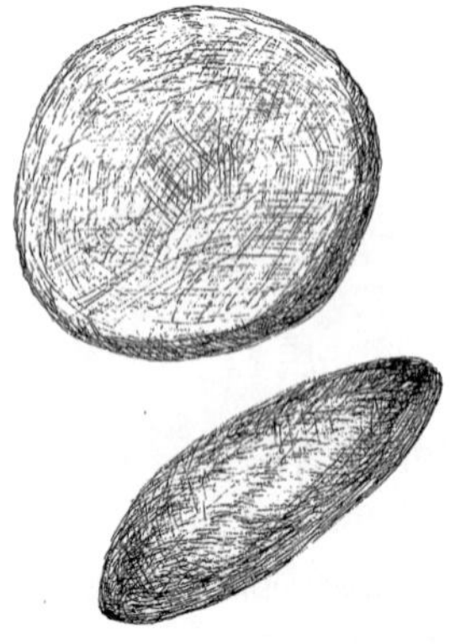

[処方用名] 蟾酥

[基　原] ヒキガエル科 Bufonidae のシナヒキガエル *Bufo bufo gargarizans* Cantor, ヘリグロヒキガエル *B. melanostictus* Schneider などの耳後腺および皮膚腺から分泌される白色漿液を加工し乾燥したもの。

[性　味] 甘・辛，温。有毒

[帰　経] 胃・心

[効能と応用]

①**解毒消腫**

熱毒による癰疽疔瘡（皮膚化膿症）・咽喉の腫脹疼痛に，軽粉・竜脳・麝香・

乳香・没薬などと内服・外用する。

方剤例 蟾酥丸・六神丸

②闢穢開竅・醒神・止痛

中暑による意識障害・嘔吐・下痢・腹痛などの症候に，蒼朮・雄黄・丁香・麝香などと使用する。

臨床使用の要点

蟾酥は甘辛で温散し毒性があり麻（しびれる）味を有し，強い解毒消腫の効能をもち，癰疽瘡腫・咽喉腫痛などに内服外用し，外科で珍重される。また，闢穢通竅の効能も顕著で，暑湿穢悪による霍乱の吐瀉腹痛や痧気の脹悶・神志昏迷に，醒神回蘇の効果がある。

[用　量] 1回0.03～0.06g，丸・散に入れる。外用には適量。

[使用上の注意]

①煎剤には入れない。有毒であるから久服してはならない。

②外用時には目に入らないよう注意する。

③妊婦には禁忌。

斑　蝥（はんみょう）

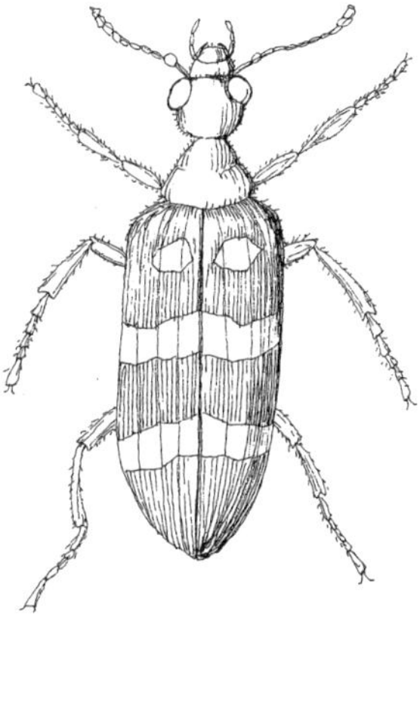

[処方用名] 斑蝥・斑猫・斑苗

[基　原] ツチハンミョウ科 Meloidae のマダラゲンセイ属の *Mylabris sidae* Fabr., ヨコジマハンミョウ *M. cichorii* L. などの虫体。

[性　味] 辛，寒。大毒

[帰　経] 未詳

[効能と応用]

①攻毒蝕瘡・療癬

頑癬に，木槿皮・樟脳・砒石などと外用する。

瘰癧（頸部リンパ節腫）のフィステルに，砒石・青黛・麝香などと粉末にして外用する。

方剤例 生肌乾膿散

②破癥散結

癥瘕積塊（腹腔内腫瘤）に，玄明粉などと用いる。

臨床使用の要点

斑蝥は辛寒で大毒であり，外用すると攻毒蝕瘡・療癬に働き，瘰癧瘡瘻・頑癬・瘡疽死肌に用いると悪肉死肌を腐蝕する。内服すると破癥散結に働くので，癥瘕積聚にも使用する。

[参　考] 斑蝥・硇砂は攻毒蝕瘡の効能をもち，悪肉死肌を腐蝕する。斑蝥は毒性が強く腐蝕性も大であり，頑癬・瘰癧・瘡疽死肌に用いる。硇砂は毒性・腐蝕性ともに斑蝥より弱く，比較的安全であり，悪瘡・胬肉・瘜肉に使用する。

[用　量] 0.03 ～ 0.06 g，丸・散として用いる。外用には適量。

[使用上の注意]

①煎剤には入れない。

②毒性が強く，服用量が多いと泌尿器系・胃腸系の刺激症状が出現する。皮膚粘膜には強烈な刺激性があり，発赤・水疱をひきおこす。また，粉末が目や気管に入ると強い炎症が生じる。

③妊婦には禁忌。

壁　銭（へきせん）

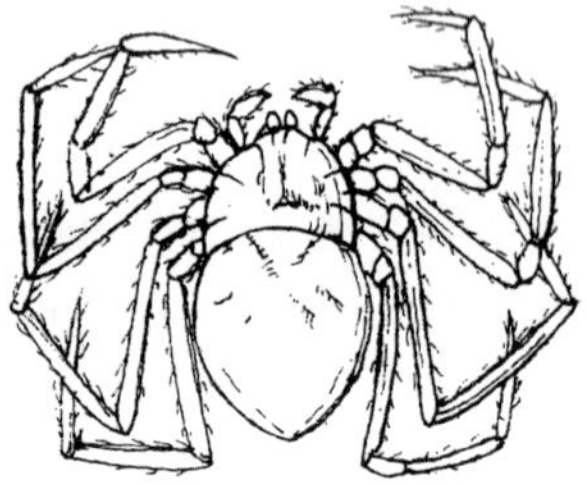

[処方用名] 壁銭・壁蟢・壁蟢蛛

[基　原] ヒラタグモ科 Urocteidae のヒラタグモ *Uroctea compactilis* Koch の虫体。

[性　味] 鹹・苦，平

[帰　経] 未詳

[効能と応用]

①**化腐解毒**

咽喉の腫脹疼痛・歯齦や口舌の潰瘍やびらんに，珍珠・竜脳などと粉末にし外用する。

方剤例　錫類散

慢性虫垂炎に，蜈蚣・白僵蚕・当帰・大黄などと使用する。

方剤例　治慢性闌尾炎方

②**止　血**

鼻出血・外傷出血などに，虫体をつぶした汁を外用する。

臨床使用の要点

壁銭は鹹苦・平で，化腐解毒の力が非常に強く，疫喉腫痛・牙疳潰腐・口舌瘡爛など咽喉口腔の急性潰爛に適する。

[用　量] 1～2匹，丸・散に入れる。外用には適量。
[使用上の注意] 煎剤には入れない。

蝸　牛（かぎゅう）

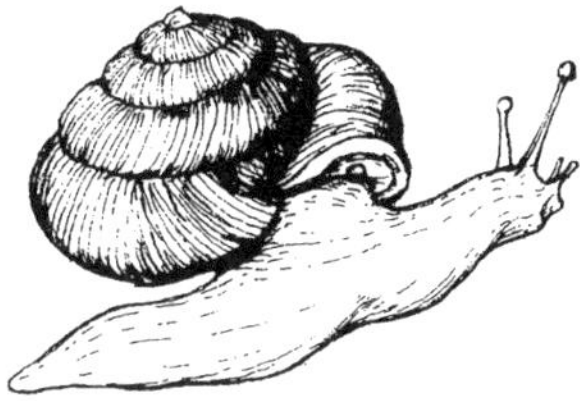

[処方用名] 蝸牛・負殼蜒蚰（ふかくえんゆう）
[基　原] オナジマイマイ科 Bradybaenidae のミスジマイマイ *Eulota peliomphala* Pfr. およびその近縁種の全虫体。
[性　味] 鹹，寒。小毒
[帰　経] 肺・腎
[効能と応用]

①清熱解毒・消腫定痛

痔核の腫脹疼痛・癰疽疔毒（皮膚化膿症）・瘰癧（頸部リンパ節腫）などに，単味を油で調製したり蟾酥などを配合して外用する。

方剤例　蟾酥丸

②縮肛収脱

脱肛に，単味の乾燥粉末を豚脂で調製し塗布する。

臨床使用の要点

蝸牛は鹹寒で，清熱解毒・消腫定痛に働き，痔瘡腫痛・癰瘍疔毒・瘰癧などに外用し，縮肛収脱にも働くので脱肛にも用いる。古方では内服にも使用しているが，現在では外用のみである。

[参　考] 蝸牛（かたつむり）の殼を除くと蛞蝓（蜒蚰・なめくじ）と非常によく似ており，負殼蜒蚰ともよばれる。両者の性味・主治はほぼ同じで，蛞蝓には止咳平喘の効能がある。
[用　量] 適量を外用する。

[附] 蛞　蝓（かつゆ）

[基　原] コウラナメクジ科のコウラナメクジ *Limax feavus* の全体。蜒蚰（えんゆう）ともいう。
[性　味] 鹹，寒
[帰　経] 肺・胃・肝・腎

[効能と応用] 清熱解毒・消腫定痛・止咳平喘に働くので，白喉（ジフテリア），潰腐・痔瘡・脱肛・瘰癧および実熱哮喘に使用する。

[用　量] 内服には1～3条。外用には適量。

露蜂房（ろほうぼう）

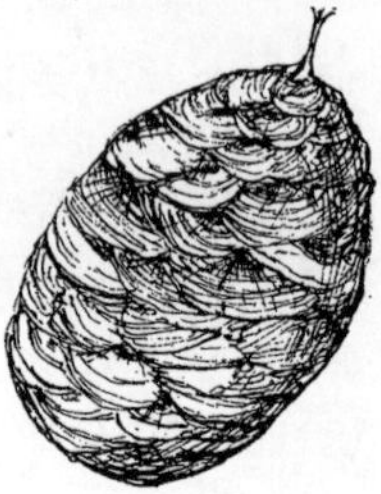

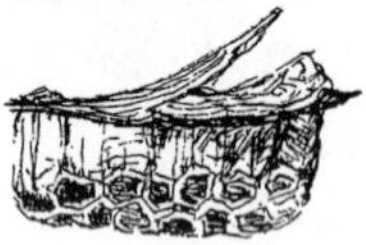

[処方用名] 露蜂房・蜂房

[基　原] スズメバチ科 Vespidae のキホシアシナガバチ *Polistes mandarinus* Saussure, その他近縁昆虫のつくる巣。

[性　味] 微甘，平。有毒

[帰　経] 肝・腎・胃

[効能と応用]

①解毒療瘡・散腫止痛

癰疽悪疽（皮膚化膿症）・瘰癧などに，単味であるいは乳香・没薬・蒲公英などと用いる。齲歯の疼痛に，乳香・細辛などと煎汁にし含嗽する。

②祛風除痺

風湿痺の関節痛・腫脹・変形などの症候に，䗪虫・全蝎・蜈蚣などと使用する。風疹（蕁麻疹など）の瘙痒に，蟬退・浮萍・地膚子などと用いる。

③益　腎

腎虚の遺尿・失禁に，桑螵蛸などと用いる。

④その他

止咳祛痰の効能もあるので，痰嗽久咳に使用する。

臨床使用の要点

露蜂房は微甘・平で，解毒療瘡・散腫止痛の効能をもち，癰疽・瘰癧・瘡癬・齲歯痛に内服・外用する。また，祛風除痺・益腎止咳にも働き，風湿痺・風疹皮膚瘙痒・腎虚遺尿失禁・痰嗽久咳にも非常に有効である。

[用　量] 6～12g，煎服。外用には適量。

[使用上の注意] 歴代の本草書にはすべて有毒と書かれているが，とくに不良な反応はみられない。しかし，陽証の瘡癰が潰破したのちには用いない。

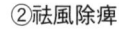

蛇　皮（じゃひ）

[処方用名] 蛇皮・蛇退皮・蛇蛻・竜衣

[基　原] ヘビ科 Colubridae の各種動物のぬけ殻。スジオナメラ *Elaphe taeniurus* Cope, シュウダ *E. carinata* Günther, *Zaocys dhumnades* Cantor, その他多種のぬけ殻が利用される。

[性　味] 甘・鹹，平

[帰　経] 肝

[効能と応用]

①解毒消腫・祛風殺虫

癰疽悪瘡腫毒（皮膚化膿症）に，単味の粉末を豚脂で調製し塗布する。

中耳炎に，竜脳と粉末にし香油で調製して耳内に点滴する。

小児の木舌・重舌に，粉末を乳に溶いて服用させる。

疥癬に，苦参・蛇床子・明礬などと水煎し煎汁で外洗する。

②明目退翳

目の充血・角膜混濁に，菊花・金銀花・桑白皮・黄柏などと用いる。

臨床使用の要点

蛇皮は甘鹹・平で，解毒消腫・祛風殺虫・明目退翳の効能をもち，癰疽瘡腫・疥癬・膿耳・重舌・木舌・目赤翳障などに効果がある。

[用　量] 3～6 g，煎服。外用には適量。

[使用上の注意] 風毒のないもの・妊婦には禁忌。

象　皮（ぞうひ）

[処方用名] 象皮

[基　原] ゾウ科 Elephantidae のインドゾウ *Elephas maximus* L., アフリカゾウ *E. africanus* Blum. の外皮。

[性　味] 甘・鹹，温

[帰　経] 不詳

[効能と応用]

①生肌斂瘡

慢性の皮膚潰瘍あるいは瘡口が閉鎖しないときに，血竭・乳香・赤石脂・竜骨などと外用する。

方剤例　生肌散・珍珠散

臨床使用の要点

象皮は甘鹹・温で，外用すると生肌斂瘡に働き，癰瘡潰瘍や金瘡の瘡口不斂・新肉不生に用いると癒合を早める。

[用　量] 適量を外用する。

[附] 象牙屑（ぞうげしょう）

象牙の屑末，象牙ともいう。

[性　味] 甘，寒

[効能と応用] 止血斂瘡・抜毒生肌に働き，癰瘡腫毒・漏管・目翳外障などに用いる。

[用　量] 1.5～2.5 g，丸・散に入れる。外用には適量。

生薬名索引

（動・植・鉱物名含む）

≪か≫

《き》

≪く≫

≪け≫

《こ》

《さ》

≪し≫

≪す≫

水亜鉛土	544
スイカ	153, 154
スイカズラ	114, 115
水牛角	101
水銀	541
水銀粉	537
水犀角	100
水梔子	79
水菖蒲	516
水蛭	315
豆蔲	174
豆蔲花	268
豆蔲殻	268
豆巻	72
スジオナメラ	561
スズサイコ	243
スベリヒユ	132
スホウ	290
スマトラサイ	100
スミレ	117
寸雲	415
寸香	512
寸冬	442
寸麦冬	442

≪せ≫

製硫黄	538
西黄	511
製黄精	446
青果	126
西瓜	153, 154
西瓜汁	153
西瓜瓤	153
西瓜翠衣	154
西瓜霜	154
西瓜皮	154
西河柳	71
製甘遂	187
青翹	115
西羌活	48
製僵蚕	506
製姜虫	506
製錦紋	178
製狗脊	422
製軍	178
西月石	543
青蒿	139
西紅花	304
製香附	255
薺菜	340
薺菜花	340
薺菜子	340
製首烏	431
西秦艽	227
清水豆巻	72
製川軍	178
製川朴	264
生草	400
青葱管	56
青箱子	89
製蒼朮	230
青黛	551
製大黄	178
製天虫	506
西当帰	432
清豆豉	71
製南星	344
製乳香	310
青貝	351
西貝	351
清半夏	342
製半夏	342
青皮	261
製白附子	345
青風藤	240
清風藤	240
製附子	157
製附片	157
青防風	47
青礞石	363
青木香	257, 382
青木香藤	237
製没薬	311
セイヨウグルミ	419
西洋参	394
青連翹	115
青蓮心	84
石葦	219
石硫黄	538
石英	466
石桂参	390
赤樫柳	71
石胡荽	349
赤芍	97
赤芍薬	97
セキショウ	515
赤硝	174
赤小豆	206
石鍾乳	350
石菖蒲	515
石胆	531
赤鉄鉱	500
石楠藤	248
石南葉	248

≪そ≫

≪た≫

≪ち≫

≪ひ≫

≪ふ≫

《へ》

《ほ》

《ま》

《み》

《む》

《め》

《も》

《や》

《ゆ》

《よ》

《ら》

《り》

《る・れ》

《ろ》

≪わ≫

中医用語・《書籍》索引

証・症状・病名索引

≪き≫

≪く・け≫

≪こ≫

≪さ≫

≪し≫

≪す≫

≪せ≫

≪そ≫

≪た≫

《ち》

《つ》

《て》

《と》

≪な≫

≪に≫

≪ね≫

≪の≫

≪は≫

≪ひ≫

≪ふ≫

≪へ≫

≪ほ≫

≪ま≫

≪み・む≫

≪め≫

《も》

《や》

《ゆ》

《よ》

《ら》

《り》

《る》

≪れ・ろ≫

方剤一覧

≪あ≫

阿膠鶏子黄湯≪重訂通俗傷寒論≫　*436*
　阿膠　鈎藤鈎　白芍　絡石藤　石決明　生地黄　生牡蛎　茯神　鶏子黄　炙甘草

安宮牛黄丸≪温病条弁≫　*101, 107, 512, 513, 514*
　牛黄　鬱金　犀角　黄連　朱砂　山梔子　雄黄　黄芩　真珠　竜脳　麝香

安神定志丸≪医学心悟≫　*198, 391, 458, 469, 515*
　人参　茯苓　茯神　遠志　石菖蒲　竜歯

安中散≪和剤局方≫　*163, 166*
　肉桂　高良姜　小茴香　延胡索　縮砂　炙甘草　牡蛎

安虫散≪小児薬証直訣≫　*521*
　鉛粉　炒鶴虱　檳榔子　川楝子　乾漆　白礬　雄黄　巴豆霜

安肺寧嗽丸≪経験方≫　*543*
　硼砂　桑白皮　蘇子　阿仙薬（児茶）

≪い≫

硫黄膏≪証治準縄≫　*538*
　硫黄　白芷　鉛粉　天花粉　斑蝥　全蝎　蟬退　雄黄　蛇床子

硫黄散≪証治準縄≫　*538*
　硫黄　軽粉　斑蝥　竜脳

已寒丸≪衛生宝鑑≫　*171*
　附子　炮姜　茴香　良姜　茯苓　肉桂

郁李仁散≪奇効良方≫　*185*
　郁李仁　陳皮　白朮　茯苓　檳榔子　生姜　大棗

毓麟丸≪経験方≫　*415*
　巴戟天　人参　覆盆子　山薬　神麴

葦茎湯≪備急千金要方≫　*82, 204, 303, 358*
　芦根　薏苡仁　冬瓜仁　桃仁

異功散（五味異功散）≪小児薬証直訣≫　*390*
　人参　白朮　茯苓　甘草　陳皮

已椒藶黄丸≪金匱要略≫　*179, 203, 207, 380*
　防已　椒目　葶藶子　大黄

一加減正気散≪温病条弁≫　*216,*

272
藿香梗　厚朴　杏仁　茵蔯蒿　茯苓皮　陳皮　大腹皮　神麹　麦芽

一味薯蕷飲《医学衷中参西録》　*399*
山薬

一貫煎《柳州医話》　*269*
沙参　麦門冬　生地黄　枸杞子　当帰　川楝子

一服散《世医得効方》　*480*
烏梅　罌粟殻　半夏　阿膠　杏仁　紫蘇葉　甘草　生姜

胃苓湯《丹渓心法》　*231, 398*
蒼朮　厚朴　陳皮　甘草　白朮　茯苓　桂枝　猪苓　沢瀉　生姜　大棗

茵蔯蒿湯《傷寒論》　*80, 179, 216*
茵蔯蒿　山梔子　大黄

茵蔯五苓散《金匱要略》　*216*
茵蔯蒿　沢瀉　猪苓　茯苓　白朮　桂枝

茵蔯四逆湯《張氏医通》　*216*
茵蔯蒿　乾姜　炮附子　炙甘草

淫羊藿酒《食医心鏡》　*414*
淫羊藿

《う》

右帰飲《景岳全書》　*158, 160, 400, 474*
附子　肉桂　熟地黄　山茱萸　山薬　枸杞子　杜仲　炙甘草

右帰丸《景岳全書》　*158, 160, 474*
熟地黄　山薬　山茱萸　枸杞子　杜仲　菟絲子　製附子　肉桂　当帰　鹿角膠

烏芨合剤《新方》　*325*
烏賊骨粉　白芨　水酸化アルミニウムゲル

烏芨散《山東中草薬手冊》　*491*
烏賊骨　白芨

烏金膏《中薬学》　*195*
巴豆　乳香

禹功散《儒門事親》　*191*
牽牛子　小茴香

烏蛇丸《聖恵方》　*252*
烏梢蛇　天南星　全蝎　白附子　白僵蚕　肉桂　羌活　麻黄　防風

烏沈湯《和剤局方》　*258*
烏薬　沈香　党参　生姜　甘草

烏梅丸《傷寒論》　*480*
烏梅　細辛　乾姜　黄連　附子　当帰　黄柏　桂枝　人参　蜀椒

烏髪丸《経験方》　*331, 431*
何首烏　生地黄　生側柏葉　女貞子　旱蓮草　胡麻　陳皮　蜀椒　戎塩　黒豆

烏薬湯《済陰綱目》　*258*
烏薬　香附子　当帰　木香　甘草

温経湯《金匱要略》　*42, 164*
呉茱萸　当帰　白芍　川芎　党参（人参）　桂枝　阿膠　牡丹皮　半夏　麦門冬　生姜　甘草

温胆湯《三因方》　*342, 343, 355*
半夏　陳皮　茯苓　甘草　竹筎

枳実　生姜　大棗

雲南白薬　320

＊田三七が主要な成分であるが，組成の詳細は不明

≪え≫

益胃湯≪温病条弁≫　95, 440, 443, 448

沙参　麦門冬　氷砂糖　生地黄　玉竹

易黄湯≪傅青主女科≫　108, 485, 494

炒山薬　炒芡実　黄柏　車前子　白果

益脾餅≪医学衷中参西録≫　388

白朮　乾姜　鶏内金　大棗

越鞠丸≪丹溪心法≫　256

香附子　蒼朮　川芎　神麹　山梔子

越婢加朮湯≪金匱要略≫　41

麻黄　石膏　生姜　甘草　大棗　蒼朮

越婢湯≪金匱要略≫　41

麻黄　石膏　生姜　大棗　甘草

延胡索散≪証治準縄≫　282

延胡索　当帰　琥珀　蒲黄　赤芍　肉桂　紅花

延胡索散≪婦科大全≫　282

当帰　川芎　肉桂　木香　枳殻　赤芍　桃仁　熟地黄　延胡索

≪お≫

黄耆桂枝五物湯≪金匱要略≫　42, 396, 435

黄耆　白芍　桂枝　生姜　大棗

黄耆建中湯≪金匱要略≫　403

黄耆　桂枝　白芍　炙甘草　生姜　大棗　膠飴

黄耆湯≪外台秘要≫　471, 478

黄耆　麦門冬　生地黄　天花粉　茯苓　五味子　甘草

黄耆内托散≪医宗金鑑≫　396

黄耆　金銀花　当帰　白朮　天花粉　沢瀉　川芎　皂角　甘草

黄芩滑石湯≪温病条弁≫　105, 217, 267

黄芩　滑石　茯苓皮　大腹皮　白豆蔻　通草　猪苓

黄芩湯≪傷寒論≫　105, 434

黄芩　白芍　甘草　生姜　大棗

鴨掌散≪摂生方≫　494

銀杏　麻黄　甘草

黄土湯≪金匱要略≫　330

黄土　甘草　生地黄　白朮　附子　阿膠　黄芩

黄連阿膠湯≪傷寒論≫　107, 436

黄連　黄芩　白芍　鶏子黄　阿膠

黄連橘皮竹筎半夏湯≪温熱経緯≫　343, 355

黄連　橘皮　竹筎　半夏

黄連解毒湯≪外台秘要≫　80, 105,

107, 109

黄連　黄芩　黄柏　山梔子

おうれんそようとう

黄連蘇葉湯≪温熱経緯≫　44

黄連　蘇葉

黄連湯≪千金方≫　490

黄連　酸石榴皮　阿膠　炮姜　黄柏　当帰　甘草

黄連湯≪傷寒論≫　107

黄連　半夏　乾姜　桂枝　人参　大棗　炙甘草

膃肭臍丸≪済生方≫　407

膃肭臍　天雄　附子　川烏頭　陽起石　鍾乳粉　鹿茸　朱砂　人参　沈香

遠志飲≪証治準縄≫　469

遠志　炒酸棗仁　党参　黄耆　茯苓　当帰　肉桂　甘草

遠志丸≪済生方≫　199, 469

遠志　菖蒲　茯苓　茯神　竜歯　人参　朱砂

温脾湯≪備急千金要方≫　179

熟附子　乾姜　党参　炙甘草　大黄

≪か≫

槐角丸≪和剤局方≫　336

槐角　地楡　当帰　黄芩　暴風　枳殻

槐花散≪普済本事方≫　46, 335

炒槐花　側柏葉　荊芥穂　枳殻

槐花散≪沈氏尊生書≫　46, 335

槐花　阿膠　当帰　地楡　生地黄　白芍　黄芩　升麻　枳殻　防風　側柏葉

開関散≪衛生宝鑑≫　507

炒白僵蚕　枯礬　明礬

開噤散≪医学心悟≫　484, 516

菖蒲　陳皮　党参　石蓮子　丹参　茯苓　陳倉米　荷葉蒂　黄連　冬瓜仁

かいきんしゃさん

海金砂散≪証治準縄≫　221

海金砂　滑石　甘草　麦門冬

咳血方≪丹溪心法≫　359

山梔炭　青黛粉　栝楼仁　海浮石　訶子

海蛤丸≪潔古家珍≫　360

海蛤　当帰　海金沙　鉛粉　硇砂　青黛　滑石　乳香　海藻　粉霜　炒水蛭　地胆頭　灯心草

海蛤湯≪中薬学≫　360

海蛤　猪苓　沢瀉　冬葵子　滑石　桑白皮　木通　灯心草

海蟬散（海蟬湯）≪経験方≫　69

胖大海　蟬退

海藻丸≪証治準縄≫　362

海藻　昆布　海蛤　藿香　白芷　白蘞　肉桂　当帰　川芎　細辛　枯礬　松羅茶

かいそうぎょくことう

海藻玉壺湯≪医宗金鑑≫　362

海藻　浙貝母　連翹　昆布　法半夏　青皮　海浮石　当帰　川芎　海帯

回蘇丹≪中薬学≫　504

玳瑁　朱砂　雄黄　白芥子　麝香　安息香

海桐皮散（かいとうひさん）≪証治準縄≫　*241*
　海桐皮　熟地黄　牡丹皮　牛膝　山茱萸　補骨脂

海桐皮酒（かいとうひしゅ）≪伝言方≫　*241*
　海桐皮　五加皮　地骨皮　川牛膝　生地黄　炒薏苡仁　独活　川芎　甘草　白酒

艾附丸（がいぶがん）≪沈氏尊生書≫　*256*
　香附子　艾葉

海浮散（かいふさん）≪医学心悟≫　*311, 312*
　乳香　没薬

艾附暖宮丸（がいぶだんきゅうがん）≪仁斎指方論≫　*164, 173*
　香附子　艾葉　当帰　黄耆　呉茱萸　川芎　白芍　熟地黄　肉桂　続断

牙疳散（がかんさん）≪経験方≫　*540*
　白砒　黄連　甘草　竜脳　硼砂　乳香　没薬　青黛　大棗

過期飲（かきいん）≪証治準縄≫　*433*
　熟地黄　白芍　当帰　香附子　川芎　木香　紅花　桃仁　莪朮　木通　甘草　肉桂

藿胆丸（かくたんがん）≪中薬学≫　*149*
　藿香　猪胆

化血丹（かけつたん）≪医学衷中参西録≫　*320, 322, 324*
　煅花蕊石　三七粉　血余炭

加減葳蕤湯（かげんいずいとう）≪重訂通俗傷寒論≫　*449*
　玉竹　葱白　桔梗　薄荷　白薇　豆豉　炙甘草　大棗

化堅丸（かけんがん）≪経験方≫　*360*
　生牡蛎　海蛤殻　昆布　海藻　夏枯草　当帰　浙貝母　藿香　白芷　山慈茹　川芎　桂枝　細辛

加減桑菊飲（かげんそうぎくいん）≪新方≫　*507*
　白僵蚕　蟬退　桑葉　菊花　釣藤鈎　黄芩　朱砂

加減復脈湯（かげんふくみゃくとう）≪温病条弁≫　*391, 401, 436, 443*
　炙甘草　生地黄　白芍　麦門冬　阿膠　麻子仁

加減木防已湯（かげんもくぼういとう）≪温病条弁≫　*203, 204*
　防已　石膏　桂枝　薏苡仁　杏仁　滑石　通草

夏枯草膏（かごそうこう）≪医宗金鑑≫　*87*
　夏枯草　当帰　白芍　玄参　烏薬　浙貝母　白僵蚕　昆布　桔梗　陳皮　川芎　甘草　香附子　紅花

夏枯草散（かごそうさん）≪張氏医通≫　*87*
　夏枯草　当帰　白芍　玄参　生甘草

訶子飲（かしいん）≪済生方≫　*481*
　訶子　杏仁　通草　煨姜

訶子散（かしさん）≪保命集≫　*481*
　訶子　木香　黄連　甘草

訶子清音湯（かしせいおんとう）≪医方集解≫　*481*
　訶子　甘草　桔梗

訶子湯（かしとう）≪宣明論方≫　*481*
　訶子　桔梗　甘草

訶子皮散（かしひさん）≪蘭宝秘蔵≫　*481*
　訶子　罌粟殻　乾姜　陳皮

河車丸≪証治準縄≫　409
　紫河車　党参　茯苓　炒山薬

河車大造丸（大造丸）≪景岳全書≫　409, 474
　紫河車　山薬　亀板　黄柏　杜仲　牛膝　天門冬　麦門冬　熟地黄

何首烏散≪外科精要≫　431
　防風　苦参　何首烏　薄荷

莪朮丸≪経験方≫　289
　莪朮　山楂　香附子　穀芽　青皮　檳榔子　牽牛子　丁香　蓽澄茄

何人飲≪景岳全書≫　431
　何首烏　人参　当帰　陳皮　煨姜

花蕊石散≪十薬神書≫　324
　花蕊石　童便

化石散≪新方≫　175
　火硝　滑石　鶏内金　生甘草

華陀愈風散≪中薬学≫　46
　炒荊芥穂を黄酒か童便で冲服する。

化虫丸≪和剤局方≫　521
　炒鶴虱　苦楝根皮　檳榔子　鉛粉　使君子　蕪荑　枯礬

下虫丸≪証治準縄≫　129
　苦楝根皮　檳榔子　鶴虱　貫衆　使君子　乾蝦蟆　蕪荑　木香　桃仁　軽粉

葛花解酲湯≪脾胃論≫　65, 268
　木香　橘皮　人参　猪苓　茯苓　炒神麴　沢瀉　乾姜　白朮　青皮　白豆蔻　縮砂　葛花

膈下逐瘀湯≪医林改錯≫　97, 433
　五霊脂　川芎　牡丹皮　赤芍　烏薬　延胡索　甘草　当帰　桃仁　紅花　香附子　枳殻

活血通経湯≪証治準縄≫　304
　桂枝　黄柏　葛根　升麻　炙甘草　当帰　人参　赤芍

藿香正気散≪和剤局方≫44, 149, 272, 398
　藿香　半夏　白朮　茯苓　蘇葉　厚朴　白芷　陳皮　桔梗　生姜　大腹皮　大棗　甘草

藿香半夏湯≪中薬方剤学≫　149
　藿香　姜半夏　陳皮　丁香

葛根黄芩黄連湯（葛根芩連湯）≪傷寒論≫　65, 105, 106
　葛根　黄芩　黄連　炙甘草

葛根湯≪傷寒論≫　64
　葛根　麻黄　生姜　桂枝　炙甘草　白芍　大棗

滑石藿香湯≪温病条弁≫　217
　藿香　厚朴　白豆蔻　陳皮　茯苓　猪苓　通草　滑石

滑石白魚散≪金匱要略≫　322
　滑石　乱髪霜　白魚

藿朴夏苓湯≪医源≫　149, 204
　藿香　杏仁　厚朴　姜半夏　猪苓　沢瀉　茯苓　淡豆豉　薏苡仁　白豆蔻

活絡効霊丹≪医学衷中参西録≫　311, 312, 433
　当帰　丹参　生乳香　生没薬

加味烏薬湯≪済陰綱目≫　258
　烏薬　縮砂　木香　延胡索　炒香

附子　炙甘草

加味甘桔湯（かみかんきつとう）《医学心悟》　*370*
桔梗　甘草　薄荷　牛蒡子

加味魚桔湯（かみぎょきつとう）《臨床実用中薬学》　*122*
魚腥草　桔梗　甘草　鮮芦根　生薏苡仁　桃仁　金銀花　冬瓜仁　浙貝母

加味香蘇散（かみこうそさん）《医学心悟》　*44*
蘇葉　香附子　秦艽　蔓荊子　荊芥　防風　陳皮　川芎　甘草　生姜

加味地黄丸（かみじおうがん）《医宗金鑑》　*405*
熟地黄　山茱萸　山薬　茯苓　沢瀉　牡丹皮　鹿茸　五加皮　麝香

加味四物湯（かみしもつとう）《医学正伝》　*282*
当帰　麦門冬　黄柏　蒼朮　熟地黄　白芍　川芎　杜仲　五味子　人参　黄連　知母　牛膝
＊多種あり

加味逍遙散（かみしょうようさん）《校注婦人良方》　*97*
柴胡　炒当帰　白芍　茯苓　炒白朮　炙甘草　牡丹皮　山梔子　薄荷

加味平胃散（かみへいいさん）《寿世保元》　*545*
蒼朮　陳皮　香附子　炒枳実　炒神麹　山楂子　厚朴　半夏　木香　川芎　乾姜　甘草　生姜

荷葉丸（かようがん）《経験方》　*155*
乾荷葉　生地黄炭　玄参　山梔子炭　陳棕炭　茅根炭　大薊炭　小薊炭　知母　黄芩　白芍　藕節　京墨

瓦楞子丸（がりょうしがん）《婦女指掌》　*361*
煅瓦楞子　香附子　桃仁　牡丹皮　川芎　大黄　当帰　紅花

訶黎勒丸（かりろくがん）《太平聖恵方》　*482, 489*
煨訶子　炮姜　五味子　肉桂　桔梗　附子　木香　人参　沈香　白朮　枳殻

栝楼薤白桂枝湯（かろがいはくけいしとう）《中医研究院方》　*270*
栝楼皮　薤白　桂枝　鬱金　香附子　紅花　桃仁

栝楼薤白白酒湯（かろがいはくはくしゅとう）《金匱要略》　*270*
栝楼仁　薤白　白酒

栝楼薤白半夏湯（かろがいはくはんげとう）《金匱要略》　*270, 353*
栝楼仁　薤白　半夏　白酒

栝楼丸（かろがん）《経験方》　*354*
栝楼仁　六麹　山楂子　半夏

栝楼枳実丸（かろきじつがん）《済生方》　*353*
栝楼　半夏　桔梗　枳実

栝楼牛蒡湯（かろごぼうとう）《医宗金鑑》　*118, 354*
栝楼仁　炒牛蒡子　天花粉　黄芩　山梔子　連翹　皂角刺　金銀花　甘草　陳皮　青皮　柴胡

栝楼煎（かろせん）《経験方》　*354*
全栝楼　甘草　蜂蜜

含化丸（がんかがん）《証治準縄》　*360*
海蛤殻　瓦楞子　海藻　昆布　炒五霊脂　訶子肉　五倍子　猪靨

寛胸丸（かんきょうがん）《中医研究院西苑医院経験方》　*276*
華撥　高良姜　竜脳　細辛　檀香

延胡索

乾姜人参半夏丸（かんきょうにんじんはんげがん）《金匱要略》　*343*
乾姜　人参　半夏

寒降湯（かんこうとう）《医学衷中参西録》　*501*
生代赭石　生杭芍　半夏　竹筎
栝楼仁　牛蒡子　甘草

癇症丸（かんしょうがん）《経験方》　*462*
朱砂　天南星　半夏　明礬　琥珀
真珠母

冠心Ⅱ号方（かんしんにごうほう）《北京地区防治冠心病協作組》　*282, 284, 292, 304*
丹参　川芎　紅花　赤芍　降香

寒水石散（かんすいせきさん）《外台秘要》　*77*
寒水石　白石脂　栝楼仁　菟絲子
知母　肉桂

寒疝丸（かんせんがん）《丹溪心法》　*172*
畢澄茄　呉茱萸　香附子　木香

甘草桔梗湯（かんぞうききょうとう）《小児薬証直訣》　*401*
桔梗　甘草

甘草湯（かんぞうとう）《傷寒論》　*401*
生甘草

甘草附子湯（かんぞうぶしとう）《金匱要略》　*158*
炙甘草　白朮　附子　桂枝

甘草麻黄湯（かんぞうまおうとう）《金匱要略》　*41*
甘草　麻黄

肝胆管結石方（かんたんかんけつせきほう）《新方》　*222*
金銭草　茵蔯蒿　蒼朮　山梔子
厚朴　鬱金　陳皮　甘草

款冬花湯（かんとうかとう）《中薬臨床応用》　*375*
款冬花　杏仁　浙貝母　知母　桑
白皮　五味子　甘草

甘麦大棗湯（かんばくたいそうとう）《金匱要略》　*402, 472*
炙甘草　浮小麦　大棗

含巴絳礬丸（がんぱこうばんがん）《補缺肘后方》　*195*
巴豆　炙杏仁

甘露消毒丹（かんろしょうどくたん）《温熱経緯》　*105, 216, 217*
滑石　茵蔯蒿　黄芩　石菖蒲　木
通川貝母　射干　連翹　薄荷　白
豆蔻　藿香

《き》

帰耆建中湯（きぎけんちゅうとう）《華岡青洲方》　*396, 402*
当帰　黄耆　桂枝　白芍　炙甘草
生姜　大棗　膠飴

桔梗湯（ききょうとう）《傷寒論》　*370, 370, 401*
桔梗　生甘草

菊花決明散（きくかけつめいさん）《証治準縄》　*88*
菊花　決明子　木賊　黄芩　石決
明

菊花散（きくかさん）《和剤局方》　*62*
白蒺藜　羌活　木賊　蟬退　菊花

菊芎飲（きくきゅういん）《上泄秘録》　*63*
菊花　川芎　蔓荊子　防風　羌活
石膏　旋覆花　枳殻　炙甘草

麴麦枳朮丸（きくばくきじゅつがん）《奇効良方》　*384*
神麴　麦芽　枳実　白朮

枳実薤白桂枝湯（きじつがいはくけいしとう）《金匱要略》　*42, 263*
枳実　厚朴　薤白　桂枝　栝楼仁

枳実芍薬散（きじつしゃくやくさん）《金匱要略》　*263*
枳実　白芍

枳実消痞丸≪蘭室秘蔵≫　106, 263, 398
乾姜　炙甘草　麦芽　茯苓　白朮　半夏麹　人参　厚朴　枳実　黄連

枳実導滞丸≪重訂通俗傷寒論≫　179, 263
枳実　大黄　檳榔子　厚朴　連翹　黄連　神麹　紫根　山楂子　木通　生甘草

葵子茯苓丸（散）≪金匱要略≫　215
冬葵子　茯苓

枳朮丸≪内外傷弁惑論≫　263, 398
白朮　枳実

耆朮膏≪臨床実用中薬学≫　395
黄耆　白朮

稀涎散≪世医得効方≫　348, 546
皂角　半夏

稀涎千緡湯≪医宗金鑑≫　546
半夏　炙皂角　甘草　明礬　姜汁

橘核丸≪済生方≫　261
橘核　海藻　昆布　海帯　川楝子　桃仁　厚朴　木通　枳実　延胡索　肉桂　木香

橘皮枳実生姜湯≪金匱要略≫　263
橘皮　枳実　生姜

橘皮竹茹湯≪金匱要略≫　54, 355
橘皮　人参　甘草　竹茹　柿蒂　丁香　生姜　大棗

橘葉栝楼散≪医宗金鑑≫　262
橘葉　栝楼仁　川芎　黄芩　山梔子　連翹　煅石膏　柴胡　陳皮　青皮　生甘草

橘葉栝楼湯≪臨床実用中薬学≫　261
橘葉　栝楼仁　絲瓜絡　蒲公英　鹿角霜　金銀花　夏枯草　浙貝母　青皮　香附子　乳香

豨桐丸≪攖萃良方≫　235, 236
豨薟草　臭梧桐

帰脾湯≪校注婦人良方≫　198, 391, 396, 432, 438, 467, 469
人参　白朮　黄耆　茯苓　竜眼肉　当帰　遠志　酸棗仁　木香　炙甘草

耆附湯≪赤水玄珠≫　158, 396
黄耆　附子　生姜

宮外孕二号方≪山西医学院第一附院経験方≫　289
丹参　赤芍　桃仁　乳香　没薬　三棱　莪朮

宮外孕方（宮外孕一号方）≪山西医学院第一附院経験方≫　288, 293
丹参　赤芍　桃仁　乳香　没薬

芎帰膠艾湯≪金匱要略≫　173, 436
川芎　阿膠　甘草　艾葉　当帰　熟地黄　白芍

急性湿疹湯≪経験方≫　111
白鮮皮　金銀花　滑石　茵蔯蒿　車前子　黄芩　苦参　黄柏　蒼朮　生薏苡仁　木通

九痛丸≪和剤局方≫　550
狼毒　呉茱萸　乾姜　巴豆霜　人参　附子

姜黄丸≪証治準縄≫　287

姜黄　莪朮　紅花　肉桂　川芎
白芍　延胡索　牡丹皮　当帰

姜黄散（きょうおうさん）《証治準縄》　*287*
姜黄　莪朮　紅花　肉桂　川芎
白朮　延胡索　牡丹皮　当帰

姜黄湯（きょうおうとう）《傷科方書》　*287*
桃仁　蘭葉　牡丹皮　姜黄　蘇木
当帰　陳皮　牛膝　川芎　生地黄
肉桂　乳香　没薬

羌活勝湿湯（きょうかつしょうしつとう）《内外傷弁惑論》
47, 49, 53, 63, 226, 282
羌活　独活　炙甘草　藁本　川芎
防風　蔓荊子

羌活防風湯（きょうかつぼうふうとう）《活法機要》　*52, 63*
羌活　防風　蔓荊子　藁本　独活
川芎　炙甘草

姜桂丸（きょうけいがん）《潔古家珍》　*344*
天南星　半夏　肉桂

杏蘇散（きょうそさん）《温病条弁》　*44, 55, 368*
紫蘇　半夏　茯苓　前胡　桔梗
枳殻　甘草　生姜　大棗　陳皮
杏仁

杏仁滑石湯（きょうにんかっせきとう）《温病条弁》　*106, 217, 369*
黄芩　滑石　茯苓皮　大腹皮　白
豆蔻　通草　猪苓　杏仁　黄連

玉液湯（ぎょくえきとう）《医学衷中参西録》　*78, 81, 399, 478*
生山薬　生黄耆　知母　生鶏内金
葛根　五味子　天花粉

玉華丹（ぎょくかたん）《一草亭目科全書》　*544*
炉甘石　真珠　朱砂

玉関丸（ぎょくかんがん）《景岳全書》　*479, 546*
明礬　五倍子　訶子　五味子

玉壺丸（ぎょくこがん）《和剤局方》　*342*
天南星　半夏

玉鎖丹（ぎょくさたん）《和剤局方》　*479*
五倍子　茯苓　竜骨

玉女煎（ぎょくじょせん）《景岳全書》　*76, 298*
生石膏　熟地黄　麦門冬　知母
牛膝

玉真散（ぎょくしんさん）《外科正宗》　*47, 344, 346*
白附子　天南星　天麻　羌活　防
風　白芷

玉枢丹（ぎょくすうたん）《経験方》　*462*
朱砂　山慈姑　五倍子　大戟　拳
参　雄黄　千金子　麝香

玉泉丸（ぎょくせんがん）《雑病源流犀燭》　*480*
天花粉　葛根　麦門冬　人参　茯
苓　烏梅　甘草　黄耆

玉竹麦門冬湯（ぎょくちくばくもんどうとう）《温病条弁》　*448*
玉竹　麦門冬　沙参　生甘草

玉屏風散（ぎょくへいふうさん）《丹溪心法》　*396, 398*
黄耆　防風　白朮　生姜

局方肥児丸（きょくほうひじがん）《和剤局方》　*519*
使君子　麦芽　肉豆蔻　黄連　炒
神麹　木香　白朮　山楂子　枳実
檳榔子

玉鑰匙（ぎょくやくし）《三因極一病証方論》　*462*
朱砂　竜脳　西瓜霜

玉容散（ぎょくようさん）《験方新編》　*536*
密陀僧　滑石　白芷　白附子　緑
豆粉　竜脳

挙元煎（きょげんせん）《景岳全書》　*396*

人参　炙黄耆　炙甘草　升麻　白朮

祛湿排膿散（きよしつはいのうさん）《経験方》　*491*
烏賊骨　煅石膏　煅竜骨　枯礬　白芷　紅升麻　竜脳

魚腥草桔梗湯（ぎょせいそうききょうとう）《経験方》　*370*
魚腥草　桔梗

祛煩養胃湯（きよはんよういとう）《医醇剰義》　*445*
鮮石斛　石膏　天花粉　南沙参　麦門冬　玉竹　山薬　茯苓　陳皮　半夏　甘蔗

麒麟血散（きりんけつさん）《聖恵方》　*309*
麒麟血（血竭）没薬　当帰　白芷　赤芍　肉桂

豨薟丸（きれんがん）《臨床実用中薬学》　*235*
豨薟草を酒で蒸製し丸にする。

豨薟散（きれんさん）《活人方》*235*
豨薟草の梗を除いて葉を天日に晒して干したもの。

金黄散（きんおうさん）《医宗金鑑》　*81*
大黄　黄柏　姜黄　天南星　陳皮　蒼朮　厚朴　天花粉　甘草

金桜子膏（きんおうしこう）《普門医品》　*476*
金桜子

銀花甘草湯（ぎんかかんぞうとう）《医学心悟》　*401*
金銀花　甘草

銀花解毒湯（ぎんかげどくとう）《瘍科心得集》　*97, 114*
金銀花　紫花地丁　赤茯苓　連翹　牡丹皮　黄連　夏枯草

銀翹散（ぎんぎょうさん）《温病条弁》　*46, 58, 60, 72, 82, 84, 115, 116*
金銀花　連翹　桔梗　薄荷　牛蒡子　竹葉　荊芥穂　豆豉　甘草

銀翹馬勃散（ぎんぎょうばぼつさん）《温病条弁》　*60*
連翹　牛蒡子　金銀花　射干　馬勃

筋骨痺痛方（きんこつひつうほう）《新方》　*247*
桑寄生　制首烏　枸杞子　当帰　続断　牛膝　胡麻

金鎖固精丸（きんさこせいがん）《医方集解》　*425, 458, 460, 484, 485*
炒蒺藜　芡実　連鬚　竜骨　牡蛎

金箔鎮心丸（きんぱくちんしんがん）《沈氏尊生書》　*464*
真珠　牛黄　雄黄　天南星　朱砂　琥珀　天竺黄　麝香

金沸草散（きんふつそうさん）《鶏峯普済方》　*377*
荊芥　麻黄　旋覆花　前胡　甘草　半夏　白芍

金萸丸（きんゆがん）《保命集》　*269*
川楝子　呉茱萸

金鈴子散（きんれいしさん）《素問病機気宜保命集》　*269, 283*
川楝子　延胡索

《く》

枸杞丸（くこがん）《古今録験方》　*449*
枸杞子　生地黄　天門冬

苦参地黄丸（くじんじおうがん）《医宗金鑑》　*111*
苦参　生地黄

狗脊飲（くせきいん）《経験方》　*423*
狗脊　牛膝　海風藤　木瓜　桑枝　松節　続断　杜仲　秦艽　桂枝　当帰　虎骨　熟地黄

瞿麦湯≪証治準縄≫　*103*

瞿麦　木通　滑石　竹葉　黄芩　茅根　冬瓜仁　冬葵子

駆風散≪経験方≫　*251*

白花蛇肉　烏梢蛇肉　蝮蛇肉　雄黄　生大黄

九味羌活湯≪此事難治≫　*47, 49, 50, 51*

防風　羌活　白芷　蒼朮　川芎　黄芩　生地黄　炙甘草　細辛　生姜　葱白

九味檳榔湯≪浅田家方≫　*271*

檳榔子　厚朴　陳皮　桂枝　紫蘇葉　木香　生姜　炙甘草　大黄

≪け≫

瓊玉膏≪洪氏集験方≫　*186*

生地黄　党参　茯苓　白蜜

桂枝加桂湯≪傷寒論≫　*43*

桂枝　白芍　炙甘草　生姜　大棗

＊桂枝湯の桂枝を増量

桂枝加厚朴杏仁湯≪傷寒論≫　*368*

桂枝　白芍　炙甘草　生姜　大棗　厚朴　杏仁

桂枝加芍薬湯≪傷寒論≫　*42, 401, 434*

桂枝　白芍　炙甘草　生姜　大棗

桂枝加朮附湯≪方機≫　*42, 230*

桂枝　白芍　炙甘草　生姜　大棗　蒼朮　附子

桂枝加竜骨牡蛎湯≪金匱要略≫　*458*

桂枝　竜骨　牡蛎　白芍　生姜　炙甘草　大棗

桂枝湯≪傷寒論≫　*42, 54, 434*

桂枝　白芍　炙甘草　生姜　大棗

桂枝茯苓丸≪金匱要略≫　*97, 98*

桂枝　茯苓　赤芍　牡丹皮　桃仁

桂枝附子湯≪金匱要略≫　*42*

桂枝　附子　生姜　大棗　甘草

桂芍知母湯≪金匱要略≫　*42*

桂枝　白芍　防風　白朮　知母　附子　麻黄　炙甘草　生姜

啓脾湯≪万病回春≫　*198, 398, 399, 483*

人参　白朮　茯苓　蓮子　山薬　山楂子　陳皮　沢瀉　生姜　大棗　炙甘草

桂附八味丸≪医方集解≫　*160*

熟地黄　山薬　山茱萸　沢瀉　茯苓　牡丹皮　肉桂　炮附子

桂附理中丸（湯）≪傷寒論≫　*160*

附子　肉桂　党参　白朮　乾姜　炙甘草

荊防湯≪経験方≫　*46*

荊芥　防風　白芷　羌活　甘草　生姜　葱白

荊防排毒散≪摂生衆妙方≫　*46, 47, 54, 226*

荊芥　防風　羌活　独活　柴胡　前胡　川芎　桔梗　枳殻　茯苓　炙甘草　生姜　薄荷

鶏鳴散≪証治準縄≫　*229, 271*

檳榔子　陳皮　木瓜　呉茱萸　紫

蘇葉　桔梗　生姜
桂苓丸≪和剤局方≫　160
肉桂　茯苓
下瘀血湯≪金匱要略≫　179, 316
大黄　桃仁　䗪虫
化痰丸≪王節斎方≫　360
海蛤殻　天門冬　黄芩　栝楼仁
桔梗　連翹　香附子　橘紅　青黛
月華丸≪医学心悟≫　442
天門冬　麦門冬　生地黄　熟地黄
山薬　百部　沙参　川貝母　阿膠
茯苓　獺肝　三七　白菊花　桑葉
結核散≪新方≫　509
蜈蚣　全蝎　䗪虫
血府逐瘀湯≪医林改錯≫　98, 433
牛膝　桃仁　紅花　当帰　川芎
赤芍　生地黄　枳殻　柴胡　桔梗
炙甘草
決明丸≪証治準縄≫　88
決明子　炒山薬　生地黄　枸杞子
菊花　防風　車前子　蔓荊子　川芎　細辛　茯苓　山梔子　玄参
決明子散≪済生方≫　88
決明子　石決明　菊花　蔓荊子
黄芩　石膏　白芍　川芎　木賊
羌活　炙甘草
決明夜霊散≪証治準縄≫　92
石決明粉　夜明砂粉　生猪肝
化斑湯≪温病条弁≫　76, 101, 444
石膏　知母　生甘草　玄参　犀角
粳米
牽牛丸≪沈氏尊生書≫　539
雄黄　大黄　檳榔子　牽牛子
玄胡索散≪沈氏尊生書≫　283
玄胡　当帰　白芍　三稜　莪朮
厚朴　木香
牽牛散≪普済方≫　191
牽牛子　木通　白朮　桑白皮　木香　肉桂　陳皮
牽正散≪楊氏家蔵方≫　346, 507, 508
白附子　白僵　全蝎
玄参解毒湯≪外科正宗≫　444
玄参　山梔子　黄芩　荊芥　桔梗
生地黄　葛根　生甘草
玄参升麻湯≪活人総括≫　444
玄参　升麻　甘草
蠲痛散≪校注婦人良方≫　278
茘枝核　香附子
蠲痺湯≪百一選方≫　47, 49, 232, 242, 287, 396, 433
羌活　姜黄　当帰　赤芍　防風
黄耆　甘草
建瓴湯≪医学衷中参西録≫　434
牛膝　竜骨　牡蛎　代赭石　生地黄　白芍　柏子仁　山薬

≪こ≫

更衣丸≪先醒斉医学広筆記≫　183
芦薈　朱砂
香烏散≪経験方≫　258
香附子　烏薬
甲乙帰蔵湯≪医醇剰義≫　470

真珠母　竜歯　白芍　丹参　夜交藤　合歓花　柏子仁　生地黄　当帰　沈香　柴胡　薄荷　大棗

こうかとう
紅花湯≪保命集≫　304

紅花　牡丹皮　当帰　蒲黄　荷葉

ごうかんいん
合歓飲≪景岳全書≫　471

合歓皮　白蘞

こうきつさん
香橘散≪張氏医通≫　166

小茴香　橘核　茘枝核

こうけいさん
香桂散≪証治準縄≫　513

川芎　当帰　肉桂

こうごんせいたんとう
蒿芩清胆湯≪重訂通俗傷寒論≫　139

碧玉散（滑石　生甘草　青黛）　青蒿　黄芩　竹筎　製半夏　赤茯苓　枳殻　陳皮

こうしやきじゅつがん
香砂枳朮丸≪経験方≫　257, 266, 398

枳実　白朮　縮砂　木香

こうしやにちんとう
香砂二陳湯≪経験方≫　257, 266

木香　縮砂　姜半夏　茯苓　陳皮　甘草　生姜

こうしやりつくんしとう
香砂六君子湯≪和剤局方≫　257, 266

人参　白朮　茯苓　炙甘草　陳皮　半夏　生姜　大棗　木香　縮砂

こうしやりつくんしとう
香砂六君子湯≪景岳全書≫　257, 266

人参　白朮　茯苓　半夏　陳皮　縮砂　藿香　炙甘草

こうじゅいん
香薷飲≪和剤局方≫　148, 151

香薷　白扁豆　厚朴

こうじんがん
香参丸≪沈氏尊生書≫　110

苦参　木香　甘草

こうぜんたん
控涎丹≪三因方≫　189, 347

甘遂　大戟　白芥子　生姜

こうそうさん
猴棗散≪上海市中薬製薬制剤規範≫　366

猴棗　羚羊角　麝香　煅月石　伽南香　川貝母　青礞石　天竺黄

こうそさん
香蘇散≪和剤局方≫　44

香附子　紫蘇葉　陳皮　炙甘草　生姜

こうとういん
鈎藤飲≪証治準縄≫　499

釣藤鈎　全蝎　木香　天麻　甘草　羚羊角粉

こうとうじりゅうとう
鈎藤地竜湯≪新方≫　499

釣藤鈎　桑葉　夏枯草　地竜　菊花　黄芩　薄荷

こうとうせん
紅藤煎≪臨床経験彙編≫　123

紅藤　紫花地丁　乳香　没薬　連翹　大黄　延胡索　牡丹皮　甘草　金銀花

こうとうゆふうとう
紅藤癒風湯≪新方≫　499

釣藤鈎　桑葉　石膏　蟬退　白附子　全蝎　胆南星　蜈蚣

こうぶきゅうきとう
香附芎帰湯≪沈氏尊生書≫　256

香附子　川芎　当帰　白芍　艾葉　熟地黄　麦門冬　杜仲　橘紅　青蒿　甘草

こうぼくおんちゅうとう
厚朴温中湯≪内外傷弁惑論≫　174, 264

厚朴　陳皮　炙甘草　茯苓　草豆蔻　木香　乾姜

こうぼくさんもつとう
厚朴三物湯≪経験方≫　265

大黄　厚朴　枳実

こうぼくしょうきょうかんぞうはんげにんじんとう
厚朴生姜甘草半夏人参湯≪傷寒

論》　264
厚朴　生姜　甘草　党参　半夏
厚朴麻黄湯《金匱要略》　265
厚朴　麻黄　石膏　杏仁　半夏
乾姜　細辛　五味子　小麦
紅藍花酒《金匱要略》　304
紅藍花
高良姜湯《経験方》　163
高良姜　厚朴　当帰　肉桂　生姜
紅霊丹《古今医方集成》　175
火硝　朱砂　雄黄　硼砂　青礞石
竜脳　麝香　金箔
香連丸《兵部千集方》　106, 257
黄連　木香　呉茱萸
牛黄解毒丸《証治準縄》　512
牛黄　金銀花　草河車　生甘草
牛黄散《経験方》　512
牛黄　朱砂　麝香　天竺黄　釣藤鈎　蝎尾
牛黄清心丸《痘疹世医心方》　107, 286, 512
牛黄　縮砂　黄連　黄芩　山梔子　鬱金
牛黄抱竜丸《明医雑著》　357, 512
牛黄　天竺黄　朱砂　麝香　天南星
五加減正気散　272
五加皮丸《瑞竹堂方》　242
五加皮　遠志
五加皮散《沈氏尊生書》　242
五加皮　松節　木瓜
五加皮酒《聖恵方》　242
五加皮　熟地黄　牡丹皮　杜仲　蛇床子　乾姜　地骨皮　天門冬　鍾乳石
五癇丸《楊氏家蔵方》　252
全蝎　蜈蚣　白僵蚕　白附子　烏梢蛇　半夏　天南星　皂角　生白礬　麝香　朱砂　雄黄
杞菊地黄丸《医級》　62, 449
熟地黄　山茱萸　山薬　茯苓　沢瀉　牡丹皮　甘菊花　枸杞子
黒散子《直指方》　327
血余炭　蓮蓬炭　棕櫚炭
黒錫丹《和剤局方》　275, 538
黒錫　硫黄　沈香　小茴香　木香　陽起石　葫芦巴　破故紙　肉豆蔻　肉桂　附子　金鈴子
穀神丸《譫寮方》　387
白朮　炙甘草　穀芽　縮砂
谷精散《証治準縄》　92
谷精草　蟬退　緑豆衣　猪蹄
谷精竜胆散《証治準縄》　92
谷精草　竜胆草　生地黄　紅花　荊芥　甘草　赤芍　牛蒡子　茯苓　木通
固経丸《医学入門》　454, 489
亀板　白芍　黄芩　黄柏　椿根皮　香附子
五虎追風散《晋南史全恩家伝方》　69, 344
蟬退　天南星　天麻　全蠍　白僵蚕
五虎追風湯《晋南史全恩家伝方》

344
蟬退　天南星　天麻　全蝎　白僵蚕　朱砂

虎骨木瓜丸≪丸散膏丹集成≫　*229*
虎骨　木瓜　楓樹葉　亀板　当帰　自然銅　血竭　肉桂　乳香　没薬　骨砕補　安息香　木香　地竜　甜瓜子

虎骨木瓜酒≪全国中薬成薬処方集≫　*249*
製虎骨　当帰　川芎　続断　五加皮　牛膝　天麻　紅花　白茄根　桑枝　玉竹　秦艽　防風　木瓜

五虎湯≪経験方≫　*40, 368, 377, 401*
麻黄　杏仁　生石膏　生甘草　桑白皮

五子衍宗丸≪証治準縄≫　*424, 475*
菟絲子　枸杞子　覆盆子　五味子　車前子

枯痔散≪験方新編≫　*540*
紅砒　枯礬　朱砂　烏梅肉

牛膝散≪医学入門≫　*97, 297*
桂枝　桃仁　牡丹皮　赤芍　牛膝　当帰　延胡索　木香

牛膝湯≪証治準縄≫　*298*
牛膝　当帰　黄芩

牛車腎気丸≪済生方≫　*158*
熟地黄　山薬　山茱萸　沢瀉　茯苓　牡丹皮　桂枝　炮附子　牛膝　車前子

五汁飲≪温病条弁≫　*82, 366*
梨汁　荸薺汁　鮮芦根汁　麦門冬汁　藕汁

呉茱萸湯≪傷寒論≫　*164, 165*
呉茱萸　人参（党参）　大棗　生姜

蜈蚣甘草丸≪新方≫　*509*
蜈蚣　甘草

蜈蚣散≪医宗金鑑≫　*509*
蜈蚣　天南星　防風　魚鰾

蜈蚣星風散≪医宗金鑑≫　*509*
蜈蚣　天南星　防風　江鰾

固衝湯≪医学衷中参西録≫　*323, 327, 474, 491*
白朮　黄耆　山茱萸　竜骨　牡蛎　白芍　烏賊骨　茜草

蜈蚣油≪経験方≫　*509*
蜈蚣　食塩　浸香油

虎潜丸≪丹溪心法≫　*250, 298, 417, 453*
黄柏　知母　熟地黄　亀板　虎脛骨　鎖陽　当帰　牛膝　白芍　陳皮

固腸丸≪証治準縄≫　*480*
烏梅　党参　蒼朮　茯苓　木香　訶子肉　肉豆蔻　罌粟殻

骨砕補散≪聖恵方≫　*423*
骨砕補　自然銅　虎骨　炙亀板　没薬

骨折散≪中薬学≫　*547*
無名異　甜瓜子　乳香　没薬

五仁丸≪世医得効方≫　*185, 303, 368, 468*
郁李仁　桃仁　杏仁　柏子仁　松子仁　陳皮

琥珀散（こはくさん）≪海薬本草≫　*463*
琥珀　三棱　没薬　鼈甲　延胡索　大黄

琥珀寿星丸（こはくじゅせいがん）≪和剤局方≫　*463*
琥珀　朱砂　天南星

琥珀多寐丸（こはくたびがん）≪景岳全書≫　*463*
琥珀　羚羊角　人参　茯神　遠志　甘草　金箔

琥珀定志丸（こはくていしがん）≪沈氏尊生書≫　*463*
琥珀　朱砂　党参　茯苓　茯神　天南星　菖蒲　遠志

琥珀抱竜丸（こはくほうりゅうがん）≪活幼心書≫　*463*
琥珀　人参　甘草　枳殻　枳実　天竺黄　雄黄　朱砂　天南星　茯苓　山薬　金箔　檀香

五皮飲（ごひいん）≪中蔵経≫　*56, 199, 243, 272, 377*
桑白皮　陳皮　生姜皮　大腹皮　茯苓皮

牛蒡湯（ごぼうとう）≪証治準縄≫　*60*
牛蒡子　荊芥穂　薄荷　防風　大黄　生甘草

五味細辛湯（ごみさいしんとう）≪鶏峰普済方≫　*477*
五味子　細辛　茯苓　乾姜　甘草

五味子湯（ごみしとう）≪証治準縄≫　*477*
五味子　人参　杏仁　陳皮　麦門冬　生姜　大棗

五味消毒飲（ごみしょうどくいん）≪医宗金鑑≫　*114, 117, 118, 119*
金銀花　野菊花　蒲公英　紫花地丁　紫背天葵子

呉茰木瓜湯（ごゆもっかとう）≪験方新編≫　*165*
呉茱萸　木瓜　食塩

五淋散（ごりんさん）≪和剤局方≫　*80, 200, 201*
伏苓　沢瀉　車前子　滑石　木通　山梔子　黄芩　当帰　赤芍　甘草

五苓散（湯）（ごれいさん（とう））≪傷寒論≫　*42, 198, 199, 200, 398*
伏苓　猪苓　沢瀉　白朮　桂枝

牛榔丸（ごろうがん）≪普済方≫　*191*
牽牛子　檳榔子

胡芦巴丸（ころはがん）≪和剤局方≫　*427*
胡芦巴　小茴香　巴戟天　川楝子　呉茱萸　烏頭

金剛丸（こんごうがん）≪張氏医通≫　*415, 416, 420*
肉蓯蓉　菟絲子　杜仲　萆薢　巴戟天　紫河車　鹿胎

昆布丸（こんぶがん）≪外台秘要≫　*363*
昆布　海藻　海蛤　通草　羊靨

昆布散（こんぶさん）≪証治準縄≫　*363*
防風　荊芥　黄連　昆布　海藻　海蛤粉　羌活　升麻　連翹　青皮　天南星　貝母　牛蒡子　夏枯草　沈香　香附子　川芎　黄芩

≪さ≫

犀黄丸（さいおうがん）≪外科全生集≫　*512*
牛黄　麝香　乳香　没薬　黄米飯

犀角地黄湯（さいかくじおうとう）≪千金方≫　*95, 96, 98, 101*
犀角　生地黄　赤芍　牡丹皮

犀角大青湯（さいかくだいせいとう）≪活人書≫　*101, 120*
犀角粉　大青葉　山梔子　淡豆豉

柴葛解肌湯《傷寒六書》　64,66
　柴胡　葛根　甘草　黄芩　芍薬
　羌活　白芷　桔梗　石膏　生姜
　大棗

截瘧丸《瘴瘧指南》　540
　常山　烏梅　檳榔子　甘草

截瘧七宝飲《楊氏家蔵方》　168, 271, 530
　常山　厚朴　陳皮　青皮　檳榔子
　草果　炙甘草

柴胡加竜骨牡蛎湯《傷寒論》　535
　柴胡　黄芩　半夏　人参　生姜
　大棗　桂枝　伏苓　竜骨　牡蛎
　大黄

柴胡清肝湯《医宗金鑑》　80
　柴胡　生地黄　赤芍　牛蒡子　当
　帰　連翹　川芎　黄芩　山梔子
　天花粉　甘草　防風

柴胡疏肝散《景岳全書》　66, 256, 282, 434
　柴胡　陳皮　芍薬　枳殻　炙甘草
　川芎　香附子

柴胡達原飲《重訂通俗傷寒論》　66, 168
　柴胡　黄芩　枳殻　厚朴　炙甘草
　青皮　桔梗　草果　檳榔子　荷葉

柴芍六君子湯《和剤局方》　434
　党参（人参）　白朮　茯苓　炙甘
　草　半夏　陳皮　生姜　大棗　柴
　胡　白芍

済生紫菀湯《済生方》　374
　紫菀　黄耆　杏仁　党参　鐘乳石
　乾姜

左帰飲《景岳全書》　400, 474
　熟地黄　山茱萸　山薬　枸杞子
　茯苓　炙甘草

左帰丸《景岳全書》　474
　熟地黄　山茱萸　山薬　枸杞子
　鹿角膠　菟絲子　亀板膠　牛膝

左金丸《丹溪心法》　107, 165
　黄連　呉茱萸

撮風散《証治準縄》　508, 509
　蜈蚣　全蝎　釣藤鈎　白僵蚕　朱
　砂　麝香

三黄瀉心湯（瀉心湯）《金匱要略》　105, 107, 179
　黄連　黄芩　大黄

三加減正気散《温病条弁》　217
　藿香　茯苓皮　杏仁　厚朴　陳皮
　滑石

三甲復脈湯《温病条弁》　453, 455
　生牡蛎　生鼈甲　生亀板　炙甘草
　生地黄　生白芍　麦門冬　阿膠
　麻子仁

三才湯《温病条弁》　442
　天門冬　人参　生地黄

三子丸《千金方》　426
　蛇床子　菟絲子　五味子

蚕矢湯《霍乱論》　233
　蚕砂　木瓜　大豆黄巻　薏苡仁
　黄連　半夏　通草　黄芩　山梔子
　呉茱萸

山茱萸丸《普済方》　474
　山茱萸　山薬　覆盆子　菟絲子

巴戟天　人参　楮実子　五味子　萆薢　牛膝　桂皮　附子　熟地黄　生地黄

三子養親湯（さんしようしんとう）（三子湯）《韓氏医通》 *347, 379, 385*
蘇子　白芥子　萊菔子

三聖散（さんせいさん）《太平聖恵方》 *529*
①黄連　柴胡　生鼈甲
②炙地楡　訶子　厚朴

三石湯（さんせきとう）《温病条弁》 *77*
滑石　生石膏　寒水石　杏仁　竹茹　金銀花　金汁　通草

酸棗仁湯（さんそうにんとう）（酸棗湯）《金匱要略》 *198, 467*
酸棗仁　茯苓　炙甘草　知母　川芎

蚕蛇湯（さんだとう）《新方》 *233*
蚕砂　鑽地風　透骨草　伸筋草　土鼈虫　蘄蛇　炙蜣螂　甘草　炙全蝎　炙蜈蚣

三蛇癒風丹（さんだゆふうたん）《本草綱目》 *252*
白花蛇　烏梢蛇　蝮蛇　苦参　皂角

三仁湯（さんにんとう）《温病条弁》 *204, 211, 217, 267, 368*
杏仁　半夏　滑石　薏苡仁　通草　白豆蔻　淡竹葉　厚朴

三痺湯（さんぴとう）《校注婦人良方》 *226, 282, 298*
続断　杜仲　防風　肉桂　細辛　人参　茯苓　当帰　白芍　黄耆　牛膝　炙甘草　秦艽　生地黄　川芎　独活

三妙丸（さんみようがん）（散（さん））《医学正伝》 *109, 230, 297*
黄柏　蒼朮　牛膝

三物黄芩湯（さんもつおうごんとう）《金匱要略》 *111*
黄芩　苦参　生地黄

三物備急丸（さんもつびきゅうがん）《金匱要略》 *194*
巴豆　乾姜　大黄

三拗湯（さんようとう）《和剤局方》 *40, 368, 401*
麻黄　杏仁　甘草

三稜丸（さんりょうがん）《経験良方》 *288, 289*
三稜　莪朮　川芎　牡丹皮　牛膝　大黄　延胡索

三稜煎（さんりょうせん）《三因極一病証方論》 *288*
三稜　莪朮　青皮　半夏　麦芽

《し》

紫葳散（しいさん）《沈氏尊生書》 *306, 307*
紫葳　肉桂　赤芍　白芷　延胡索　当帰　劉寄奴　牡丹皮　紅花

滋陰降火湯（じいんこうかとう）《万病回春》 *442*
当帰　白芍　生地黄　熟地黄　天門冬　麦門冬　白朮　陳皮　黄柏　知母　炙甘草　生姜　大棗

紫雲膏（しうんこう）《華岡青洲》 *100*
ゴマ油　紫根　当帰　蜜蠟　豚脂

地黄通経丸（じおうつうけいがん）《校注婦人良方》 *317*
熟地黄　虻虫　水蛭　桃仁

紫菀湯（しおんとう）《医垒元戎》 *374*
紫菀　知母　貝母　阿膠　茯苓　五味子　桔梗　人参　甘草

紫菀百花散（しおんひゃっかさん）《済生方》　*374*
　紫菀　款冬花　百部

止汗方（しかんほう）《肘后方》　*492*
　麻黄根　竜骨　牡蛎

四逆散（しぎゃくさん）《傷寒論》、　*66, 401, 434*
　柴胡　白芍　枳実　炙甘草

四逆散加薤白方（しぎゃくさんかがいはくほう）《経験方》　*270*
　薤白　柴胡　白芍　枳実　甘草

四逆湯（しぎゃくとう）《傷寒論》　*158, 162*
　熟附子　乾姜　炙甘草

紫金錠（しきんじょう）《百一選方》　*137, 189, 193, 539*
　文蛤　紅芽大戟　山慈姑　続随子　雄黄　朱砂　麝香

紫金丹（しきんたん）《普済本事方》　*540*
　砒石　豆豉

使君子丸（しくんしがん）《全国中薬成薬処方集》　*519*
　使君子　天南星　檳榔子

四君子湯（しくんしとう）《和剤局方》　*198, 390, 397, 401*
　人参　白朮　茯苓　炙甘草

止痙散（しけいさん）《経験方》　*508*
　白僵蚕　全蝎　蜈蚣

止血散（しけつさん）《経験方》　*549*
　松香　白芨　煅石膏　煅竜骨　枯礬　烏賊骨　鉛丹

止血粉（しけつふん）《古今名方》　*329*
　川貝母　炒阿膠珠　三七

地骨皮湯（じこっぴとう）《小児薬証直訣》　*142*
　地骨皮　鼈甲　知母　銀柴胡　太子参　黄芩　赤茯苓

地骨皮湯（じこっぴとう）《聖済総録》　*142*
　地骨皮　鼈甲　知母　銀柴胡　秦艽　貝母　当帰

梔子金花丸（ししきんかがん）《宣明論方》　*80*
　山梔子　黄連　黄芩　黄柏　大黄　知母　天花粉

梔子豉湯（しししとう）《傷寒論》　*72, 80*
　山梔子　淡豆豉

梔子柏皮湯（ししはくひとう）《傷寒論》　*80, 108*
　山梔子　黄柏　生甘草

磁朱丸（じしゅがん）《千金方》　*384, 461, 462*
　磁石　朱砂　神麴

四神丸（ししんがん）《内科摘要》　*165, 418, 477, 482*
　補骨脂　五味子　肉豆蔲　呉茱萸　生姜　紅棗

滋膵飲（じすいいん）《医学衷中参西録》　*95*
　生地黄　山薬　黄耆　山茱萸　生猪胰

四生丸（しせいがん）《校注婦人良方》　*95, 155, 173, 330*
　生側柏葉　生地黄　生荷葉　生艾葉

資生湯（しせいとう）《先醒斉医学広筆記》　*399, 485*
　人参　茯苓　白朮　山薬　薏苡仁　蓮子　芡実　炙甘草　陳皮　麦芽　神麴　白豆蔲　桔梗　藿香　黄連　縮砂　白扁豆　山楂子　沢瀉

紫石英丸（しせきえいがん）《中薬学》　*466*
　紫石英　兎余粮　赤石脂　煅赭石　乳香　没薬　炒五霊脂　朱砂

紫雪丹（しせつたん）≪和剤局方≫　*101, 175*

生石膏　寒水石　滑石　磁石　青木香　沈香　玄参　升麻　甘草　丁香　犀角粉　羚羊角粉　麝香　朱砂

柿銭散（しせんさん）≪潔古家珍≫　*277*

柿蒂　丁香　人参

自然銅散（しぜんどうさん）≪張氏医通≫　*310*

自然銅　乳香　没薬　当帰　羌活

滋燥飲（じそういん）≪雑病源流犀燭≫　*81*

天花粉　天門冬　麦門冬　生地黄　白芍　秦艽

紫草快斑湯（しそうかいはんとう）≪証治準縄≫　*99*

紫根　人参　白朮　茯苓　炙甘草　当帰　川芎　白芍　木通　糯米

止嗽散（しそうさん）≪医学心悟≫　*372, 373, 374*

百部　百前　紫菀　桔梗　陳皮　荊芥　甘草

紫草消毒飲（しそうしょうどくいん）≪張氏医通≫　*99*

紫根　連翹　牛蒡子　荊芥　甘草　山豆根

紫蘇麻仁粥（しそまにんじゅく）≪済生方≫　*379*

蘇子　麻子仁

七味白朮散（しちみびゃくじゅつさん）≪小児薬証直訣≫　*64, 398*

人参　白朮　茯苓　炙甘草　木香　藿香　葛根

七物降下湯（しちもつこうかとう）≪修琴堂≫　*434*

当帰　川芎　白芍　熟地黄　黄耆　釣藤鈎　黄柏

七厘散（しちりんさん）≪良方集腋≫　*309, 311, 312, 513*

血竭　乳香　没薬　紅花　朱砂　阿仙薬　麝香　竜脳

止痛霊宝散（しつうれいほうさん）≪外科精要≫　*239*

絡石藤　皂角刺　栝楼仁　乳香　没薬　甘草

十灰散（じっかいさん）≪十薬神書≫　*80, 103, 323, 327, 332, 333*

小薊　大薊　荷葉　側柏葉　茅根　茜草根　棕櫚皮　牡丹皮　山梔子　大黄

失笑散（しっしょうさん）≪和剤局方≫　*305, 319*

五霊脂　蒲黄

十棗湯（じっそうとう）≪金匱要略≫　*188, 190, 403*

甘遂　芫花　大戟　大棗

実脾飲（じっぴいん）≪済生方≫　*158, 174, 398*

炮附子　白朮　茯苓　厚朴　檳榔子　木瓜　草豆蔻　木香　乾姜　生姜　炙甘草　大棗

七宝膏（しっぽうこう）≪鄧苑方≫　*464*

真珠　琥珀　水晶　竜歯　石決明　熊胆　竜脳

七宝散（しっぽうさん）≪綱目拾遺≫　*320*

竜骨　象皮　血竭　没薬　乳香　降香　三七

七宝美髯丹（しっぽうびぜんたん）≪邵応節方≫　*431*

何首烏　茯苓　牛膝　当帰　枸杞子　菟絲子　補骨脂

十補丸（じっぽがん）≪経験方≫　*421*

鹿茸　熟地黄　杜仲　山薬　山茱萸　菟絲子　牛膝　枸杞子　麦門冬　五味子

柿蒂散（していさん）≪済生方≫　*277*

柿蒂　丁香

していたいしやさん
柿蒂代赭散《中薬学》　*277*

柿蒂　代赭石　竹筎　木香

していとう
柿蒂湯《済生方》　*167*

柿蒂　丁香　生姜

じふしとう
地膚子湯《済生方》　*214*

地膚子　猪苓　通草　知母　黄柏　瞿麦　枳実　冬葵子　甘草梢

しほうたん
四宝丹《普済方》　*423, 543*

狗脊　製烏頭　萆薢　蘇木

しほうたん
至宝丹《和剤局方》　*101, 504, 513, 514*

犀角　玳瑁　琥珀　朱砂　雄黄　金箔　銀箔　竜脳　麝香　牛黄　安息香

しまとう
四磨湯《済生方》　*258*

烏薬　沈香　人参　檳榔子

しみようさん　がん
四妙散(丸)《傅青主女科》　*204, 230, 297*

黄柏　蒼朮　牛膝　薏苡仁

しみようゆうあんとう
四妙勇安湯《験方新編》　*444*

玄参　当帰　金銀花　甘草

しもつとう
四物湯《和剤局方》　*282, 430, 432, 434*

当帰　熟地黄　白芍　川芎

しやかんぞうとう
炙甘草湯《傷寒論》　*43, 391, 401*

炙甘草　党参（人参）　阿膠　生姜　桂枝　麦門冬　麻子仁　生地黄　大棗

しやくせきしうよりようとう
赤石脂禹余粮湯《傷寒論》　*487, 488*

赤石脂　禹余粮

しやくせきしさん
赤石脂散《証治準縄》　*487*

赤石脂　黄柏　臘茶末

しやくせきしさん
赤石脂散《閻氏小児方論》　*487*

赤石脂　灶心土

しやくやくかんぞうとう
芍薬甘草湯《傷寒論》　*401, 434*

白芍　炙甘草

しやくやくとう
芍薬湯《保命集》　*106, 179, 271, 434*

白芍　黄芩　黄連　当帰　肉桂　甘草　木香　檳榔子　大黄

しやくるいさん
錫類散《金匱翼方》　*558*

壁銭　象牙　真珠　青黛　牛黄　人指甲

じやしようしさん
蛇床子散《金匱要略》　*427*

蛇床子

じやしようしとう
蛇床子湯《医宗金鑑》　*426*

蛇床子　苦参　大黄　当帰　威霊仙　縮砂殻　怱頭

しやじんばくどうとう
沙参麦冬湯《温病条弁》　*61, 440, 442, 448*

沙参　麦門冬　玉竹　生甘草　桑葉　白扁豆　天花粉

しやぜんさん
車前散《証治準縄》　*202*

車前子　蜜蒙花　決明子　白蒺藜　竜胆草　黄芩　菊花　羌活

しやぜんしさん
車前子散《証治準縄》　*201*

茯苓　猪苓　香薷　炒車前子　人参　灯心草

しやはくさん
瀉白散《小児薬証直訣》　*142, 377*

地骨皮　桑白皮　甘草　粳米

しゆうしやがん
舟車丸《景岳全書》　*187, 189, 190, 191, 537*

牽牛子　甘遂　大戟　芫花　大黄　青皮　陳皮　木香　檳榔子　軽粉

じゅうぜんだいほとう
十全大補湯《医学発明》　*160, 432*
党参（人参）　白朮　茯苓　炙甘草　熟地黄　当帰　川芎　白芍　黄耆　肉桂

じゅうみはいどくとう
十味敗毒湯《華岡青洲方》　*370*
防風　荊芥　独活　柴胡　桜皮　桔梗　川芎　茯苓　生姜　生甘草

じゅおうさん
珠黄散《緯嚢撮要》　*464*
牛黄　竜脳　真珠　煅石膏

しゅゆがん
梔萸丸《経験方》　*165*
山梔子　香附子　呉茱萸

しゅぎょくにほうじゅく
珠玉二宝粥《医学衷中参西録》　*205, 399*
薏苡仁　山薬

しゅくしゃがん
縮砂丸《中薬学》　*266*
砂仁　肉豆蔻　訶子　附子　乾姜　呉茱萸　木香　黄耆

しゅくせんがん
縮泉丸《集験方》　*258, 400, 419*
烏薬　益智仁

じゅこういんし
聚香飲子《済生方》　*276*
檀香　木香　乳香　沈香　丁香　藿香　延胡索　姜黄　烏頭　桔梗　肉桂　甘草　生姜　大棗

しゅしゃあんしんがん
朱砂安神丸《蘭室秘蔵》　*107, 462, 469*
黄連　朱砂　生地黄　当帰　炙甘草

じゅじゅつがん
薷朮丸《深師方》　*148*
香薷　白朮

じゅたいがん（いん）
寿胎丸（飲）《医学衷中参西録》　*247, 422, 424, 436*
菟絲子　桑寄生　続断　阿膠

しゅねんさん
手拈散《奇効良方》　*305*
延胡索　五霊脂　没薬　草果

しゅはくさん
朱珀散《経験方》　*462*
朱砂　琥珀

じゅようじゅんちょうがん
蓯蓉潤腸丸《金匱翼》　*416*
肉蓯蓉　沈香

しゅんせんさん
浚川散《経験方》　*185*
郁李仁　大黄　白黒牽牛子　芒硝　甘遂　木香

じゅんちょうがん
潤腸丸《沈氏尊生書》　*184, 303, 433*
当帰　生地黄　桃仁　麻子仁　枳殻

じゅんちょうとう
潤腸湯《万病回春》　*184, 368, 433*
当帰　熟地黄　生地黄　麻子仁　桃仁　杏仁　枳殻　厚朴　黄芩　大黄　甘草

しょうおうがん
小黄丸《潔古家珍》　*344*
天南星　半夏　黄芩

しょうかつらくたん
小活絡丹《和剤局方》　*311, 506*
製川烏頭　製草烏頭　地竜　製天南星　乳香　没薬

しょうかんきょうとう
小陥胸湯《傷寒論》　*343, 353*
黄連　半夏　全栝楼

しょうかんとう
昇陥湯《医学衷中参西録》　*66, 68, 396*
黄耆　知母　柴胡　升麻　桔梗

しょうきかんのうさん
生肌乾膿散《証治準縄》　*557*
斑蝥　白砒　烏頭　青黛　黄連

白礬　麝香

生肌玉紅膏（しょうきぎょくこうこう）≪外科正宗≫　100
紫草　甘草　白芷　当帰　血竭　軽粉

生肌散（しょうきさん）≪医宗金鑑≫　309, 464, 487, 514, 561
血竭　乳香　没薬　児茶

生肌散（しょうきさん）≪瘍医大全≫　309, 464, 487, 514, 561
血竭　乳香　没薬　竜脳　真珠　象牙　白蠟

小薊飲子（しょうけいいんし）≪済生方≫　327, 333
生地黄　小薊　藕節　炒蒲黄　山梔子　滑石　木通　淡竹葉　当帰　生甘草

小建中湯（しょうけんちゅうとう）≪傷寒論≫　42, 403, 434
桂枝　白芍　炙甘草　生姜　大棗　膠飴

昇降散（しょうこうさん）≪傷寒温疫条弁≫　287, 507
白僵蚕　蟬退　姜黄　大黄

小柴胡湯（しょうさいことう）≪傷寒論≫　66
柴胡　黄芩　製半夏　党参（人参）　生姜　炙甘草　大棗

常山飲（じょうざんいん）≪和剤局方≫　168, 530
常山　檳榔子　草果　知母　貝母　烏梅　煨姜　大棗

松脂膏（しょうしこう）≪証治準縄≫　549
松香　黄芩　苦参　蛇床子　大黄　枯礬

生地湯（しょうじとう）（生地黄湯（しょうじおうとう））≪医学心悟≫　286
生地黄　牛膝　牡丹皮　山梔子　丹参　元参　麦門冬　白芍　鬱金　三七　荷葉　墨汁　童便

小承気湯（しょうしょうきとう）≪傷寒論≫　179
大黄　厚朴　枳実

小青竜湯（しょうせいりゅうとう）≪傷寒論≫　40, 50, 162, 401, 477
麻黄　桂枝　乾姜　炙甘草　細辛　製半夏　白芍　五味子

硝石礬石散（しょうせきばんせきさん）≪金匱要略≫　546
硝石　礬石

滌痰湯（じょうたんとう）≪済生方≫　263, 344, 355
製南星　発夏　枳実　茯苓　陳皮　石菖蒲　人参　竹筎　甘草

生鉄落飲（しょうてつらくいん）≪医学心悟≫　465
生鉄落　菖蒲　遠志　丹参　朱砂　茯苓　連翹

鐘乳丸（しょうにゅうがん）≪張氏医通≫　350
鐘乳丸　杏仁　麻黄　甘草

鐘乳散（しょうにゅうさん）≪経験方≫　350
鐘乳石　炒山薬　炒薏苡仁　煅真珠母

鐘乳湯（しょうにゅうとう）≪千金方≫　350
鐘乳石　天花粉　漏芦　白通草

消乳湯（しょうにゅうとう）≪医学衷中参西録≫　293
熟地黄　白芍　当帰　川芎　桃仁　紅花　金銀花　連翹　知母　栝楼仁　丹参　乳香　没薬　穿山甲

小半夏加茯苓湯（しょうはんげかぶくりょうとう）≪金匱要略≫　198, 343
半夏　生姜　茯苓

小半夏湯（しょうはんげとう）≪金匱要略≫　54, 343
半夏　生姜

椒梔丸《経験方》 169
蜀椒　梔子　烏梅　生姜
小百労散《宣明論方》 486
罌粟殻　烏梅
菖蒲鬱金湯《温病全書》 286, 515
石菖蒲　炒山梔子　鮮竹葉　牡丹皮　鬱金　連翹　灯心草　木通　天竺黄　玉枢丹
消風散《外科正宗》 46, 69
荊芥　防風　当帰　生地黄　蟬退　苦参　蒼朮　胡麻仁　牛蒡子　知母　石膏　木通　甘草
椒附丸《和剤局方》 169
炮附子　蜀椒　檳榔子　橘皮　牽牛子　五味子　石菖蒲　炮姜
少腹逐瘀湯《医林改錯》 433
炒小茴香　炒乾姜　延胡索　没薬　川芎　肉桂　赤芍　炒五霊脂　当帰　蒲黄
菖蒲散《中薬学》 276
菖蒲　檀香　丁香　木香　党参
菖蒲六味飲《中薬学》 515
菖蒲　鬱金　姜半夏　茯苓　佩蘭　厚朴
生蒲黄湯《眼科六経法要》 46
生蒲黄　旱蓮草　丹参　牡丹皮　荊芥炭　鬱金　生地黄　川芎
升麻黄耆湯《医学衷中参西録》 396
生黄耆　当帰　升麻　柴胡
升麻葛根湯《閻氏小児方論》 64, 67
升麻　葛根　白芍　生甘草
松麻膏《李楼奇方》 549
松香　蓖麻仁　銅緑
生脈散《内外傷弁惑論》 391, 401, 443, 478
人参　麦門冬　五味子
逍遙散《和剤局方》 59, 66, 434
柴胡　白芍　当帰　白朮　茯苓　生姜　炙甘草　薄荷
消癧散毒湯《丹台玉案》 352
浙貝母　天花粉　蒲公英　連翹　当帰　青皮　鹿角片
菖陽瀉心湯《王夢英方》 515
菖蒲　黄芩　蘇子　半夏　竹筎　厚朴　黄連　竹瀝　鮮姜汁
商陸豆方《聖済総録》 192
甘遂　赤小豆
消瘰丸《医学心悟》 352, 444, 460
玄参　牡蛎　貝母
椒苓丸《経験方》 170
蜀椒　茯苓
舒筋湯《校注婦人良方》 287
姜黄　羌活　当帰　赤芍　炙甘草　白朮　海桐皮
蜀椒丸《外台秘要》 169
蜀椒　附子　半夏
地竜解痙湯《新方》 506
地竜　連翹　釣藤鈎　金銀花　石膏　全蝎
四苓散《明医指掌》 198, 199, 200, 398
茯苓　猪苓　沢瀉　白朮

耳聾左慈丸《中国医学大事典》　461
熟地黄　炒山薬　山茱萸　牡丹皮
茯苓　沢瀉　磁石　柴胡

辛夷散《済生方》　53, 54
辛夷　細辛　藁本　升麻　川芎
木通　防風　羌活　炙甘草　白芷

神応丸《証治準縄》　232
威霊仙　当帰　肉桂

参蛤散《済生方》　408
人参　蛤蚧

参耆膏《中国中薬成薬処方集》　395
党参　黄耆

秦艽天麻湯《医学心悟》　498
秦艽　天麻　羌活　陳皮　当帰
川芎　炙甘草　生姜　桑枝

秦艽湯《医宗金鑑》　227
秦艽　菖蒲　当帰　葱白

秦艽扶羸湯《楊氏家蔵方》　227, 455
秦艽　鼈甲　柴胡　人参　紫菀
地骨皮　当帰　半夏　烏梅　甘草
大棗

秦艽鼈甲湯（散）《衛生宝鑑》　139, 227, 455
秦艽　鼈甲　柴胡　地骨皮　知母
当帰　青蒿　烏梅

辛苦香淡法《時病論》　150
佩蘭　藿香　姜半夏　黄芩　厚朴
枳殻　薏苡仁　滑石　黄連

沈香化気丸《経験方》　275
沈香　木香　厚朴　枳実　半夏
茯苓　藿香　鬱金　白芍

神効栝楼散《校注婦人良方》　354
栝楼仁　生粉草　当帰　乳香　没薬

沈香降気散《和剤局方》　275
沈香　香附子　砂仁　甘草

沈香四磨湯《伝家秘宝方》　275
沈香　烏薬　檳榔子　木香

沈降墜痰丸《証治準縄》　275
沈香　木香　青皮　半夏麹　檳榔子

沈香湯《朱氏集験方》　275
熟附子　生姜　沈香

沈香磨脾散《楊氏家蔵方》　276
沈香　人参　丁香　藿香葉　檀香
炙甘草　白豆蔻仁　木香　縮砂仁
白朮　肉桂　烏薬

慎柔養真湯《経験方》　399
人参　白朮　茯苓　炙甘草　黄耆
山薬　麦門冬　五味子　白芍　蓮肉

神朮散《和剤局方》　231
蒼朮　藁本　川芎　羌活　白芷
甘草　葱白　生姜

参茸固本丸《経験方》　405
鹿茸　人参　黄耆　白朮　熟地黄
当帰　芍薬　甘草　枸杞子　巴戟天　肉蓯蓉　菟絲子　山薬　茯神
肉桂　小茴香　懐牛膝　陳皮

神消散《証治準縄》　91
木通　蟬退　穀精草　黄芩　蒼朮
蛇退皮　生甘草

参蘇飲《和剤局方》　55

紫蘇葉　葛根　製半夏　茯苓　党参（人参）　前胡　木香　陳皮　桔梗　枳殻　生姜　大棗　炙甘草

じんちようにこうさん
沈丁二香散《経験方》　*275*

沈香　丁香　白豆蔻　柿蒂　蘇葉

しんぶとう
真武湯《経験方》　*158, 398, 434*

熟附子　茯苓　白朮　白芍　生姜

じんぶとう
参附湯《生体類要》　*158, 390*

人参　熟附子

じんぶりゆうぼとう
参附竜牡湯《経験方》　*158*

人参　附子　竜骨　牡蛎

じんりようびやくじゆつさん
参苓白朮散《和剤局方》　*151, 198, 204, 205, 390, 397, 399, 401, 483*

党参　白朮　茯苓　炒白扁豆　炒山薬　薏苡仁　蓮子　陳皮　縮砂　桔梗　炙甘草

《す》

すいきさん
推気散《医学心悟》　*285*

枳殻　鬱金　肉桂　甘草　桔梗　陳皮　生姜　大棗

すいりくにせんたん
水陸二仙丹《仁存堂経験方》*476, 485*

金桜子　芡実

《せ》

せいいさん
清胃散《脾胃論》　*68, 76, 107*

当帰　黄連　生地黄　牡丹皮　升麻

せいいんりかくとう
清咽利膈湯《外科正宗》　*370*

連翹　黄芩　甘草　桔梗　荊芥　防風　山梔子　薄荷　金銀花　黄連　牛蒡子　玄参　大黄　芒硝

せいうんはいどくいん
清瘟敗毒飲《疫疹一得》　*76, 107*

生石膏　生地黄　犀角　黄連　山梔子　黄芩　桔梗　知母　赤芍　玄参　連翹　生甘草　牡丹皮　淡竹葉

せいえいとう
清営湯《温病条弁》　*84, 95, 100, 107, 116, 293, 443, 444*

犀角　生地黄　玄参　麦門冬　金銀花　連翹　丹参　黄連　竹葉心

せいかいとう
清解湯《医学衷中参西録》　*69*

薄荷　石膏　蟬退　甘草

せいがかん
青娥丸《和剤局方》　*418, 419, 420*

補骨脂　杜仲　胡桃肉　大蒜

せいかくせん
清膈煎《類証治裁》　*359*

海浮石　貝母　白芥子　胆南星　陳皮　木通

せいかとう
生化湯《傅青主女科》　*302, 433*

当帰　川芎　桃仁　炮姜　炙甘草

せいきけたんがん
清気化痰丸《医方考》　*342, 353, 357*

栝楼仁　黄芩　茯苓　枳実　杏仁　陳皮　胆南星　半夏　生姜汁

せいきゆうとう
清宮湯《温病条弁》　*84, 85, 100, 116, 443, 444*

玄参　蓮心　竹葉巻心　連翹心　犀角　麦門冬

せいこうべつこうとう
青蒿鼈甲湯《温病条弁》　*78, 95, 96, 139, 455*

青蒿　知母　牡丹皮　鼈甲　生地

黄

せいこつさん
清骨散≪証治準縄≫　*96, 139, 141, 142, 143, 455*
銀柴胡　胡黄連　秦艽　鼈甲　地骨皮　青蒿　知母　炙甘草

せいさいかいごうがん
聖済海蛤丸≪聖済総録≫　*360*
海蛤　防已　葶藶子　桑白皮　郁李仁　陳皮　赤茯苓

せいしゆうはくがんし
青州白丸子≪和剤局方≫　*342, 344*
半夏　天南星　白附子　川烏頭

せいしょうがん
醒消丸≪和剤局方≫　*311, 312, 539*
麝香　雄黄　乳香　没薬

せいじょうけんつうとう
清上蠲痛湯≪寿世保元≫　*50, 51, 226*
麦門冬　黄芩　羌活　独活　防風　蒼朮　当帰　川芎　白芷　蔓荊子　菊花　細辛　甘草　生姜

せいじょうぼうふうとう
清上防風湯≪万病回春≫　*51, 80, 116, 370*
防風　荊芥　連翹　山梔子　黄連　黄芩　薄荷　川芎　白芷　桔梗　甘草　枳殻

せいしょえっきとう
清暑益気湯≪脾胃論≫　*391, 478*
黄耆　党参　麦門冬　白朮　当帰　沢瀉　葛根　神麴　升麻　陳皮　五味子　炙甘草　青皮　蒼朮　黄柏　生姜　大棗

せいしょえっきとう
清暑益気湯≪温熱経緯≫　*391, 478*
西洋参　石斛　麦門冬　炙甘草　粳米　黄連　淡竹葉　知母　荷梗　西瓜皮

せいしょえっきとう
清暑益気湯≪医学六要≫　*391, 478*
黄耆　人参（党参）　麦門冬　白朮　当帰　五味子　陳皮　黄柏　炙甘草

せいしんれんしいん
清心蓮子飲≪和剤局方≫　*483*
蓮子　党参　黄耆　茯苓　炙甘草　麦門冬　黄芩　地骨皮　車前子

せいそうきゅうはいとう
清燥救肺湯≪医門法律≫　*61, 436, 442*
桑葉　生石膏　人参　胡麻仁　阿膠　麦門冬　杏仁　枇杷葉　炙甘草

せいたいとう
清帯湯≪医学衷中参西録≫　*458, 460*
竜骨　牡蛎　烏賊骨　山薬　茜草　黄耆　白芍　生地黄

せいたんしゃかとう
清胆瀉火湯≪天津南開医院方≫　*216*
柴胡　黄芩　茵蔯蒿　半夏　山梔子　竜胆草　木香　鬱金　大黄　芒硝

せいたんりしつとう
清胆利湿湯≪天津南開医院方≫　*216*
柴胡　黄芩　半夏　木香　鬱金　車前子　木通　山梔子　大黄　茵蔯蒿

せいちゅうあんかいとう
清中安蛔湯≪傷寒弁証≫　*169*
蜀椒　烏梅　黄連　黄柏　枳実

せいちょういん
清腸飲≪弁証奇聞≫　*114*
金銀花　玄参　黄芩　麦門冬　地楡　当帰　生甘草　薏苡仁

せいねつそくふうとう
清熱熄風湯≪経験方≫　*69*
石膏　金銀花　連翹　蓮心　天竺黄　山梔子　大青葉　鈎藤鈎　全蝎　蜈蚣　白僵蚕　蟬退　地竜　菖蒲

せいねつちんけいさん
清熱鎮痙散≪経験方≫　503
羚羊角　白僵蚕　全蝎　蜈蚣　天竺黄　琥珀　雄黄　朱砂　麝香

せいねつほしんほう
清熱保津方≪時病論≫　445
石斛　麦門冬　生地黄　連翹　天花粉　桑葉

せいのうたん
醒脳丹≪新方≫　514
火硝　緑礬　雄黄　朱砂　竜脳

せいはいとう
清肺湯≪万病回春≫　105
桔梗　桑白皮　川貝母　杏仁　黄芩　山梔子　五味子　麦門冬　天門冬　当帰　茯苓　陳皮　生姜　炙甘草　大棗

せいひいん
清脾飲≪済生方≫　168
青皮　厚朴　白朮　草果仁　柴胡　茯苓　黄芩　半夏　甘草

せいひがん
青皮丸≪沈氏尊生書≫　262
青皮　草果　山楂子　麦芽　神麴

せいぼういん
清防飲≪中薬学≫　240
清風藤　防已　酒

せいらくいん
清絡飲≪温病条弁≫　155
鮮荷葉　鮮金銀花　西瓜皮　鮮扁豆花　絲瓜皮　鮮竹葉心

せきいさん
石葦散≪普済方≫　220
石葦　木通　車前子　瞿麦　滑石　赤茯苓　冬葵子　楡白皮

せきしょうずとう
赤小豆湯≪聖済総録≫　206
赤小豆　桑白皮　蘇葉

せきしょうずとうきさん
赤小豆当帰散≪金匱要略≫　206
赤小豆　当帰

せきしょうずよくいにんとう
赤小豆薏苡仁湯≪瘍科捷径≫　206
赤小豆　薏苡仁　防已　甘草

せきしょうずりぎょとう
赤小豆鯉魚湯≪臨床実用中薬学≫　206
赤小豆　鯉魚

せっけつめいさん
石決明散≪眼科六経法要≫　98, 502
石決明　決明子　青葙子　木賊　山梔子　赤芍　大黄　羌活　荊芥

せっこうとう
雪羹湯≪正晋三方≫　366
海蜇　荸薺

せっこくとう
石斛湯≪証治準縄≫　445
石斛　黄耆　麦門冬　生地黄　玄参　茯苓　遠志　甘草

せっこくやこうがん
石斛夜光丸≪原機啓微≫　446
天門冬　人参　茯苓　麦門冬　熟地黄　生地黄　菟絲子　甘菊花　決明子　杏仁　山薬　枸杞子　牛膝　五味子　疾藜子　石斛　肉蓯蓉　川芎　炙甘草　枳殻　青葙子　防風　黄連　犀角　羚羊角

せっこつさん
接骨散≪新方≫　422, 423
乳香　没薬　自然銅　䗪虫　血竭　続断　当帰　骨砕補　紅花　木香

せっこつほう
接骨方≪董炳集験方≫　316
䗪虫　乳香　没薬　竜骨　自然銅　麝香

せっしょういん
折衝飲≪産論≫　97, 98, 282, 433
当帰　桃仁　牡丹皮　川芎　赤芍　桂枝　牛膝　紅花　延胡索

せっしょうきんこつほう
折傷筋骨方≪衛生簡易方≫　253
接骨木　自然銅　当帰　赤芍　乳香　川芎

せんうつつうけいとう
宣鬱通経湯≪傅青主方≫　285
鬱金　柴胡　当帰　白芍　牡丹皮

黄芩　香附子　山梔子　白芥子

蟬花散≪証治準縄≫　69
　　　　蟬退　羌活　菊花　穀精草　白蒺
　　　　藜　防風　密蒙花　決明子　黄芩
　　　　蔓荊子　山梔子　木賊　荊芥　川
　　　　芎　炙甘草

全蝎膏≪澹寮方≫　508
　　　　全蝎　山梔子　胡麻油　蜜蝋

全蝎消風散≪新方≫　508
　　　　全蝎　党参　白芷

宣気散≪丹溪心法≫　212
　　　　冬葵子　山梔子　滑石　木通　甘
　　　　草　灯心草

川芎散≪衛生宝鑑≫　282
　　　　川芎　僵蚕　菊花　石膏

川芎茶調散≪和剤局方≫　47, 50,
　　　　51, 85, 282
　　　　川芎　薄荷　荊芥　羌活　白芷
　　　　炙甘草　防風　細辛

千金散≪経験方≫　507
　　　　僵蚕　全蝎　天麻　胆南星　黄連
　　　　朱砂　牛黄　竜脳

穿甲散≪婦科大全≫　313
　　　　穿山甲　鼈甲　赤芍　紅花　当帰
　　　　川芎　酒大黄　乾漆　肉桂

前胡散≪証治準縄≫　371
　　　　前胡　杏仁　桑白皮　貝母　麦門
　　　　冬　甘草

茜根散≪証治準縄≫　323
　　　　地楡　黄耆　黄連　山梔子　犀角
　　　　生地黄　当帰

千捶膏≪験方新編≫　553

　　　　蓖麻仁　松香　杏仁　広丹　乳香
　　　　没薬　銅緑　銀朱　軽粉

蟬蛻散≪沈氏尊生書≫　69
　　　　蟬退　薄荷

蟾酥丸≪外科正宗≫　557, 559
　　　　蟾酥　雄黄　乳香　没薬　麝香
　　　　朱砂　蝸牛　軽粉　明礬　寒水石
　　　　銅緑　胆礬

宣毒発表湯≪痘疹仁端録≫　46, 67
　　　　升麻　葛根　前胡　杏仁　枳殻
　　　　荊芥　防風　薄荷　荷葉　木通
　　　　連翹　牛蒡子　桔梗　淡竹葉　生
　　　　甘草

宣痺湯≪温病条弁≫　203, 204, 233
　　　　防已　杏仁　滑石　薏苡仁　連翹
　　　　山梔子　半夏　赤小豆皮　蚕砂

旋覆花代赭石湯（旋覆代赭湯）≪傷
寒論≫　376, 501
　　　　旋覆花　党参　代赭石　法半夏
　　　　生姜　炙甘草　大棗

旋覆花湯≪聖済総録≫　376
　　　　旋覆花　赤茯苓　桑白皮　半夏
　　　　紫蘇　大腹皮　大棗　生姜

旋復半夏湯≪産科発蒙≫　376
　　　　旋覆花　半夏　茯苓　青皮

仙方活命飲≪外科発揮≫　51, 81,
　　　　98, 114, 311, 312, 313, 433
　　　　炙穿山甲　天花粉　甘草　乳香
　　　　没薬　白芷　赤芍　貝母　防風
　　　　皂角　当帰　陳皮　金銀花

≪そ≫

増液湯（ぞうえきとう）≪温病条弁≫　*95, 443, 444*
玄参　麦門冬　生地黄

草果飲（そうかいん）≪証治準縄≫　*168*
草果　高良姜　青皮　藿香　半夏　厚朴　丁香　生姜　大棗

皂角散（そうかくさん）≪中薬学≫　*348*
皂莢炭

双荷散（そうかさん）≪聖恵方≫　*327*
僵蚕　蟬退　姜黄　大黄

草果平胃散（そうかへいいさん）≪和剤局方≫　*168*
草果　蒼朮　厚朴　陳皮　甘草　生姜　大棗

草還丹（そうかんたん）≪扶寿方≫　*474*
山茱萸　補骨脂　当帰　麝香

桑菊飲（そうぎくいん）≪温病条弁≫　*58, 61, 62, 82, 116, 401*
桑葉　菊花　杏仁　連翹　桔梗　薄荷　芦根　甘草

桑寄生散（そうきせいさん）≪証治準縄≫　*247*
桑寄生　当帰　阿膠　人参　白朮　茯苓　続断　香附子　川芎　甘草　生姜

皂莢丸（そうきょうがん）≪金匱要略≫　*348*
皂莢

桑杏湯（そうきょうとう）≪温病条弁≫　*61, 368, 440*
桑葉　杏仁　沙参　浙貝母　淡豆豉　山梔子　梨皮

藻蚕丸（そうさんがん）≪世医得効方≫　*362*
海藻　僵蚕　烏梅

葱豉桔梗湯（そうしききょうとう）≪通俗傷寒論≫　*72*
葱白　桔梗　山梔子　香豉　薄荷　連翹　竹葉　甘草

蒼耳散（そうじさん）≪済生方≫　*51, 54, 228*
蒼耳子　白芷　辛夷　薄荷

桑枝湯（そうしとう）≪中薬学≫　*232*
桑枝　黄耆　当帰　威霊仙　秦艽　茯苓　防已　川芎　升麻

葱豉湯（そうしとう）≪肘后方≫　*56, 72*
葱白　淡豆豉

蒼朮丸（そうじゅつがん）≪瑞芝堂経験方≫　*231*
蒼朮　胡麻

草豆蔻飲（そうずくいん）≪聖恵方≫　*174*
草豆蔻　丁香　縮砂　桃仁　青皮　橘皮　白朮　萊菔子　肉桂　木瓜　枳殻　檳榔子

増損四斤丸（ぞうそんしきんがん）≪経験方≫　*498*
天麻　牛膝　乳香　全蝎

双仁丸（そうにんがん）≪聖済総録≫　*303*
杏仁　桃仁

桑螵蛸丸（そうひょうしょうがん）≪世医得効方≫　*476, 477*
桑螵蛸　五味子　竜骨　附子

桑螵蛸散（そうひょうしょうさん）≪本草衍義≫　*476*
桑螵蛸　竜骨　亀板　人参　茯神　石菖蒲　遠志　当帰

送胞湯（そうほうとう）≪傅青主女科≫　*294*
当帰　川芎　乳香　没薬　麝香　荊芥　益母草

桑麻丸（そうまがん）≪医方集解≫　*61, 452*
桑葉　胡麻仁

走馬湯（そうまとう）≪外台秘要≫　*194*
巴豆　杏仁

桑絡湯《中薬学》　232, 506
　桑枝　忍冬藤　絡石藤　青蒿　白薇　桃仁　地骨皮　海桐皮　地竜紅花
続随子丸《証治準縄》　193
　檳榔子　葶藶子　防已
続断丸《婦人良方》　422
　続断　当帰　烏賊骨　黄耆　牛角腮　五味子　甘草　竜骨　赤石脂　熟地黄　地楡　艾葉　附子　乾姜　川芎
続断丸《扶寿精方》　421
　続断　杜仲　牛膝　萆薢　木瓜　補骨脂
続断丸《和剤局方》　241
　続断　牛膝　萆薢　防風　烏頭
続断丹《証治準縄》　229
　続断　杜仲　牛膝　木瓜　萆薢
側柏樗根丸《医学入門》　331
　側柏葉　樗根皮　白朮　白芍　白芷　香附子　黄連　黄柏
疎経活血湯《万病回春》　203, 230, 232, 297, 433
　当帰　白芍　熟地黄　川芎　蒼朮　茯苓　桃仁　牛膝　防已　威霊仙　羌活　防風　白芷　竜胆草　陳皮　炙甘草　生姜
蘇合香丸《和剤局方》　517, 518
　蘇合香　乳香　竜脳　沈香　麝香　丁香　青木香　白朮　犀角　香附子　檀香　朱砂　訶子　蓽撥　安息香
疏鑿飲子《済生方》　192
　羌活　秦艽　檳榔子　大腹皮　茯苓皮　椒目　木通　沢瀉　商陸　赤小豆　生姜皮
蘇子降気湯《和剤局方》　379
　蘇子　半夏　炙甘草　肉桂　当帰　前胡　厚朴　陳皮

《た》

大烏頭煎《金匱要略》　186
　烏頭
退翳散《経験方》　92
　夜明砂　海蛤殻　穀精草　猪肝
大黄䗪虫丸《金匱要略》　314, 315, 316, 317
　大黄　黄芩　甘草　桃仁　杏仁　虻虫　蠐螬
大黄附子湯《金匱要略》　179
　大黄　製附子　細辛
大黄牡丹皮湯《金匱要略》　97, 179, 303, 358
　大黄　牡丹皮　桃仁　冬瓜仁　芒硝
大陥胸丸《傷寒論》　380
　大黄　葶藶子　芒硝　杏仁
大陥胸湯《傷寒論》　179, 181, 188
　大黄　芒硝　甘遂
大薊飲《済生方》　332
　大薊　生地黄
大建中湯《金匱要略》　169, 403
　蜀椒　乾姜　人参（党参）　膠飴

たいごうさん
黛蛤散≪経験方≫　551
　青黛　海蛤粉　蒲黄
だいしちこうがん
大七香丸≪和剤局方≫　272
　香附子　麦芽　砂仁　藿香　甘草
　肉桂　陳皮　丁香　甘松　烏薬
たいしやせきとう
代赭石湯≪新方≫　501
　代赭石　石決明　白芍　川牛膝
　夏枯草　旋覆花　半夏　麦門冬
だいじょうきとう
大承気湯≪傷寒論≫　179, 181, 263, 265
　大黄　厚朴　枳実　芒硝
だいじんぎょうとう
大秦艽湯≪医学発明≫　227
　秦艽　独活　羌活　防風　白芷
　細辛　白朮　茯苓　甘草　生地黄
　熟地黄　白芍　当帰　川芎　黄芩
　石膏
だいていふうしゅ
大定風珠≪温病条弁≫　436, 453, 455
　牡蛎　亀板　鼈甲　炙甘草　生地黄　麦門冬　生白芍　麻子仁　阿膠　五味子　鶏子黄
だいとうかとう
大桃花湯≪千金方≫　487
　赤石脂　党参　白朮　当帰　白芍
　地骨皮　牡蛎　附子　乾姜　甘草
だいはんげとう
大半夏湯≪金匱要略≫　343
　半夏　人参　蜂蜜
だいほいんがん
大補陰丸≪景岳全書≫　78, 95, 108, 453
　黄柏　知母　熟地黄　亀板
だいぼうふうとう
大防風湯≪和剤局方≫　226, 230, 298, 433
　防風　羌活　熟地黄　白芍　当帰
　杜仲　人参（党参）　黄耆　白朮
　川芎　牛膝　炙甘草　大棗　附子
　生姜
たくしやとう
沢瀉湯≪金匱要略≫　200
　沢瀉　白朮
たくらんとう
沢蘭湯≪済陰綱目≫　295
　沢蘭　当帰　白芍　甘草
たくりさん
托裏散≪千金方≫　160
　黄耆　人参　厚朴　防風　桔梗
　蓮翳　当帰　白芷　白芍　川芎
　甘草　木香　乳香　没薬　肉桂
たくりしょうどくいん
托裏消毒飲≪外科正宗≫　396
　当帰　茯苓　人参　川芎　桔梗
　白朮　白芍　厚朴　皂角　黄耆
　金銀花　白芷
だつかせん
脱花煎≪景岳全書≫　297, 304
　当帰　肉桂　川芎　牛膝　車前子
　紅花
たつげんいん
達原飲≪温疫論≫　168
　檳榔子　厚朴　草果　白芍　知母
　黄芩　甘草
だつめいさん
奪命散≪嬰孩宝書≫　124, 315, 363
　※礞石の粉末を薄荷煎湯に蜂蜜を溶かしたもので服用。
だつめいさん
奪命散≪済生方≫　124, 315, 363
　水蛭　大黄　黒牽牛
だつめいとう
奪命湯≪外科全生集≫　131
　黄連　金銀花　甘草　赤芍　蚤休
だんかんせん
暖肝煎≪景岳全書≫　166
　烏薬　肉桂　小茴香　沈香　当帰
　枸杞子　茯苓　生姜
たんじんいん
丹参飲≪医宗金鑑≫　276, 293

丹参　檀香　縮砂

丹参散《校注婦人良方》　292
丹参

胆道駆蛔湯《新方》　519
使君子　苦楝皮　烏梅　檳榔子　枳殻　木香

胆道排石湯《天津南開医院方》　216
金銭草　茵蔯蒿　鬱金　枳殻　木香　生大黄

胆礬散《沈氏尊生書》　532
胆礬　児茶　胡黄連

丹皮野菊湯《新方》　97
牡丹皮　野菊花　佩蘭　石决明　忍冬藤　鶏血藤

《ち》

治陰道滴虫方《新方》　111
苦参　白頭翁　蛇床子　蜀椒　黄柏　食塩

治回虫方《千金方》　524
蕪荑

治肝脾腫硬方《経験方》　363
牡蛎　丹参　昆布　鼈甲　桃仁　当帰　三棱　莪朮

治肝脾腫大方《新方》　460
牡蛎　丹参　桃仁　当帰尾　沢蘭　穿山甲　乳香　没薬

治蟯虫方《中薬学》　519
使君子　大黄　黄芩　百部　檳榔子　甘草

竹筎黄連柿蒂湯《臨床実用中薬学》　277
柿蒂　竹筎　黄連

竹葉石膏湯《傷寒論》　76, 84, 391, 442
竹葉　石膏　麦門冬　半夏　人参　炙甘草　粳米

竹葉柳蒡湯《先醒斉医学広筆記》　46, 59, 69, 71
淡竹葉　西河柳　牛蒡子　蟬退　荊芥　薄荷　知母　玄参　麦門冬　生甘草

竹瀝達痰丸《沈氏尊生書》　356
竹瀝　生姜汁　姜半夏　大黄　黄芩　青礞石

竹瀝湯《千金方》　356
竹瀝　生姜汁　生葛汁

治石淋方《新方》　215
車前子　滑石　地膚子　合歓皮　木通　火硝

治石淋方《新方》　215
冬葵子　地竜　川牛膝　滑石　沈香　芒硝

治折傷方《千金方》　306
劉寄奴　骨砕補　延胡索

治打撲一方《香川家方》　179, 282
川骨　樸樕　川芎　桂枝　丁香　大黄　甘草

治乳癰方《中薬方剤学》　354
全栝楼　蒲公英　連翹　橘葉　白芷　土貝母　生甘草　金銀花

治膿耳方《中薬学》　546
明礬　鉛丹

地肺結核咳痰血方≪経験方≫　*373*
百部　白芨　川貝母　紫河車末　田三七粉
治肺癰方≪中薬方剤学≫　*354*
全栝楼　魚腥草　生薏苡仁　桔梗　生甘草　芦根　金銀花
知柏地黄丸≪景岳全書≫　*78, 95, 96, 108, 400*
熟地黄　山薬　山茱萸　牡丹皮　茯苓　沢瀉　知母　黄柏
治脾疳方≪儒門事親≫　*519*
使君子　芦薈
治百日咳方≪新方≫　*378*
枇杷葉　百部　白茅根　大蒜　絲瓜絡
治風疹方≪経験方≫　*235*
豨薟草　白蒺藜　蒼耳子　海桐皮　白鮮皮
治慢性闌尾炎方≪経験方≫　*558*
壁銭　蜈蚣　僵蚕　当帰　大黄　蜜蠟
駐景丸≪証治準縄≫　*202, 424*
菟絲子　熟地黄　車前子
中風経験方≪中風斠詮≫　*504*
玳瑁　牛膝　地竜　菖蒲　磁石　豨薟草　莱菔子　紫石英　代赭石　旋覆花　貝歯　石決明　茺蔚子　白薇　陳皮
地楡槐角丸≪清・太医院配方≫　*334*
槐角　槐花　地楡　生地黄　黄芩　紅花　荊芥　防風　枳殻　当帰尾　大黄　赤芍
地楡槐角丸≪北京市中成薬≫　*334*
地楡炭　槐角　黄芩　当帰　生地黄　大黄
地楡丸≪普済方≫　*334*
地楡　当帰　阿膠　黄連　訶子　木香　烏梅
調胃承気湯≪傷寒論≫　*179, 181*
大黄　芒硝　甘草
丁香呉茱萸湯≪脾胃論≫　*174*
乾姜　黄柏　丁香　甘草　柴胡　橘皮　半夏　升麻　呉茱萸　草果　黄耆　人参　当帰　蒼朮
丁香散≪沈氏尊生書≫　*167*
丁香　砂仁　白朮
丁香柿蒂湯（散）≪証因脈治≫　*167, 277*
丁香　柿蒂　人参（党参）　生姜
丁香楝実丸≪中薬学≫　*167*
丁香　木香　川楝子　全蝎　延胡索　熟附子　小茴香　当帰
釣藤散≪本事方≫　*62*
釣藤鈎　甘菊花　防風　石膏　党参（人参）　麦門冬　茯苓　半夏　陳皮　炙甘草　生姜
丁附柿蒂散≪臨床実用中薬学≫　*277*
柿蒂　附子　人参　丁香
丁萸理中湯≪経験方≫　*164*
人参　乾姜　白朮　炙甘草　丁香　呉茱萸
腸癰湯≪備急千金要方≫　*97, 204, 303, 358*

牡丹皮　桃仁　冬瓜仁　薏苡仁

腸癰方《新方》　*121*

敗醬草　薏苡仁　冬瓜子　金銀花　紫花地丁　牡丹皮　連翹　桃仁　秦皮　延胡索

苧根湯《小品方》　*337*

苧麻根　当帰　白芍　生地黄　阿膠　炙甘草

樗樹根丸《摂生衛妙方》　*489*

樗根皮　黄柏　良姜　芍薬

猪苓湯《傷寒論》　*200, 217*

猪苓　茯苓　沢瀉　滑石　阿膠

治痢散《医学心悟》　*110*

苦参　葛根　赤芍　山楂子　陳皮　麦芽　陳松羅茶

治瘰癧潰爛方　*509*

軽粉　青黛　真珠

鎮肝熄風湯《医学衷中参西録》　*298, 434, 453, 458, 459, 501*

牛膝　代赭石　生竜骨　生牡蛎　生亀板　白芍　玄参　天門冬　川楝子　生麦芽　茵蔯蒿　甘草

鎮逆湯《医学衷中参西録》　*501*

代赭石　白芍　竜胆草　半夏　人参　青黛　生姜　呉茱萸

珍珠散《張氏医通》　*561*

真珠　炉甘石　琥珀　竜骨　赤石脂　鐘乳石　朱砂　血竭　象皮

枕中丹《千金方》　*454, 458*

竜骨　遠志　菖蒲　亀板

趁痛散《証治準縄》　*311*

乳香　没薬　桃仁　紅花　当帰　羌活　地竜　牛膝　五霊脂　甘草　香附子

《つ》

追虫丸《証治準縄》　*523*

檳榔子　黒牽牛子　白牽牛子　雷丸　木香　苦楝皮　皂角　茵蔯蒿

通関丸《蘭室秘蔵》　*78*

黄柏　知母　肉桂

通関散《証治準縄》　*348*

天南星　白僵蚕　麝香　猪牙皂角　赤脚蜈蚣

通経丸《類証治裁》　*290*

蘇木　赤芍　当帰　牛膝　桃仁　生地黄　琥珀　川芎　紅花　香附子　五霊脂

痛瀉要方《景岳全書》　*434*

白朮　白芍　陳皮　防風

通草湯《沈氏尊生書》　*211*

通草　桔梗　瞿麦　柴胡　木通　天花粉　青皮　白芷　赤芍　連翹　甘草

通導散《万病回春》　*179, 263, 290, 433*

当帰　紅花　蘇木　木通　大黄　芒硝　枳実　厚朴　陳皮　甘草

通乳湯《医宗金鑑》　*211*

通草　猪蹄　穿山甲　川芎　甘草

通脈四逆湯《傷寒論》　*158, 162*

熟附子　乾姜　炙甘草

≪て≫

ていかんがん
定癇丸≪医学心悟≫ 344
天麻 川貝母 製半夏 茯苓 茯神 丹参 麦門冬 陳皮 遠志 石菖蒲 白僵蚕 胆南星 琥珀 全蝎 朱砂 竹瀝 姜汁 甘草

ていしがん
定志丸≪済生方≫ 469
遠志 石菖蒲 茯神 茯苓 竜歯 人参 朱砂

ていしけんぴとう
程氏蠲痺湯≪医学心悟≫ 311
羌活 独活 秦艽 当帰 海風藤 桑枝 桂枝 川芎 乳香 木香 炙甘草

ていせいさん
抵聖散≪小児衛生総微論方≫ 520
苦楝皮 蕪荑

ていぜんとう
定喘湯≪摂生衆妙方≫ 40, 401, 494
銀杏 麻黄 杏仁 甘草 蘇子 桑白皮 黄芩 半夏 款冬花

ていとうとう
抵当湯≪傷寒論≫ 302, 315, 317
水蛭 虻虫 桃仁 大黄

ていめいさん
定命散≪普済方≫ 251, 252
白花蛇 烏梢蛇 蜈蚣

ていれきたいそうしやはいとう
葶藶大棗瀉肺湯≪金匱要略≫ 380, 403
葶藶子 大棗

てんかんさん
癲癇散≪経験方≫ 286
鬱金 香附子 蜈蚣 全蝎 巴豆霜

てんじくおうさん
天竺黄散≪証治準縄≫ 356
天竺黄 僵蚕 蝉退 鬱金 山梔子 甘草

てんじくおうたん
天竺黄丹≪証治準縄≫ 356
天竺黄 蚕砂 僵蚕 黄連 朱砂 青黛 麝香 人参

てんせんとうさん
天仙藤散≪証治準縄≫ 238
天仙藤 香附子 陳皮 甘草 烏薬

てんせんとうさん
天仙藤散≪沈氏尊生書≫ 238
天仙藤 白芷 白朮 羌活 姜黄 半夏 生姜

てんだいうやくさん
天台烏薬散≪医学発明≫ 166, 258, 262, 269
烏薬 木香 小茴香 青皮 高良姜 檳榔子 川楝子

てんのうほしんたん
天王補心丹≪世医得効方≫ 443, 467
酸棗仁 生地黄 柏子仁 麦門冬 天門冬 五味子 当帰 遠志 茯苓 丹参 玄参 党参 桔梗

てんまがん
天麻丸≪普済方≫ 498
天麻 川芎

てんまこうとういん
天麻鈎藤飲≪難病証治新義≫ 498, 499
天麻 鈎藤鈎 石決明 山梔子 黄芩 杜仲 牛膝 桑寄生 益母草 茯神 夜交藤

≪と≫

とうかさん
桃花散≪外科正宗≫ 535, 548
石灰 大黄

とうかとう
桃花湯≪傷寒論≫ 487
赤石脂 乾姜 粳米

とうきいんし
当帰飲子≪済生方≫ 431
熟地黄 当帰 白芍 川芎 白蒺

藜 何首烏 防風 荊芥 黄耆 炙甘草

当帰建中湯(とうきけんちゅうとう)《金匱要略》 *403, 432*
当帰 桂枝 白芍 炙甘草 生姜 大棗 膠飴

当帰紅花散(とうきこうかさん)《麻科活人書》 *99*
当帰 紅花 牛蒡子 紫根 連翹 黄連 葛根 大青葉 甘草

当帰散(とうきさん)《金匱要略》 *105*
当帰 黄芩 白芍 白朮 川芎

当帰四逆加呉茱萸生姜湯(とうきしぎゃくかごしゅゆしょうきょうとう)《傷寒論》 *164*
当帰 桂枝 白芍 細辛 炙甘草 木通 大棗 呉茱萸 生姜

冬葵子散(とうきしさん)《証治準縄》 *215*
冬葵子 木通

当帰芍薬散(とうきしゃくやくさん)《金匱要略》 *432, 434*
当帰 白芍 川芎 白朮 茯苓 沢瀉

当帰生姜羊肉湯(とうきしょうきょうようにくとう)《金匱要略》 *432*
当帰 生姜 羊肉

当帰湯(とうきとう)《備急千金要方》 *169, 403*
当帰 肉桂 白芍 人参 黄耆 乾姜 蜀椒 半夏 厚朴 炙甘草

導気湯(どうきとう)《証治準縄》 *164, 269*
川楝子 木香 茴香 呉茱萸

当帰貝母苦参丸(とうきばいもくじんがん)《金匱要略》 *111*
苦参 当帰 貝母

当帰補血湯(とうきほけつとう)《内外傷弁惑論》 *396, 432*
黄耆 当帰

当帰竜會丸(とうきりゅうかいがん)《宣明方論》 *107, 110, 179, 183*
当帰 竜胆草 黄芩 黄連 黄柏 山梔子 大黄 芦會 青黛 木香 麝香

当帰六黄湯(とうきりくおうとう)《蘭室秘蔵》 *396*
当帰 生地黄 熟地黄 黄連 黄芩 黄柏 黄耆

透経解攣湯(とうけいかいれんとう)《類証治裁》 *313*
穿山甲 羌活 荊芥 川芎 蘇木 防風 蟬退 白芷 当帰 紅花 連翹 天麻 甘草

桃紅四物湯(とうこうしもつとう)《医宗金鑑》 *98, 302, 304, 433*
当帰 赤芍 生地黄 川芎 桃仁 紅花

導赤散(どうせきさん)《小児薬証直訣》 *210, 213, 401*
淡竹葉 木通 生地黄 甘草梢

導痰湯(どうたんとう)《済生方》 *263, 344*
製半夏 製南星 陳皮 枳実 茯苓 炙甘草

桃仁湯(とうにんとう)《千金方》 *302*
桃仁 䗪虫 荊芥 大黄 川芎 当帰 肉桂 甘草 蒲黄

透膿散(とうのうさん)《外科正宗》 *282, 313, 349, 396*
穿山甲 川芎 当帰 皂角刺 黄耆

都気丸(ときがん)《医宗己任篇》 *477*
熟地黄 山茱萸 山薬 茯苓 沢瀉 牡丹皮 五味子

読書丸(どくしょがん)《証治準縄》 *515*
菖蒲 遠志 五味子 地骨皮 熟

地黄　菟絲子　川芎

どくじんとう
独参湯≪傷寒大全≫　390

人参

とししがん
菟絲子丸≪済生方≫　424

菟絲子　五味子　煅牡蛎　肉蓯蓉

製附子　鶏内金　鹿茸　桑螵蛸

益智仁　烏薬　山薬

とちゅうがん
杜仲丸≪証治準縄≫　421

杜仲　続断

どつかつきせいとう
独活寄生湯≪備急千金要方≫

50, 226, 247, 282, 298, 433

独活　防風　桑寄生　秦艽　杜仲

熟地黄　白芍　当帰　牛膝　川芎

茯苓　党参（人参）　細辛　肉桂

炙甘草

≪な≫

ないしょうさん
内消散≪外科正宗≫　325

白芨　貝母　穿山甲　半夏　天花

粉　知母　金銀花　皂角刺　乳香

ないしょうるいれきがん
内消瘰癧丸≪瘍医大全≫　362

玄参　天花粉　甘草　白斂　当帰

海藻　枳殻　桔梗　川貝母　連翹

薄荷　製大黄　生地黄　海蛤粉

青塩　夏枯草　芒硝

ないたくびゃくれんさん
内托白蘞散≪増補万病回春≫　127

当帰　赤芍　連翹　川芎　天花粉

乳香　白芷　白斂　栝楼仁　黄芩

白疾藜　生甘草　防風　桔梗　柴

胡

≪に≫

にかりゅうぼとう
二加竜牡湯≪小品方≫　458

竜骨　牡蛎　白芍　熟附子　甘草

生姜　大棗

にきんはいせきとう
二金排石湯≪中薬方剤学≫　217, 222

金銭草　鶏内金　甘草梢　牛膝

瞿麦　車前子　滑石　琥珀

にくじゅようがん
肉蓯蓉丸≪証治準縄≫　416

肉蓯蓉　熟地黄　山薬　五味子

菟絲子

にくずくがん
肉豆蔻丸≪太平聖恵方≫　483

肉豆蔻　木香　訶子　朱砂　人参

麝香

にこうふくみゃくとう
二甲復脈湯≪温病条弁≫　455, 459

炙甘草　生地黄　白芍　麦門冬

阿膠　麻子仁　牡蛎　鼈甲

にしがん
二至丸≪楊氏家蔵方≫　450, 451

女貞子　旱蓮草

にじゅつとう
二朮湯≪万病回春≫　230, 232

蒼朮　白朮　茯苓　羌活　天南星

威霊仙　半夏　黄芩　陳皮　香附

子　生姜　炙甘草

にしんがん
二神丸≪本事方≫　418

破胡紙　肉豆蔻

にせいさん
二聖散≪証治準縄≫　531

雄黄　紫根

にせきさん
二石散≪経験方≫　544

炉甘石　煅石膏　軽粉　鉛粉

にせんとう
二仙湯≪上海中医学院附属曙光医院≫

413, 414

仙茅　淫羊藿　巴戟天　当帰　黄柏　知母

二煎湯《経験方》　*371*
前胡　白前　桑葉　杏仁　桔梗　薄荷　牛蒡子　甘草

二陳湯《和剤局方》　*198, 259, 342*
製半夏　陳皮　茯苓　炙甘草　生姜

二冬膏《張氏医通》　*441, 442*
天門冬　麦門冬

二母丸《和剤局方》　*78, 352*
貝母　知母

二味抜毒散《医宗金鑑》　*539, 546*
雄黄　明礬

二妙散《丹渓心法》　*108, 230*
黄柏　蒼朮

乳癰湯《新方》　*128*
金銀花　蒲公英　全栝楼　漏芦　白芷　当帰　青皮　柴胡　橘核　生甘草

人参蛤蚧散《経験方》　*391, 408*
蛤蚧　人参

人参胡桃湯《済生方》　*391, 420*
胡桃肉　人参　生姜　大棗

人参湯（理中湯）《傷寒論》　*161, 398*
人参　乾姜　白朮　炙甘草

人参養栄湯《和剤局方》　*160, 432, 469*
党参（人参）　黄耆　白朮　茯苓　炙甘草　熟地黄　当帰　白芍　五味子　遠志　陳皮

《は》

排膿散及湯《経験方》　*370*
枳実　桔梗　大棗　赤芍　生姜　生甘草

貝母丸《聖済総録》　*352*
貝母　杏仁　甘草

貝母散《証治準縄》　*352*
貝母　杏仁　麦門冬　款冬花　紫菀

肺癰排膿湯《経験方》　*370*
桔梗　貝母　魚腥草　薏苡仁　冬瓜子　茅根　忍冬藤　生甘草

白芥子散《校注婦人良方》　*347*
白芥子　没薬　桂心　木鼈子　木香

白散《傷寒論》　*195*
桔梗　貝母　巴豆

柏子仁丸《本事方》　*460, 468, 477*
柏子仁　半夏麹　牡蛎　党参（人参）　白朮　麻黄根　五味子　大棗

柏子養心丸《体仁匯編》　*468*
柏子仁　枸杞子　熟地黄　玄参　当帰　茯苓　麦門冬　菖蒲　甘草

白鮮皮湯《経験方》　*112*
白鮮皮　丹参　金銀花　蟬退　当帰　赤芍　防風　黄芩　蒼朮　荊芥　紫根　生地黄

白鮮皮湯《沈氏尊生書》　*112*
白鮮皮　茵蔯蒿

はくつうとう
白通湯≪傷寒論≫　*56, 158, 162*
　葱白　乾姜　附子
はくとうおうかかんぞうあきょうとう
白頭翁加甘草阿膠湯≪金匱要略≫
　102
　白頭翁　黄柏　黄連　秦皮　甘草
　阿膠
はくとうおうとう
白頭翁湯≪傷寒論≫　*102, 108, 112*
　白頭翁　黄連　黄柏　秦皮
ばくみじおうがん
麦味地黄丸（八仙長寿丸）≪医級≫
　477
　熟地黄　山茱萸　山薬　茯苓　沢
　瀉　牡丹皮　五味子　麦門冬
ばくもんどういんし
麦門冬飲子≪宣明論≫　*64, 78, 391,*
　478
　麦門冬　人参　天花粉　知母　葛
　根　生地黄　茯苓　五味子　炙甘
　草　竹葉
ばくもんどうとう
麦門冬湯≪金匱要略≫　*442*
　麦門冬　人参　半夏　炙甘草　大
　棗　粳米
はくようとう
柏葉湯≪金匱要略≫　*331*
　側柏葉　炮姜　艾葉
はくりゅうたん
白竜丹≪証治準縄≫　*543, 544*
　炉甘石　竜脳　硼砂　芒硝
はげきがん
巴戟丸≪医学発明≫　*415*
　巴戟天　熟地黄　煅竜骨　煅牡蛎
　白朮　小茴香　肉蓯蓉　党参　覆
　盆子　菟絲子　益智仁　骨砕補
　五味子
はごしがん
破胡紙丸≪魏氏家蔵方≫　*418*
　補骨脂　小茴香
はしつがん
巴漆丸≪臨床実用中薬学≫　*195*
　巴豆　乾漆　陳皮　蒼朮
ばせんかんぞうがん
馬銭甘草丸≪新方≫　*556*
　馬銭子　甘草
ばせんしさん
馬銭子散≪経験方≫　*556*
　馬銭子　麻黄　蒼朮　川牛膝　乳
　香　没薬　全蝎　僵蚕　甘草
はちみがん
八味丸（腎気丸・八味地黄丸）≪金匱
　要略≫　*158, 400, 474*
　熟地黄　山薬　山茱萸　沢瀉　茯
　苓　牡丹皮　桂枝　附子
はちりんさん
八厘散≪医宗金鑑≫　*290, 304*
　蘇木　麝香　馬銭子　自然銅　乳
　香　没薬　血竭　紅花　丁香
ばつうんさん
抜雲散≪経験方≫　*514*
　炉甘石　竜脳　熊胆　麝香
はっかとう
薄荷湯≪普済方≫　*58*
　薄荷　牛蒡子　菊花　生甘草
はっきんがん
白金丸≪外科全生集≫　*286, 546*
　白礬　鬱金　皀角
はっしょうさん
八正散≪和剤局方≫　*80, 201, 217,*
　218, 219
　瞿麦　萹蓄　車前子　木通　滑石
　甘草梢　山梔子　製大黄
はっちんとう
八珍湯≪正体類要≫　*432*
　人参　白朮　茯苓　甘草　熟地黄
　当帰　白芍　川芎
ばっとうこう
抜頭膏≪経験方≫　*195*
　巴豆　乳香　没薬　木鼈子　蓖麻
　子
ばつどくこう
抜毒膏≪外科大全≫　*535*
　白蘞　当帰　川芎　玄参　黄芩
　赤芍　天麻　黄柏　蒼朮　生地黄

山梔子　血竭　乳香　没薬　軽粉　紅粉　胡麻油

八宝眼薬（はっぽうがんやく）《経験方》　*464, 514*
炉甘石　竜脳　硼砂　琥珀　珊瑚　朱砂　熊胆　真珠　麝香

八宝吹喉散（はっぽうすいこうさん）《経験方》　*512*
牛黄　麝香　天竺黄　真珠　石膏　朱砂　川貝母　竜脳

馬兜鈴湯（ばとれいとう）《普済方》　*381*
馬兜鈴　桑白皮　甘草　葶藶子　半夏　生姜

半夏厚朴湯（はんげこうぼくとう）《金匱要略》　*44*
半夏　厚朴　茯苓　蘇葉　生姜

半夏瀉心湯（はんげしゃしんとう）《傷寒論》　*105, 106, 343*
半夏　黄連　黄芩　乾姜　人参（党参）　炙甘草　大棗

半夏秫米湯（はんげじゅつべいとう）《霊枢》　*472*
半夏　秫米

半夏白朮天麻湯（はんげびゃくじゅつてんまとう）《脾胃論》　*198, 200, 342, 498*
製半夏　天麻　白朮　人参(党参)　黄耆　茯苓　沢瀉　蒼朮　陳皮　神麹　麦芽　黄柏　乾姜

半硫丸（はんりゅうがん）《和剤局方》　*343, 538*
半夏　硫黄　生姜汁

《ひ》

萆薢分清飲（ひかいぶんせいいん）《楊氏丹溪心法》　*221*
萆薢　益智仁　烏薬　石菖蒲　茯苓　生甘草

秘元煎（ひげんせん）《景岳全書》　*400*
党参　炒山薬　炒白朮　伏苓　芡実　炒酸棗仁　金桜子　遠志　五味子　甘草

肥児丸（ひじがん）《医宗金鑑》　*143*
胡黄連　白朮　人参　茯苓　神麹　山楂子　使君子　黄連　芦會　甘草　麦芽

秘精丸（ひせいがん）《済生方》　*428*
韮子　菟絲子　牡蛎　竜骨　五味子　桑螵蛸　白石脂　伏苓

秘精丸（ひせいがん）《証治準縄》　*428*
炮附子　竜骨　肉蓯蓉　牛膝　巴戟天

華撥丸（ひはつがん）《世医得効方》　*171*
華撥　炮姜　丁香　炮附子　呉茱萸　高良姜　蜀椒　山茱萸　草豆蔻

百合固金湯（びゃくごうこきんとう）《医方集解》　*448*
生地黄　熟地黄　百合　麦門冬　貝母　当帰　白芍　甘草　玄参　桔梗

百合地黄湯（びゃくごうじおうとう）《金匱要略》　*448*
百合　生地黄

百合知母湯（びゃくごうちもとう）《金匱要略》　*448*
百合　知母

白芷護心散（びゃくしごしんさん）《中薬学》　*51*
白芷　雄黄　乳香

白芷散（びゃくしさん）《証治準縄》　*491*
白芷　石膏　防風　荊芥　升麻　赤芍　連翹　薄荷

白蒺藜散（びゃくしつりさん）《張氏医通》　*500*

白疾藜　菊花　蔓荊子　決明子
甘草　連翹　青葙子

白朮丸《潔古家珍》　344
天南星　半夏　白朮

白豆蔻湯《中薬学》　267
白豆蔻　藿香　陳皮　生姜

白前湯《経験方》　372
炙白前　炙桑白皮　地骨皮　伏苓
生地黄　炙麻黄　生姜

白前湯《千金方》　372
白前　紫菀　半夏　大戟

白薇湯《本事方》　140
白薇　当帰　人参　甘草

白附飲《証治準縄》　346
白附子　製南星　姜半夏　川烏頭
天麻　僵蚕　全蝎　木香　陳皮

百部丸《小児薬証直訣》　373
百部　麻黄　杏仁

百部散《太平聖恵方》　373
百部　貝母　紫菀　葛根　石膏
竹葉

百部湯《藕言》　373
百部　麦門冬　沙参　桑白皮　百
合　茯苓　地骨皮　薏苡仁　黄耆

百花丸《済生方》　375
款冬花　百合　蜂蜜

百花膏《済生方》　448
款冬花　百合

白花蛇酒《瀕湖集簡方》　251
白花蛇　全蝎　天麻　羌活　防風
独活　白芷　当帰　赤芍　升麻
甘草

白芨枇杷丸《証治準縄》　325
白芨　枇把葉　藕節　生地黄　蛤
粉　炒阿膠

白僵蚕散《証治準縄》　507
僵蚕　荊芥　桑葉　木賊　旋覆花
細辛　甘草

白虎加人参湯《傷寒論》　391
石膏　知母　炙甘草　粳米　人参

白虎湯《傷寒論》　76, 78
生石膏　知母　甘草　粳米

冰朱蓖麻膏《経験方》　514
冰片　銀朱　軽粉　銅緑　肉桂
蓖麻仁

冰硼散《外科正宗》　181, 514, 543
冰片　朱砂　硼砂　芒硝

枇杷清肺飲《医宗金鑑》　378
炙枇把葉　沙参　炙桑白皮　山梔
子　黄連　黄柏　炙甘草

枇把葉飲《本事方》　378
生枇把葉　半夏　伏苓　党参　檳
榔子　茅根　生姜

《ふ》

蕪荑丸《中薬学》　524
蕪荑　雷丸　訶子　肉豆蔻　乾漆

蕪荑散《医灯続焰》　524
蕪荑　雷丸　乾漆

風引湯《金匱要略》　466
紫石英　石膏　竜骨　牡蛎　寒水
石　赤石脂　大黄　桂枝　乾姜
生甘草

不換金正気散（ふかんきんしょうきさん）《和剤局方》　*149*

藿香　半夏　蒼朮　厚朴　陳皮　生姜　大棗　甘草

復元活血湯（ふくげんかつけつとう）《医学発明》　*179, 302, 433*

柴胡　天花粉　当帰　紅花　穿山甲　桃仁　酒炒大黄　甘草

茯菟丸（ぶくとがん）《和剤局方》　*424*

伏苓　蓮子　菟絲子　五味子　山薬

茯苓飲（ぶくりょういん）《外台秘要》　*198*

茯苓　白朮　枳実　陳皮　人参　生姜

茯苓導水湯（ぶくりょうどうすいとう）《医宗金鑑》　*198*

伏苓　白朮　猪苓　木瓜　大腹皮　沢瀉　桑白皮　陳皮　檳榔子　蘇梗　木香　砂仁

普済消毒飲（子）（ふさいしょうどくいん（し））《東垣試効方》　*60, 68, 107, 121, 125*

黄芩　黄連　薄荷　陳皮　玄参　生甘草　連翹　牛蒡子　板藍根　馬勃　白僵蚕　升麻　柴胡　桔梗

附子人参湯（ぶしにんじんとう）（附子理中湯）《和剤局方》　*158, 398*

附子　人参　乾姜　白朮　炙甘草

浮麦散（ふばくさん）《中薬学》　*493*

浮小麦　粳米

浮萍丸（ふひょうがん）《医宗金鑑》　*70*

浮萍

不忘散（ふぼうさん）《証治準縄》　*469*

遠志　菖蒲　伏苓　茯神　人参

《へ》

平安散（へいあんさん）《清・太医院配方》　*514*

雄黄　火硝　硼砂　朱砂　竜脳　牛黄　麝香

平胃散（へいいさん）《和剤局方》　*231, 259, 264*

蒼朮　厚朴　陳皮　炙甘草　生姜　大棗

鼈甲丸（べっこうがん）《聖恵方》　*455*

鼈甲　大黄　琥珀

鼈甲煎丸（べっこうせんがん）《金匱要略》　*307, 316, 455*

鼈甲　射干　黄芩　柴胡　鼠婦　乾姜　大黄　白芍　桂枝　葶藶子　石葦　厚朴　牡丹皮　瞿麦　紫威　半夏　人参　䗪虫　阿膠　露蜂房　朴硝　蜣螂　桃仁

鼈甲養陰煎（べっこうよういんせん）《中医婦科治療学》　*455*

鼈甲　亀板　生地黄　白芍　枸杞子　牡丹皮　地骨皮　夜交藤　茯神

《ほ》

防已黄耆湯（ぼういおうぎとう）《金匱要略》*203, 396, 398*

黄耆　防已　白朮　生姜　炙甘草　大棗

防已地黄湯（ぼういじおうとう）《金匱要略》　*203*

防已　甘草　桂枝　防風　生地黄

防已湯（ぼういとう）《備急千金要方》　*203*

防已　茯苓　白朮　桂枝　生姜

烏頭　人参　炙甘草
防已茯苓湯《金匱要略》 203
防已　黄耆　桂枝　茯苓　甘草
茅葛湯《沈氏尊生書》 103
葛根　茅根
芳香化濁法《時病論》 150
佩蘭　藿香　姜半夏　大腹皮　厚朴　陳皮　鮮荷葉
茅根湯《沈氏尊生書》 103
茅根　生姜炭　蜂蜜
防風解毒湯《先醒斎医学広筆記》 47
防風　荊芥　薄荷　木通　枳殻　桔梗　牛蒡子　知母　連翹　石膏　淡竹葉　甘草
防風湯《宣明論》 47
防風　当帰　杏仁　伏苓　秦艽　葛根　桂枝　羌活　黄芩　甘草
抱竜丸《小児薬証直訣》 356
天竺黄　雄黄　辰砂　麝香　胆南星
蒲黄散《聖恵方》 319
蒲黄　露蜂房　白魚
蒲黄散《和剤局方》 319
荷葉　延胡索　牡丹皮　生地黄　炙甘草　蒲黄
蒲黄散《証治準縄》 319
蒲黄　冬葵子　生地黄
補肝湯《医宗金鑑》 229, 467
当帰　芍薬　川芎　熟地黄　酸棗仁　木瓜　麦門冬　甘草
補血生髪湯《経験方》 431
熟地黄　製何首烏　当帰　白芍　木瓜　羌活　菟絲子　防風　甘草
保元湯《博愛心鑑》 401
黄耆　党参　炙甘草　肉桂
蒲公英湯《方輿輗》 119
蒲公英　当帰　香附子　牡丹皮　山薬
補骨脂丸《和剤局方》 418
補骨脂　菟絲子　胡桃仁　乳香　没薬　沈香
牡丹皮散《証治準縄》 97
牡丹皮　赤芍　生地黄　当帰　桃仁　川芎　乳香　没薬　骨砕補　続断
補中益気湯《脾胃論》 66, 68, 391, 396
黄耆　人参　炙甘草　白朮　当帰　陳皮　升麻　柴胡
補肺阿膠湯《小児薬証直訣》 381, 436
馬兜鈴　牛蒡子　甘草　杏仁　阿膠　糯米
補肺湯《永類鈐方》 391
人参　黄耆　熟地黄　五味子　紫菀　桑白皮
補肺彌洞丸《新中医》 325
白芨　松香　黄耆　知母　桔梗　地骨皮　僵蚕　百合　天花粉　甘草　冬虫夏草　五倍子
補陽還五湯《医林改錯》 396, 506
黄耆　当帰　赤芍　川芎　桃仁　紅花　地竜

牡蛎丸≪証治準縄≫　*460*
　牡蛎　阿膠　鹿角膠　当帰　続断　代赭石　赤石脂　乾姜
牡蛎散（ぼれいさん）≪和剤局方≫　*396, 460, 492, 493*
　牡蛎　黄耆　麻黄根
保和丸（ほわがん）≪丹溪心法≫　*383, 384, 385*
　山楂子　神麹　莱菔子　陳皮　半夏　茯苓　連翹

≪ま≫

麻黄加朮湯（まおうかじゅつとう）≪金匱要略≫　*41*
　麻黄　桂枝　炙甘草　杏仁　蒼朮
麻黄根散（まおうこんさん）≪証治準縄≫　*492*
　麻黄根　当帰　黄耆　牡蛎　人参　甘草
麻黄湯（まおうとう）≪傷寒論≫　*40, 42*
　麻黄　桂枝　杏仁　炙甘草
麻黄附子細辛湯（まおうぶしさいしんとう）≪傷寒論≫　*50, 158*
　麻黄　附子　細辛
麻黄附子湯（まおうぶしとう）（麻黄附子甘草湯）≪傷寒論≫　*41*
　麻黄　附子　甘草
麻黄連翹赤小豆湯（まおうれんぎょうせきしょうずとう）≪傷寒論≫　*116, 206*
　麻黄　連翹　杏仁　赤小豆　桑白皮　生姜　大棗　炙甘草
麻杏甘石湯（まきょうかんせきとう）≪傷寒論≫　*40, 76, 368*
　麻黄　杏仁　炙甘草　石膏
麻子仁丸（ましにんがん）≪傷寒論≫　*184, 368*
　麻子仁　杏仁　大黄　厚朴　枳実　白芍
麻仁蓯蓉湯（まにんじゅようとう）≪中薬学≫　*184*
　麻子仁　肉蓯蓉　当帰　蘇子
万応保赤丹（まんおうほせきたん）≪経験方≫　*195*
　巴豆霜　胆南星　朱砂　神麹
万氏牛黄清心丸（まんしごおうせいしんがん）≪幼科発揮≫　*384*
　牛黄　朱砂　黄連　黄芩　山梔子　鬱金
慢性湿疹湯（まんせいしつしんとう）≪経験方≫　*111*
　白鮮皮　防風　白蒺藜　蟬退　白芍　牡丹皮　地膚子　生地黄　当帰　川芎
万病丸（まんびょうがん）≪抜萃方≫　*314*
　牛膝　乾漆　生地黄

≪み≫

蜜草煎（みつそうせん）≪臨床実用中薬学≫　*186*
　蜂蜜　芍薬　甘草　陳皮
密蒙花散（みつもうかさん）≪和剤局方≫　*90*
　密蒙花　菊花　木賊　石決明　羌活　蒺藜子
妙貼散（みようちようさん）≪外科正宗≫　*538*
　硫黄末　蕎麦粉　小麦粉

≪む≫

無積丸（むしやくがん）≪医林集要≫　*179*
　大黄　当帰　紅花　醇酒　童便

≪も≫

もうせきこんたんがん
礞石滾痰丸≪王隠君方≫　363
　礞石　大黄　黄芩　沈香
もくつうさん
木通散≪証治準縄≫　210
　木通　猪苓　赤茯苓　桑白皮　紫蘇葉　檳榔子　生姜　葱白
もくべっしこう
木鼈子膏≪中薬学≫　555
　木鼈子　松香　蓖麻仁　巴豆霜　銅緑　乳香　没薬
もくぼういかぶくりょうぼうしょうとう
木防已加茯苓芒硝湯≪金匱要略≫　203
　木防已　桂枝　人参　伏苓　芒硝
もくぼういとう
木防已湯≪金匱要略≫　203
　木防已　石膏　桂枝　人参
もくゆとう
木萸湯≪新方≫　229
　木瓜　呉茱萸　食塩
もっかとう
木瓜湯≪仁斎直指方論≫　229
　木瓜　呉茱萸　小茴香　炙甘草　生姜　紫蘇
もっかとう
木瓜湯≪奇効良方≫　229
　大腹皮　紫蘇　羌活　木香　茯苓　陳皮　炙甘草　宣木瓜
もっこうさん
木香散≪本事方≫　486
　木香　黄連　罌粟穀　生姜
もっこうちょうきさん
木香調気散≪和剤局方≫　257
　木香　砂仁　白豆蔻　藿香　檀香　丁香　甘草
もっこうとう
木香湯≪聖済総録≫　412
　木香　海馬　大黄　青皮　白牽牛子　巴豆
もっこうびんろうがん
木香檳榔丸≪医方集解≫　106, 179, 257, 271
　木香　檳榔子　青皮　陳皮　枳殼　莪朮　三棱　黄連　黄柏　大黄　香附子　牽牛子　芒硝
もつやくさん
没薬散≪博済方≫　312
　没薬　紅花　延胡索　当帰

≪や≫

やかんまおうとう
射干麻黄湯≪金匱要略≫　124, 375
　射干　麻黄　生姜　細辛　紫菀　款冬花　五味子　半夏　大棗
やくちさん
益智散≪証治準縄≫　419
　益知仁　党参　白朮　黄耆　伏苓　藿香　当帰　附子　砂仁　丁香　厚朴　良姜　川芎　陳皮　桂心　生姜　大棗
やくもがん
益母丸≪医学入門≫　294
　益母草　当帰　赤芍　木香

≪ゆ≫

ゆうせんさん
涌泉散≪衛生宝鑑≫　300, 313
　瞿麦　麦門冬　竜骨　穿山甲　王不留行
ゆうはくさん
雄柏散≪中薬学≫　539
　雄黄　黄柏　竜脳
ゆたいがん
愈帯丸≪銅鶴亭集方≫　489
　椿根白皮　白芍　良姜炭　黄柏炭

≪よ≫

養胃湯≪臨証指南≫　440, 443, 448
沙参　麦門冬　玉竹　白扁豆　炙甘草　桑葉

養陰清肺湯≪重楼玉鑰≫　444
生地黄　麦門冬　玄参　甘草　貝母　牡丹皮　薄荷　白芍

羊藿寄生湯≪山東中医学院方≫　414
淫羊藿　桑寄生　釣藤鈎

陽起石丸≪済生方≫　429
陽起石　鹿茸

養心湯≪証治準縄≫　468
党参　黄耆　炙甘草　当帰　茯神　茯苓　柏子仁　酸棗仁　遠志　五味子　川芎　製半夏　肉桂

養臓湯≪和剤局方≫　482
罌粟穀　訶子　肉豆蔻　人参　白朮　白芍　当帰　木香　肉桂　炙甘草

陽和湯≪外科全生集≫　41, 160, 347, 406
熟地黄　鹿角膠　白芥子　炮姜炭　麻黄　肉桂　生甘草

薏苡仁湯≪明医指掌≫　204, 230, 433
麻黄　当帰　蒼朮　薏苡仁　桂枝　白芍　炙甘草

薏苡附子敗醬散≪金匱要略≫　121, 204
薏苡仁　附子　敗醬草

予知散≪永類鈐方≫　250
虎骨　竜骨　遠志

≪ら≫

雷丸丹≪万全方≫　523
雷丸　使君子　鶴虱　蟾皮　胡黄連　蕪荑　芦薈　木香　肉豆蔻　朱砂　麝香

雷氏清涼滌暑方≪時病論≫139, 217
滑石　連翹　茯苓　生甘草　青蒿　白扁豆　通草　西瓜皮

来復湯≪医学衷中参西録≫　474
山茱萸　生竜骨　生牡蛎　生白芍　党参　炙甘草

絡石湯≪経験方≫　239
絡石藤　桔梗　茯苓　紫菀　射干　木通

闌尾化瘀湯≪天津南開医院方≫　179
金銀花　大黄　牡丹皮　桃仁　延胡索　川楝子　木香

闌尾清化湯≪天津南開医院方≫　119, 179
金銀花　蒲公英　牡丹皮　大黄　川楝子　赤芍　桃仁　生甘草

闌尾清解湯≪天津南開医院方≫　179
金銀花　蒲公英　大黄　冬瓜仁　牡丹皮　木香　川楝子　生甘草

≪り≫

理陰煎≪景岳全書≫　160

熟地黄　当帰　肉桂　乾姜　炙甘草

利膈寛中飲≪中薬学≫　*267*

白豆蔲　厚朴　木香　甘草

理中湯≪傷寒論≫　*161, 398*

人参湯に同じ

六君子湯≪医学正伝≫　*198, 259, 343, 402*

人参（党参）　白朮　茯苓　炙甘草　半夏　陳皮　大棗　生姜

立効散≪蘭室秘蔵≫　*50*

細辛　炙甘草　升麻　防風　竜胆草（酒洗）

竜骨散≪証治準縄≫　*458*

竜骨　訶子　没食子　罌粟穀　赤石脂

竜骨児茶散≪医宗金鑑≫　*554*

竜骨　児茶　軽粉　竜脳

竜骨湯≪証治準縄≫　*458*

竜骨　牡蛎　熟地黄　人参　茯苓　肉桂　甘草

竜胆苦参湯≪経験方≫　*110, 111*

竜胆草　山梔子　苦参　甘草

竜胆瀉肝湯≪医宗金鑑≫　*80, 110*

竜胆草　黄芩　山梔子　柴胡　当帰　生地黄　車前子　沢瀉　木通　甘草

竜胆瀉肝湯≪一貫堂≫　*80, 110*

黄連　黄芩　黄柏　山梔子　当帰　白芍　熟地黄　川芎　連翹　薄荷　木通　防風　車前子　竜胆草　沢瀉　炙甘草

竜馬自来丹≪医林改錯≫　*556*

馬銭子　地竜

涼膈散≪和剤局方≫　*105, 179*

連翹　山梔子　黄芩　薄荷　淡竹葉　生甘草　大黄　芒硝

苓甘姜味辛夏仁湯≪金匱要略≫　*50, 162, 401*

茯苓　製半夏　杏仁　五味子　細辛　乾姜　炙甘草

苓甘五味姜辛湯≪金匱要略≫　*162, 401, 477*

茯苓　五味子　細辛　乾姜　炙甘草

涼驚丸≪小児薬証直訣≫　*110*

竜胆草　防風　青黛　鈎藤鈎　黄連　牛黄　麝香　竜脳

苓桂甘棗湯≪傷寒論≫　*43, 402*

茯苓　桂枝　炙甘草　大棗

苓桂朮甘湯≪傷寒論≫　*42, 198, 398*

茯苓　桂枝　白朮　炙甘草

涼血地黄湯≪経験方≫　*98*

犀角　生地黄　赤芍　牡丹皮　黄連　黄芩　玄参

涼血止崩湯≪傅青主女科≫　*334*

人参　生地黄　当帰　白芍　牡丹皮　地楡　蒲黄　蓮房　赤石脂　黄芩

両地湯≪傅青主女科≫　*436, 444*

生地黄（酒炒）　玄参　白芍　麦門冬　地骨皮　阿膠

凌霄花散≪証治準縄≫　*307*

凌霄花　黄連　雄黄　明礬　天南星　羊蹄根

良附丸《良方集腋》　*163, 256*

高良姜　香附子　生姜汁

《る》

瘰癧散《新方》　*509*

蜈蚣　全蝎　鹿角　胡桃仁

《れ》

茘核散《世医得効方》　*278*

茘枝核　小茴香　青皮

茘香散《景岳全書》　*278*

茘枝核　木香

茘枝橘核湯《沈氏尊生書》　*278*

茘枝核　山楂子　茯苓　橘核　桃仁　延胡索　白朮　枳殻　甘草

茘枝散《証治準縄》　*166, 278*

茘枝核　川楝子　小茴香　大茴香　木香　沈香　岩塩　食塩
れいせんじょつういん

霊仙除痛飲《沈氏尊生書》　*232*

威霊仙　独活　白芷　蒼朮　荊芥　防風　赤芍　当帰　川芎　麻黄　葛根　枳実　桔梗　甘草
れいようかくさん

羚羊角散《和剤局方》　*503*

羚羊角　升麻　竜胆草　山梔子　黄芩　決明子　車前子　甘草
れいようかくさん

羚羊角散《本事方》　*503*

羚羊角　防風　独活　川芎　当帰　杏仁　薏苡仁　甘草

れいようこうとうとう

羚羊鈎藤湯（羚角鈎藤湯・羚羊角鈎藤湯）《重訂通俗傷寒論》　*61, 62, 499, 503*

羚羊角　桑葉　川貝母　生地黄　鈎藤鈎　菊花　白芍　生甘草　鮮竹茹　茯神

連翹銀貝煎《経験方》　*123*

連翹　金銀花　蒲公英　貝母　紅藤　夏枯草
れんぎょうげどくとう

連翹解毒湯《瘍医大全》　*116*

牡丹皮　牛膝　天花粉　木瓜　桃仁　金銀花　薏苡仁　僵蚕　連翹
れんぎょうしょうどくいん

連翹消毒飲《医宗金鑑》　*116*

連翹　山梔子　黄芩　天花粉　玄参　赤芍

連翹湯《千金方》　*116*

連翹　芒硝　芍薬　射干　升麻　防已　杏仁　黄芩　大黄　柴胡　甘草

蓮肉散《奇効良方》　*483*

蓮肉　益智仁　竜骨

連梅湯《温病条弁》　*480*

黄連　烏梅　麦門冬　生地黄　阿膠

《ろ》

ろうかんそうしゅ

老鸛草酒《経験方》　*235*

老鸛草　桂枝　当帰　白芍　紅花　白酒

漏芦散《衛生宝鑑》　*128*

漏芦　大青葉　玄参　黄芩　大黄

弁麻

ろうろとう
漏芦湯≪経験方≫　128

漏芦　牡蛎　全栝楼　蛇退皮

ろかいがん
芦薈丸≪証治準縄≫　183

芦薈　胡黄連　黄連　木香　青皮　蕪荑　当帰　伏苓　陳皮　甘草

ろかんせきさん
炉甘石散≪証治準縄≫　544

炉甘石　竜脳　黄連

ろくいちさん
六一散≪宣明論方≫　217

滑石　炙甘草

ろくじょうさん
鹿茸散≪千金方≫　405

鹿茸　阿膠　当帰　烏賊骨　蒲黄

ろくしんがん
六神丸≪雷允上誦芬堂方≫　513, 557

真珠　牛黄　麝香　雄黄　蟾酥　竜脳

ろくみおんちゅういん
六味温中飲≪中薬学≫　172

畢澄茄　呉茱萸　蜀椒　陳皮　半夏　生姜

ろくみがん
六味丸（六味地黄丸）≪小児薬証直訣≫　201, 400, 430, 474

熟地黄　山茱萸　山薬　沢瀉　牡丹皮　茯苓

ろくみとう
六味湯≪咽喉秘集≫　507

僵蚕　荊芥　防風　桔梗　薄荷　甘草

ろくわとう
六和湯≪医方考≫　229

縮砂　半夏　杏仁　人参　炙甘草　茯苓　藿香　白扁豆　厚朴　生姜　大棗

ろこんいん
芦根飲≪千金方≫　83

芦根　竹筎　生姜汁　粳米

ろこんさん
芦根散≪聖恵方≫　82

芦根　麦門冬　天花粉　竹筎　炙甘草

ろしょうさん
炉硝散≪中薬学≫　544

炉甘石　火硝　竜脳

≪わ≫

わけつつうけいとう
和血通経湯≪衛生宝鑑≫　309

芍薬　木香　当帰　肉桂　乾漆　五霊脂　莪朮　大黄　水蛭　虻虫　桃仁

おわりに

本書は1992年に「中医臨床のための中薬学」として上梓されて以来，漢方医学とくに中医学を用いて臨床に携わる多くの医師，薬剤師の方々にとって必要不可欠な書物として用いられてきた。神戸中医学研究会の出版書の中でももっとも重要かつ人気のあるもので，20年近く経た現在に至るまでその価値はいささかも低下していない。今回，「［新装版］中医臨床のための中薬学」として生まれ変わったが，内容的には細かい点以外で特に変更することはしていない。

一通り目を通していただき，その後はつねに手元に置いて長く利用していただけることを願っている。

なお動植物分類は初版当時のものである。

本書の新装版にあたっては，未曾有の大災害となった東日本大震災で出版界も大変な状況であられたにも関わらず，出版へのご協力，ご努力をいただいた東洋学術出版社の皆様に心より感謝を申し上げます。

2020年1月

神戸中医学研究会

初版　おわりに

中国の薬物学の書物は，分担執筆が一般的であるせいか，章が変わると表現が一変するという傾向があり，もちろん中国語でもあるので，日本人にはなじみにくい面が多々ある．しかし，調査力・組織力はさすがであり，とても日本人が太刀打ちできるものではない．一方，日本の本草書は江戸時代を除いてはないにひとしく，古色蒼然の感をまぬかれない．本書は我々が手元において常に利用することを目的に，約3年半の歳月を費やして上梓するものである．

芦田正毅・池尻研治・岡田素子・川口精司・茂見ミチヨ（退会）・竹原直秀・津村正弘・浜田富三雄・三澤法蔵・横田裕昭が全体の約半分の下原稿を作成し，森雄材がこれを校正するとともに全体の原稿を完成させた．〔基原〕は横田裕昭が担当したが，完全を期すために御影雅幸助教授の協力を仰いで快諾を受け，氏のネパール遠征の期間をはさみ，約半年間御苦労いただいた．また，中薬学の歴史の部分については，四日市市・日本TCM研究所・安井廣迪先生および御影助教授の校正を受けている．両氏およびさし絵に御協力をいただいた橋本竹二郎氏，さらには出版にあたってさまざまに御努力をいただいた医歯薬出版のスタッフに，心から感謝するものである．

1992年9月

神戸中医学研究会

神戸中医学研究会
https://www.kobetcma.com

[新装版] 中医臨床のための中薬学

2011年9月15日　第1版　第1刷発行
2022年5月20日　　　　　第6刷発行

編著者　神戸中医学研究会
発行者　井ノ上　匠
発行所　東洋学術出版社
〒272-0021　千葉県市川市八幡2-16-15-405
販売部：電話 047（321）4428　FAX 047（321）4429
e-mail　hanbai@chuui. co. jp
編集部：電話 047（335）6780　FAX 047（300）0565
e-mail　henshu@chuui. co. jp
ホームページ　http://www. chuui. co. jp/

装幀デザイン／山口　方舟

印刷・製本／上野印刷所

◎定価はカバーに表示してあります　◎落丁，乱丁本はお取り替えいたします

ISBN 978 - 4 - 904224 - 16 - 8　C3047

現代語訳 黄帝内経素問 全３巻

石田秀実（九州国際大学教授）監訳
Ａ５判上製／函入／縦書
［上巻］ 512 頁　定価 11,000 円（本体 10,000 円＋税）
［中巻］ 458 頁　定価 10,450 円（本体 9,500 円＋税）
［下巻］ 634 頁　定価 13,200 円（本体 12,000 円＋税）
原文（大文字）と和訓は上下２段組。
［原文・和訓・注釈・現代語訳・解説］の構成。発行以来，大好評の解説書。「運気七篇」「遺篇」を含む全巻 81 篇。

現代語訳 黄帝内経霊枢 上下２巻

石田秀実（九州国際大学教授）・白杉悦雄（東北芸術工科大学助教授）監訳　Ａ５判上製／函入／縦書
［上巻］ 568頁　定価 12,100円（本体 11,000 円＋税）
［下巻］ 552頁　定価 12,100円（本体 11,000 円＋税）
原文（大文字）と和訓は上下２段組。
［原文・和訓・注釈・現代語訳・解説］の構成。東洋医学臨床家待望の書。中国で定評のある最もポピュラーなテキスト。

現代語訳 宋本傷寒論

劉渡舟・姜元安・生島忍編著
Ａ５判並製　834 頁　定価 9,460 円（本体 8,600 円＋税）
原文と和訓の上下２段組。北京図書館所蔵の宋本傷寒論の全条文に［原文・和訓・注釈・現代語訳・解説］を付した総合的な傷寒論解説。著者は，日本の傷寒論研究に絶大な影響を与えた『中国傷寒論解説』（小社刊）の著者。

中国傷寒論解説

劉渡舟（北京中医学院教授）著　勝田正泰・川島繁男・菅沼伸・兵頭明訳　Ａ５判並製　264 頁
定価 3,740 円（本体 3,400 円＋税）
中国『傷寒論』研究の第一人者による名解説。逐条解説でなく，『傷寒論』の精神を深く把握しながら，条文の意味を理解させる。

中国傷寒論講義

郝万山・生島忍著　Ａ５判並製　688 頁
定価 7,920 円（本体 7,200 円＋税）
中国の代表的な『傷寒論』研究者・劉渡舟先生の弟子である郝万山先生の傷寒論講義録。 劉渡舟先生の解釈を踏襲しつつ，従来わかりにくかった解釈をすっきりとさせ，郝先生独自の新たな見解を付け加える。

傷寒論を読もう

髙山宏世著　Ａ５判並製　480 頁
定価 4,400 円（本体 4,000 円＋税）
必読書でありながら，読みこなすことが難しい『傷寒論』を，著者がやさしい語り口で条文ごとに解説。初級者にも中級者にも，最適。40 種の患者イラスト入り「重要処方図解」付きで，臨床にも大いに参考になる。

金匱要略も読もう

髙山宏世著　Ａ５判並製　536 頁
定価 4,950 円（本体 4,500 円＋税）
慢性疾患治療における必読書『金匱要略』を，条文ごとに著者がやさしい語り口で解説。同著者による好評の書『傷寒論を読もう』の姉妹篇。

名医が語る生薬活用の秘訣

焦樹徳著　国永薫訳　Ａ５判並製　456 頁
定価 5,280 円（本体 4,800 円＋税）
名老中医による生薬運用の解説書。308 味の生薬について，性味・効能・配伍応用・用量・用法・注意事項を解説。生薬を知るための１冊。

問診のすすめ
―中医診断力を高める

金子朝彦・邱紅梅著　Ａ５判並製　２色刷　200 頁
定価 3,080 円（本体 2,800 円＋税）
患者の表現方法は三者三様，発せられる言葉だけを頼りにすると正しい証は得られません。どんな質問を投げかければよいのか，そのコツを教えます。

「証」の診方・治し方
－実例によるトレーニングと解説－

呉澤森・高橋楊子著　Ｂ５判並製　328 頁
定価 4,180 円（本体 3,800 円＋税）
厳選した 30 の実症例を例に，呈示された症例をまず自力で解き，その後に解説を読むことで「証」を導く力を鍛える。経験豊富な著者らによる丁寧かつ実践的な解説。

中医学ってなんだろう
①人間のしくみ

小金井信宏著　Ｂ５判並製　２色刷　336 頁
定価 5,280 円（本体 4,800 円＋税）
やさしいけれど奥深い，中医学解説書。はじめて学ぶ人にもわかりやすく，中医学独特の考え方も詳しく紹介。

中薬の配合

丁光迪編著　小金井信宏訳　Ａ５判並製　576 頁
定価 5,940 円（本体 5,400 円＋税）
中医学では中薬はどのような法則で配合されているのか，配合法則を徹底的に解説。歴代学説を整理・総括，著者自身の豊富な経験を加える。中国では大学院生の必読書として評判の名著。

中医病因病機学

宋鷺冰著　柴﨑瑛子訳　Ａ５判並製　608 頁
定価 6,160 円（本体 5,600 円＋税）
病因病機は中医学の核心中の核心。患者の証候を分析し，病因と病態メカニズムを明らかにすることによって，治療方針を立てるのが中医学の最大の特徴。

［実践講座］中医弁証

楊亜平主編　平出由子訳　Ａ５判並製　800 頁
定価 6,380 円（本体 5,800 円＋税）
医師と患者の会話形式で弁証論治を行う診察風景を再現。対話の要所で医師の思考方法を提示しているので，弁証論治の組み立て方・分析方法・結論の導き方を容易に理解できる。本篇 114，副篇 87，計 201 症例収録。

いかに弁証論治するか
―「疾患別」漢方エキス製剤の運用

菅沼伸監修　菅沼栄著　Ｂ５判並製　296 頁
定価 4,070 円（本体 3,700 円＋税）
疾患別に病因病機と弁証論治，方剤選択を簡潔・明解に解説。日本の漢方エキス製剤を中医学的に運用するためのわかりやすい説明。教科書スタイルでない興味溢れる解説。

中医学の魅力に触れ，実践する

［季刊］中医臨床

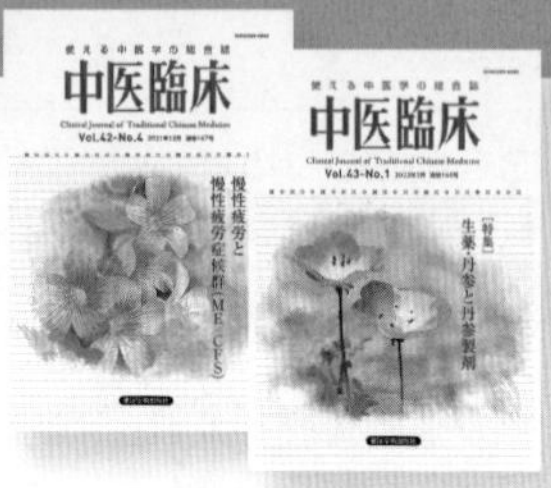

●定　　価 1,760 円（本体 1,600 円＋税）（送料別）
●年間予約 1,760 円（本体 1,600 円＋税） 4 冊（送料共）
●３年予約 1,584 円（本体 1,440 円＋税） 12 冊（送料共）

●──中国の中医に学ぶ

現代中医学を形づくった老中医の経験を土台にして，中医学はいまも進化をつづけています。本場中国の経験豊富な中医師の臨床や研究から，最新の中国中医事情に至るまで，編集部独自の視点で情報をピックアップして紹介します。翻訳文献・インタビュー・取材記事・解説記事・ニュース……など，多彩な内容です。

●──湯液とエキス製剤を両輪に

中医弁証の力を余すところなく発揮するには，湯液治療を身につけることが欠かせません。病因病機を審らかにして治法を導き，ポイントを押さえて処方を自由に構成します。一方エキス剤であっても限定付ながら，弁証能力を向上させることで臨機応変な運用が可能になります。各種入門講座や臨床報告の記事などから弁証論治を実践するコツを学べます。

●──古典の世界へ誘う

『内経』以来２千年にわたって連綿と続いてきた古典医学を高度に概括したものが現代中医学です。古典のなかには，再編成する過程でこぼれ落ちた智慧がたくさん残されています。しかし古典の世界は果てしなく広く，つかみどころがありません。そこで本誌では古典の世界へ誘う記事を随時企画しています。

●──薬と針灸の基礎理論は共通

中医学は薬も針も共通の生理観・病理観にもとづいている点が特徴です。針灸の記事だからといって医師や薬剤師の方にとって無関係なのではなく，逆に薬の記事のなかに鍼灸師に役立つ情報が詰まっています。好評の長期連載「弁証論治トレーニング」では，共通の症例を針と薬の双方からコメンテーターが易しく解説しています。

ご注文はフリーダイヤルＦＡＸで
0120−727−060
東洋学術出版社
〒 272-0021 千葉県市川市八幡 2-16-15-405
電話：（047） 321-4428
E-mail：hanbai@chuui.co.jp
URL：http://www.chuui.co.jp